Judith Reichman

# Ich bin zu jung, um alt zu sein

Dr. Judith Reichman

# Ich bin zu jung, um alt zu sein

## Gesundheit für Frauen über vierzig

Verlag Gesundheit

Die Deutsche Bibliothek – CIP-Einheitsaufnahme

*Reichman, Judith:*
Ich bin zu jung, um alt zu sein : Gesundheit für Frauen über vierzig / Judith Reichman. [Aus dem Amerikan. von Angelika Mauritz]. – Berlin : Verl. Gesundheit, 1998
Einheitssacht.: I'm too young to get old <dt.>
ISBN 3-333-01024-0

Titel der amerikanischen Originalausgabe:
I'm Too Young to Get Old
Health Care for Women After Forty
Published by Times Books, a division of Random House, Inc., New York and by Random House of Canada Limited, Toronto


Aus dem Amerikanischen von Dr. med. Angelika Mauritz



Umschlaggestaltung: Tabea Dietrich, Klaus Meyer
Umschlagfoto: David Raymer/The Stock Market
Abbildung: Nike Schenkl
Satz: ew print & medien service gmbh, Würzburg
Druck und Verarbeitung: Graphischer Großbetrieb Pößneck GmbH

Printed in Germany 1998

ISBN 3-333-01024-0

Gedruckt auf alterungsbeständigem Papier
mit chlorfrei gebleichtem Zellstoff

# WIDMUNG

Wie das Buch hat auch meine Widmung vier Teile.
Teil I widme ich meinen Töchtern, Ronit und Anat, deren Liebe mir bewußt machte, daß meine Schwangerschaften die wichtigsten Ereignisse in meinem Leben waren.
Teil II widme ich meinen Patientinnen, von denen ich mehr über Hormonveränderungen bei der Frau gelernt habe als aus allen medizinischen Lehrbüchern und wissenschaftlichen Publikationen.
Teil III widme ich Henri Galina-Rosin, einer hochgeschätzten Freundin, die sich ihr ganzes Leben für die Belange von Frauen eingesetzt hat. Sie starb vor einem Jahr an den Folgen von Eierstockkrebs. Henri, du fehlst mir, und ich bin tief betroffen, daß die Medizin (noch) nicht so weit war, um dich retten zu können.
Teil IV widme ich meinem Mann, Gil Cates, dessen Liebe und Fürsorge mir beim Übergang in die zweite Lebenshälfte halfen, und natürlich danke ich ihm auch für »Sex, Hormone und Rock n' Roll ...«

Danke

# DANKSAGUNG

Danken möchte ich meinen Patienten, die ihre Symptome, Sorgen, Vorlieben, Leidenschaften und Intelligenz mit mir geteilt haben. Sie waren die treibende Kraft hinter diesem Buch.

Sehr dankbar bin ich meinen literarischen Agenten, Maureen und Eric Lasher, die mich dazu ermutigt haben, dieses Buch zu schreiben und seinen Blickwinkel zu erweitern. Als sie empfahlen, mit einem Berufsschriftsteller zusammenzuarbeiten, antwortete ich: »Ich kann mein eigenes Buch schreiben, schließlich war ich in Barnard!« Danke also, Barnard College, für mein Gefühl (und das vieler anderer Frauen), daß wir uns selbst ausdrücken können.

Danken möchte ich auch meinem Herausgeber, Betsy Rapoport, und der Lektorin, Patricia Romanowski, dafür, daß sie verhindert haben, daß dieses Buch ein 1000-Seiten-Wälzer wurde, den niemand gelesen hätte.

Auch stehe ich in Dankesschuld gegenüber den Mitarbeiter/innen der Cedars-Sinai Medical Centre Library, die mir geholfen haben, Artikel und medizinische Literatur zu bekommen, die ich zur Vervollständigung dieses Buches benötigte.

Danke, Debbie Craig, für das Tippen und abermals Tippen und für das Korrigieren von so vielem, was ich geschrieben habe.

Ich möchte auch den Ärzten danken, die bereit waren, bestimmte Kapitel zu lesen und Empfehlungen dazu abzugeben: Jim Brenner, M. D., Ron Leuchter, M. D., Mark Surrey, M. D., und Robert Swezey, M. D.

Ferner habe ich aus meiner engen Freundschaft zu einer Reihe von Frauen Nutzen gezogen, auf deren Meinung ich großen Wert lege. Mein Dank geht an Lynne Wasserman, Marcia Brandwynne und Francis Rothschild dafür, daß sie dieses Buch gelesen und mir gesagt haben, wann es zu kompliziert oder zu wortreich wurde. Dank geht auch an die Mitarbeiter/innen meiner Praxis, die während der vergangenen 18 Monate mit meinen späten Bürostunden zurechtkommen mußten.

Zum Schluß möchte ich meiner Familie danken, die akzeptierte und ertrug, daß ich mich in unser Arbeitszimmer zurückzog, um »das Buch« zu schreiben. Ich weiß, daß ich die Tür zugemacht habe (und daß das unhöflich war), es war jedoch nur vorübergehend, und nun bin ich wieder da. Wir müssen nur jung bleiben, damit wir die versäumten Stunden nachholen können. Ich habe euch vermißt.

# INHALT

**Teil Vier**
**Gesundheitsvorsorge für unsere zweite Lebenshälfte**

# VORWORT

## *Gesundheitsvorsorge für Frauen – Ein schwieriger Weg*

Viele Jahre lang war ich einfach zu beschäftigt, um mich um mein Alter zu kümmern. Falls überhaupt, so versuchte ich mich älter zu machen. Jung und außerdem eine Frau zu sein, imponierte weder meinen Professoren an der Medizinischen Hochschule, noch half es, meine Patienten zu überzeugen, daß ich ein »richtiger Arzt« bin. Meine Assistenzarztzeit im Krankenhaus war ein endloser Kreislauf von Arbeit, Studieren, Nachtdienst sowie meinen Pflichten als Ehefrau und Mutter. Trotz meines verhärmten Aussehens hielten mich meine Vorgesetzten immer noch für »zu jung«, um ihre Patientinnen zu betreuen oder chirurgische Eingriffe durchzuführen.

Während dieser Zeit lernte ich, Erkrankungen bei Frauen nur in Zusammenhang mit ihrer Fortpflanzungsfunktion zu sehen: Geburtenkontrolle, Fruchtbarkeit, Schwangerschaft und Geburt. Wenn Frauen diese Art von Betreuung nicht mehr brauchten, dann ging es ans Operieren, und ich lernte die Kunst der Hysterektomie, d. h. der Gebärmutterentfernung, und andere gynäkologische Operationen. Andere Aspekte der Gesundheitsvorsorge für Frauen in den mittleren Jahren wurden von uns Gynäkologen und von der gesamten Ärzteschaft ignoriert. Forschungsprogramme wurden an Zehntausenden von Patienten durchgeführt, um Informationen über Herz-Kreislauf-Krankheiten, Bluthochdruck, Diabetes, Lungen- und Dickdarmkrebs, Ernährung, sportliche Betätigung und neue Medikamente zu erhalten. Diese Untersuchungen erfolgten fast ausschließlich an Männern, da man annahm, daß wegen der vertrackten Hormonschwankungen bei Frauen keine eindeutigen Ergebnisse zu erzielen seien!

Ich verbrachte die letzten 20 Jahre damit, Frauen zu behandeln, und bin dabei natürlich älter geworden. Während ich meinen Patientinnen bei der Geburtenkontrolle half, ihnen in der Schwangerschaft und bei der Entbindung beistand, ihre Infektionen therapierte, sie operierte und ihre Hormonschwankungen von der Pubertät bis zur Menopause behandelte, lebte ich mein eigenes Leben und wurde eine reife Frau. Ich bekam ein zweites Kind, mußte operiert werden, wurde geschieden, begann eine zweite glückliche Ehe, und plötzlich wurde mir bewußt, daß ich nicht mehr zu jung war, um eine »richtige Ärztin« zu sein, allerdings »zu jung, um alt zu werden«.

Das Jahr, in dem ich 40 wurde, war für mich das schlimmste meines Lebens. Als frischgebackene Single mußte ich mich um so vieles kümmern: Ich mußte mich und meine Kinder ernähren (ein Kind war im Teenageralter), eine alte Beziehung war zerbrochen, eine neue entwickelte sich, außerdem war da meine Arztpraxis und natürlich die Furcht vor der 40. Ich fühlte, daß ich nicht genug Zeit gehabt hatte, 30 zu sein, und daß ich es gewiß nicht verdiente, 40 Jahre alt zu sein. Ich fürchtete mich vor meinem 40. Geburtstag. Es war jedoch vollkommen unnötig. Mein zukünftiger Mann lud alle meine Freunde zu einer Geburtstagsparty ein, und statt ein Klagelied anzustimmen – wie ich es angekündigt hatte – feierten wir. Ich heiratete zum zweiten Mal und begann, wieder Ordnung in mein Leben zu bringen. Außerdem wurde mir allmählich bewußt, wer ich war und was ich wollte, und so merkte ich mit der Zeit, wie schön es ist, über 40 zu sein. Ja, unser Körper, unser Zyklus und unsere Hormone wandeln sich, aber es sind nur Veränderungen; es handelt sich nicht um einen völligen körperlichen oder geistigen Verfall. Es besteht kein Grund zur Panik oder Trauer.

Meine Patientinnen sind mit mir reifer geworden, und ich behandle jetzt weitaus mehr Frauen über 40 als jüngere Frauen. Viele meiner Patientinnen haben mit gesundheitlichen Problemen zu kämpfen, während andere voller Elan und Lebensfreude älter werden und jeden neuen Tag schätzen lernen. Wie kommt es zu diesen Unterschieden? Ich habe die Wirkungen von Hormonersatztherapie, Psychotherapie, Ernährung, körperlichem Training und keinerlei Therapie untersucht. Darüber hinaus habe ich alternative Heilmethoden berücksichtigt.

Meine Patientinnen sind Persönlichkeiten mit ihren Besonderheiten. Wir haben jedoch alle den Wunsch, etwas für die Gesundheit in unseren späteren Jahren zu tun, und dieser Wunsch wird stärker, wenn wir über 40 sind. Ich habe das Buch geschrieben, um Frauen im mittleren Lebensabschnitt neueste medizinische Erkenntnisse zu vermitteln. Zwischen 40 und 50 machen wir eine sehr komplizierte Phase durch. Manche Frauen benötigen noch einen verläßlichen Empfängnisschutz, der unseren Lebensgewohnheiten angepaßt ist, andere möchten schwanger werden. Viele Frauen klagen über zunehmende prämenstruelle Beschwerden oder über Zyklusunregelmäßigkeiten. Einige fühlen sich großartig, andere haben jeden Monat nur einige gute Tage. Unsere Hormonspiegel sind Schwankungen unterworfen, genauso wie unsere Stimmungen, unsere Körpertemperatur und unser Schlafmuster. Wir müssen Entscheidungen treffen über Empfängnisverhütung und dann über Hormonersatztherapie. Wir sollten uns um die Vorbeugung und Erkennung von Krebsleiden, Herz-Kreislauf-Erkrankungen, Osteoporose, Gelenkbeschwerden und Schilddrüsenstörungen kümmern. Wir wollen unser Gewicht halten, und wir bekämpfen unsere Falten. Außerdem sorgen wir für unsere alternden Eltern und unsere heranwachsenden Kinder, denen wir helfen möchten, selbständig zu werden. Wir müssen mit der Midlife-Crisis unseres Lebenspartners physisch und psychisch fertigwerden, oder wir machen vielleicht gerade eine Scheidung durch, suchen eine Arbeit oder geben unseren Job auf, und wir wundern uns, wie schnell die Jahre zwischen 20 und 30 vergangen sind.

Ich bin nicht mehr die junge, unerfahrene Ärztin, die versucht, älter auszusehen, damit meine männlichen Kollegen und meine Patientinnen größeren Respekt vor meinen diagnostischen und operativen Fähigkeiten haben. Ich bedaure es tief, daß Ärzten während ihrer Ausbildung beigebracht wurde, Frauen nur im Hinblick auf ihre Fortpflanzungsorgane zu behandeln, und daß andere Aspekte der Gesundheitsvorsorge vernachlässigt wurden. Ich bin glücklich, jetzt meine »älteren« Patientinnen zu betreuen, die – genauso wie ich – mit neuen medizinischen Erkenntnissen und Denkansätzen vertraut sein müssen, die uns Frauen betreffen, welche die zweite Hälfte ihres Lebens noch vor sich haben.

Das Buch gibt mir die Möglichkeit, die für diesen Lebensabschnitt relevanten medizinischen Informationen mit Ihnen zu teilen. Wir haben dieselben Probleme! Es ist an der Zeit, über unsere Gesundheit genauso informiert zu sein wie über unsere Finanzen und unsere Autos!

Kein Buch kann die persönliche Betreuung durch einen Arzt oder eine Ärztin ersetzen. Aber aktive, informierte Patientinnen können besser mit ihrer Ärztin zusammenarbeiten.

In Kapitel 18 findet sich eine Vorsorge-Checkliste für Frauen, mit deren Hilfe Sie festhalten können, welche Krankheiten in Ihrer Familienanamnese und in Ihrer persönlichen Krankengeschichte vorkamen und wie Ihr jetziger Gesundheitsstatus ist. Aus der Liste geht hervor, welche Untersuchungen zu welchem Zeitpunkt und wie oft durchgeführt werden sollten. Ich hoffe, Sie benutzen diese Checkliste, um Ihre persönlichen Risikofaktoren und neue diagnostische Untersuchungsverfahren kennenzulernen.

Es ist wunderbar, in der heutigen Zeit eine Frau zu sein. Demographisch gesehen sind wir in der Überzahl. Wir sind erwachsen geworden. Wir wissen, wer wir sind. Wir erheben unsere Stimme. Und wir haben das Recht, zu verlangen, daß unsere Gesundheitsbelange ernst genommen werden. Dieses Buch zur Gesundheitsvorsorge für Frauen über 40 hilft uns, körperlich und geistig gesund zu bleiben, trotz der zunehmenden Abnutzungserscheinungen, die sich zwangsläufig im Laufe der Jahre einstellen. Wir alle sind »zu jung, um alt zu werden«.

Dr. Judith Reichman

# TEIL EINS

# EMPFÄNGNISVERHÜTUNG, FRUCHTBARKEIT UND SCHWANGERSCHAFT BEI FRAUEN ÜBER 40

# 1. VERÄNDERUNGEN AB 40 – KÖRPER, ZYKLUS UND HORMONE

Wir Frauen über 40 gehören zu den geburtenstarken Jahrgängen der nach dem zweiten Weltkrieg geborenen Babyboom-Generation. Während der letzten 25 Jahre war unser Leben vor allem problemorientiert. Dabei ging es um Probleme wie Sexualität, Partnerschaft, Mutterschaft, Karriere, die Umwelt und unsere Gesundheit. Wir versuchten unsere Rolle als Frau in den 70er, 80er und 90er Jahren neu zu definieren – wir wollten nicht einfach in der Tradition unserer Mütter weitermachen. Die Jahre zwischen 20 und 30 vergingen schnell – wir setzten unsere Ausbildung fort, arbeiteten, machten sexuelle Erfahrungen, betrieben Empfängnisverhütung, lebten exzessiv und überforderten oftmals unseren Körper in der Annahme, unsterblich zu sein. Die 30er Jahre rasten vorbei – wir arbeiteten an unseren Beziehungen, brachten Kinder zur Welt, bauten unsere Karriere auf und achteten besser auf unseren Körper, weil wir inzwischen wußten, daß wir gelegentlich krank werden konnten.

Die Jahrzehnte vergingen wie im Flug, und plötzlich waren wir 40, d. h. im mittleren Lebensabschnitt, den wir bisher mit dem Alter unserer Mütter gleichsetzten. Wir gehen auf die 50 zu, und für viele von uns geht es von nun an bergab. Bald ist es vorbei mit dem jugendlichen Aussehen, und die reifen Jahre erscheinen uns nicht mehr so erstrebenswert. Schauspielerinnen um die 40 haben es schwer, passende Rollen zu finden. Glauben Sie mir, ich weiß, wovon ich spreche. Ich kenne die Filmindustrie in Hollywood und ihre Fixierung auf die Jugend. Als Gynäkologin in Los Angeles behandle ich viele Schauspielerinnen und andere Berufsgruppen der Filmindustrie.

## Unser Körper – Wie steht es um ihn?

Vier Jahrzehnte lang erfüllte unser Körper seine vielen komplizierten Funktionen. Ob er dazu auch in der Zukunft fähig sein wird, hängt weitgehend davon ab, wie wir uns im Kindes-, Jugend- und frühen Erwachsenenalter verhalten haben.

Unser Körpergewicht steht in engem Zusammenhang mit unserem früheren Verhalten. Falsche Ernährung, Überernährung und genetische Faktoren führen bei 35 % von uns zu Übergewicht. Aber 65 % der Frauen haben den Eindruck, daß sie zunehmen, egal was sie tun. Gehört das zum normalen Alterungsprozeß? In gewissem Ausmaß, ja. Eine Schwangerschaft wirkt sich ebenfalls ungünstig aus. Haut und Muskeln werden gedehnt, und wenn wir unsere schwangerschaftsbedingten Pfunde nicht innerhalb der ersten sechs Monate nach der Entbindung verlieren, dann erhöht sich unser internes Basisgewicht, und eine Gewichtsabnahme wird dadurch weiter erschwert.

Mit zunehmendem Alter verlieren wir Knochenmasse – mit 30 haben wir die höchste Knochendichte – und außerdem Muskelmasse, wenn wir uns nicht regelmäßig und ausgiebig sportlich betätigen. Der Ersatz von Muskelmasse durch Fett verschlimmert die Situation. »Träges« Fett benötigt weniger »Brennstoff« als das aktivere Muskelgewebe, und selbst wenn wir unsere Ernährung nicht ändern, verbrennen wir aufgrund der veränderten Körperzusammensetzung weniger Kalorien. Die überflüssigen Kalorien werden zusätzlich in Fett umgewandelt, und ein Teufelskreis entwickelt sich. Je schwerer wir werden und je mehr Fettmasse wir haben, um so niedriger ist unsere Stoffwechselrate und um so schwieriger wird eine Gewichtsabnahme – eine häufige Klage von Frauen über 40. Wenn wir jedoch wissen, daß die Hauptursache für diesen Prozeß der Verlust an Muskelmasse ist, können wir ihn mit sportlichem Training bekämpfen. Wie so viele Frauen kann ich mich von meinen alten, engen Jeans, die mir als 20jährige paßten, nicht trennen – für den Fall, daß ... Bis jetzt ist dieser Fall nicht eingetreten, und ich habe meine ursprüngliche Figur nie wieder erreicht! Wir können jedoch auch in unserem Alter durchaus ein angemessenes Gewicht und eine bequeme Jeansgröße auf Dauer halten.

## Unsere Körpersysteme

Unsere Organe und Körpersysteme haben sich seit unserer Kindheit ständig verändert. Im Unterschied zu früher spüren wir in unseren 40ern jedoch vielleicht zum ersten Mal, daß wir überhaupt »Organsysteme«

haben, die Funktionsstörungen entwickeln und erkranken können. Nicht mehr so auszusehen wie früher mag unangenehm sein, sich nicht mehr so zu fühlen wie in der Vergangenheit, kann ein Zeichen für ein ernsthaftes Problem sein. Es folgt eine kurze Zusammenfassung der wichtigsten Systeme und der Veränderungen, die im fünften Lebensjahrzehnt auftreten können.

## *Das Herz-Kreislauf-System, unsere Antriebspumpe*

Unser Herz und Gefäßsystem haben unseren Körper während unterschiedlicher Entwicklungsphasen – im Wachstumsalter, bei Schwangerschaften – und bei sportlicher Betätigung ausreichend mit Blut versorgt. Im Gegensatz zu Männern zeigen sich bei uns Frauen über 40 nur geringe kardiovaskuläre Veränderungen, weil wir durch unser Östrogen geschützt sind. Es kann jedoch zu einer beginnenden Hypertonie (Bluthochdruck) kommen. Bis zu 40 % der über 40jährigen schwarzen Frauen und 23 % der weißen Frauen leiden an Bluthochdruck. Dadurch haben wir ein 4mal höheres Risiko, später einen Herzinfarkt oder Schlaganfall zu bekommen. Wir können deshalb Blutdruckmessungen nicht mehr verächtlich abtun; sie sind nicht nur für alte Menschen oder für Männer wichtig. Je früher wir einen Bluthochdruck (140/90 mmHg oder höher) behandeln, desto besser sind wir vor dessen Komplikationen geschützt.

## *Das Knochen- und Muskelsystem: stützend und formend, aber kein Mieder!*

Ab 40 sind unsere Knochen einem ständigen Kampf zwischen knochenaufbauenden und -abbauenden Zellen unterworfen. Unsere früheren Ernährungsgewohnheiten und unser Lebensstil wirken sich jetzt entweder positiv (z. B. hohe Kalziumaufnahme, viel Sport getrieben) oder negativ (Rauchen, Koffein, bestimmte Medikamente) auf unsere Knochenfestigkeit aus. Auch wenn es äußerlich noch nicht zu sehen ist, leiden 5 % der 40jährigen Frauen schon an Osteoporose (Knochenschwund) und haben ein erhöhtes Knochenbruchrisiko. Für die meisten von uns ist es jedoch noch nicht zu spät, jetzt etwas gegen diese Krankheit zu tun.

Ähnliches gilt für unser Muskelsystem. Um einer Abnahme der Muskelmasse vorzubeugen, müssen wir unsere Muskeln regelmäßig betätigen, z. B. durch Laufen und Krafttraining. Denn – Sie erinnern sich – wenn unsere Muskelmasse abnimmt, verbrennen wir weniger Kalorien und setzen Fett an.

## *Das Verdauungssystem: Essen, Trinken und Völlegefühl*

Nachdem unser Magen-Darm-Trakt 40 Jahre lang alles verdaut hat, was wir ihm zuführten, kann es sein, daß unser Verdauungssystem jetzt vielleicht auf bestimmte Nahrungsmittel und auf Streß empfindlicher reagiert. Milch und Milchprodukte sind unsere beste Kalziumquelle, doch viele Frauen über 30 oder 40 entwickeln eine Milchintoleranz; sie produzieren nicht mehr genügend Laktase, das für den Abbau von Milchzucker benötigte Enzym. Aufgrund dieses Laktasemangels wird Milchzucker nicht absorbiert und verbleibt im Darm, wo er Blähungen, Krämpfe und Durchfall verursacht. Durch die Verwendung von laktathaltiger Milch, Enzymtabletten oder Joghurt, der laktaseproduzierende Bakterien enthält, können betroffene Frauen dennoch Milchprodukte, diese wichtigen natürlichen Kalziumlieferanten, zu sich nehmen.

Frauen über 40 leiden 4mal häufiger an Reizdarm (Colon irritabile) als Männer. Aufgrund von gestörten Muskelbewegungen der Darmwand (Motilitätsstörungen) kommt es dabei zu Episoden von Durchfall, Verstopfung, Völlegefühl und kolikartigen Schmerzen. Die Symptome können durch Streß ausgelöst werden – auch lange zurückliegender Streß, wie sexueller Mißbrauch in der Kindheit, wird damit in Zusammenhang gebracht.

Eine andere Ursache von Blähungen und Oberbauchbeschwerden sind Gallensteinleiden. Nur 8 % der Männer über 40 entwickeln Gallensteine, aber 20 % der Frauen. Fettreiche Ernährung (die Steine bestehen aus Cholesterin), Übergewicht und hohe Östrogenspiegel nach früheren Schwangerschaften tragen zur Bildung von Gallensteinen bei.

## *Das Hormonsystem: stilles Kontrollzentrum unseres Wohlbefindens*

Unsere endokrinen Drüsen produzieren Hormone, d. h. Substanzen, die ins Blut abgegeben werden und als Botenstoffe auf andere Zellen und Gewebe einwirken. Unser Körper produziert fast 100 verschiedene Arten von Hormonen – Östrogen und Progesteron sind nur zwei davon. Die meisten dieser Hormone erfüllen ihre Funktion ungestört auch nach unserem 40. Geburtstag.

Es gibt jedoch Ausnahmen, und eine davon ist die Schilddrüse, die besonders bei Frauen störanfällig ist. Eine Schilddrüsenunterfunktion (Hypothyreose) verursacht Müdigkeit, Konzentrationsschwäche, Frieren und Gewichtszunahme. Zeichen einer Schilddrüsenüberfunktion (Hyperthyreose) sind Schwitzen, Hitzewallungen, Herzklopfen, Pulsbeschleunigung und Schlafstörungen. Symptome beider Funktionsstörungen ähneln den Beschwerden, die wir mit Menopause und Wechseljahren in Zusammenhang bringen, das heißt, nicht alle Hitzewallungen werden durch einen Östrogenmangel verursacht.

Die Funktion der insulinproduzierenden Bauchspeicheldrüse (Pankreas) kann im Laufe der Jahre nachlassen, vor allem bei Übergewicht. Das blutzuckersenkende Insulin hilft den Zellen unseres Körpers, Zucker (Glukose) als »Treibstoff« aufzunehmen. Nach dem 40. Lebensjahr erhöht sich unser Risiko, einen Typ-II-Diabetes (Altersdiabetes) zu entwickeln, der wahrscheinlich mit einer Insulinresistenz beginnt. Unsere Gewebe werden unempfindlich gegen das freigesetzte Insulin, sie ignorieren es und widersetzen sich seiner Wirkung. Gewichtszunahme und das Vorhandensein von Fett begünstigen diesen Prozeß. Die Bauchspeicheldrüse produziert immer mehr Insulin, um mit den steigenden Blutzuckerspiegeln fertigzuwerden. Nun entwickelt sich ein Teufelskreis. Hohe Insulinspiegel stimulieren die Fettproduktion in der Leber und erhöhen die Produktion von LDL (low density lipoproteins = Lipoproteine mit niedriger Dichte), das ist das »schlechte« Cholesterin, das eine Arteriosklerose begünstigt. Das Fett wird gespeichert und ersetzt das Muskelgewebe. Je mehr Fett wir haben, um so weniger verwenden wir unsere Energiequelle, den Zucker. Es kommt zur Insulinresistenz, zu herabgesetzter Glukoseverwertung und Erschöpfung der Bauchspeicheldrüse. All dies führt zu erhöhten Blutzuckerspiegeln, und es entwickelt sich ein Diabetes. Wir wissen nicht, was zuerst kommt: Übergewicht, das eine Insulinresistenz verursacht, oder eine hohe Insulinproduktion, die zur Fettleibigkeit führt. Eins ist jedoch sicher: Wenn wir in unseren 40ern den Kampf gegen überflüssige Pfunde verlieren, dann müssen wir uns vielleicht ein Leben lang mit unserem Zuckerstoffwechsel herumplagen.

## *Das Immunsystem: Körpereigenes erkennen, Fremdes abstoßen*

Unser Immunsystem hat die schwierige Aufgabe, Millionen körpereigener Zellen, Eiweiße und Gewebe zu erkennen und von körperfremden Strukturen (Antigenen) zu unterscheiden. Mit Hilfe dieses äußerst komplexen Abwehrsystems bekämpft unser Körper Infektionskrankheiten, präkanzeröse Zellwucherungen (Vorstadium eines Krebses) und Fremdkörper: Wir werden immun (»unempfänglich«). Alles Fremde wird vom Körper abgestoßen, mit Ausnahme unserer Schwangerschaften, auch wenn uns unsere Kinder später manchmal wie »Fremde« vorkommen. Alles Körpereigene – unsere »normalen« Zellen und Gewebe – wird akzeptiert.

Im mittleren Lebensalter kann unser Immunsystem eine »Erkennungsschwäche« entwickeln, und es beginnt, normale Zellstrukturen zu attackieren oder abzustoßen. Viele dieser sogenannten Autoimmunkrankheiten kommen gehäuft bei Frauen vor und können durch die weiblichen Sexualhormone beeinflußt werden. Unter den Patienten mit selbstzerstörerischen Krankheiten wie Lupus erythematodes, rheumatoider Arthritis, Sjögren-Syndrom, Multipler Sklerose und Hashimoto-Thyreoiditis (Schilddrüsenentzündung) sind 75–90 % Frauen. Mindestens eine von 10 Frauen wird im Laufe ihres Lebens eine Autoimmunkrankheit entwickeln.

## *Die Formel des vierten Jahrzehnts*

Für unseren Körper hat der 40. Geburtstag keine große Bedeutung, weil unser Leben einem ständigen Entwicklungsprozeß unterworfen ist. Unser zukünftiger körperlicher Status kann als mathematische Gleichung zusammengefaßt werden:

Altersbedingte Veränderungen + genetische Faktoren
\+ mißbräuchlicher Umgang mit dem Körper x 40 Jahre
– pfleglicher Umgang mit dem Körper x 40 Jahre
= körperliche Abnutzung in unseren 40ern.

# Unsere Zyklen – Ein innerer Rhythmus, der sich ändern kann

Fast 30 Jahre lang wurde unser Leben durch »Zyklen« bestimmt – Periode, Ovulation und die damit einhergehenden Erhöhungen und Abnahmen der Hormonspiegel sind ein integraler Bestandteil unseres Lebens. Von der Pubertät bis zur Menopause schreiben wir und unsere Ärzte alle Beschwerden unterhalb der Taille unseren Zyklen zu. Männer haben Bauchschmerzen, wir haben Krämpfe. Treten die Schmerzen in der Zyklusmitte auf, so heißt es, wir hätten Ovulationsschmerzen (»Mittelschmerz«). Während der Periode auftretende Schmerzen werden als Menstruationsschmerzen diagnostiziert. Wir kennen unseren Zyklus und die üblicherweise auftretenden Beschwerden. Kommt es zu ungewöhnlichen Schmerzen, so sollten diese abgeklärt werden, unabhängig vom Zeitpunkt des Auftretens, weil wir natürlich auch eine Blinddarmentzündung oder eine Gallenkolik in der Zyklusmitte bekommen können.

Wir wissen sehr gut, wie sich unser Körper während der verschiedenen Zyklusphasen fühlt, wir sollten jedoch auch die zugrundeliegenden Mechanismen verstehen, die im folgenden beschrieben werden.

# Die Geschichte unserer Eizellen, Hormone und Zyklen

Unsere Eierstöcke (Ovarien) enthalten die Eizellen (Oozyten). Die Eizellen reifen heran, entwickeln sich zu Eibläschen (Follikeln), aus denen schließlich zum Zeitpunkt des Eisprungs (Ovulation) ein befruchtungsfähiges Ei freigesetzt wird. Schon als Embryo im Mutterleib »verlieren« unsere Eierstöcke Eizellen; die meisten sterben ab (sogenannte Follikelatresie), und wir werden mit etwa 1–2 Millionen Eizellen geboren – als Baby in der Mitte der Schwangerschaft hatten wir noch etwa 7 Millionen Eizellen. Bis zum Auftreten der ersten Regelblutung (Menarche) findet eine weitere Verminderung auf etwa 400 000 statt. Während der nächsten 25 Jahre geht der Verlust weiter und beschleunigt sich nach dem 40. Lebensjahr. Zum Zeitpunkt der letzten Periodenblutung (Menopause) haben wir nur noch einige tausend Eizellen. Unsere Millionen Eizellen gehen also nicht durch die monatliche Ovulation, sondern durch einen altersabhängigen Prozeß des Zelltodes verloren. Weniger als 0,001 % der ursprünglich in den Eierstöcken angelegten Eizellen gelangen zur Ovulation.

Unsere Zyklen werden durch die Hormone Östrogen und Progesteron gesteuert, welche in den Follikeln, die sich jeden Monat entwickeln und absterben, produziert werden.

**Abb. 1**

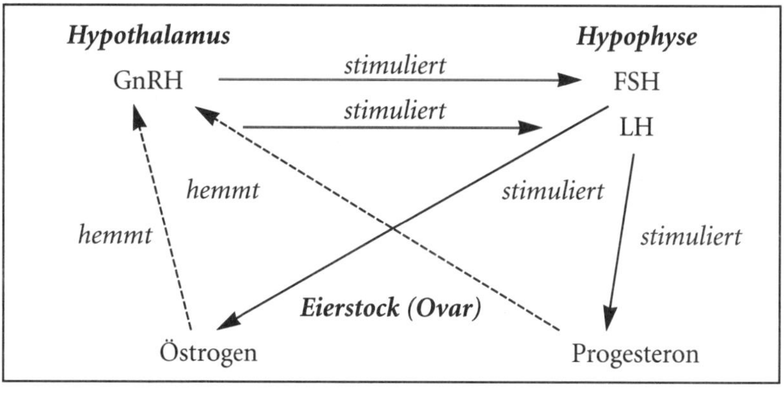

Östrogen und Progesteron stehen unter der Kontrolle einer »höheren Instanz«, des follikelstimulierenden Hormons (FSH) und des luteinisierenden Hormons (LH) aus der Hirnanhangdrüse (Hypophyse), die wiederum von einer übergeordneten Stelle im Gehirn, dem Hypothalamus, kontrolliert werden. Hier wird das Gonadotropin-releasing Hormon (gonadotropin-freisetzendes Hormon, GnRH) gebildet, das die Hypophyse stimuliert.

Dies klingt kompliziert, aber es handelt sich im Grunde genommen nur um einen Regelkreis mit »An«- und »Aus«-Schaltern (Abb. 1). Bei hohen Östrogen- und Progesteronspiegeln wird das ganze System ausgeschaltet (»aus«). Die Produktion von GnRH, FSH und LH wird gehemmt – warum einen Produktionszyklus in Gang setzen, wenn schon genügend Hormone vorhanden sind? Wenn wir jedoch mehr Östrogen und Progesteron brauchen, wird das System wieder angekurbelt.

Ein weiteres wichtiges Hormon in dem Regelkreis ist Inhibin, das in den Follikeln gebildet wird und – wie Östrogen – FSH selektiv hemmt (»inhibiert«). Inhibin hat auch eine regulatorische Funktion im Eierstock. Der Follikel, der am schnellsten wächst und am meisten Inhibin produziert, kann im Konkurrenzkampf mit den anderen Eibläschen zum dominanten Follikel werden, der das Stadium der Sprungreife erreicht und das »Ei des Monats« produziert.

Jetzt wollen wir einen »normalen« Monatszyklus betrachten: Wir haben gerade unsere Periode bekommen und sind »down«, d. h. auf dem Tiefpunkt, was die Östrogen- und Progesteronspiegel angeht – und vielleicht fühlen wir uns auch subjektiv so. Dieses »Tief« veranlaßt unseren Hypothalamus, GnRH zu produzieren, wodurch die Hypophyse zur Freisetzung von FSH angeregt wird. Das follikelstimulierende Hormon (FSH) wird seinem Namen gerecht und regt die Follikel, d. h. Eibläschen, die sich aus den Eizellen entwickelt haben, zum Wachstum an. Nur ein Follikel wird vollständig reif, die anderen sterben ab. Dieser dominante Follikel produziert Östrogen, und die Östrogenspiegel steigen während der nächsten 14 Tage an, solange der Follikel »blüht und gedeiht«. Östrogen regt die Gebärmutterschleimhaut (Endometrium) zum Wachstum an. In der Zyklusmitte erreichen die Östrogenspiegel einen kritischen Gipfel und fallen dann leicht ab, um dem Follikel eine »kleine Atempause« zu gönnen.

GnRH wird erneut stimuliert, und wenn es die Hypophyse erreicht, die mit Östrogen überschwemmt wurde, verursacht es einen Anstieg des

Luteinisierungshormons (LH). LH wirkt auf den reifen dominanten Follikel im Eierstock, und es kommt zu einer dramatischen Entwicklung. Die Follikelkapsel platzt, das Ei wird herausgestoßen und – wenn alles gutgeht – von dem fransenbesetzten Trichter eines der beiden Eileiter (Tuben) aufgefangen. Hier kann das Ei befruchtet werden, falls eine männliche Samenzelle (Spermium) zur »rechten Zeit am rechten Ort« ist. Der Follikel wandelt sich in den Gelbkörper (Corpus luteum) um und produziert außer Östrogen das Gelbkörperhormon Progesteron. Vierzehn Tage lang werden steigende Mengen Progesteron gebildet, welches die Gebärmutterschleimhaut weiter verdickt und auf eine mögliche Schwangerschaft vorbereitet. Wenn keine Befruchtung stattfindet, bildet sich der Gelbkörper zurück und stirbt nach 2 Wochen ab. Die Hormonproduktion wird eingestellt, und die Östrogen- und Progesteronspiegel sinken abrupt ab. Ohne die Hormoneinwirkung zerfällt die Gebärmutterschleimhaut und wird unter Blutaustritt abgestoßen: Wir bekommen unsere Periode.

Nun fangen wir wieder von vorne an. Unsere Hormonspiegel sind niedrig und signalisieren dem Gehirn, daß wieder FSH produziert werden muß, und ein neuer Zyklus beginnt (s. o.).

Ab dem 40. Lebensjahr kann es allmählich zu Störungen in diesem eingespielten Rhythmus kommen. Aber nicht jede Regelstörung bedeutet, daß wir schon in den Wechseljahren (Klimakterium) sind.

Unser Menstruationszyklus wird – wie wir gesehen haben – durch bestimmte Zentren im Gehirn kontrolliert, die empfindlich auf verschiedene Störreize reagieren, wobei seelischer und körperlicher Streß eine besonders wichtige Rolle spielt. Streß entsteht beispielsweise, wenn wir umziehen, einen Lebenspartner verlieren, arbeitslos werden, aber auch durch plötzlichen Gewichtsverlust, Krankheit oder extreme sportliche Betätigung wie etwa einen Marathonlauf. Auch schon als 20- oder 30jährige haben viele von uns nach streßvollen Ereignissen Regelblutungsstörungen bekommen.

Bei Frauen über 40 werden die Zyklen kürzer, sie betragen durchschnittlich 26 Tage, verglichen mit 28 Tagen bei 20jährigen. Schon einige Jahre vor der Menopause (letzte Regelblutung) bleibt die Regelblutung immer häufiger aus, kommt später, ist schwächer oder stärker. Das sind die typischen Blutungsstörungen der Perimenopause (s. Kap. 5), die etwa 4 Jahre vor der Menopause einsetzen und durch die nachlassende Funktion der Eierstöcke sowie die sinkende Hormonproduktion verursacht werden. Wenn wir diese Hormonveränderungen verstehen, dann können wir leichter abschätzen, welche Symptome behandlungsbedürftig sind.

## *Das Auf und Ab unserer Hormone*

Zwischen 40 und 50 verändern sich unsere Hormone zunächst nur wenig. Unsere Inhibinspiegel sind niedriger und die FSH-Spiegel höher. Das hängt mit der Abnahme der Follikel in den Eierstöcken zusammen. Je weniger Follikel wir besitzen, desto weniger Inhibin produzieren wir. Je niedriger unser Inhibin, desto weniger wird die FSH-Produktion gehemmt (»inhibiert«).

Unsere Östrogen- und Progesteronspiegel werden zunächst noch auf dem Niveau gehalten, das vor dem 40. Lebensjahr bestand. Allmählich nimmt jedoch Östrogen in allen Phasen des Zyklus ab. Je niedriger unser Östrogen – Sie erraten es –, desto höher steigt der FSH-Spiegel. Im Laufe der Jahre nimmt auch LH zu, aber das passiert für gewöhnlich erst etwa 10 Jahre nach einem FSH-Anstieg.

## *Hormonale »Gefühle« in unseren 40ern*

### Das prämenstruelle Syndrom (PMS)

Viele Frauen über 40 klagen über zunehmende prämenstruelle Beschwerden. Eine Redensart, die auf viele von uns zutrifft, besagt: »Erst kommt das PMS, dann die Menopause.« Wenn unsere monatlichen Hormonschwankungen aufhören, verschwindet in der Tat auch das prämenstruelle Syndrom (PMS).

Das PMS wurde schon vor rund 2400 Jahren von Hippokrates erwähnt. Heute verstehen wir darunter zahlreiche körperliche und seelische Symptome, die regelmäßig in der zweiten Zyklushälfte auftreten. Dazu gehören z. B. Stimmungsschwankungen, Ödembildung und Völlegefühl, Gewichtszunahme, Reizbarkeit, leichte Ermüdbarkeit und depressive Verstimmung.

Die Ursachen sind immer noch weitgehend unbekannt. Vor einiger Zeit wurde eine unzureichende Progesteronproduktion des Gelbkörpers angenommen. Therapieversuche mit Progesteron führten jedoch zu widersprüchlichen Ergebnissen. Die zusätzliche Gabe von Progesteron bei einer Östrogenersatztherapie in der Menopause kann PMS-ähnliche Symptome hervorrufen. Daraus läßt sich ableiten, daß PMS auch durch Progesteron hervorgerufen werden kann.

Eine andere Theorie besagt, daß PMS durch fluktuierende Hormonspiegel und Östrogenabfall verursacht wird.

## Medikamentöse Therapie

Wegen der mannigfaltigen ursächlichen Faktoren gibt es keine Therapie der Wahl. Kleine Östrogendosen, durch ein Membranpflaster transdermal (durch die Haut) gegeben, konnten in einigen Studien bestimmte Beschwerden bessern.

Natürliches Progesteron erwies sich in manchen Fällen als hilfreich, in anderen Fällen verstärkte es die Symptome (s. o.).

Die orale Kontrazeption (die »Pille«) hemmt die natürliche Ovulation (Eisprung) und beseitigt das Östrogen-Progesteron-Ungleichgewicht in der zweiten Zyklushälfte. Ich verschreibe die Pille Frauen ab 40, die über zunehmende prämenstruelle Beschwerden und Zyklusunregelmäßigkeiten klagen.

Eine radikalere Methode ist die vollkommene Unterdrückung der Eierstockfunktion durch GnRH-ähnliche Hormone. Sie verhindern Ovulation und Hormonproduktion, und – voilà! – Periode und PMS hören auf. Allerdings verursachen sie als Nebenwirkung eine vorzeitige Menopause, deren Symptome eventuell mit Hormonen behandelt werden müßten, und das könnte wiederum zum PMS führen.

Patientinnen mit Depressionen, die sich in der zweiten Zyklushälfte verschlimmern, werden in den USA häufig mit gutem Erfolg mit Prozac® behandelt.

**In Deutschland** ist Fluctin® das entsprechende Präparat.

## Nichtmedikamentöse Therapie

Das PMS kann durch regelmäßiges körperliches Training gelindert werden. Koffein, Alkohol, Zucker, Schokolade und andere Süßigkeiten können die Symptome verschlimmern.

Vitamine, vor allem die Vitamine $B_6$ und E, werden empfohlen. Hier ist jedoch Vorsicht angebracht. In der irrigen Annahme »je mehr, desto besser« nahmen viele Frauen beispielsweise zu hohe Dosen von Vitamin $B_6$ (600 mg und mehr) und entwickelten schwere neurologische Nebenwirkungen. Sie sollten sich auf jeden Fall immer ärztlich beraten lassen, bevor Sie Vitaminpräparate einnehmen.

Nachtkerzenöl, eine Fettsäure, wird ebenfalls angewendet. Manche Patientinnen sprechen darauf an, die Wirksamkeit konnte jedoch nicht wissenschaftlich nachgewiesen werden.

Mineralstoffe wie Magnesium und Kalzium scheinen bestimmte Symptome wie Menstruationskrämpfe zu lindern. Weil viele Frauen zu wenig Kalzium zuführen, beugen wir damit zumindest einer Osteoporose vor.

Keines dieser Mittel hilft gegen alle Beschwerden oder bei allen Frauen.

# *Menstruationskrämpfe*

Wenn sich Menstruationskrämpfe verschlimmern, könnte eine Krankheit zugrunde liegen.

Warum bekommen wir Krämpfe? Wenn unsere Hormonspiegel abfallen und sich die Gebärmutterschleimhaut löst, bilden wir Prostaglandine. Das sind chemische Substanzen, unter deren Einfluß sich die Gebärmuttermuskulatur verstärkt zusammenzieht und es zu krampfartigen Schmerzen kommen kann (Dysmenorrhö).

Schmerzfreiheit kann durch orale Kontrazeptiva erzielt werden. »Die Pille« vermindert die Prostaglandinproduktion und die Verdickung der Gebärmutterschleimhaut. Medikamente, die die Prostaglandinbildung hemmen, z. B. acetylsalicylsäurehaltige Präparate (Aspirin®, ASS-ratiopharm® usw.), Ibuprofen (in Deutschland sind Brufen® und mehr als 30 weitere Präparate auf dem Markt) sowie andere einfache Schmerzmittel, sind recht effektiv. Wenn unsere üblichen Mittel nicht mehr wirken und sich die Krämpfe verstärken, könnte eine ernste Erkrankung dafür verantwortlich sein, die ärztlich abgeklärt werden muß. Bei Frauen über 40 kommen vor allem die nachfolgend beschriebenen Ursachen in Frage.

**Myome.** Mehr als 20 % der Frauen über 35 entwickeln gutartige Geschwülste in der Muskelschicht der Gebärmutterwand. Mit zunehmendem Wachstum können Myome zu verstärkten Menstruationsschmerzen und Blutungen führen.

**Adenomyosis.** Zellen der Gebärmutterschleimhaut vergessen ihre »Grenze« und wachsen in die falsche Richtung in die Muskelschicht (Myometrium) hinein. Dort führen sie zu einer Erweichung und Vergrößerung der Gebärmutter und starken Menstruationsschmerzen.

**Endometriose.** Zellen der Gebärmutterschleimhaut (Endometrium) siedeln sich außerhalb der Gebärmutter an, z. B. an den Eileitern und Eierstöcken sowie in Bauchhöhle, Blase und Darm. Es kommt zu zyklusabhängigen Schmerzen in den betroffenen Körperteilen. Die häufigste Folge eines Befalls der Eileiter und Eierstöcke ist die Unfruchtbarkeit.

# 2. EMPFÄNGNISVERHÜTUNG ÜBER 40 – IMMER NOCH NOTWENDIG

Nur 6 % der sexuell aktiven Frauen über 40 brauchen sich keine Gedanken um Empfängnisverhütung (Kontrazeption) zu machen: Sie möchten schwanger werden. Die meisten von uns haben dagegen entweder ihre Familienplanung abgeschlossen oder wollen kinderlos bleiben. Die Menopause (letzte Regelblutung) tritt durchschnittlich mit 51 Jahren ein. Elf Prozent der Frauen erleben die natürliche Menopause zwischen dem 45. und 49. Lebensjahr, 43 % zwischen dem 50. und 54. Lebensjahr, und bei weiteren 28 % besteht eine chirurgisch herbeigeführte Menopause nach Entfernung der Eierstöcke oder der Gebärmutter (Hysterektomie). Dreißig Prozent der Frauen im Alter zwischen 50 und 54 Jahren sind demnach theoretisch noch fruchtbar!

Ungewollte Schwangerschaften bei Frauen zwischen 40 und 44 nehmen seit den frühen 80er Jahren stark zu und stellen ein großes Problem dar: Ein Drittel endet in einer spontanen Fehlgeburt, und 50 % der Frauen über 40 entscheiden sich für eine Abtreibung.

Ungewollte Schwangerschaften sind ein beträchtliches Gesundheitsrisiko für viele Frauen dieser Altersgruppe, und die Sterberate liegt beträchtlich höher als bei jüngeren Frauen. Die Zahl der Eileiterschwangerschaften steigt; unbehandelt kann es zum Reißen des Eileiters und zu lebensbedrohlichen Blutungen in den Bauchraum kommen. Chromosomendefekte (Chromosomen sind die Träger der Erbanlagen) nehmen zu, und damit steigt das Risiko, ein behindertes Kind – z. B. mit Down-Syndrom – zur Welt zu bringen.

Bei Frauen um die 40 ist die Fruchtbarkeit um die Hälfte niedriger als bei 20jährigen, und sie nimmt weiter ab, wir dürfen die Empfängnisverhütung aber genausowenig wie in den zurückliegenden Jahrzehnten vernachlässigen.

Die Methoden der Empfängnisverhütung im vierten Lebensjahrzehnt unterscheiden sich nicht wesentlich von denen, die uns in unseren jüngeren Jahren zur Verfügung standen.

# Tubensterilisation – Mit über 40 noch sinnvoll?

Viele Frauen haben sich in ihrem dritten Lebensjahrzehnt sterilisieren lassen, um einen sicheren Empfängnisschutz während der folgenden 20 Jahre zu haben. Aber auch wenn wir »nur« noch 8–10 fruchtbare Jahre vor uns haben, kann diese chirurgische Methode für manche Frauen über 40 sinnvoll sein.

## *Was bei der Tubensterilisation geschieht*

Es gibt verschiedene Methoden, um die Eileiter (Tuben) zu unterbinden. Wenn der Eingriff direkt nach einer Entbindung erfolgt, wird der Bauch unterhalb des Nabels durch einen kleinen Längsschnitt eröffnet, und die Eileiter werden an der vergrößerten Gebärmutter (Uterus) freigelegt und unterbunden. Wird der Eingriff nicht nach einer vorausgegangenen Schwangerschaft durchgeführt, dann erfolgt die Unterbindung der Eileiter durch einen kleinen Querschnitt oberhalb des Schambeins (»Mini-Lap« = kleine Laparotomie = operative Eröffnung der Bauchhöhle). Manche Ärzte bevorzugen einen vaginalen Zugang (durch die Scheide). Bei diesen älteren Methoden wird der Eingriff meistens in Vollnarkose durchgeführt.

Am häufigsten werden heute die Eileiter bei einer Laparoskopie (Bauchspiegelung; Betrachtung des Bauchraums durch ein Laparoskop oder Endoskop) verschweißt. Der Arzt macht bei örtlicher Betäubung einen kleinen Schnitt unterhalb des Nabels, durchsticht die Bauchdecke mit einer Spezialnadel und leitet Kohlendioxidgas in den Bauchraum, damit sich der Bauch ausdehnt und sich die Bauchdecke von den inneren Organen abhebt, um sie während des Eingriffs nicht zu verletzen. Dann sticht er eine Art Einführungshülse (Trokar) in den Bauch, durch die er ein Laparoskop (Endoskop = Rohr mit Lichtquelle zur Betrachtung der Bauchorgane) ins Bauchinnere schiebt. Durch einen zweiten Trokar oberhalb des Schambeins wird ein Instrument eingeführt, das –

ausgestattet mit kleinen Werkzeugen – den Eileiter ergreift und mit elektrischem Strom »verschweißt«. Manche Operateure unterbinden den Eileiter durch Anbringen einer permanenten Klemme.

## *Was bewirkt die Tubensterilisation? Was geschieht mit dem Ei?*

Nach dem Eisprung (Ovulation) gelangt das Ei in einen der Eileiter. Ist dieser blockiert, kann keine Befruchtung stattfinden. Das Ei stirbt ab und wird schießlich resorbiert, d. h. vom Organismus abgebaut und beseitigt. Viele meiner Patientinnen befürchten, daß sich die ungenutzten Eier anhäufen und zu Problemen führen könnten. Die menschlichen Eizellen sind jedoch mikroskopisch klein. Tausende von Zellen sterben täglich in unserem Körper – das ist nur eine mehr.

## *Wie sicher ist die Tubensterilisation?*

Die Versagerquote beträgt etwa 1:1000, das heißt, von 1000 sterilisierten Frauen wird eine schwanger. Das ist jedoch immer noch niedriger als die Versagerquote bei allen anderen kontrazeptiven Methoden. Falls es doch zu einer Schwangerschaft kommt, müssen wir bedenken, daß der Eileiter beschädigt ist und es zu einer »ektopen« Schwangerschaft kommen kann, bei der sich das befruchtete Ei außerhalb der Gebärmutter einnistet. Es kommt nur selten vor, aber wenn Sie sterilisiert wurden, ihre Periode ausbleibt und Sie Unterleibsschmerzen bekommen, sollten Sie sofort einen Arzt aufsuchen!

## *Vorteile einer Tubensterilisation*

Sie lassen einen kleinen chirurgischen Eingriff durchführen, erholen sich 2 oder 3 Tage und müssen sich dann nie wieder um Empfängnisverhütung kümmern. Ein weiterer Vorteil: Klinische Untersuchungen zeigten, daß das Risiko eines Eierstockkrebses nach einer Tubensterilisation um 33 % abnimmt.

## Nachteile einer Tubensterilisation

In seltenen Fällen (0,6 %) kann es zu größeren Komplikationen kommen. Darm, Blase oder Blutgefäße können perforiert, d. h. durchstochen werden. In diesem Fall muß der Operateur den Bauch öffnen (Laparotomie) und den Schaden reparieren. Aus einem relativ kleinen, harmlosen Eingriff ist eine große Operation geworden, die eventuell Bluttransfusionen erforderlich macht und zu weiteren Komplikationen, wie z. B. einer Infektion, führen kann. Wir sollten unsere Einwilligung zu einem chirurgischen Eingriff nur geben, wenn wir über die möglichen Risiken Bescheid wissen. Auf Seite 342 finden Sie eine vollständige Liste von Fragen, die Sie Ihrem Arzt stellen sollten.

Nach einer Tubensterilisation kann es zu Menstruationsstörungen kommen. Manche sprechen sogar vom »posttubalen Sterilisationssyndrom«, einem Symptomenkomplex mit verstärkten, unregelmäßigen Blutungen und vermehrten Menstruationsbeschwerden. Es ist jedoch fraglich, ob die Beschwerden wirklich eine Folge der Eileiterunterbindung sind. Viele von uns nahmen vor der Sterilisation orale Kontrazeptiva, die den Zyklus regulierten und Menstruationsbeschwerden linderten. Durch Absetzen »der Pille« kommen unsere ursprünglichen Zyklusstörungen wieder zum Vorschein. Mit zunehmendem Alter kommt es außerdem zu Beschwerden durch die abnehmende Funktion der Eierstöcke. Neuere Untersuchungen fanden keine wirklichen Veränderungen im Menstruationsmuster nach einer Tubensterilisation. Auftretende Zyklusunregelmäßigkeiten könnten durch niedrigdosierte Ovulationshemmer reguliert werden. Allerdings wäre das des Guten fast zuviel, wenn man nach einer Tubensterilisation »die Pille« nimmt. Ich rate deshalb meinen Patientinnen, die über 40 sind und unter unregelmäßigen Zyklen leiden, zuerst orale Kontrazeptiva auszuprobieren, bevor sie sich für eine Sterilisation entscheiden.

# Reversible Empfängnisverhütung (Kontrazeption) – Welche Form sollten Frauen über 40 wählen?

## *Ovulationshemmer, orale Kontrazeptiva*

### »Die Pille«

Orale Kontrazeptiva, kurz als »die Pille« bezeichnet, sind ihrer Wirkung nach Ovulationshemmer, das heißt, sie verhindern die Eireifung und damit den Eisprung (Ovulation). Es trifft sich gut, daß wir und »die Pille« 50 Jahre »in Gebrauch« sind. Wir sind gewachsen, die Pille ist geschrumpft. Die hohen Dosierungen der 50cr und 60er Jahre gehören der Vergangenheit an. Die heute gebräuchlichen niedrigdosierten Ovulationshemmer enthalten ein Zehntel der ursprünglichen Östrogenmenge und gewähren dabei denselben Empfängnisschutz. Das bedeutet, daß die Nebenwirkungen und Warnhinweise, die für die ursprünglichen Präparate galten, mindestens um einen Faktor 10 reduziert werden müssen; in vielen Fällen treffen sie nicht mehr zu.

### So wirken orale Kontrazeptiva: kein Ei, keine Schwangerschaft

Orale Kontrazeptiva enthalten Östrogen und Gestagen. Gestagen ist ein synthetisches Hormon mit ähnlichen Eigenschaften wie das Gelbkörperhormon Progesteron. Das Östrogen in der Pille (Ethinylestradiol) ist ebenfalls ein »synthetisches« Hormon, das heißt, es wird nicht in unserem Körper hergestellt. Außerdem wird es im Organismus langsamer verstoffwechselt als unsere natürlichen Östrogene, da die Leber nicht in der Lage ist, die Ethinylgruppe abzuspalten. Das Östrogen in der Pille ist potenter als unser eigenes Hormon und wirkt vor allem an unseren Östrogenrezeptoren. Die Kombination von Östrogen und Gestagen in der Pille führt zu einer Unterdrückung der GnRH-Ausschüttung im Hypothalamus sowie der FSH- und LH-Produktion in der Hypophyse, also in den Hirnarealen, die im Regelsystem den Eierstöcken übergeordnet sind. Dadurch wird der Eisprung unterdrückt (Ovulationshemmung). Wenn wir nicht ovulieren, setzen wir kein Ei frei und können nicht schwanger werden.

## Niedrigdosierte Ovulationshemmer (Mikropillen)

Die neuen niedrigdosierten Pillen enthalten weniger als 50 µg (Mikrogramm), meistens zwischen 20 und 35 µg Östrogen. Die »alten« Pillen enthielten im Vergleich dazu 50 µg und mehr. Die Gestagendosis wurde ebenfalls gesenkt, und es wurden neue Gestagene entwickelt. Die ursprüngliche Gestagenkomponente hatte gewisse strukturelle Ähnlichkeiten mit männlichen Sexualhormonen (Androgenen) und führte zu einer leichten Vermännlichung (Androgenisierung).

## Vorteile und Trendwende – Die Pille ist jetzt anerkannt

**Zyklusregulierung.** Die niedrigdosierten oralen Kontrazeptiva regulieren die Funktion der Eierstöcke (Ovarien). Im Laufe der Jahre nimmt die Zahl unserer Follikel ab, unsere Hormonspiegel und Zyklen verändern sich, wir sind ständigen ovariellen Schwankungen ausgesetzt. Die Pille legt die Eierstöcke still und hält einen kontinuierlichen Östrogen- und Progesteronspiegel aufrecht. Während der 21 Tage, an denen wir die aktiven (hormonhaltigen) Pillen einnehmen (28-Tage-Packungen enthalten zusätzlich 7 wirkstoffreie »Plazebo«-Pillen), wird die Gebärmutterschleimhaut zum Wachstum angeregt. Weil die Hormondosen niedrig sind und weil das Gestagen ständig dem schleimhautstimulierenden Östrogeneffekt entgegenwirkt, wird das Endometrium weniger stark aufgebaut als in »normalen« Zyklen. Das bedeutet, daß die Blutung, die nach Absetzen der Pille nach 21 Tagen (bzw. während der 7tägigen Plazebo-Einnahme) auftritt, schwächer ist. Die Pille gibt uns also einen sicheren Schutz vor Empfängnis, und gleichzeitig haben wir leichtere Monatsblutungen und weniger oder keine Menstruationskrämpfe.

**Hormonelle Kontrolle.** Unsere Östrogenspiegel nehmen schon viele Jahre vor der Menopause ab. Wir merken das – auch ohne teure Laboruntersuchungen – an Symptomen wie Hitzewallungen, Stimmungsschwankungen, Verstärkung des prämenstruellen Syndroms, einer trockenen Scheide und Hautveränderungen (s. Kap. 5, S. 92). Das Östrogen in der Pille wirkt ausgleichend auf unsere Hormonspiegel und lindert diese Symptome. Viele unserer Probleme in der Perimenopause können durch die Einnahme der Pille verhindert werden.

**Vorbeugung gegen Krebs.** Die Pille unterdrückt die Funktion der Eierstöcke. Die Wahrscheinlichkeit einer krebsartigen Veränderung ist bei »ausgeschalteten« Eierstockzellen herabgesetzt. Unser Risiko für die Entstehung von Eierstockkrebs (Ovarialkarzinom) sinkt schon nach 1- bis 2jähriger Einnahme der Pille um 30–40 %, nach 5jähriger Einnahme um 50 % und nach 12jähriger Einnahme um 80 %!

Die »Pille« hat eine ähnliche Schutzwirkung auf die Gebärmutterschleimhaut (Endometrium). Die tägliche kleine Gestagenmenge in der Pille verhindert einen »Wildwuchs« der Gebärmutterschleimhautdrüsen. Nach 4jähriger Einnahme verringert sich das Erkrankungsrisiko für ein Gebärmutterkörperkarzinom (Endometrium- oder Korpuskarzinom) um 60 %.

Die Hormone in der Pille wecken bei vielen von uns die Furcht vor Brustkrebs. Das Gegenteil könnte zutreffen. Dem Gestagenanteil in der Pille wird eine Schutzwirkung im Hinblick auf gutartige Erkrankungen der Brust zugeschrieben. Die Entwicklung einer fibrozystischen Mastopathie (Gewebsveränderung in der Brust) sank um 30 %, und die Bildung von Fibroadenomen (gutartige Bindegewebsgeschwülste) ging um 60 % zurück. Was den Brustkrebs, unsere größte Sorge, angeht, so konnten in mehr als 22 Studien keine sicheren Hinweise gefunden werden, daß die Pille zu einer Zunahme des Brustkrebsrisikos führt. In einer vor kurzem durchgeführten Untersuchung ergab sich sogar eine Abnahme der Entstehungsrate von Brustkrebs bei Frauen über 45, die in der Vergangenheit die Pille genommen hatten.

**Die Pille und Unterleibserkrankungen.** Unter Einnahme der Pille wurde eine Abnahme von schweren Infektionen im Beckenbereich beobachtet, z. B. Eileiter- und Eierstockentzündung. Die Hormone verändern das Sekret im Gebärmutterhalskanal und erschweren so das Aufsteigen von

Bakterien in Uterus und Eileiter. Bedenken Sie jedoch, daß die Pille nicht vor Geschlechtskrankheiten schützt.

Die Pille reduziert das Risiko für die Entstehung einer Endometriose.

Das Wachstum von Myomen (gutartigen Geschwülsten in der Gebärmutter) scheint durch die Pille nicht gefördert zu werden. Die kleine tägliche Gestagendosis in der Pille kann dem Wachstum sogar entgegenwirken. Die Pille verhindert die Bildung gutartiger Zysten in den Eierstöcken. Sie hemmt den Eisprung (Ovulation) und ist damit der beste Schutz gegen eine ektopische oder Eileiterschwangerschaft.

**Vorbeugung gegen Erkrankungen.** Die Osteoporose (Knochenschwund) beginnt nicht erst in der Menopause. Bei vielen von uns kommt es schon im vierten Lebensjahrzehnt zu einer beträchtlichen Reduktion der Knochenmasse (s. Kap. 11, S. 220). Durch die abnehmenden Östrogenspiegel werden die knochenaufbauenden Zellen gehemmt und die knochenabbauenden Zellen stimuliert. Die »Pille« gleicht den Östrogenmangel aus.

Lang gehegte Befürchtungen, daß die Pille das Risiko für Herz-Kreislauf-Erkrankungen, z. B. für einen Herzinfarkt, erhöht, konnten in neueren Untersuchungen widerlegt werden. Die niedrigdosierten Ovulationshemmer können sich möglicherweise sogar günstig auf unser Herz auswirken – vorausgesetzt wir rauchen nicht, sind nicht familiär vorbelastet und haben keine weiteren Risikofaktoren. Pillen, die weniger als 35 μg Ethinylestradiol enthalten, können sogar einer Verkalkung der Herzkranzgefäße entgegenwirken. Außerdem hat die Gestagenkomponente in den neuen oralen Kontrazeptiva eher günstige Wirkungen auf unseren Cholesterin- und Fettstoffwechsel.

Starke, unregelmäßige Regelblutungen sind nicht nur sehr lästig, sie können uns auch anämisch machen, mit Symptomen wie Müdigkeit, Kopfschmerzen, Schwindel und Herzklopfen. Die Pille wirkt zyklusregulierend und verhindert eine Anämie. Das ist sinnvoller, als Eisenpräparate gegen einen zu starken Blutverlust einzunehmen.

Die Pille kann wahrscheinlich das Erkrankungsrisiko für schwere Polyarthritis reduzieren. Indem sie die zyklischen Östrogenspiegelschwankungen verhindert, vermindert sie vielleicht die selbstzerstörerischen Immunreaktionen, die häufig bei Frauen beobachtet werden.

Die »Pille« hat eine lange Entwicklung hinter sich. Wir liebten die Freiheit, die uns die Pille als jungen Mädchen und Frauen gab, aber wir machten uns auch Sorgen. Wir befürchteten, daß sie als Wegbereiterin der sexuellen Revolution anrüchig sein müßte. Wir machten uns Sorgen wegen der chemischen Stoffe, die wir unserem Körper zuführten. Wir haben uns umsonst Sorgen gemacht. Es hat sich herausgestellt, daß diese »chemischen« Stoffe weit mehr als Schwangerschaften verhüten. Sie schützen uns vor Unterleibsentzündungen, Anämie, bestimmten Krebsformen und vor Unfruchtbarkeit. Sie bessern unser Wohlbefinden im vierten Lebensjahrzehnt und wirken sich sogar günstig auf unsere Gesundheit für den Rest unseres Lebens aus.

## Risiken und Nebenwirkungen – Sind Ängste berechtigt?

**Herzinfarkt.** Nach den Befunden älterer Studien, die mit relativ hochdosierten Präparaten durchgeführt wurden, galten Herzinfarkt und Schlaganfall als gefürchtete Nebenwirkungen der Pille, vor allem bei Frauen über 35. Wegen der kontinuierlichen Verringerung des Hormongehaltes wird dieses Risiko heute geringer eingeschätzt bzw. anders bewertet. Eine Studie in England ergab kein erhöhtes Risiko für einen Herzinfarkt durch die heute üblichen niedrigdosierten oralen Kontrazeptiva bei Frauen, die nicht rauchen. Nach dem derzeitigen Wissensstand erhöht sich das Herzinfarktrisiko vor allem durch das Rauchen und andere Risikofaktoren. Die amerikanische Behörde für das Arzneimittelwesen (Food and Drug Administration, FDA) kam zu dem Ergebnis: »*Gesunden Frauen über 40, die nicht rauchen, sollte es erlaubt sein, die Pille zu nehmen.*« Ehe man zum Absetzen der Pille rät, sollte man empfehlen, das Rauchen aufzugeben.

**Thrombose.** Den modernen Ovulationshemmern der »dritten Generation«, die wenig Östrogen und neue, hochwirksame Gestagene (Desogestrel und Gestoden) enthalten, wurde vor einiger Zeit ein erhöhtes Risiko an Thrombosen und Embolien (Blockierung eines Blutgefäßabschnittes durch einen Blutpfropf) zugeschrieben.

**In Deutschland** handelt es sich z. B. um die desogestrelhaltigen Präparate Marvelon® und Lovelle® und die gestodenhaltigen Präparate Femovan® und Minulet®.

Nach den Ergebnissen von drei epidemiologischen Studien, die im Herbst 1995 vorgestellt wurden, haben Frauen, die orale Kontrazeptiva der dritten Generation einnehmen, ein zweifach erhöhtes Risiko für Venenthrombosen im Vergleich zu Frauen, die ältere Präparate der zweiten Generation nehmen, die Levonorgestrel als Gestagen enthalten (in Deutschland z. B. das Präparat Microgynon®).

Die amerikanische Behörde für das Arzneimittelwesen (FDA) hält es nach Überprüfung der Daten zur Zeit nicht für notwendig, auf andere Päparate auszuweichen. Einige Experten weisen darauf hin, daß die neuen Gestagene in den fraglichen Pillen fast keine androgenen Wirkungen haben und Schutz vor einem späteren Herzinfarkt bieten könnten. Aufgrund der Richtlinien der FDA und der positiven Eigenschaften dieser neuen Pillen verschreibe ich sie weiterhin den Patientinnen (und mir selbst), zu denen sie unter Berücksichtigung ihres Risikoprofils »passen«.

Aufgrund der oben genannten Studien wurde in Deutschland beschlossen, daß Pillen der dritten Generation Erstanwenderinnen unter 30 Jahren vorerst nicht mehr verordnet werden dürfen. Nach neuesten Untersuchungen, die beim Weltkongreß der Gynäkologen 1997 in Kopenhagen vorgestellt wurden, ist der Unterschied zwischen den Gestagenkomponenten im Hinblick auf das Thromboserisiko jedoch kleiner; außerdem ist das Risiko für Herzinfarkt und Schlaganfall bei Kontrazeptiva der dritten Generation offenbar geringer als bei Pillen der zweiten Generation.

Ein gering erhöhtes Thromboserisiko findet sich bei allen oralen Kontrazeptiva. Je niedriger der Östrogengehalt, desto geringer ist das Risiko.

Nach diesen lebensbedrohlichen Problemen wollen wir uns nun einfacheren Fragen zuwenden.

**Gewichtszunahme.** Eine Gewichtszunahme wurde vor allem durch die älteren Pillen verursacht, die recht hohe Gestagenmengen enthielten. Bei den neuen niedrigdosierten Pillen mit den »reineren« Gestagenen ist dieses Problem »ohne Gewicht«. Klinische Studien mit diesen neuen Pillen ergaben nach einjähriger Einnahme eine durchschnittliche Gewichtszunahme von maximal einem halben Pfund. Das ist weniger, als wir prämenstruell zunehmen, wenn wir nicht die Pille nehmen.

**Akne und Hautveränderungen.** Pillen, die als Gestagenkomponente Levonorgestrel oder Desogestrel (in Deutschland z. B. die Präparate Microgynon® oder Marvelon®) enthalten, vermindern eine Akne. Die Östrogenkomponente in der Pille verbessert außerdem den Kollagengehalt der Haut.

Östrogen kann zu einer verstärkten Pigmentierung der Haut und zu braunen Flecken führen, vor allem bei hellhäutigen Frauen und bei starker Sonneneinwirkung. Ein Sonnenschutzpräparat mit hohem Lichtschutzfaktor, unter dem Make-up aufgetragen, kann vorbeugend wirken, aber nicht in allen Fällen ausreichend schützen.

**Übelkeit.** Ich hatte eine Arzthelferin, der es schon übel wurde, wenn sie ihre Pillenpackung nur anschaute! Manche von uns reagieren überempfindlich auf Östrogen. Meine Arzthelferin überwand ihr Problem, indem sie eine Pille mit nur 20 µg Östrogen (in Deutschland z. B. Lovelle®) verwendete und sie abends vor dem Schlafengehen einnahm. Sie verschlief quasi ihr Problem. Das wirkte tatsächlich. Wenn Sie die Pille zum ersten Mal einnehmen, können Sie in der ersten Woche eine leichte Übelkeit verspüren. Nehmen Sie die Pille vor dem Schlafengehen; sollte die Übelkeit andauern, lassen Sie sich eine Pille mit einem möglichst niedrigen Östrogengehalt verschreiben.

**Durchbruchblutungen.** Einer der Gründe für die Wahl der Pille zur Schwangerschaftsverhütung ist die Zyklusregulierung. Deshalb sind wir nicht sehr geneigt, Durchbruch- und Schmierblutungen hinzunehmen.

Zu Blutungsstörungen kommt es vor allem in den ersten Monaten der Einnahme. Wir sollten darauf achten, keine Pille zu vergessen und sie immer etwa zur selben Tageszeit einzunehmen. Je niedriger der Östrogengehalt, desto wichtiger ist die termingerechte Einnahme. Haben wir eine Pille vergessen, sollten wir am nächsten Tag 2 einnehmen. Ich, die es eigentlich wissen sollte, vergesse alle paar Wochen eine Pille und wache manchmal um 3 Uhr nachts auf, um ins Bad zu rennen und die vergessene Tablette zu schlucken.

Im allgemeinen empfehle ich meinen Patientinnen, beim Auftreten von Durchbruchblutungen 2 Tabletten statt einer zu nehmen, und zwar so lange, bis die Blutung aufhört. Sie brauchen dafür eine zweite »Reservepackung« – sonst würden Sie Ihre begonnene Pillenpackung zu früh beenden und Ihre Periodenblutung vorzeitig bekommen. Die Einnahme der doppelten Dosis sollte jedoch eine Ausnahme bleiben. Es soll damit nicht ein hochdosierter Schutz vor Empfängnis erzielt werden. Sollte die Blutung bei Einnahme einer niedrigdosierten Pille mit 20 µg Östrogen andauern, verordne ich ein Präparat mit 35 µg oder – selten – mit 50 µg (diese hohe Dosis ist nicht empfehlenswert für Frauen über 40). Außerdem wechsle ich zu einem Präparat mit einer anderen, stärker wirksamen Gestagenkomponente. Wenn die Blutungen trotz dieser Maßnahmen andauern, sollten Gebärmuttermyome oder -polypen diagnostisch durch eine Ultraschalluntersuchung oder Spiegelung der Gebärmutterhöhle abgeklärt werden.

**Ausbleiben der Periode (Amenorrhö).** Die Blutmenge, die wir bei jeder Periode verlieren, hängt davon ab, wie stark sich die Gebärmutterschleimhaut während des Zyklus aufbaut. Je niedriger die Östrogendosis in der Pille, desto geringer ist die Schleimhautstimulierung. Gelegentlich ist der Schleimhautaufbau so minimal, daß wir nichts ausstoßen können, das heißt, wir bluten nicht. Unter der Einnahme niedrigdosierter Pillen kann in weniger als 2 % der Fälle die Periode ausbleiben; oft geschieht das nur vorübergehend. Denken Sie nicht sofort, daß Sie schwanger sind, wenn Sie Ihre Periode nicht bekommen, und setzen Sie die Pille nicht ab, sonst könnten Sie im nächsten Monat wirklich schwanger werden. Beginnen Sie die nächste Packung, und wenn Sie zu besorgt sind, machen Sie einen Schwangerschaftstest. Wenn Sie die Pillen korrekt eingenommen haben, sollte der Test negativ ausfallen.

**Kopfschmerzen.** Wir alle leiden gelegentlich unter Kopfschmerzen, und die meisten sind kein Grund, die Pille nicht zu nehmen. Aus neurologischer Sicht unterscheidet man – grob gesagt – vaskuläre (gefäßbedingte) Kopfschmerzen oder Migräne und nichtvaskuläre oder Spannungskopfschmerzen. Am häufigsten kommt der Spannungskopfschmerz vor, der dumpf und anhaltend, einseitig oder beidseitig empfunden wird. Diese Kopfschmerzform wird durch die Pille weder verstärkt noch vermindert.

Die Migräne läßt sich in mehrere Verlaufstypen einteilen, und zwar in die »einfache« und die »klassische« Form. Typisch für die einfache Migräne sind wiederkehrende starke, meist einseitige Kopfschmerzen, die mit Übelkeit, allgemeinem Krankheitsgefühl und Lichtempfindlichkeit einhergehen können. Die seltenere klassische Migräne kann mit neurologischen Ausfällen verbunden sein, wie z. B. Sehstörungen, Taubheitsgefühl, Lähmungen oder Sprachstörungen. Über 70 % der Frauen, die an Migräne leiden, bekommen sie kurz vor oder während der Menstruation (Menstruationsmigräne). Sie wird wahrscheinlich durch den zyklischen Östrogenabfall verursacht, der zur Periodenblutung führt. Diese Kopfschmerzen verschlimmern sich oft im vierten Lebensjahrzehnt, wenn unsere Östrogenspiegel absinken. Durch unseren monatlichen Östrogenabfall kann ein chemischer Botenstoff im Gehirn aktiviert werden, der benachbarte Blutgefäße erweitert, Nervenendigungen reizt und Muskelspasmen erzeugt. Wenn wir älter werden, produzieren wir außerdem mehr Prostaglandine in der Gebärmutter. Diese Substanzen verursachen Menstruationskrämpfe und – Sie erraten es – Menstruationskopfschmerzen.

Welche Rolle spielt die Pille im Migränegeschehen? In älteren Untersuchungen (1978) ergab sich nach Einnahme höherdosierter Ovulationshemmer eine Zunahme migräneartiger Kopfschmerzen um 15–50 %. Diese Kopfschmerzen traten vor allem in der pillenfreien Woche auf, wahrscheinlich wegen des raschen Östrogenabfalls von einem künstlich hohen Niveau. Manche Frauen bekommen eine Migräne, wenn sie zum ersten Mal die Pille nehmen, und diese Kopfschmerzen können noch Monate nach Absetzen der Pille andauern. Nach einer Studie aus dem Jahr 1975 besteht möglicherweise ein Zusammenhang zwischen Migräne und Schlaganfall. Ob die »Pille« dieses Risiko erhöht, ist noch immer nicht geklärt. Frauen, die an klassischer Migräne mit neurologischen Ausfällen leiden, sollten die Pille nicht nehmen, um ihr eventuell erhöhtes Schlaganfallrisiko nicht durch die Pille weiter zu erhöhen. Wenn wir an einfacher Migräne leiden, die durch die Schwankungen unseres Östrogenspiegels hervorgerufen wird, kann ein niedrigdosierter Ovulationshemmer mit einer Kombination aus Östrogen und Gestagen gegeben werden, um gleichmäßige Östrogenspiegel zu erzielen. Manche Patientinnen sprechen eher auf eine Pille mit sehr niedriger Gestagendosierung an, andere auf Pillen mit einem sehr niedrigen Östrogengehalt. Bei Migräne im pillenfreien Intervall empfehle ich meinen Patientinnen natürliche Östrogene in niedriger Dosierung oder ein Hormonpflaster (in Deutschland z. B. Ovestin® oder Progynova® bzw. als Hormonpflaster Estraderm TTS®).

**Warnhinweis!** Wenn Sie unter der Pille zum ersten Mal plötzlich einen schweren Migräneanfall bekommen, sollten Sie sie sofort absetzen, einen Arzt aufsuchen und andere Methoden der Empfängnisverhütung anwenden.

Spannungskopfschmerzen sind akzeptabel – zumindest was die Einnahme der Pille betrifft. In einer deutschen Studie gingen bei Frauen, die niedrigdosierte orale Kontrazeptiva einnahmen, Spannungskopfschmerzen – vor allem prämenstruelle – um 50 % zurück.

## Versagerquote der Pille

Bei korrekter Einnahme liegt die jährliche Versagerquote theoretisch bei nur 0,1 %. In der Praxis vergessen wir manchmal die Pille, beginnen den Zyklus ein oder zwei Tage später oder nehmen Antibiotika ein, die die Aufnahme der Pille im Magen-Darm-Trakt beeinträchtigen. Durch Einnahmefehler und andere Störfaktoren erhöht sich die Versagerquote auf jährlich etwa 3 %. Wenn wir die reduzierte Fruchtbarkeit bei Frauen über 40 mit einbeziehen, kommen wir auf eine Versagerquote von 1,9 %. Das ist extrem niedrig im Vergleich zu anderen Methoden der Empfängnisverhütung (Tab. 1).

**Tabelle 1:** Unerwünschte Schwangerschaft bei Frauen über 35 (35–44) Jahre in Abhängigkeit von der empfängnisverhütenden Methode (Harlap, Kost, Forrest, 1991)

| | |
|---|---|
| IUD (Intrauterinpessar) | 1,7 % |
| Orale Kontrazeptiva | 1,9 % |
| Kondome | 3,3 % |
| Periodische Abstinenz | 6,2 % |
| Spermizide (spermienabtötende Mittel) | 9,1 % |
| Diaphragma/Portiokappe (Muttermundkappe) | 10,3 % |
| Scheidenschwamm | 13,7 % |

## Absolute, relative und unbegründete Gegenanzeigen

### *Absolute Kontraindikationen*

**Störungen der Blutgerinnung.** Die Pille beeinflußt die Blutgerinnungsfaktoren – obwohl eine Thrombose durch die niedrigdosierten Präparate weniger wahrscheinlich ist.

Die Pille darf nicht angewendet werden bei vorausgegangenen Blutgerinnungsstörungen, die zu Schlaganfall, Herzinfarkt oder Blutpfropfbildung in den tiefen Venen (tiefe Venenthrombose) führen.

**Leberfunktionsstörungen.** Die Hormone in der Pille werden in der Leber verstoffwechselt. Ohne normale Leberfunktion kommt es zu Änderungen der Hormonspiegel und der hormonalen Wirkungen. Wenn Sie an einer akuten infektiösen Hepatitis (Leberentzündung) leiden, sollten Sie die Pille nicht nehmen. Sobald Ihre Leberfunktion sich normalisiert hat, können Sie die Pille nach Rücksprache mit Ihrem Arzt wieder nehmen.

**Östrogenabhängige Krebsgeschwülste.** Etwaige Tumorzellen wollen wir nicht mit Östrogen »füttern«, obwohl das Gestagen in der Pille sich positiv auswirken könnte und obwohl während einer Schwangerschaft viel mehr Östrogen bereitgestellt wird als durch die Pille. Nach vorausgegangenem Brustkrebs oder Gebärmutterkrebs sollten Sie die Pille nicht nehmen.

**Ungeklärte vaginale Blutungen.** Ungewöhnliche Blutungen aus der Scheide sollten abgeklärt werden, um sicher zu sein, daß nicht ein Gebärmutterkrebs vorliegt.

**Bekannte oder vermutete Schwangerschaft.** Wenn Ihre Periode ausbleibt, sollten Sie sich vergewissern, daß Sie nicht schwanger sind, bevor Sie die Pille nehmen. Geraten Sie nicht in Panik, wenn Sie die Pille versehentlich während einer frühen Schwangerschaft eingenommen haben; es gibt keine gesicherten Hinweise, daß sich die Pille negativ auf den Fetus auswirkt.

**Rauchen bei Frauen über 35.** Wenn wir die Pille nehmen und rauchen, begünstigen wir die Entstehung eines Herzinfarktes. Frauen, die rauchen, haben niedrigere Östrogenspiegel, eine höhere Erkrankungsrate an Osteoporose und eine früher einsetzende Menopause. Die Pille würde sich günstig auf diese Probleme auswirken, aber für Raucherinnen über 35 ist die Pille tabu.

### *Relative Gegenanzeigen*

Eine »relative Kontraindikation« bedeutet, daß Sie Ihre Probleme mit Ihrem Arzt besprechen sollten. Wenn die gesundheitlichen Vorteile überwiegen, können Sie die Pille unter sorgfältiger Überwachung einnehmen.

**Bluthochdruck.** Wenn Ihr Blutdruck unter Kontrolle ist und durch Einnahme der Pille nicht unstabil wird, können Sie wahrscheinlich die Pille nehmen. Eine meiner Patientinnen, eine bekannte Künstlerin, leidet unter unregelmäßigen, starken Menstruationsblutungen, die eine Terminplanung erschweren. Ihr Blutdruck ist labil; bei der Messung in meiner Praxis ist er erhöht (das liegt sicher an mir, sogenannter Weißkittelhochdruck), bei der häuslichen Messung ist er normal. Die Pille hat die zu Hause gemessenen Blutdruckwerte nicht beeinflußt und ermöglicht es ihr, ihre streßvollen Bühnenauftritte zu bewältigen. Ihre Periodenblutung ist regelmäßig, leicht und nicht störend.

**Herzklappenfehler.** Manche Frauen (13–17 %) leiden an einem sogenannten Mitralklappen-Prolaps, einem Herzklappenfehler, der zu Herzklopfen und Herzrhythmusstörungen führen kann. In leichten Fällen kann die Pille genommen werden – bei vielen von uns bleibt die Krankheit unbemerkt. In schweren Fällen könnten sich Blutgerinnsel in den betroffenen Herzklappen bilden, und die Ärzte raten meist von der Pille ab.

**Diabetes.** Nach dem 40. Lebensjahr steigt das Erkrankungsrisiko für einen insulinunabhängigen Typ-II-Diabetes (Zuckerkrankheit). Das Östrogen in der Pille hat keinen Einfluß auf die Blutinsulinspiegel oder die Glukosetoleranz (hormonelle Regulationsfähigkeit zur Konstanthaltung des Blutzuckers). Die älteren Gestagene, die sich von männlichen Hormonen ableiten, können die Verstoffwechselung der Glukose verlangsamen und den Insulinspiegel erhöhen. Die modernen niedrigdosierten Ovulationshemmer mit den neuen Gestagenen beeinflussen den Insulinbedarf und den Kohlenhydratstoffwechsel nicht oder nur minimal. Wenn Sie an insulinpflichtigem Diabetes mit diabetesbedingten Blutgefäßschäden leiden, tragen Sie ein gesteigertes Risiko zur Blutpfropfbildung, das Sie durch die Einnahme der Pille nicht zusätzlich erhöhen sollten.

Gestationsdiabetes (Diabetes, der während der Schwangerschaft entsteht) entwickelt sich bei 4 % der Frauen und kommt mit zunehmendem Alter häufiger vor. Mehr als die Hälfte der Frauen, die an Gestationsdiabetes litten, werden innerhalb von 15 Jahren nach der Schwangerschaft zuckerkrank. Es gibt jedoch keine Hinweise, daß die Pille die Entstehung von Diabetes beschleunigt oder das Erkrankungsrisiko erhöht. Frauen mit vorausgegangenem Gestationsdiabetes können niedrigdosierte Ovulationshemmer einnehmen, die ein schwaches Gestagen enthalten. Vergessen Sie nicht Ihre jährlichen Blutzuckerkontrollen, auch wenn Sie die Pille nicht nehmen.

**Gebärmuttermyome.** Unter Östrogeneinfluß können gutartige Gebärmuttergeschwülste sich vergrößern, aber niedrigdosierte orale Kontrazeptiva mit einem ausgewogenen Östrogen- und Gestagengehalt stimulieren das Wachstum von Myomen nicht. Wir können durch Einnahme der »Pille« die starken Blutungen reduzieren, die oft durch Myome verursacht werden.

**Gallenblasenerkrankungen.** Die Langzeiteinnahme (10–14 Jahre) der Pille wurde mit einem »mäßigen« Risiko für die Entwicklung von Gallensteinen in Verbindung gebracht (ein relatives Risiko von 1,5 für Pillenbenutzerinnen verglichen mit 1 für Frauen, die die Pille nicht nehmen). Weil die Pille die Komponenten der Gallenflüssigkeit beeinflussen kann, müssen wir abwägen, ob dadurch eine vorgeschädigte Gallenblase beeinträchtigt werden kann.

**Epilepsie.** Östrogene und Gestagene scheinen den Verlauf einer Epilepsie nicht zu beeinflussen. Die Wirksamkeit der Pille kann jedoch durch Antiepileptika (Arzneimittel gegen Epilepsie) beeinträchtigt werden. Durch diese Präparate können die Hormone in der Pille stärker abgebaut werden, und die Hormonspiegel im Blut sinken unter die Wirksamkeitsgrenze. In diesen Fällen kann die Einnahme von höher dosierten Pillen (mit 50 µg Östrogen) empfohlen werden.

## Unbegründete Gegenanzeigen – »Sie sind zu alt für die Pille«

Wir sind nicht zu alt! Vergessen Sie Altersbegrenzungen – die Pille bietet uns nicht nur Schutz vor Empfängnis, sondern zahlreiche weitere Vorteile im Hinblick auf unsere Hormonspiegel, unsere Zyklen, unser Krankheits- und Krebsrisiko und unsere klimakterischen Beschwerden. Durch die Pille bleiben wir »zu jung, um alt zu werden«.

## Die »Pille danach«

Aufgrund von Presseberichten konnte der Eindruck entstehen, daß die umstrittene »Abtreibungspille« RU-486 (Mifepriston) die einzige »Pille danach« ist. Es ist ein hochwirksames Antigestagen, das die schon implantierte Frühschwangerschaft zur Abstoßung bringt. In den USA ist das Präparat zur Zeit nicht zugelassen, weil Abtreibungsgegner starken politischen Druck ausüben.

Schon seit mehr als 20 Jahren steht uns die »gute alte« Antibabypille als »Pille danach« zur Verfügung. Zwei Tabletten eines hochdosierten oralen Kontrazeptivums (mit einem Östrogengehalt von je 50 µg) werden innerhalb von 72 Stunden (besser 48 Stunden) nach dem ungeschützten Verkehr gegeben und weitere 2 Tabletten 12 Stunden später. Dadurch wird eine Schwangerschaft wirksam verhindert – mit einer Versagerquote von nur 2 %. Bei Verwendung niedrigdosierter Ovulationshemmer (30–35 µg Östrogen), benötigen Sie anfänglich 4 Tabletten und weitere 4 Tabletten 12 Stunden später.

**Warnhinweis!** Sie sollten die »Pille danach« nur nach Rücksprache mit Ihrem Arzt einnehmen! Wenn Sie Risikofaktoren für Schlaganfall oder Herzinfarkt haben (Bluthochdruck, hohen Cholesterinspiegel, hohe Blutfette, Diabetes, Übergewicht, Rauchen), würde ich entschieden davon abraten, die »Pille danach« als letzten Ausweg zu nehmen.

## Die »Minipille«

Wenn Östrogen »out« ist, kann die reine Gestagenpille »in« sein. Die reine Gestagenpille hat bei jüngeren Frauen fast die doppelte Versagerquote wie die Kombinationspräparate, die Östrogen und Gestagen enthalten. Mit zunehmendem Alter läßt unsere Fruchtbarkeit nach, und deshalb wirkt die Minipille bei Frauen über 40 besser und erreicht die Wirksamkeit der niedrigdosierten kombinierten Ovulationshemmer. Sie ist vor allem bei Frauen indiziert, die keine Östrogene einnehmen sollen, das heißt, die rauchen und/oder thromboembolische Erkrankungen oder klassische Migräne haben.

### Wirkungsweise der Minipille

Kontinuierlich verabreichte, kleine Gestagendosen verhindern die Ovulation nicht vollständig, setzen aber die Ovulationsfähigkeit herab. Außerdem verändert das Gestagen den Schleim im Gebärmutterhalskanal und macht ihn für die Spermien undurchlässig.

### Versagerquote

Bei regelmäßiger, pünktlicher Einnahme jeweils zur gleichen Tageszeit beträgt die Versagerquote weniger als 0,5 %.

### Vorteil

Die Minipille schützt vor Gebärmutterkrebs.

### Fehlende positive Effekte

Da die Funktion der Eierstöcke nicht vollständig unterdrückt wird wie bei den kombinierten Ovulationshemmern, bietet die Minipille nicht denselben Schutz vor Eierstockkrebs. Da kein Östrogen zugeführt wird, schützt sie nicht vor Osteoporose. Die Minipille schützt auch nicht vor Geschlechtskrankheiten einschließlich Aids.

### Nebenwirkungen

Unter der Minipille kommt es zu Zyklusunregelmäßigkeiten und Blutungen. Bei manchen Frauen bleibt die Periodenblutung aus, und sie befürchten, schwanger oder in den Wechseljahren zu sein.

## *Depotgestagene – Langzeit-Hormonspritzen und Implantate*

### Dreimonatsspritze – Depot-Medroxyprogesteronacetat

Medroxyprogesteronacetat (Depo-Provera®, USA; in Deutschland als Depo-Clinovir® auf dem Markt) ähnelt dem natürlich vorkommenden Progesteron. Es wird viermal pro Jahr tief in den Muskel (Arm oder Gesäß) gespritzt und aus diesem Depot langsam in die Blutbahn freigesetzt. Es hemmt die Ovulation, aber unterdrückt die Funktion der Eierstöcke nicht vollständig. Deshalb bilden die Eierstöcke geringe Mengen Östrogen, die ausreichen, um Hitzewallungen zu verhindern.

### Versagerquote

Mit 0,1–0,7 % ist die Versagerquote von DMPA für alle Altersklassen sehr niedrig.

### Vorteile

Die Wirkung von DMPA wird durch die orale Einnahme von Antibiotika und Antiepileptika nicht beeinträchtigt. Unter DMPA sinkt das Erkrankungsrisiko für Eierstockkrebs um 80 %. Frauen, die DMPA verwenden, haben weniger entzündliche Genitalerkrankungen. Die Periode bleibt oftmals aus, oder es kommt nur zu sehr schwachen Blutungen. Raucherinnen und Frauen mit Blutgerinnungsproblemen können DMPA verwenden, da es das Erkrankungsrisiko für Herzinfarkt, Schlaganfall oder

Thrombose nicht erhöht. Durch DMPA werden die Leberwerte nicht verändert, und die Funktion der Gallenblase wird nicht beeinträchtigt. Frauen mit Hepatitis (Leberentzündung) und Gallensteinen, die keine oralen Kontrazeptiva einnehmen sollen, können DMPA wahrscheinlich verwenden.

## Gesundheitsrisiken und Nebenwirkungen

**Blutungen.** Bei den meisten Frauen kommt es unter DMPA in den ersten Monaten zu irregulären und nicht vorhersehbaren Blutungen, die nach längerer Anwendung nachlassen.

**Gewichtszunahme.** Blutungen sind lästig, aber eine Gewichtszunahme ist für viele von uns eine Horrorvorstellung. Die meisten Frauen nehmen unter DMPA im ersten Jahr etwa 5 Pfund zu und in den folgenden Jahren 2–4 Pfund bei Langzeitanwendung.

**Krebs.** Die größten Sorgen bereitet ein möglicher Zusammenhang zwischen DMPA und Brustkrebs. Nachdem eine Reihe von Studien zu widersprüchlichen Ergebnissen kam, geht man jetzt davon aus, daß DMPA das Wachstum eines schon vorhandenen Brustkrebses beschleunigen kann, aber nicht die Bildung eines neuen Tumors verursacht.

Im Gegensatz zur oralen Kontrazeption scheint DMPA keinen Schutz gegen Eierstockkrebs zu bieten.

**Knochenschwund.** Weil wir unter DMPA keinen Eisprung haben, sind unsere Östrogenspiegel insgesamt etwas niedriger, und unsere Knochendichte kann dadurch beeinträchtigt werden. Der Prozeß ist jedoch selbstbegrenzt und reversibel – innerhalb von 2 Jahren nach Beendigung der Depot-Injektionen.

**Häufige Begleiterscheinungen.** DMPA kann zu Völlegefühl, Brustempfindlichkeit, Depressionen, Libidoverminderung, Kopfschmerzen und Schwindel führen.

## Norplant® – Subdermales Hormonimplantat

Norplant® wird in den USA durch die Firma Wyeth vertrieben. Es besteht aus 6 schmalen, länglichen Silastikkapseln mit einer Länge von 34 mm und einem Durchmesser von 2,4 mm, die ein Gestagen (Levonorgestrel) enthalten und unter die Haut der Oberarminnenseite eingesetzt werden. Das Gestagen wird über einen Zeitraum von 5 Jahren langsam aus den Implantaten freigesetzt. Es verhindert die Eireifung und damit die Befruchtung; in 50 % der Fälle hemmt es den Eisprung (Ovulationshemmung). Außerdem macht es den Schleim im Gebärmutterhalskanal undurchlässig für Spermien.

**In Deutschland** ist diese Form der Empfängnisverhütung noch nicht verfügbar. Implanon®, ein implantierbares System der Firma Organon, befindet sich zur Zeit noch in Entwicklung.

### Versagerquote

Die Versagerquote des subdermalen Hormonimplantats ist sehr niedrig. Im ersten Jahr liegt sie bei 0,2 % und kann bis auf 1,6 % im vierten Jahr ansteigen. Im fünften und letzten Jahr sinkt sie auf 0,4 %.

### Vorteile

Norplant® bietet einen wirksamen Empfängnisschutz für 5 Jahre nach einem kleinen, einmaligen Eingriff. Der Empfängnisschutz ist reversibel: Das Implantat kann jederzeit entfernt werden. Ein konstanter Hormonspiegel (niedriger als bei der Minipille) wird ohne tägliche Pilleneinnahme erreicht.

### Nachteile und Nebenwirkungen

Die wichtigste Nebenwirkung des subdermalen Hormonimplantats sind Blutungen. Bei 80 % der Frauen kommt es vor allem während der ersten beiden Jahre nach der Implantation zu Zyklusstörungen, wie z. B. verlängerte oder starke Blutungen, Schmierblutungen, verkürzte Perioden und Ausbleiben der Menstruation in 12 % der Fälle. Im Laufe der 5 Jahre lassen diese Störungen nach, aber bei 30 % der Frauen kann das Blutungsmuster unregelmäßig bleiben. Können wir – als Frauen über 40 – außerzyklische Blutungen einfach dem Hormonimplantat zuschreiben? Besser nicht. Sicherheitshalber sollten wir zur diagnostischen Abklärung eine Ausschabung der Gebärmutter (Kürettage) durchführen lassen, vor allem, wenn wir Risikofaktoren haben, wie z. B. Übergewicht, Diabetes oder Gebärmutterkrebs in der Familiengeschichte.

Selbst wenn wir kein erhöhtes Krebsrisiko haben, können die unregelmäßigen Blutungen sehr belastend sein, und in 50 % der Fälle lassen Frauen deshalb das Implantat vorzeitig entfernen.

### Fehlende positive Effekte

Das in Norplant® enthaltene Gestagen hemmt den Eisprung nicht vollständig und bietet deshalb nur geringen Schutz gegen Eierstockkrebs. Es ist noch nicht geklärt, ob es das Brustkrebsrisiko vermindert oder erhöht.

## *IUP (Intrauterinpessar, Spirale)*

Intrauterinpessare (IUP) sind Kunststoffvorrichtungen (früher in Form einer Spirale), die zur Empfängnisverhütung in die Gebärmutterhöhle eingelegt werden. Sie waren in den USA in Verruf geraten, als in den 70er Jahren ein bestimmtes Modell, das Dalcon Shield®, Schlagzeilen machte. Wegen eines Konstruktionsfehlers wurde es zu einer Brutstätte für Bakterien und verursachte schwerste Komplikationen, wie z. B. Eileiterentzündungen. Nach Aufsehen erregenden Prozessen wurde es wieder vom Markt genommen. Nicht alle IUP sind (oder waren) so konstruiert, und es wurden neue Modelle entwickelt, die durch die Abgabe von Stoffen – Progesteron oder Kupferionen – zusätzlich wirksam werden.

## ParaGard® (Kupfer-IUP)

### Wie es wirkt

ParaGard® ist das in den USA am häufigsten benutzte IUP. Es besteht aus einem Polyethylen-T (Plastik-T), das mit feinem Kupferdraht umwickelt ist. Der obere Querbalken paßt gut in die Gebärmutterhöhle, und der Längsteil weist nach unten in den Gebärmutterhals. Am unteren Ende ist ein Faden befestigt, der gerade aus dem Muttermund herausragt. Damit kann die Lage überprüft und das IUP später wieder entfernt werden. Das IUP wirkt einmal mechanisch durch den lokalen Reiz und außerdem durch die langsame Freisetzung von Kupferionen, die das Aufsteigen der Spermien und damit die Befruchtung des Eis und dessen Einnistung verhindern.

**In Deutschland** wenden zur Zeit mehr als 1 Million Frauen Intrauterinpessare zur Empfängnisverhütung an. Zur Verfügung stehen u. a. folgende kupferhaltige IUP: Gravigard Kupfer 7®, Nova T®, Intrauterinpessar Kupfer T®, Multiload Cu 250®.

### Versagerquote

IUP sind sehr wirksame Verhütungsmittel. Die Versagerquote bewegt sich für alle Altersgruppen zwischen 0,6 % (im ersten Jahr) und 2,8 % (im 10. Anwendungsjahr). Bei Frauen über 40 nimmt die Fruchtbarkeit jedoch kontinuierlich ab, und damit haben wir wahrscheinlich eine viel niedrigere Versagerquote.

### Vorteile

ParaGard® hat eine Wirkungsdauer von 10 Jahren. Bei Frauen über 40 genügt ein einmaliger Eingriff, und wir sind bis zur Menopause alle Verhütungssorgen los.

## Fehlende positive Effekte

Im Gegensatz zur oralen Kontrazeption oder bestimmten Barrieremethoden bietet das IUP – außer der Schwangerschaftsverhütung – keinen zusätzlichen Schutz vor Krebs, Osteoporose oder Herzkrankheiten.

## Nebenwirkungen

Es wäre ideal, wenn unsere Gebärmutter das IUP wie einen stillen Begleiter 10 Jahre lang tolerieren würde. Es kann jedoch zu »Protesten« gegen den Eindringling kommen, z. B. in Form von starken oder verlängerten Menstruationsblutungen, Krämpfen oder Schmierblutungen. Wenn Blutungsstörungen bei uns Frauen über 40 auftreten, können wir nie sicher sein, ob sie durch das IUP oder durch eine Erkrankung der Gebärmutter verursacht werden. Ich verordne entzündungshemmende Substanzen wie Ibuprofen, um zu sehen, ob sich die Symptome bessern. Durch eine Ultraschalluntersuchung wird eine Erkrankung der Gebärmutter ausgeschlossen und die Lage des IUP überprüft. Sollten die Blutungen andauern, müssen wir das IUP entfernen und eine andere Verhütungsmethode wählen.

Beim Einlegen eines IUP können Bakterien in die Gebärmutter gelangen und zu Entzündungen im kleinen Becken führen. Um dieses Risiko zu senken, verschreibe ich – wie viele andere Ärzte – ein Antibiotikum (Doxycyclin) für die ersten Tage nach dem Eingriff. Unser zukünftiges Risiko für Genitalinfektionen hängt jedoch vor allem von unserem Sexualverhalten ab. Es steigt, wenn wir Geschlechtsverkehr mit mehreren Partnern haben und deren Bakterien ausgesetzt sind. Unbehandelt können sich solche Entzündungen rasch ausbreiten und über eine Blutvergiftung (Sepsis) sogar zum Tode führen. Beim Auftreten von Unterleibsschmerzen, Fieber und Ausfluß sollten wir uns sofort ärztlich untersuchen und behandeln lassen.

## In welchen Fällen sollten wir kein IUP verwenden?

Ein IUP ist kontraindiziert, wenn die im folgenden beschriebenen Faktoren vorliegen.

**Kinderlosigkeit.** Wenn Sie noch nicht geboren haben, ist Ihr Uterus kleiner als bei Frauen, deren Gebärmutter während einer neunmonatigen Schwangerschaft gedehnt wurde. Es besteht in diesem Fall ein erhöhtes Perforationsrisiko beim Einlegen des IUP, es kommt häufiger zu dessen Ausstoßung und zu Blutungsproblemen.

**Ungeklärte Blutungen.** Wir wollen die Symptome durch ein IUP nicht noch verschlimmern.

**Gebärmutteranomalien** (Myome, Mißbildungen) führen zu Verformungen der Gebärmutterhöhle und erhöhen das Perforations- und Blutungsrisiko.

**Vorausgegangene Unterleibs- oder Gebärmutterentzündungen.** Geschädigtes oder vernarbtes Gewebe kann sich leicht wieder infizieren.

**Frühere Extrauterinschwangerschaft** (Schwangerschaft außerhalb der Gebärmutter). Sie verlief vielleicht als stumme Unterleibsentzündung und hat die Eileiter anfällig gemacht.

**Krankheiten mit erhöhtem Infektionsrisiko.** Dazu gehören Diabetes, Herzklappenfehler, die sich durch Entzündung verschlimmern könnnen, und Erkrankungen, die eine Langzeitbehandlung mit Kortison erfordern.

**Störungen des Kupferstoffwechsels** (Wilson-Krankheit) und **Kupferallergie.** Ihr Körper wird negativ auf das kupferhaltige IUP reagieren.

**Ein nichtmonogamer Partner** mit häufig wechselndem Geschlechtsverkehr und den entsprechenden Infektionsrisiken.

## Progestasert®-IUP (progesteronhaltiges Intrauterinpessar)

Progestasert® ist ein T-förmiges IUP, das in seinem Zentralkörper ein Reservoir mit Progesteron enthält. Das Hormon wird kontinuierlich während eines Jahres freigesetzt. Unter dem Progesteroneinfluß wird der

Zervixschleim zäh und unpassierbar für die Spermien; Befruchtung und Einnistung des Eis werden verhindert.

### Vorteile

Wegen der langsamen Freisetzung von Progesteron kommen bei diesem Modell Blutungsstörungen seltener vor als bei kupferhaltigen IUP. Es kann sehr schwere oder schmerzhafte Regelblutungen lindern.

### Nachteile

Das Progestasert®-IUP wirkt nur für ein Jahr. Wir würden 10 Stück benötigen, um die Wirkungsdauer eines einzigen ParaGard®-IUP zu erreichen, das wird eine recht teure Angelegenheit.

### Nebenwirkungen und Warnhinweise

Nebenwirkungen und Warnhinweise entsprechen denen von ParaGard®.

## *Barrieremethoden und Spermizide*

In den USA verwenden 15 % der Frauen mechanische Barrieremethoden, die allerdings nicht perfekt sind. Kondome können verrutschen und reißen, ein Scheidendiaphragma und eine Portiokappe (Muttermundkappe) schließen die Zervix (Gebärmutterhals) nicht »spermiendicht« ab.

Die gute Nachricht ist, daß wir mit zunehmendem Alter und nachlassender Fruchtbarkeit keine perfekte Methode benötigen und daß diese Barrieren zusätzlichen Schutz gegen AIDS und Geschlechtskrankheiten bieten.

## Kondome

Das Kondom (Präservativ) ist ein Überzug aus dünnem Gummi (Latex). Wirksame Kondome aus Polyurethan können in Spezialgeschäften und über den Versandhandel erworben werden. Durch gleichzeitige Anwendung eines spermienabtötenden Mittels (Spermizid) wird ihre Schutzwirkung weiter erhöht. Als Gleitmittel sollten nur wasserlösliche Substanzen verwendet werden, da auf Ölbasis hergestellte Mittel, z. B. Hautlotion oder Babyöl, das Material angreifen und seine Reißfestigkeit verringern können.

### Versagerquote

Die Versagerquote beträgt zwischen 2 und 12 % und hängt vor allem von der korrekten Anwendung ab: Das aufgerollte Kondom sollte über das erigierte Glied gestreift werden, bevor der Penis in die Scheide eindringt. Es muß vollständig über den Penisschaft ausgerollt werden. Beim Herausziehen aus der Scheide sollte der untere Rand des Kondoms am Penis festgehalten werden, damit keine Samenflüssigkeit in die Vagina gerät. Der Kondommarkt boomt. Es werden Kondome in allen Farben angeboten, sie können im Dunkeln leuchten, sie duften, und sie sind in verschiedenen Geschmacksrichtungen und mit allen möglichen Oberflächenstrukturen erhältlich. Wir sollten uns über alles freuen, was ihren Verkaufserfolg fördert, weil sie nicht nur gute Verhütungsmittel sind, sondern auch vor Geschlechtskrankheiten und Aids schützen.

### Nebenwirkungen

Manche Frauen reagieren allergisch auf das Spermizid oder auf Latex. Wenn Sie Hautreizungen, Schwellungen und Ausfluß bekommen, nachdem Ihr Partner beim Verkehr ein Kondom benutzt hat, dann sind Sie wahrscheinlich allergisch. Versuchen Sie es mit einem Kondom aus Polyurethan, wechseln Sie das Spermizidpräparat, oder lassen Sie es weg – dann sind Sie allerdings weniger geschützt.

## Scheidendiaphragma

Das Scheidendiaphragma besteht aus einer weichen Gummi- oder Latexscheibe, in deren Rand ein elastischer Ring eingelassen ist. Es wird über die Zervix gestülpt und reicht vom hinteren Scheidengewölbe bis vorn unter die Schambeinfuge. Es bietet einen mechanischen Schutz gegen das Eindringen von Spermien, schließt jedoch nicht völlig dicht ab. Zur Erhöhung der Sicherheit wird deshalb ein spermienabtötendes Gel verwendet. Das Diaphragma und das Spermizid sollten vor dem Geschlechtsverkehr eingesetzt werden, aber nicht mehr als 2 Stunden vorher. Warten Sie nach dem Verkehr mindestens 6 Stunden, bevor Sie es entfernen. Wenn Sie und Ihr Partner vor Ablauf dieser Zeit wieder Lust bekommen, müssen Sie mit einem speziellen Applikator nochmals eine spermizide Creme einführen, ohne das Diaphragma herauszunehmen.

### Versagerquote

Die Versagerquote des Diaphragmas bewegt sich zwischen 3 und 18% für alle Altersgruppen und hängt vor allem von der korrekten Anwendung ab.

### Vorteile

Wir können eine »verkehrsgemäße« Empfängnisverhütung betreiben.

### Nachteile

Im Vergleich zum Kondom schützt das Diaphragma nicht so zuverlässig gegen Geschlechtskrankheiten.

### Nebenwirkungen

Bei Verwendung des Scheidendiaphragmas kann es gehäuft zu Blasenentzündungen kommen. Vorbeugend können wir folgendes tun: die

Blase vor und nach dem Geschlechtsverkehr leeren, täglich 8 Gläser Wasser und zusätzlich ein Glas Preiselbeersaft trinken, der die bakterielle Aktivität reduziert. Falls das nicht hilft, sollten wir eine andere Verhütungsmethode benutzen. Manche Frauen entwickeln eine Allergie gegen das Spermizid. Ich rate meinen Patientinnen, verschiedene Präparate auszuprobieren oder – falls nötig – eine andere Verhütungsmethode zu wählen.

## Portiokappe

Die Portiokappe ist ein Minidiaphragma, aber dicker und weniger biegsam. Sie wird mit einer spermiziden Creme gefüllt und über den Muttermund (Portio) gestülpt.

### Vorteile

Eine Portiokappe füllt die Scheide nicht aus. Sie und Ihr Partner werden sie beim Verkehr kaum bemerken. Die Portiokappe führt seltener zu Blasenentzündungen als das größere Diaphragma. Sie kann bis zu 48 Stunden vor dem Verkehr eingesetzt werden, kurz vorher sollten Sie jedoch eine spermizide Creme einführen.

### Nachteile

Die Portiokappe muß korrekt sitzen, damit sie nicht verrutschen kann. Sie bietet keinen ausreichenden Schutz vor Geschlechtskrankheiten.

## Das Kondom für die Frau

Das Kondom für die Frau ist das erste Barriereverhütungsmittel, das uns bei korrekter Anwendung gegen Geschlechtskrankheiten genauso zuverlässig schützen soll wie das Kondom für den Mann, mit dem Unterschied, daß wir die Kontrolle übernehmen: Wir kaufen es, wir setzen es ein und decken damit die Scheideninnenwände einschließlich des Gebärmutterhalses ab. Das Kondom für die Frau besteht aus einer dünnen Polyurethanhülle mit einem geschlossenen Ring an einem Ende und einem offenen am anderen Ende. Der geschlossene Ring wird wie ein Diaphragma eingelegt; das offene Ende hängt aus der Scheide heraus und schützt den Scheideneingang. Das Kondom ist mit einem Gleitmittel vorbehandelt; es enthält kein Spermizid.

Eine Neuentwicklung ist das Femidom®, ein Frauenkondom, das mit einem Spermizid beschichtet ist (Anm. d. Ü.).

## Versagerquote

Das Kondom für die Frau wurde von der amerikanischen Arzneimittelbehörde (FDA) unter öffentlichem Druck (hoffentlich von Frauen) nach nur kurzer Studiendauer zugelassen – manche Frauen testeten es nur 6 Monate lang. Die Schwangerschaftsrate war mit 12,5 % hoch. Das führt zu einer geschätzten jährlichen Rate von 26 %. Bei Frauen, die nicht verhüten, liegt die Schwangerschaftsrate bei 28 %! Die meisten Versager wurden durch Fehler beim Einsetzen verursacht. Zur Zeit ist noch nicht nachgewiesen, daß es denselben Schutz vor Geschlechtskrankheiten bietet wie das Kondom für den Mann.

## Vorteile

Wir Frauen übernehmen die Kontrolle. Wir setzen es ein, und unser Partner führt seinen Penis in diese Hülle ein.

## Nachteile

Es ist kein schöner Anblick, wenn das untere Ende der Plastikhülle mit dem offenen Ring aus der Scheide hängt. Während des Geschlechtsverkehrs kommt es zu störenden Geräuschen beim Reiben gegen die Polyurethanhülle. Wenn der Mann seinen Penis herauszieht, muß einer der Partner den äußeren Ring festhalten. Zur Zeit ist das Kondom für den Mann immer noch wirksamer und weniger geräuschvoll.

## Vaginale Spermizide

Vaginale Spermizide sind chemische spermienabtötende Verhütungsmittel, die für den alleinigen Gebrauch bestimmt sind. Dazu gehören nicht die Präparate, die zusammen mit einem Diaphragma oder einer Portiokappe angewendet werden. Vaginale Spermizide werden in verschiedener Form angeboten, als Zäpfchen, Schaum, Creme, Gel und absorbierbare Filme. Sie schmelzen oder bilden eine spermizide Schutzschicht in der Vagina und über der Zervix. Sie enthalten Nonoxynol 9, das die Spermien immobilisiert und abtötet. Außerdem töten sie Viren und Bakterien ab. Die Wirkung ist allerdings nicht ausreichend, um einen mechanischen Schutz wie das Kondom zu ersetzen.

### Versagerquote

Je nach Anwendungstechnik liegt die Versagerquote vaginaler Spermizide zwischen 2 und 29 %. Da unsere Fruchtbarkeitsrate jedoch abnimmt, könnten diese Mittel ausreichend Schutz vor Empfängnis bieten.

### Vorteile

Vaginale Spermizide sind ohne Rezept erhältlich. Sie sind preiswert und leicht anzuwenden. Wir führen sie ein, durch die Körperwärme schmelzen sie, und ihr spermienabtötender Wirkstoff breitet sich aus.

### Nachteile

Das Spermizid muß vor dem Geschlechtsverkehr in die Scheide eingeführt werden. Etwa 10–30 Minuten sind notwendig, damit es schmelzen und sich verteilen kann, um Vagina und Zervix mit einer Schutzschicht zu überziehen. Vor einem zweiten Geschlechtsverkehr müssen Sie das Spermizid erneut applizieren. Das kann eine ziemliche Schmiererei werden. Sie sollten nie sofort nach dem Verkehr eine Scheidenspülung durchführen. Warten Sie damit mindestens 6 Stunden – im allgemeinen können die meisten Frauen darauf ganz verzichten.

## Sex, Barrierekontrazeptiva und Sicherheit

Durch die Verwendung von Barrierekontrazeptiva wie Spermizide, Diaphragma und Portiokappe können einige Bakterien und Viren abgewehrt werden, aber nur die Kondome ermöglichen uns »Safer Sex«, d. h. sicheren Geschlechtsverkehr. Durch Latexkondome in Kombination mit einem Spermizid kann das Erkrankungsrisiko für sexuell übertragbare Krankheiten um 70 % gesenkt werden, einschließlich Chlamydieninfektion, Gonorrhö, Herpesvirus und vor allem HIV (human immunodeficiency virus = menschliches Immunschwächevirus), dem Erreger von Aids.

In unserer Lebensmitte kommt es oft zu Trennung, Scheidung und/oder Witwenschaft. Wir finden uns in einer völlig veränderten sexuellen Welt wieder, wenn wir neue Beziehungen eingehen. Ich bin erstaunt, wie viele meiner Patientinnen über 40 sich auf Geschlechtsverkehr ohne Kondomschutz einlassen. Über Verhütung wurde vielleicht gesprochen (er hatte eine Vasektomie, sie hatte eine Tubensterilisation), aber an sexuell übertragbare Krankheiten wurde nicht gedacht.

Mindestens 15 % der Frauen, bei denen Aids diagnostiziert wird, sind über 40. Wir älteren Frauen können uns während des Geschlechtsverkehrs leichter mit HIV infizieren als jüngere Frauen. Ein HIV-positiver Mann hat das Virus in seiner Samenflüssigkeit. Es kann mehr als 10 Jahre lang im Körper und in der Samenflüssigkeit schlummern, bevor sich die typischen Aids-Symptome entwickeln. Wir stecken uns an, wenn das Virus in unsere Blutbahn gelangt, z. B. durch kleine Risse in der Scheide während des Geschlechtsverkehrs. Durch die Abnahme der Östrogenspiegel bei Frauen über 40 wird die Scheidenhaut dünner und trockener und damit empfindlicher gegen Verletzungen.

Am sichersten wäre es, wenn beide Partner einen Aids-Test machen lassen, bevor Sie miteinander schlafen. Ein Test ist allerdings nicht ausreichend. Wenn sich Ihr Partner erst vor kurzem infiziert hat, kann der Test negativ ausfallen: Wir testen die Antikörper, die sich gegen das Virus bilden, und das kann 3–6 Monate dauern. Wiederholen Sie deshalb die Tests nach 6 Monaten. Wenn das Untersuchungsergebnis wieder negativ ausfällt und Ihr Partner monogam lebt, können Sie auf das Kondom verzichten, aber nicht früher!

Beim Analverkehr ist das Infektionsrisiko noch höher, weil sich im Anus sehr leicht kleine Risse bilden können. Selbst beim oralen Sex können wir uns anstecken, z. B. wenn wir Herpesbläschen am Mund, Zahnfleischprobleme oder einfach nur rissige Lippen haben.

Für Aids und sexuell übertragbare Krankheiten gibt es keine Altersgrenze. Die Ratschläge, die wir jungen Leuten geben, gelten auch für uns.

# Zukünftige Entwicklungen in der Empfängnisverhütung

## *Hormonale Empfängnisverhütung*

### Hormonimplantate

Anstelle von 6 Silastikhüllen, wie bei Norplant®, reichen 2 Hüllen aus. Das erleichtert die Implantation und das spätere Entfernen. (Ein Beispiel dafür ist Norplant-2®, das gegenwärtig weltweit klinisch geprüft wird). Zur Zeit sind Systeme in Entwicklung, die biologisch abbaubar sind und nicht wieder entfernt werden müssen.

### Biologisch abbaubare Mikrokugeln

Die reiskorngroßen, biologisch abbaubaren Mikrokügelchen werden unter die Haut gespritzt. Sie enthalten ein Gestagen und lösen sich nach 24 Monaten auf.

### Biologisch abbaubare, injizierbare Mikrokapseln

Biologisch abbaubare, injizierbare Mikrokapseln setzen ihren Wirkstoff langsam frei und gewähren einen Empfängnisschutz für 1–6 Monate.

## Transdermale Kontrazeptiva

Ein Gestagen-Gel könnte auf die Haut aufgetragen und zu kontrazeptiven Zwecken vom Körper absorbiert werden.

## Vaginalringe

Vaginalringe (Scheidenringe) sind mit einer Östrogen-Gestagen-Kombination oder nur mit Gestagen imprägniert. Die Hormone treten aus dem Ring aus und werden durch die Scheide absorbiert. Der Ring hat die Größe eines Diaphragmas und kann während des Geschlechtsverkehrs in der Scheide verbleiben. Wird er als störend empfunden, kann er für einige Stunden entfernt und ohne Wirkungsverlust wieder eingesetzt werden.

# *Injizierbare Kontrazeption*

Depotspritzen mit Medroxyprogesteronacetat (DMPA) wirken 3 Monate lang (3-Monatsspritzen). Wissenschaftler arbeiten an 6- bis 8-Monatsspritzen. Weltweit werden zur Zeit Einmonatsspritzen geprüft, die Östrogen und Gestagen enthalten, so daß weniger Blutungsstörungen vorkommen als bei DMPA.

# *Neue Spermizide*

Wissenschaftler arbeiten an der Entwicklung von neuen, wirksameren Spermiziden, die gegen HIV, Chlamydien, Trichomonaden und andere infektiöse Keime wirken. Mit Spermizid vorgefüllte Diaphragmen werden ebenfalls getestet.

## *Kontrazeptive Impfstoffe*

In der Entwicklung kontrazeptiver Impfstoffe wird eine Immunisierung gegen das Schwangerschaftshormon HCG (menschliches Choriongonadotropin) getestet, das die Frühschwangerschaft aufrechterhält. Andere Impfstoffe immunisieren gegen eine Substanz im sich entwickelnden Ei oder gegen den Schwangerschaftsauslöser, das Spermium.

## *Kontrazeption beim Mann*

Wir wollen nicht vergessen, daß auch Männer sich für die Empfängnisverhütung verantwortlich fühlen sollten. Eine zukünftige Möglichkeit sind Injektionen zur Erzielung einer reversiblen Unfruchtbarkeit. An der Entwicklung besserer Kondome wird gearbeitet, z. B. neue Kondome aus hauchdünnem Urethan, die die Empfindung beim Geschlechtsverkehr nicht stören und trotzdem dicht und reißfest sind.

Ganz gleich, welche Verhütungsmethode wir jetzt oder in Zukunft wählen, wir müssen sie konsequent anwenden. Wir sind »zu alt«, um uns im Hinblick auf Kontrazeption und Krankheiten dieselben Fehler leisten zu können wie junge Leute.

# 3. ICH MÖCHTE SO SCHNELL WIE MÖGLICH SCHWANGER WERDEN!

Als wir Kinder waren, machte es Spaß, Mutter und Kind zu spielen. Wir wußten, wir konnten so lange spielen, wie wir wollten, und uns dann anderen Dingen zuwenden. Schon bald wurden »die anderen Dinge« wichtiger, und wir entwickelten unsere Fähigkeiten, unseren Geist, unsere Psyche und unsere Beziehungen. Die Mutterschaft würde später kommen – wir waren ja noch nicht wirklich »alt«. In der Zwischenzeit verharrten unsere Eizellen in chromosomaler Starre, aus der sie durch den Kuß eines Prinzen und sein Sperma erwachen würden.

Jetzt sind wir über 40 und wirklich erwachsen geworden. Wahrscheinlich sehen wir noch genauso gut aus wie vor 10 Jahren, und wir fühlen uns auch so, aber jetzt heißt es auf einmal, unsere Eizellen seien »zu alt«. Frauen jeden Alters können es einfach nicht glauben, wenn man ihnen sagt, sie seien unfruchtbar. Nach dem 40. Lebensjahr reagieren viele von uns wütend auf diese Nachricht, und wir fühlen uns betrogen. In der Raumfahrt, in Wissenschaft und Forschung haben wir so große Fortschritte gemacht – Menschen können auf dem Mond landen, wir können männliches Sperma einfrieren –, da müßte es doch möglich sein, die weibliche Fertilität aufrechtzuerhalten, bis wir Zeit für Kinder haben.

## Infertilität (Unfruchtbarkeit) bei Frauen über 40

### *Verminderte Schwangerschaftsraten – Das Ei ist erschöpft*

»Natürliche« Bevölkerungsgruppen, die keine Empfängnisverhütung betreiben, zeigen recht konstante Fertilitätsraten (Fruchtbarkeitsraten) bis zum 30. Lebensjahr der Frauen. Von diesem Zeitpunkt an nimmt die Fruchtbarkeit kontinuierlich ab. In den USA stammen weniger als 1 %

aller Lebendgeburten von Frauen über 40, und diese Zahl sinkt auf 0,01 % im 47. Lebensjahr.

Wir wollen natürlich nicht nur schwanger werden, sondern wir möchten ein lebendes, gesundes Kind gebären. Die Befruchtung einer Eizelle ist kein Alles-oder-Nichts-Phänomen. Nach der Vereinigung von Ei- und Samenzelle kommt es zu verschiedenen Zellteilungen, wodurch die Chromosomen (Träger der Erbanlagen) halbiert, neuverteilt und gepaart werden. Es kann zu verschiedenen Störungen kommen: Die entstehende frühe Schwangerschaft entwickelt sich nicht weiter, und wir haben eine Fehlgeburt, oder das Baby kommt mit einem Chromosom zuviel auf die Welt wie beim Down-Syndrom – auch bekannt als Trisomie 21, weil das Chromosom Nr. 21 dreimal, statt normal zweimal vorhanden ist –, oder das Kind leidet an anderen Chromosomendefekten. Im Alter von 45 Jahren beträgt die Fehlgeburtsrate 50 %, und unser Risiko, ein Kind mit Down-Syndrom zur Welt zu bringen, liegt bei 2 %. In »Erwartung der Befruchtung« besitzen unsere Eizellen – wie auch die männlichen Samenzellen – nur die Hälfte der in den Körperzellen vorhandenen Chromosomen. Dieser halbe Chromosomensatz macht sie besonders empfindlich gegenüber Spontanmutationen, Umweltgiften und all den anderen schädlichen Einwirkungen, die wir unserem Körper mehr als 40 Jahre lang zugemutet haben.

## *Mechanische Ursachen der Infertilität – Verschleißerscheinungen von 40 Jahren*

Das Alter hat uns einen weiteren Schlag unter die Gürtellinie oder – genauer gesagt – in das Becken versetzt. Je länger wir die Schwangerschaft hinausschieben, desto höher ist unser Risiko für Krankheiten, die unsere Eileiter vernarben lassen, Zysten und Tumoren erzeugen und vielleicht sogar die operative Entfernung von Unterleibsorganen erforderlich machen. In unserer Jugend, als wir auf der Suche nach dem richtigen Partner sorglos herumexperimentierten, haben wir uns vielleicht eine Geschlechtskrankheit zugezogen. Entzündungen im kleinen Becken oder eine Chlamydieninfektion können zu Eileiterverwachsungen geführt haben. Beschädigte, undurchgängige Eileiter verhindern eine Befruchtung.

Endometriose wird als die Krankheit der »Karrierefrau« bezeichnet. Je länger wir es hinausschieben, Kinder zu haben, desto länger sind wir Faktoren ausgesetzt, die nach Ansicht von Wissenschaftlern dieses Krankheitsbild verursachen:

1. Rückwärts gerichteter Menstruationsfluß aus der Gebärmutter durch die Eileiter. Zellen der Gebärmutterschleimhaut siedeln sich außerhalb der Uterushöhle in den Eierstöcken und anderen Organen oder Geweben im Beckenraum an.
2. Multipotente Zellen (sie verwechseln ihre Identität) im Beckenraum verwandeln sich in Zellen, die der Gebärmutterschleimhaut ähnlich sind.

Diese abnormen Zellen reagieren wie die Gebärmutterschleimhaut (Endometrium) auf unsere zyklischen Hormonveränderungen. Sie bluten, verursachen Verwachsungen in den Eileitern und im Beckenraum sowie blutgefüllte Eierstockzysten, und sie produzieren Substanzen, die die Fruchtbarkeit hemmen. Diese sogenannte Krankheit der Karrierefrau kann unsere zweite Karriere einer natürlichen Schwangerschaft und Mutterschaft verhindern.

Mehr als 20 % der Frauen über 35 entwickeln Uterusmyome. Diese gutartigen Gebärmuttergeschwülste können die Uterushöhle verformen und gelegentlich die Eileiter blockieren. Submuköse, d. h. unter der Schleimhaut gelegene Myome, die in die Gebärmutterhöhle hineinwachsen, können die Implantation der Schwangerschaft oder das Wachstum der Plazenta (Mutterkuchen) verhindern und eine Fehlgeburt auslösen. Größere Myome können während einer Schwangerschaft so stark wachsen, daß die Blutversorgung nicht mehr ausreicht, und sie können starke Schmerzen und sogar vorzeitige Wehen verursachen. Wenn wir schwanger sind, soll in unserem Uterus ein Fetus heranwachsen und nicht eine Geschwulst!

## Hormonale Veränderungen – Leiden wir an »reproduktiver Menopause«?

Wenn wir älter werden, läßt nicht nur die Qualität unserer Eizellen und Chromosomen nach, auch die Gesamtzahl der Eianlagen geht rasch zurück. Dadurch werden unsere Hormonspiegel beeinflußt, vor allem die

Östrogen- und Inhibinspiegel, die beide notwendig sind für die Entwicklung eines dominanten Eibläschens (Follikel). Diese beiden Faktoren beeinflussen auch die Hypophyse. Die Hirnanhangdrüse – in der Annahme, daß sie mehr arbeiten muß, weil die Östrogen- und Inhibinspiegel sie nicht hemmen – produziert mehr FSH (follikelstimulierendes Hormon). Unsere normalen FSH-Spiegel sind zu Beginn des Zyklus sehr niedrig. Ein Anstieg der FSH-Spiegel ist ein Indikator für ungenügende Qualität und Funktion unserer Eizellen. Wenn wir FSH am dritten Zyklustag (der erste Tag ist der Beginn der Periodenblutung) messen, dann bedeuten 20 U/l (Einheiten pro Liter) eine verminderte Schwangerschaftsrate und Spiegel über 25 eine geringe oder keine Chance für eine Schwangerschaft. Dieser Wert entspricht unserer »reproduktiven Menopause« und tritt etwa 10 Jahre vor unserer wahren Menopause auf.

## *Untersuchung auf Unfruchtbarkeit über 40 – Geben wir der Natur eine Chance?*

Müssen die 6 % der Frauen über 40, die noch Kinder möchten, ihre Geburtstage im Sprechzimmer eines Infertilitätsspezialisten verbringen? Das hängt vom Grad unserer emotionalen Panik ab. Ich hatte eine Patientin, die mich kurz nach ihrem 40. Geburtstag aufsuchte und über ihr Alter, ihr Single-Dasein und ihre Vergeßlichkeit klagte: »Ich habe vergessen, ein Baby zu bekommen!« sagte sie wörtlich. Wenn Sie regelmäßig Ihre Periode bekommen, früher schon schwanger waren oder in den letzten 10 Jahren ein Kind hatten, wenn Ihr Partner früher schon Kinder gezeugt hat, dann können Sie 3 oder 4 Monate lang probieren, ob es klappt. Bedenken Sie: Ärzte raten jungen Paaren zwischen 20 und 30, es bis zu einem Jahr lang zu »probieren«, bevor sie sich auf Unfruchtbarkeit untersuchen lassen.

Probieren bedeutet, daß Sie zur Zeit des Eisprungs (Ovulation) mit Ihrem Partner schlafen sollten. Fünf oder 6 Tage bevor Sie normalerweise ovulieren, sollten Sie mindestens jeden zweiten Tag Verkehr haben. Zur Bestimmung des Eisprungs messen Sie Ihre Basaltemperatur, das ist die »Aufwachtemperatur«, jeden Morgen zur gleichen Zeit vor dem Aufstehen und vor irgendwelchen Aktivitäten, wie z. B. Kaffeetrinken. Benutzen Sie zur Messung ein normales Fieberthermometer oder ein elektronisches Zyklusthermometer – 3 Minuten lang unter der Zunge oder in der Vagina halten. Steigt die Temperatur etwa ein halbes Grad an und bleibt erhöht, haben Sie Ihren Eisprung gehabt. Die Basaltemperaturmessung beruht auf der Tatsache, daß die Körpertemperatur nach dem Eisprung durch die Abgabe von Progesteron ansteigt und bis zur nächsten Periode im Vergleich zur ersten Zyklushälfte erhöht bleibt, das heißt, man bestimmt den Ovulationstermin, den letzten Tag der fruchtbaren Periode, im nachhinein. Sechs Tage vor der Ovulation bis zum Tag des Eisprungs haben Sie die größte Chance, schwanger zu werden, wobei der Tag vor dem Eisprung am allergünstigsten ist. Danach beginnt die unfruchtbare Zeit.

Sollten Sie nach viermonatigen »Verkehrsübungen« nicht erfolgreich sein, ist es an der Zeit, Ihren Arzt aufzusuchen und einige Tests durchführen zu lassen. Beachten Sie: In 30 % der Fälle wird die Unfruchtbarkeit durch mehr als einen Faktor verursacht.

## Spermiogramm des Mannes (Samenanalyse)

Als normal gilt eine Spermienzahl von mehr als 20 Millionen pro Kubikzentimeter Ejakulat mit 60 % gut beweglichen und normal geformten Spermien. Zeichen einer Infektion sollten nicht vorliegen. Theoretisch ist die männliche Fruchtbarkeit nicht an eine Altersgrenze gebunden – noch mit über 80 Jahren können Männer Sperma produzieren. Ist Ihr Partner jedoch älter als 55 Jahre, kann sein Samen Kinder mit Chromosomendefekten, z. B. Trisomie 21, zeugen, und er neigt mehr zu chronischen Erkrankungen, wie z. B. Prostatitis (Entzündung der Prostata) und Epididymitis (Nebenhodenentzündung), wodurch die Befruchtungsfähigkeit der Spermien beeinträchtigt werden kann.

## FSH-Spiegel

Zur Bestimmung des FSH-Spiegels (follikelstimulierendes Hormon) wird am dritten Zyklustag eine Blutprobe entnommen. Liegt der Blutspiegel über 20 U/l (Einheiten pro Liter) – und ganz sicher bei Werten über 25 U/l –, lassen Sie den Test in einem Monat wiederholen. Bleibt der

FSH-Spiegel erhöht, müssen Sie damit rechnen, daß Sie mit Ihren eigenen Eizellen nicht schwanger werden können. Ihr FSH-Spiegel ist ein preiswerter und zuverlässiger Indikator für Ihre Fruchtbarkeit. Er kann Sie davor bewahren, Zeit, Geld und nicht zuletzt Ihre Nerven bei den Bemühungen zu verlieren, mit Ihren eigenen Eizellen schwanger zu werden. Ein hoher FSH-Spiegel bedeutet jedoch nicht, daß Sie nie ein Baby haben werden. Sie können in diesem Fall eine künstliche Befruchtung in Erwägung ziehen.

## Andere Hormontests

Ein weiterer aussagekräftiger Test ist die Bestimmung des Progesteronspiegels, der etwa eine Woche vor der Regelblutung durchgeführt wird. Progesteron wird nach der Ovulation im Eierstock gebildet und bewirkt den Aufbau der Gebärmutterschleimhaut für die Aufnahme der befruchteten Eizelle. Die Wirkung des Progesterons auf die Gebärmutterschleimhaut (Endometrium) kann durch eine Gewebsentnahme (Biopsie) bestimmt werden.

## Postkoitaltest

In seltenen Fällen entwickeln wir Antikörper gegen die Spermien unseres Partners. Dieses Problem ist bei 5 % der Paare aller Altersstufen die Ursache für die Unfruchtbarkeit. Bei diesem Test werden einige Stunden nach dem Verkehr am Tag der Ovulation die Beschaffenheit Ihres Zervikalschleims und die Beweglichkeit der Spermien untersucht. Ein zu dickflüssiger oder zu zäher Schleim oder das Vorhandensein von Antikörpern verhindern das Eindringen der Spermien in die Gebärmutter. Wir behandeln das Problem durch »intrauterine Insemination«, dabei werden die Spermien unter Umgehung der zervikalen Schleimhautbarriere über ein Röhrchen durch die Zervix – sozusagen per Expreß – direkt in den Uterus injiziert.

### Beurteilung der Gebärmutter und der Eileiter

Die Durchgängigkeit der Eileiter wird mit Hilfe einer Hysterosalpingographie oder HSG überprüft. Der Begriff setzt sich aus Komponenten des Griechischen zusammen: Hystero = Gebärmutter (lat. Uterus), Salpinx = Eileiter (lat. Tube) und graphein = schreiben, aufzeichnen. Bei diesem Verfahren wird ein Röntgenkontrastmittel in die Gebärmutterhöhle gespritzt und eine Röntgenaufnahme angefertigt. Man beobachtet, ob die Flüssigkeit durch die Eileiter in die Bauchhöhle abfließt oder ob die Tuben undurchgängig sind. Dabei können ferner Fehlbildungen, Verwachsungen oder Geschwülste, z. B. Myome, festgestellt werden. Eine erweiterte Sicht auf die Gebärmutter und die Eileiter ermöglicht die Laparoskopie (Bauchspiegelung). Dabei wird ein optisches Instrument durch einen kleinen Schnitt unterhalb des Nabels in die Bauchhöhle eingeführt. Da dieser invasive Eingriff meist unter Vollnarkose erfolgt, führen manche Fertilitätsexperten ihn in Kombination mit einer Eierstockstimulation durch, um gleichzeitig einen Gametentransfer (Gamet = männliche oder weibliche Keimzelle, also Ei- oder Samenzelle) auszuführen. Bei diesem als GIFT-Methode (Gamete-Intrafallopian-Tube-Transfer) bezeichneten Verfahren werden Eizellen mit dem Laparoskop entnommen und zusammen mit den Spermien in den Eileiter eingebracht. Diese Methode eignet sich für Frauen, bei denen eine Störung des Eiaufnahmemechanismus vorliegt. Sind die Eileiter blockiert, kann zur In-vitro-Fertilisation übergegangen werden, bei der die Befruchtung außerhalb des Mutterleibes im Reagenzglas erfolgt (s. u.).

## Behandlung – Höchste Zeit, das Problem anzugehen

Wenn Sie einen durchgängigen Eileiter haben und sich nach Bestimmung Ihrer FSH-Spiegel nicht in der »reproduktiven Menopause« befinden, sollten Sie zusammen mit Ihrem Arzt eine aggressivere Behandlung in Erwägung ziehen, um doch noch mit Ihren eigenen Eizellen schwanger zu werden. Die Erfolgsraten für Frauen über 40 sind bei Verwendung derselben Methode im Vergleich zu jüngeren Frauen um ein Viertel niedriger.

## *Medikamentöse Behandlung*

Ovulationsauslösende Medikamente werden bei jungen Frauen mit normalen Hormonspiegeln vielleicht zu großzügig verwendet, bei Frauen über 40 gilt ihr Einsatz als klinisch gesichert. Zur Erhöhung der Erfolgsrate wird die Eierstockstimulation normalerweise mit einer intrauterinen Insemination (Befruchtung in der Gebärmutterhöhle) kombiniert. Am häufigsten werden die im folgenden beschriebenen Mittel eingesetzt.

### Clomifen

Clomifen ist das preiswerteste Mittel zur Behandlung der Unfruchtbarkeit. In Deutschland sind z. B. die Präparate Dyneric®, Pergotime® oder Clomifen-ratiopharm® erhältlich: Clomifen besetzt die Östrogenrezeptoren im Gehirn (Hypothalamus und Hypophyse) und maskiert das »wahre« Östrogen in der Umgebung. Die übergeordneten Hirnzentren nehmen deshalb fälschlicherweise an, es sei kein Östrogen vorhanden, und setzen FSH frei, welches die Reifung der Eibläschen (Follikel) stimuliert und sie zur Östrogenproduktion anregt. Nach fünftägiger Clomifentherapie ist eine große Menge FSH vorhanden, und die Follikel sind herangereift. Wenn sie eine bestimmte Größe erreicht haben, die durch Ultraschall festegestellt wird, kann entweder auf eine spontane Ovulation gewartet oder HCG (humanes Choriongonadotropin) injiziert werden. Dieses Hormon wird von den Plazentazellen in der frühen Schwangerschaft freigesetzt und ähnelt dem luteinisierenden Hormon (LH) aus der Hypophyse, das für den Eisprung zuständig ist. Die HCG-Injektion stimuliert – genauso wie der natürliche LH-Anstieg – die Freisetzung des Eis innerhalb von 36 Stunden. Zu diesem Zeitpunkt erfolgt die Befruchtung entweder durch Geschlechtsverkehr oder – sicherer – durch intrauterine Insemination.

Clomifen ist preisgünstig, hat nur ein geringes Risiko für Mehrlingsschwangerschaften (weniger als 7 %) und ist leicht anzuwenden.

Nachteilig ist seine antiöstrogene Wirkung: Es kann nach mehrmonatiger Verwendung zu einer Verdünnung der Gebärmutterschleimhaut führen und die Implantation des Eis verhindern. Es kann außerdem die Produktion von Zervixschleim herabsetzen. Zwanzig Prozent der Frauen mit Ovulationsproblemen sprechen nicht auf Clomifen an. Wir geben es jüngeren Frauen für 4–6 Zyklen. Bei Frauen über 40 ist es ratsam, nicht zu lange mit Clomifen herumzuprobieren und aggressivere Methoden der Eisprungstimulation anzuwenden.

## Gonadotropin-Behandlung – Fertilitätsspritzen

Fertilitätsspritzen, die FSH und LH enthalten oder nur aus FSH bestehen, sind stärker wirksam als Clomifen. Wir warten nicht, bis unsere Regelzentren im Gehirn (Hypothalamus und Hypophyse) diese Hormone freisetzen, sondern injizieren FSH und LH hochdosiert. Dadurch werden die Eierstöcke überstimuliert und produzieren mehrere Eifollikel. Diese Behandlung erfordert regelmäßige Ultraschalluntersuchungen, um die Größe und Anzahl der Eifollikel zu überprüfen, außerdem müssen die Östrogenspiegel im Blut bestimmt werden. Bei einer zu starken Stimulierung kommt es häufig zu Mehrlingsschwangerschaften (Drillinge, Vierlinge usw.), und es besteht ein erhöhtes Risiko für Fehlgeburt, Frühgeburt und Babys mit körperlichen und geistigen Problemen. Selbst wenn wir nicht schwanger werden, kann die Überstimulation zu großen Eierstockzysten führen, die platzen und einbluten können. Ich habe miterlebt, wie Frauen wegen Komplikationen einer Eierstocküberstimulation auf der Intensivstation landeten.

Wenn die Follikel ihre ideale Größe erreicht haben und die Östrogenspiegel optimal sind, geben wir HCG (humanes Choriongonadotropin), lösen einen Eisprung aus, und 36 Stunden später führen wir eine intrauterine Insemination durch. Diese Therapie ist aggressiv, teuer und aufwendig. Ihre Erfolgsrate hängt von der Qualität der »über 40 Jahre alten Eizellen« ab und bewegt sich zwischen 4 und 8 %. Dabei berechnen wir nicht die »Schwangerschaftsrate«, sondern die »Lebendgeburtenrate«. Die Rate pro Zyklus ist noch niedriger und liegt zwischen 1,4 und 1,2 %.

# *Assistierte Reproduktion*

## »Eiersammeln« zur direkten Befruchtung

Auf dem Gebiet der Infertilitätsbehandlung wurden erstaunliche Fortschritte erzielt. Im folgenden werden Methoden beschrieben, mit deren Hilfe Eizellen und Spermien zusammengeführt werden können.

### In-vitro-Fertilisation (IVF)

Eizellen und Spermien werden »außerhalb des weiblichen Körpers« zusammengebracht. Nach der In-vitro-Fertilisation (Befruchtung im Reagenzglas) wird der sich entwickelnde Embryo in die Gebärmutter eingepflanzt. Die Eierstöcke werden medikamentös zur Produktion mehrerer Eifollikel angeregt. Zur Eigewinnung werden reife Follikel unter Ultraschallkontrolle mit einer Punktionsnadel angesaugt.

### GIFT (Gamete-Intrafallopian-Tube-Transfer oder Gametentransfer)

Beim Gametentransfer treffen Eizellen und Spermien (Gameten) im Eileiter aufeinander, das heißt, sie werden zur Befruchtung in eine natürliche Umgebung, den Eileiter, eingebracht. Nach einigen Tagen und mehreren Zellteilungen gelangt der sich entwickelnde Embryo – so hofft man – auf normalem Weg zur Einnistung in die Gebärmutterhöhle. Die Eizellen werden nach medikamentöser Überstimulierung der Eierstöcke während eines laparoskopischen Eingriffs in Vollnarkose gewonnen. Voraussetzung für diese Methode ist mindestens ein normaler durchgängiger Eileiter.

### ZIFT (Zygote-Intrafallopian-Tube-Transfer)

Wir können einen Schritt weitergehen und In-vitro-Fertilisation und GIFT kombinieren. Die Eizellen werden nach Überstimulation mittels

Laparoskopie gewonnen und außerhalb des Körpers befruchtet. Nachdem sich das befruchtete Ei 1–2 Tage entwickelt hat (wir nennen es jetzt eine »Zygote«), verpflanzen wir es wieder zurück in den Eileiter und hoffen, daß es nach weiteren 1–2 Tagen seinen Weg in die Gebärmutterhöhle findet, d. h. genau wie bei einer natürlichen Schwangerschaft.

## Eizellenspende (Oozytenspende)

Wenn wir keine Eizellen haben, z. B. nach operativer Entfernung der Eierstöcke, oder wenn sie von schlechter Qualität sind (unser FSH ist hoch), können wir die Eizellen einer jungen, gesunden Spenderin verwenden. Die gespendeten Eizellen können bei jeder der oben geschilderten Methoden verwendet werden. Wir gebären in diesem Fall ein Baby, das zu 50 % genetisch von unserem Partner abstammt, aber unsere eigenen Gene sind nicht beteiligt. Wir sind die »biologische«, nicht die »genetische« Mutter.

## Leihmutter

Wenn unsere Gebärmutter entfernt wurde (Hysterektomie), können wir unsere Eizellen entnehmen und – in vitro – durch die Spermien unseres Partners befruchten lassen. Der sich entwickelnde Embryo wird einer »Leihmutter«, die zugestimmt hat und normalerweise dafür bezahlt wird, eingepflanzt und 9 Monate lang von ihr ausgetragen. In diesem Fall sind wir nicht mehr die biologische, sondern die genetische Mutter. Eine Leihmutterschwangerschaft wirft viele juristische und moralische Probleme auf und beschäftigt Rechtsanwälte, Gesetzgeber und medizinische Experten. In Deutschland und in vielen anderen Ländern wird dieses Verfahren abgelehnt.

## Beurteilung der assistierten Reproduktion

### In vitro, GIFT, ZIFT, Eizellenspende – Wie weit gehen wir, wieviel bezahlen wir?

Die geschilderten Methoden der assistierten Fortpflanzung haben eine Erfolgsrate von 20–30 % bei jungen Frauen um die 20. Nach Überschreiten des 40. Lebensjahres sinkt die Rate auf unter 5 %. Liegt unser FSH-Spiegel über 25 U/l, fällt sie auf Null.

Was kostet das alles? Eine im New England Journal of Medicine veröffentlichte Studie kam auf erstaunliche Zahlen für die In-vitro-Fertilisation. Die Kosten für eine einmalige außerkörperliche Befruchtung belaufen sich auf durchschnittlich 8000 US-Dollar. In Deutschland werden insgesamt etwa 10 000 Mark veranschlagt. Wenn wir die Kosten für einen etwaigen Krankenhausaufenthalt wegen Komplikationen (Zysten, Infektionen), Mehrlingsschwangerschaften usw. hinzurechnen, kommen wir auf noch viel höhere Kosten, vor allem bei Frauen über 40, die mehrere Behandlungszyklen benötigen.

GIFT und ZIFT schneiden im Hinblick auf die Kosten und die Versagerquote nicht viel besser ab. Bei Frauen unter 40 kann man eine Schwangerschaftsrate von fast 30 % erwarten. Bei Frauen über 40 sinkt sie unter 10 %; da die Hälfte dieser Schwangerschaften zu Komplikationen und Fehlgeburten führt, beträgt die Erfolgsrate nur 5 %, und das nach immensen finanziellen und emotionalen Kosten.

### Eizellenspende

Wir können in jedem Alter ein Baby austragen, der einzige limitierende Faktor sind unsere Eizellen. Unsere Gebärmutter altert nicht. Bei Stimulation mit den entsprechenden Hormonen funktioniert unser Uterus, und wir können noch mit 60 eine Schwangerschaft austragen. Wenn wir von jüngeren Frauen gespendete Eizellen verwenden und eine In-vitro-Fertilisation durchführen, beträgt die ausgetragene Schwangerschaftsrate pro Zyklus zwischen 21 und 38 %.

Trotz der Fortschritte auf dem Gebiet der Reproduktionsmedizin sollten wir realistisch sein und die Tatsache akzeptieren, daß wir vielleicht die Chance verpaßt haben, unsere eigenen genetischen Nachkommen zur Welt zu bringen. Viele von uns wollen und können es nicht glauben, daß die Qualität unserer Eizellen nachläßt und die Experten uns nicht helfen können. Wir waren überzeugt, alles tun zu können, wenn wir uns nur intensiv darum bemühen und einen guten Preis dafür bezahlen. Bei Frauen über 40, welche die in diesem Kapitel beschriebenen Methoden schon erfolglos ausprobiert haben, ist es am aussichtsreichsten, es mit einer Eizellenspende zu versuchen. Wenn wir gesund sind, einen intakten Uterus haben und gutes Sperma bekommen, können wir schwanger werden und ein Kind zur Welt bringen. Wenn wir mutig genug sind, uns auf dieses Abenteuer einzulassen, eröffnen wir uns eine eigene neue Welt – die Welt der Mutterschaft!

# 4. SCHWANGER IN DER LEBENSMITTE – WAS SIND DIE RISIKEN?

Nachdem wir nun wissen, wie kompliziert und aufwendig es sein kann, nach dem 40. Lebensjahr schwanger zu werden, wollen wir jetzt über die Risiken sprechen, die wir und unser heißersehnter Nachwuchs eventuell zu erwarten haben.

## Fehlgeburt – Können wir etwas dagegen tun?

### *Fehlgeburt und Alter*

Mit zunehmendem Alter sinkt die Lebensfähigkeit unserer Eizellen. Nach der Befruchtung kann es bei den anschließenden Teilungen der männlichen und weiblichen Keimzellen zu Abweichungen der Chromosomenzahl kommen. Ein Beispiel dafür ist die Trisomie 21, bekannter als Down-Syndrom oder Mongolismus und so genannt, weil das Chromosom Nr. 21 dreimal – statt normal zweimal – vorhanden ist.

Man schätzt, daß Chromosomenstörungen – Chromosomen sind die Träger der Erbanlagen, d. h. der Gene – beim sich entwickelnden Fetus die häufigste Ursache für eine Fehlgeburt (Spontanabort) sind. Wir können praktisch nichts tun, um dies zu verhindern. Im Alter von 45 Jahren erhöht sich unser Risiko einer Fehlgeburt auf mindestens 50 %. Wir können dieses chromosomal bedingte Risiko nur vermindern, indem wir Eizellen einer jüngeren Spenderin verwenden (s. Kap. 3). Damit erreichen wir eine den Normalwerten nähere Fehlgeburtenrate von 15–30 %, wiederum in Abhängigkeit vom Alter. Selbst bei 20jährigen liegt die Fehlgeburtenrate niemals bei Null. Beim Austausch von genetischem Material während des Befruchtungsprozesses kann es in jedem Alter zu Störungen kommen.

Nichtgenetische Ursachen für eine Fehlgeburt nehmen im Laufe der Jahre ebenfalls zu. Dazu gehören Myome, die die Gebärmutterhöhle verformen, eine ungenügende Progesteronproduktion sowie eine Zervixinsuffizienz, d. h. die vorzeitige Erweiterung des Gebärmutterhalses und Eröffnung des Muttermundes mit Abgang des Fetus.

In seltenen Fällen führt eine Immunstörung dazu, daß unser Körper den Fetus abstößt, als ob er ein Fremdkörper wäre. Frauen mit Lupus erythematodes, einer Autoimmunkrankheit, haben bestimmte Antikörper im Blut, die das Risiko einer Fehlgeburt erhöhen.

Gegen diese nicht genetisch bedingten Ursachen einer Fehlgeburt können wir etwas tun: Uterusmyome können entfernt werden. Gegen niedrige Progesteronspiegel kann natürliches Progesteron in Form von Zäpfchen gegeben werden. Immunologische Störungen sprechen manchmal auf eine Steroidtherapie (Kortison) oder auch auf Acetylsalicylsäure (in Deutschland z. B. Aspirin® oder ASS-ratiopharm®, Anm. d. Ü.) und Bettruhe an.

Eine Fehlgeburt ist für Frauen jeden Alters eine Katastrophe, ganz besonders tragisch ist es jedoch nach dem 40. Lebensjahr, wenn unsere biologische Uhr tickt und wir nur noch wenig oder keine Zeit mehr für eine weitere Schwangerschaft haben. Viele meiner Patientinnen denken, sie seien schuld an der Fehlgeburt: Sie hätten sich nicht richtig ernährt, vielleicht etwas Schweres getragen, Sport getrieben oder sich nicht körperlich betätigt. Als Ärztin kann ich in solchen Fällen nur Mitgefühl zeigen und dazu ermutigen, es frühestens 2 Monate nach der Fehlgeburt noch einmal zu versuchen.

## *Besteht eine lebensfähige Schwangerschaft?*

Wegen des hohen Risikos einer Fehlgeburt möchten sich viele meiner Patientinnen über 40 sofort nach dem positiven Ergebnis eines Schwangerschaftstests vergewissern, daß alles in Ordnung ist. Eine Patientin rief mich 2 Tage nach einer intrauterinen Befruchtung an und wollte sofort einen Test durchführen lassen, um sicherzugehen, daß ihre Schwangerschaft normal ist.

Anfangs sind nur indirekte Tests möglich. Wir können HCG (humanes Choriongonadotropin) bestimmen, ein Hormon, das von den sich entwickelnden Plazentazellen (Mutterkuchen) gebildet wird. In der frühen Schwangerschaft ist eine tägliche Verdopplung des HCG-Spiegels ein gutes Zeichen. Nach 6 Wochen, vom ersten Tag der letzten Periode an gerechnet, kann eine Ultraschalluntersuchung durchgeführt werden. Dabei sollten wir einen winzigen Embryo in einem flüssigkeitsgefüllten Sack in der Gebärmutter sowie Pulsationen als Zeichen des Herzschlags sehen. Mit Hilfe von Ultraschall können wir auch das Vorliegen einer Mehrlingsschwangerschaft überprüfen.

Nachdem wir wissen, daß die frühe Schwangerschaft lebensfähig ist, haben wir Fragen über den Zustand des Fetus, über unsere Gesundheit, den weiteren Schwangerschaftsverlauf, Wehen, Entbindung usw.

## Der Fetus – Genetische Tests

Unser Risiko, ein Kind mit schweren Chromosomenstörungen zu gebären, steigt mit zunehmendem Alter stark an. Im folgenden werden wir die beiden wichtigsten Tests besprechen, mit deren Hilfe sich diese Chromosomenanomalien vor der Geburt feststellen lassen. Sollte der Fetus Schädigungen aufweisen, müssen wir die schwierige Entscheidung treffen, ob wir die Schwangerschaft beenden wollen. Falls wir das Kind bekommen möchten, können wir uns auf die problematische Situation vorbereiten.

### *Amniozentese (Fruchtwasseruntersuchung)*

Die Amniozentese wird zwischen der 15. und 20. Schwangerschaftswoche durchgeführt. In diesem Stadium ist der Fetus von genügend Fruchtwasser umgeben, in dem sich eine große Zahl fetaler Zellen befinden. Mit Hilfe von Ultraschall bestimmen wir zuerst den Fruchtwasserspiegel und die Lage des Fetus. Dann wird eine Nadel durch die Bauchdecke und die Gebärmutter in die Fruchtwasserhöhle (Amnionhöhle) gestochen, und 20–40 $cm^3$ Fruchtwasser werden abgesaugt. Die fetalen Zellen werden von der Flüssigkeit abgetrennt und in einer Zellkultur angezüchtet. Nach etwa 10 Tagen werden sie gefärbt und ihre Chromosomen analysiert.

Bei diesem Test kann auch das Alpha-Fetoprotein (AFP) bestimmt werden, ein Eiweiß, das vom Fetus gebildet wird. Erhöhte Werte weisen auf bestimmte Mißbildungen hin, z. B. Neuralrohrdefekte mit Spaltbildungen im Gehirn und Rückenmark (Spina bifida).

## Vorteile

Bei der Amniozentese handelt es sich um eine sehr sichere Methode. Nur in 0,5 % der Fälle kommt es zu Komplikationen. Dazu gehört ein minimales Infektionsrisiko für die Mutter. In seltenen Fällen kann der Fetus durch die Nadel verletzt werden, und es können vorzeitige Wehen ausgelöst werden.

Die Amniozentese ist technisch einfach durchzuführen und nicht sehr belastend. Normalerweise spüren die Frauen nach dem Einstich der Nadel nur einen leichten, krampfartigen Schmerz. Die meisten meiner Patientinnen sind so fasziniert von dem Ultraschallbild, daß sie vergessen »Autsch« zu sagen. Ein Ehemann fiel allerdings beim Anblick der Nadel in Ohnmacht.

## Nachteile

Nach der Amniozentese dauert es 10 Tage, bis die Zellkulturen herangewachsen sind. Häufig liegt das Testergebnis erst nach 2 endlos langen Wochen vor. In seltenen Fällen wachsen die Zellen nicht, und der Eingriff muß wiederholt werden. Meiner Ansicht nach ist der Zeitfaktor der größte Nachteil der Amniozentese. Es ist schrecklich, einer Frau, die schon 17–20 Wochen schwanger ist, mitteilen zu müssen, daß ihr Kind nicht normal ist. Wenn sie sich für eine Beendigung der Schwangerschaft entscheidet, ist sie schon im fünften Monat. Eine Abtreibung zu diesem späten Zeitpunkt ist technisch und vor allem auch emotional viel schwieriger als im ersten Trimenon. Deshalb wurde eine neue Technik, die sogenannte frühe Amniozentese, entwickelt. Sie kann schon zwischen der 9. und 14. Schwangerschaftswoche durchgeführt werden, benötigt weniger Fruchtwasser und ist eventuell eine Alternative zur Chorionbiopsie (auch Chorionzottenbiopsie genannt, s. u.). Die Komplikationsrate ist höher als bei der späten Amniozentese, jedoch ähnlich wie bei der Chorionbiopsie. In den meisten Fällen kommt es zur Ruptur von Membranen.

## *Chorionbiopsie (Chorionzottenbiopsie)*

Die Chorionbiopsie kann schon zwischen der 10. und 12. Schwangerschaftswoche durchgeführt werden. Das Chorion ist die mit Zotten besetzte äußere Hülle um die befruchtete Eizelle, die sich zum Mutterkuchen (Plazenta) entwickelt. Unter Ultraschallkontrolle wird ein dünner Katheter durch die Scheide oder durch einen kleinen Bauchschnitt in die Gebärmutter eingeführt und eine Gewebeprobe aus den Zotten entnommen. Das Gewebe enthält fetale Zellen, die sofort gefärbt werden können. Die Chromosomen werden gezählt und auf Anomalien wie z. B. das Down-Syndrom und andere Störungen untersucht. Die Zellen können außerdem auf bis zu 70 Erbkrankheiten überprüft werden, wie z. B. Sichelzellanämie, Mukoviszidose, Muskeldystrophie, Tay-Sachs-Erkrankung, bestimmte Formen geistiger Behinderung usw.

### Vorteile

Der Hauptvorteil der Chorionbiopsie ist der frühe Zeitpunkt, zu dem sie durchgeführt werden kann.

### Risiken und Nachteile

Das Risiko einer Fehlgeburt ist nach einer Chorionbiopsie etwa zweimal so hoch wie bei der Amniozentese (1–4 %). Zu Blutungen und Krämpfen kann es in 10 % der Fälle kommen.

### *»Genetischer« Ultraschall*

Mit Ultraschall lassen sich außer Größe und Herzschlag des Kindes auch Fehlbildungen im Bereich des Nervensystems, der Knochen und der wichtigsten Organe feststellen.

## Opfern wir unsere Gesundheit während der Schwangerschaft?

Je älter wir sind, desto mehr Komplikationen haben wir während einer Schwangerschaft zu erwarten, sagt die Statistik. Für die meisten von uns, die wir gesund, in einem optimalen Ernährungszustand, gut informiert und unter sorgfältiger ärztlicher Überwachung sind, muß es nicht so schlimm kommen.

### *Tod der Mutter, die schwerste Komplikation*

Laut Statistik haben Frauen über 40 ein 8,6mal höheres Risiko, an den Folgen einer Schwangerschaft und Entbindung zu sterben, als Frauen im Alter zwischen 20 und 24 Jahren. Die Zahlen wurden zwischen 1980 und 1985 gewonnen. Bei genauer Überprüfung zeigt sich, daß sozioökonomische und demographische Faktoren, wie z. B. Rasse, Einkommen, Bildungsgrad, Familienstand, frühere Schwangerschaften und Qualität der ärztlichen Betreuung während der Schwangerschaft eine größere Rolle spielen als das Alter der Frau.

Bei Berücksichtigung dieser Faktoren haben wir immer noch ein etwa 4mal höheres Mortalitätsrisiko (etwa 50 mütterliche Todesfälle auf 100 000 Lebendgeburten). Die häufigsten Ursachen dafür sind Bluthochdruck (Herzinfarkt und Schlaganfall), Lungenembolie, Blutungen und

Infektionen. Mit zunehmendem Alter steigt unser Erkrankungsrisiko für Bluthochdruck, der sich während einer Schwangerschaft noch verschlimmern kann. Nach dem 40. Lebensjahr entwickeln wir auch leichter einen Schwangerschaftsdiabetes, der mit einer Reihe von Komplikationen einhergeht (Bluthochdruck, Fehl-, Früh- oder Totgeburt, häufigere Kaiserschnittentbindung).

Chronische Vorerkrankungen (Herz-, Nieren-, Lungen- oder Lebererkrankungen, Diabetes, Bluthochdruck, chronische Infektionen, Immunstörungen und Krebs) sowie Alkohol- oder Drogenabhängigkeit können sich während einer Schwangerschaft lebensbedrohlich verschlimmern. Wenn Sie an einer chronischen Krankheit leiden und sich für eine Schwangerschaft entscheiden, ist es ganz besonders wichtig, daß Sie von erfahrenen Experten in bezug auf Risikoschwangerschaften betreut werden.

## *Medizinische Komplikationen während der Schwangerschaft*

In den meisten Fällen werden die oben genannten Faktoren nicht zum Tode führen, sondern zu medizinischen Komplikationen während der Schwangerschaft, die es zu verhindern gilt. Wiederum müssen wir unterscheiden zwischen gesunden Schwangeren über 40 und Frauen mit Vorerkrankungen, die während einer Schwangerschaft besonders überwacht werden müssen.

Alle Schwangeren sollten einen Glukosetoleranztest vornehmen lassen, um ihr Diabetesrisiko zu bestimmen. Ein erhöhter Blutdruck sollte gesenkt werden.

Wenn wir nicht übergewichtig sind, uns ausgewogen ernähren, auf eine zusätzliche Zufuhr von Kalzium und Vitaminen achten und nicht an Bluthochdruck und Diabetes leiden, sollten wir auch im Alter von über 40 eine Schwangerschaft ohne Gesundheitsprobleme überstehen. Unsere nächste Sorge gilt nun der Entbindung.

# Was bedeuten Wehen und Entbindung für Frauen über 40?

Ändert sich die Wehentätigkeit mit zunehmendem Alter? Ja, in manchen Fällen. Unsere Wehen, d. h. die Kontraktionen der Gebärmuttermuskulatur können länger dauern und das Kind im Geburtskanal weniger effektiv nach unten pressen. Wir benötigen häufiger eine Stimulation der Wehentätigkeit durch eine Infusion des Hormons Oxytozin (in Deutschland erhältliche Präparate sind Orasthin®, Pitocin®, Syntocinon®), und zwar in höherer Dosierung und länger als jüngere Frauen.

Untersuchungen haben gezeigt, daß die Blutgefäße der Gebärmutter, die die Plazenta und den Fetus ernähren, bei Frauen über 40 starrer sind. Die glatte Muskulatur der Gefäßwände wird durch Bindegewebe ersetzt, die Gefäße können sich weniger ausdehnen, und die Durchblutung und damit die Sauerstoffzufuhr werden schlechter. Das Kind reagiert auf die Minderdurchblutung mit einer Änderung der Herztätigkeit. Um ein drohendes fetales Atemnotsyndrom abzuwenden, muß das Baby durch einen notfallmäßigen Kaiserschnitt gerettet werden.

Frauen über 40 leiden häufiger unter einer sogenannten Placenta praevia, einer »falsch plazierten« Plazenta. Dabei sitzt der Mutterkuchen nicht wie gewöhnlich im oberen oder mittleren Teil der Gebärmutter, sondern weiter unten, reicht in den Geburtskanal hinein und verdeckt den Muttermund. Eine Placenta praevia kann zu schweren Blutungen in den letzten Schwangerschaftsmonaten führen, wenn sich durch die Erweiterung des Zervixkanals ein Teil der Plazenta von der Gebärmutterwand ablöst und die darunterliegenden Blutgefäße zerreißen. Bei diesem Zustand muß ein Kaiserschnitt durchgeführt werden – bei Blutungen vor dem neunten Monat auch ohne Rücksicht auf den Reifegrad des Babys –, weil der Blutverlust der Mutter bei einer vaginalen Entbindung zu groß wäre.

# Risiken für das Baby

Die meisten Untersuchungen zeigen einen signifikanten Anstieg der Säuglingsmortalität und -morbidität bei Müttern über 40, das heißt, mit zunehmendem Alter verlieren wir unsere Babys häufiger (perinatale Mortalität), oder sie werden krank geboren (Morbidität). Wiederum werden in den Studien alle Frauen unterschiedslos zusammengefaßt, ohne die unterschiedlichen Risikofaktoren zu berücksichtigen.

## *Perinatale Mortalität*

Die Hauptgründe für eine erhöhte Säuglingssterblichkeit bei Müttern über 40 liegen in einer großen Anzahl früherer Entbindungen, einem niedrigen Sozialstatus sowie in schlechter Schwangerenvorsorge und unentdeckten angeborenen Mißbildungen. Gefährdet sind außerdem Babys mit niedrigem Geburtsgewicht aufgrund einer intrauterinen Mangelernährung, die durch Erkrankungen der Mutter (Bluthochdruck, schlecht eingestellter Diabetes, chronische Infektionen) oder Rauchen hervorgerufen werden kann.

Eine Frühgeburt ist eine weitere Ursache für ein niedriges Geburtsgewicht und eine erhöhte Sterblichkeit. Die beste Vorbeugung ist eine sorgfältige Schwangerenvorsorge. Durch regelmäßige Ultraschalluntersuchungen kann das Wachstum des Babys kontrolliert werden, und etwaige Probleme, die eine intensive Behandlung erfordern, können rechtzeitig erkannt werden.

Selbst unter Berücksichtigung aller Risikofaktoren ist die Säuglingssterblichkeit bei Frauen über 40 Jahren 2,4mal höher als bei Frauen unter 30. Wir brauchen deshalb vor allem eine engmaschige Überwachung unserer Schwangerschaft.

*Fetale Morbidität*

Wir haben große Fortschritte in der Rettung immer kleinerer und jüngerer Frühgeburten gemacht. Viele dieser »Frühchen«, die früher gestorben wären, überleben in hochtechnisierten Frühgeborenen-Intensivpflegestationen.

## Unsere Risikofaktoren reduzieren

Bevor wir schwanger werden, sollten wir uns genau untersuchen lassen. Wenn wir Bluthochdruck, Diabetes oder andere chronische Erkrankungen haben, kann es zu Komplikationen während der Schwangerschaft kommen, die Bettruhe, einen Krankenhausaufenthalt oder eine vorzeitige operative Entbindung erforderlich machen können. Unsere Babys müssen vielleicht Wochen oder Monate im Brutkasten verbringen. Beim Vorliegen solcher Risikofaktoren ist eine besonders intensive Schwangerenvorsorge notwendig, und die Entbindung sollte in einer geeigneten Klinik mit Frühgeborenen-Intensivstation erfolgen.

Raucherinnen haben ein erhöhtes Risiko für Fehlgeburten, intrauterine Wachstumsverzögerung, vorzeitige Plazentalösung und Frühgeburt. Schon 10 Zigaretten pro Tag schädigen Ihr Baby beträchtlich. Eine New Yorker Studie aus den späten 80er Jahren zeigte, daß 26 % der schwangeren Frauen zwischen 35 und 44 rauchten. Hören Sie jetzt damit auf! Werden Sie jemals einen besseren Grund dafür haben?

Schon bei mäßigem Alkoholkonsum kommt es zu einer erhöhten Fehlgeburtenrate, zu fetaler Wachstumsverzögerung und Mißbildungen. Alkohol ist eine der am stärksten teratogen wirkenden, d. h. fetale Mißbildungen hervorrufenden Substanzen. Starker Alkoholkonsum (etwa 6 Gläser pro Tag) führt zur sogenannten Alkohol-Embryofetopathie. Die Hauptsymptome sind Wachstumsverzögerung, geistige Retardierung (Zurückbleiben), Mißbildungen an Herz, Gliedmaßen und Gesicht.

Unsere Ernährung spielt ebenfalls eine wichtige Rolle. Durch die tägliche Einnahme von 0,4 mg (Milligramm, entsprechend 400 µg bzw. Mikrogramm) Folsäure können wir das Risiko, ein Baby mit Neuralrohrdefekt (z. B. Spina bifida) zu bekommen, um mehr als 50 % senken. Natürliche Folsäurequellen sind grünes Blattgemüse, Vollkorngetreide und Hülsenfrüchte. Wenn wir schon ein Kind mit Neuralrohrdefekt geboren haben oder familiär vorbelastet sind, sollten wir täglich 4 mg Folsäure einnehmen.

Während der Schwangerschaft benötigen wir täglich 1500–2000 mg Kalzium, entsprechend 1,5–2 g. Kalzium ist lebenswichtig für die Entwicklung unseres Babys, und es schützt unsere Knochen; wir können diese Zeit sogar nutzen, um unsere Knochendichte zu verbessern. Kalzium hilft außerdem gegen Schwangerschaftshochdruck. Wenn wir Kalzium in Tablettenform zu uns nehmen, sollten wir »natürliche« Kalziumquellen meiden, die einen hohen Bleigehalt haben können (Knochenmehl, Dolomit und Austernschalen). Milchprodukte sind wahrscheinlich die besten Kalziumlieferanten in der Schwangerschaft.

Während der Schwangerschaft verdoppelt sich unser Blutvolumen. Zum Aufbau der roten Blutkörperchen benötigen wir zusätzlich Eisen in Form eines Eisenpräparates.

Diabetikerinnen können das Mißbildungsrisiko für ihr Baby mindern, indem sie ihre Blutzuckerspiegel besonders sorgfältig kontrollieren.

Bei der Ernährung sollten sowohl Mängel als auch Exzesse vermieden werden. Zuviel Eiweiß kann zu fetaler Wachstumsverzögerung führen und die Nieren belasten. Sie sollten also nicht von Steaks, Eiern und Proteindrinks leben.

Zu hohe Dosen von Vitamin A (mehr als 10 000 Einheiten) können das Baby schädigen und Mißbildungen im Bereich von Kopf und Nervensystem hervorrufen.

Da Koffein durch die Plazenta auf den Fetus übergeht, sollten wir auf Kaffee verzichten. Untersuchungen ergaben, daß das fetale Wachstum durch Koffein verlangsamt werden kann und daß das Fehlgeburtsrisiko steigt.

Übergewichtige Frauen bringen häufig große, schwere Babys zur Welt, die oft ihr Leben lang unter Gewichtsproblemen leiden. Übergewicht begünstigt außerdem einen Schwangerschaftshochdruck, Frühgeburt und Entbindung durch Kaiserschnitt. Wieviel wir während der Schwangerschaft zunehmen, beeinflußt auch unser zukünftiges Risiko für ein Übergewicht. Wir sollten unsere schwangerschaftsbedingten zusätzlichen Pfunde am besten innerhalb der ersten 6 Monate nach der Entbindung abnehmen. Je länger wir sie mit uns herumtragen, desto größer ist die Gefahr, daß sie zu einem permanenten Gewichtsproblem werden.

Eine Schwangerschaft ist nicht der richtige Zeitpunkt, um abzunehmen. Übergewichtige Frauen können jedoch versuchen, nicht mehr als die empfohlenen 7–11 kg zuzunehmen, ohne die Entwicklung ihres Babys zu gefährden.

Die meisten von uns, die bis zum 40. Lebensjahr gewartet haben, um ein Baby zu bekommen, taten dies wegen der Karriere sowie aus sozialen oder wirtschaftlichen Gründen. Es ist zu hoffen, daß wir jetzt die nötige Reife, die finanziellen Mittel und die familiären Bedingungen haben, um die Schwangerschaft gut bewältigen zu können. Man mag uns als Risikogruppe betrachten, als sogenannte ältere Gravida (Schwangere), aber wenn wir gesund sind, gut auf uns aufpassen und eine optimale ärztliche Betreuung haben, können wir es schaffen und ein gesundes Baby bekommen.

# TEIL ZWEI

# DIE WECHSELJAHRE – WAS IST DAS?

# 5. DIE PERIMENOPAUSE – BLOSS EIN ETIKETT ODER WIRKLICH EIN EREIGNIS?

»Peri« ist eine Vorsilbe mit der Bedeutung »um, herum« oder »nahe bei«, die in vielen medizinischen Fachbegriffen verwendet wird. In diesem Kapitel beschäftigen wir uns mit der Perimenopause, also der Zeit um das Menopausenalter herum. Den meisten Ereignissen im Leben gehen physiologische Veränderungen voraus, das heißt, es gibt fast immer ein »Peri«.

Wenn die Menopause als die letzte von den Eierstöcken gesteuerte Regelblutung definiert wird, dann sind wir bis zu diesem Zeitpunkt »peri«. Durch Hormonbestimmungen im Blut kann der Arzt nachweisen, in welchem Stadium der Wechseljahre wir uns befinden. Zwischen dem 45. und 50. Lebensjahr lassen jedoch die meisten von uns nicht ständig Bluttests machen, sondern wir definieren diese Übergangsphase normalerweise anhand von Veränderungen in unserem Zyklus und typischen Symptomen:

- Unregelmäßige Regelblutungen,
- Hitzewallungen,
- Stimmungsschwankungen.

## Wann beginnt die Übergangsphase zur Menopause, und wie lange dauert sie?

Diese einfache und wichtige Frage wurde erst 1987 beantwortet. In der »Massachusetts Women's Health Study« wurden 2570 Frauen im Alter zwischen 44 und 55 Jahren untersucht. Sie wurden als perimenopausal eingestuft, wenn sie während der letzten beiden Interviews Zyklusunregelmäßigkeiten und/oder 3–11 Monate lang keine Periode hatten (sie wurden alle 9 Monate befragt). Sie waren postmenopausal, wenn sie für mehr als 11 Monate keine Periode hatten. Folgendes kann daraus abgeleitet werden:

1. Die natürliche Menopause tritt durchschnittlich mit 51,3 Jahren ein.
2. Die Perimenopause beginnt durchschnittlich mit 47,5 Jahren.
3. Die perimenopausale Übergangsphase dauert durchschnittlich 3,8 Jahre.
4. 90 % der Frauen machen eine Perimenopause durch – die restlichen 10 % hören abrupt auf zu menstruieren und werden menopausal.
5. Bei Raucherinnen tritt die Menopause 1,8 Jahre früher ein als bei Nichtraucherinnen, und sie haben eine kürzere Perimenopause.
6. Viele Symptome verstärken sich in der Perimenopause und lassen in der Menopause nach.

Die Werte zeigen jedoch starke Schwankungen nach oben und unten – die wenigsten von uns sind »durchschnittlich«. Wichtiger als diese Klassifizierung sind die Veränderungen, die unsere Menstruationszyklen im dritten und vierten Lebensjahrzehnt durchmachen, und das Aufhören der Regelblutung in der Menopause. Diese Veränderungen sind real. Unsere Lebensqualität wird davon abhängen, daß wir verstehen, was sich in unserem Körper abspielt, wie wir damit umgehen und welche medizinischen Optionen wir haben.

## Was passiert mit unseren Hormonen in der Perimenopause?

Unsere Östrogenspiegel nehmen kontinuierlich ab. Bluttests zum Nachweis der Perimenopause sind allerdings nicht sehr hilfreich, weil die Hormonspiegel stark schwanken. Außerdem spielt es eine Rolle, in welcher Zyklusphase der Test durchgeführt wird – zu Beginn des Zyklus ist der Östrogenspiegel immer niedrig, um dann anzusteigen. Mit abnehmenden Östrogen- und Inhibinspiegeln steigt FSH an. Wenn unsere Hormone während eines Zyklus verrücktspielen und sich kein Follikel bildet, können wir sehr niedrige Östrogen- und hohe FSH-Spiegel haben wie in der Menopause. Im nächsten Monat kann das hohe FSH die »trägen« Follikel »aufwecken«, und Östrogen wird produziert. Das FSH sinkt daraufhin, und unsere Laborwerte sehen normal aus.

Ein einziger erhöhter FSH-Wert (mehr als 30 U/l) macht noch keine

Menopause, und, umgekehrt, ein einziger normaler FSH- und Östrogen-Wert spricht nicht gegen die Perimenopause. Wir müßten diese Tests alle 2 Wochen für mindestens 2 Monate durchführen, bevor wir aufgrund der Hormonwerte eine Perimenopause oder Menopause diagnostizieren können. Selbst das ist vielleicht nicht ausreichend, und wir müssen die FSH-Spiegel eventuell weiter kontrollieren.

Weil Hormontests teuer sind, ist es ratsamer, unsere Zyklen und Symptome zu beobachten und Bluttests nur durchzuführen, wenn wir genauere Werte benötigen, um eine geeignete Therapie einzuleiten. Wenn ich z. B. eine Patientin im Alter von Mitte bis Ende 40 habe, die unter starken hormonabhängigen Symptomen, wie Hitzewallungen und Stimmungsschwankungen, leidet und die für mehrere Monate außer Schmierblutungen keine Periode mehr hatte, dann bestimme ich FSH und Östradiol, um zu sehen, ob sie perimenopausal oder menopausal ist. Diese Tests müssen wahrscheinlich wiederholt werden, aber ich verwende die aktuellen Testergebnisse, um zu entscheiden, ob ihre Symptome mit einem niedrigdosierten Ovulationshemmer (Perimenopause) oder durch Hormonersatztherapie (Menopause) behandelt werden sollen.

Das Ausbleiben des Eisprungs (Anovulation) und der Periode muß nicht unbedingt ein Zeichen für die Menopause sein, sondern kann auch durch andere Faktoren verursacht werden, wie z. B. Streß, raschen Gewichtsverlust, Reisen, Erkrankungen oder Therapien, die in das empfindliche Gleichgewicht zwischen Hypophyse und Ovarien eingreifen. Wenn die Regel ausbleibt und einer der oben genannten Gründe zutrifft, kann eine Bestimmung der FSH- und Östradiolspiegel weiterhelfen. Ein normales Testergebnis zeigt, daß unsere Eierstöcke funktionstüchtig sind und wir aus psychologischen Gründen oder medizinisch relevantem Streß keinen Eisprung haben. Wir können dann entweder die Ursache behandeln oder den Zyklus durch Progesteron bzw. ein orales Kontrazeptivum regulieren.

Eine Unterfunktion der Schilddrüse (Hypothyreose) kann ebenfalls Zyklusstörungen und perimenopausale Symptome hervorrufen, die sich medikamentös leicht beheben lassen. Bevor wir eine Hormonersatztherapie beginnen, sollten wir zuerst unsere Schilddrüse untersuchen lassen.

# Andere Symptome in der Perimenopause

## *Zyklusunregelmäßigkeiten*

Warum haben in dieser Übergangsphase 90 % von uns Zyklusunregelmäßigkeiten? Unser Vorrat an Follikeln (Eibläschen) in den Eierstöcken vermindert sich im Laufe unseres Lebens allmählich, aber nach dem 40. Lebensjahr nimmt ihre Zahl rapide ab. Die einzelnen Follikel funktionieren nicht mehr so gut wie früher, und es kommt zu hormonellen Veränderungen, die unregelmäßige Zyklen mit Blutungsstörungen verursachen (s. Kap. 1). Im folgenden werden mögliche Zyklusveränderungen beschrieben.

### Kürzere Zyklen

Kürzere Zyklen werden verursacht durch Störungen der Follikelreifung und »vorzeitige Ausstoßung der Eizelle« oder Anovulation (fehlender Eisprung). Gleichzeitig erfolgt der schwache Versuch einer Östrogenproduktion, die nach Absterben des Follikels sinkt.

### Längere Zyklen oder Ausbleiben der Regelblutung

Wenn kein dominanter Follikel heranreift, können die Östrogenspiegel wochen- oder monatelang niedrig bleiben. Wir sprechen von einer Pseudomenopause, bei der sich die Gebärmutterschleimhaut nicht aufbaut, folglich nicht abgestoßen werden kann und die Blutung ausbleibt. Wir haben jedoch eine geheime Reserve an Follikeln, und nach wiederholter Stimulation durch die überstrapazierte Hypophyse reagiert schließlich ein Follikel. Östrogen wird wieder produziert, unsere Symptome bilden sich zurück, die Gebärmutterschleimhaut verdickt sich, wird dann abgestoßen, und wir bekommen eine Regelblutung.

Ein zweiter Mechanismus ist auch möglich: Ein Follikel entwickelt sich und macht pseudoovulatorische Veränderungen durch. Es findet kein eigentlicher Eisprung statt, aber Progesteron wird produziert. Dieser abnorme Follikel »vergißt«, daß er eine postovulatorische Lebensspanne von 2 Wochen hat. Er müht sich weiter ab, produziert etwas Östrogen und Progesteron. Es kommt zu anhaltenden prämenstruellen Symptomen. Endlich stirbt der Follikel ab, und die Gebärmutterschleimhaut wird abgestoßen. Eine verspätete Periode setzt ein, und die prämenstruellen Symptome verschwinden.

## Schmierblutung und Zwischenblutung

Zu Schmierblutungen und Zwischenblutungen kommt es, wenn die Gebärmutterschleimhaut nur zum Teil und unregelmäßig abgestoßen wird. Kleine Schleimhautstückchen gehen ab – wir bluten. Es kommt zu schwachen Reparaturversuchen des Organismus – die Blutung hört auf. Danach bricht das Endometrium wieder zusammen. Die Blutung wird durch die unkoordinierte Entwicklung verschiedener Eibläschen und durch das Fehlen eines dominanten Follikels mit ausreichender Hormonproduktion hervorgerufen. Diese Art von Blutung ist in vielen Fällen ein Zeichen für eine unzureichende oder fehlende Progesteronproduktion. Die Uterusschleimhaut ist nur dem Einfluß von Östrogen ausgesetzt, kann abnorme Drüsen bilden und sich schließlich sogar krebsartig verändern.

## Verlängerte oder starke Blutung

Durch Anovulation und Östrogenproduktion bei fehlender Progesteronbildung können sich die Gebärmutterschleimhautdrüsen zystisch erweitern. Die Uterusschleimhaut wird über einen langen Zeitraum aufgebaut. Wenn sie schließlich abgestoßen wird, kann die Blutung sehr stark sein und länger andauern. Weil sie durch ungehemmte Östrogenbildung hervorgerufen wird, kommt auch ein Krebs als Ursache in Frage.

Mit zunehmendem Alter entwickeln wir auch häufiger Myome, Polypen oder eine Endometriose, die ebenfalls zu verstärkten Blutungen führen.

# Andere Symptome

## Hitzewallungen

Hitzewallungen treten bei mehr als 50 % der Frauen in der Perimenopause auf, und mehr als 35 % von ihnen beschreiben diese Symptome als sehr schwer.

Hitzewallungen entstehen durch Absinken der Östrogenkonzentration. Dadurch kommt es zu einem gestörten Hormongleichgewicht im Hypothalamus, der die Körpertemperatur reguliert.

Während eines solchen »Störfalls« im Hypothalamus wird das Temperaturzentrum stimuliert und sendet daraufhin die falsche Botschaft: »Es ist zu heiß hier drin. Der Körper muß abgekühlt werden.« Dann beginnen unsere natürlichen Kühlungssysteme zu arbeiten: Unsere Herzfrequenz beschleunigt sich, und unsere Blutgefäße erweitern sich, um 4- bis 30mal mehr Blut schnell an die Körperoberfläche zu bewegen, wo es durch die Außenluft gekühlt wird. Außerdem schwitzen wir, und durch die Freisetzung von Flüssigkeit kann zusätzlich Wärme abgegeben werden. Durch diese Abkühlungsmechanismen wird unsere Kerntemperatur innerhalb einiger Minuten um ein halbes Grad gesenkt. Jetzt hält der wankelmütige Thermostat unseren Körper für zu kalt und gibt das Kommando: »Den Körper aufwärmen!« Plötzlich ziehen sich unsere Blutgefäße zusammen, die Hitzewallung hört auf, und wir fangen an zu zittern, um Wärme zu erzeugen.

Als ich mit 46 Jahren zum ersten Mal einen hypothalamischen Gewittersturm mit Hitzewallungen hatte, vergaß ich meine ganze medizinische Ausbildung und rannte in das nächste Kaufhaus, um ein leichteres Deckbett zu kaufen. Meinem Mann, der sich über die dünne Decke wunderte, erklärte ich, sie würde uns vor einer Überhitzung im Schlaf schützen. Erst als die Hitzewallungen andauerten, dämmerte es mir, daß mein niedriger Östrogenspiegel und die hypothalamische Antwort darauf die Hitzewallungen verursachten. Das neue Deckbett behielt ich.

Hitzewallungen können jedoch auch andere – nicht hormonbedingte – Ursachen haben, z. B. Alkoholunverträglichkeit, eine serotoninproduzierende Dünndarmgeschwulst (Karzinoid) usw.

## Stimmungsschwankungen

Im Zusammenhang mit dem Östrogenmangelsyndrom treten häufig depressive Symptome auf, wie z. B.:

- Reizbarkeit,
- Weinerlichkeit,
- Angstzustände,
- Heißhungerattacken,
- Erschöpfungszustände,
- nachlassende Libido,
- Antriebslosigkeit,
- Schlafstörungen,
- Gefühllosigkeit.

Nach Ansicht vieler Psychologen und Soziologen werden diese Symptome nicht durch Hormonstörungen verursacht, sondern hängen mit anderen Problemen zusammen, die häufig in der Lebensmitte vorkommen, wie z. B. Abschied von persönlichen Träumen und Hoffnungen, Abschied von den Kindern, Verlust der Jugend, das herannahende Alter, Tod der Eltern, Partnerverlust, Scheidung, soziale Mißachtung usw. Ich glaube nicht, daß das auf mich oder die Mehrheit meiner Patientinnen mit prämenopausalen Stimmungsschwankungen zutrifft und daß diese Symptome »rein zufällig« zusammen mit unseren Zyklusunregelmäßigkeiten auftreten, wenn über 80 % von uns einen perimenopausal erhöhten FSH-Spiegel aufweisen.

Es ist bekannt, daß unsere Hormone einen Einfluß auf die Neurotransmitter – chemische Substanzen, die im Nervensystem Botschaften übertragen – haben und dadurch Stimmung, Gedächtnis, Appetit und Schlaf regulieren. Niedrige Östrogenspiegel gehen mit hohen Konzentrationen einer als MAO (Monoaminoxidase) bezeichneten Substanz einher. Dieses Enzym baut Katecholamine und Serotonin ab, das sind Neurotransmitter. Man nimmt an, daß ein Verlust an Neurotransmittern ein wichtiger Faktor beim Auftreten von depressiven Episoden ist. Veränderungen unserer Östrogen-, Progesteron- und Testosteronspiegel können die Freisetzung dieser Substanzen an den Schaltstellen im Zentralnervensystem erhöhen oder vermindern. Wir können ohne Schwierigkeiten akzeptieren, daß unsere hormonellen Schwankungen einen Einfluß auf unseren Uterus und unsere Zyklen haben; warum sollte es also nicht möglich sein, daß unser Nervensystem in ähnlicher Weise beeinflußt wird? Untersuchungen haben übrigens gezeigt, daß eine erhöhte MAO-Aktivität bei depressiven perimenopausalen Patientinnen durch eine Östrogentherapie gesenkt werden konnte.

# Behandlung perimenopausaler Symptome

## *Stabilisierung durch Hormone*

In der Perimenopause, dieser Übergangsphase, haben viele von uns das Gefühl, die Kontrolle zu verlieren. Die Zahl unserer Follikel nimmt ab, das Gleichgewicht zwischen Hypophyse und Ovarien ist gestört, und unser Körper reagiert mit vielfältigen Symptomen. Welche Behandlungsmöglichkeiten gibt es?

### Niedrigdosierte Ovulationshemmer

Wenn unsere Eierstöcke uns nicht gleichmäßig mit Hormonen versorgen, sondern die Östrogen- und Progesteronproduktion wild auf und ab schwankt, können wir die Ovarien durch Verabreichung einer konstanten Dosis dieser Hormone stillegen. Das kann durch niedrigdosierte orale Kontrazeptiva erreicht werden. Die Sicherheit und Wirksamkeit der Pille bei Frauen über 40 wurde ausführlich in Kapitel 2 besprochen. Auf Symptome in der Perimenopause wirken orale Kontrazeptiva folgendermaßen:

- Hitzewallungen hören auf.
- Unregelmäßige Blutungen werden kontrolliert.
- Stimmungsschwankungen, Antriebslosigkeit und Konzentrationsschwäche, die durch niedrige Östrogenspiegel verursacht werden, nehmen ab. Ein prämenstruelles Syndrom bessert sich möglicherweise.
- Schutz vor Gebärmutterkrebs.

- Das Risiko für Eierstockkrebs sinkt.
- Schutz vor Knochenmassenverlust.
- Myome, Endometriose und Eierstockzysten kommen seltener vor.
- Schutz vor arteriosklerotischen Herzerkrankungen.
- Schutz vor gutartigen Brusttumoren.

Sobald wir die Pille einnehmen, haben wir wunderbar regelmäßige Zyklen. Eine meiner Patientinnen, die 52 Jahre alt ist, nimmt seit 4 Jahren die Pille. Jedesmal, wenn sie zur Untersuchung kommt, bittet sie mich, ihr bloß nicht zu sagen, sie solle damit aufhören. Sie möchte nicht wissen, ob sie schon menopausal ist; die Maskierung durch die Pille gefällt ihr. Aber sie und ich müssen es wissen, und deshalb mache ich alle 6 Monate am Ende der pillenfreien Woche (oder, bei einer 28-Tage-Packung, während der wirkstoffreien Plazebo-Woche) eine FSH-Bestimmung. Ein Wert über 50 U/l zeigt wahrscheinlich die Menopause an. Dann sollte man die Pille absetzen und eine Hormonersatztherapie in Erwägung ziehen. Wenn wir menopausal sind, brauchen wir das stärkere synthetische Östrogen in der Pille nicht mehr. Wir müssen jetzt nicht mehr unsere Eierstöcke ausschalten, sondern wollen nur ersetzen, was uns fehlt. Und wenn wir uns dafür entscheiden, sollten wir die natürlichen, schwächer wirkenden Östrogene der Hormonersatztherapie verwenden.

## Hormonzugabe ohne ovarielle Hemmung – Hormonersatztherapie (Hormonsubstitution)

In Europa wird die Hormonsubstitution häufig zur Behandlung von Stimmungsschwankungen und prämenstruellem Syndrom bei perimenopausalen Frauen eingesetzt. Verwendet werden nichtorale Östrogene, entweder als Implantat oder als transdermales Hormonplaster. Empfohlen wird die Verwendung eines Östradiolpflasters (in Deutschland z. B. Estraderm TTS®; Anm. d. Ü.), das zweimal pro Woche gewechselt wird. Zusätzlich soll für mindestens 10 Tage ein Gestagen oral eingenommen werden, um die Gebärmutterschleimhaut zu schützen.

Durch diese zyklische Hormontherapie wird die Funktion unserer Eierstöcke nicht gehemmt. Die Wirksamkeit des verwendeten Östrogens beträgt nur ein Viertel der Östrogenwirkung in oralen Kontrazeptiva. Folglich setzen unsere Follikel ihre stark schwankende Hormonproduktion fort. Bilden sie beispielsweise normale Östrogenmengen, dann erhalten wir zusätzlich durch das Hormonpflaster zuviel Östrogen und leiden vielleicht unter Überdosierungserscheinungen, wie z. B. Spannungsgefühl in den Brüsten und Blähungen. Wenn unsere natürlichen Östrogenspiegel sinken, kann es trotz der Hormonsubstitution zu Blutungen kommen, ein Symptom, das auch Krebs anzeigen kann.

Diese Therapieform muß noch mindestens 10 Jahre lang genau geprüft werden, bevor sie in den USA zur Behandlung perimenopausaler Symptome eingesetzt werden wird – in einigen europäischen Studien fand sich beispielsweise ein erhöhtes Brustkrebsrisiko.

## Gestagene zur Behandlung von Blutungsstörungen

Gestagene sind zur Behandlung von Blutungsstörungen sehr wirksam. Wir geben einfach das fehlende Progesteron (die synthetische Form heißt Gestagen) zum richtigen Zeitpunkt und ausreichend lang, wenn wir Ovulationsstörungen haben. Die meisten Ärzte verschreiben Medroxyprogesteronacetat (in Deutschland z. B. Clinofem® oder G-Farlutal®) 5 oder 10 mg täglich für 10–12 Tage am Ende jedes Zyklus oder 5 mg Norethindronacetat (in Deutschland wird auch Chlormadinonacetat 4 mg täglich verwendet, z. B. Gestafortin® 2 mg, 2 x 1 Tabl. täglich). Dadurch wird die Gebärmutterschleimhaut aufgebaut, und nach Absetzen der Gestagenpille wird sie unter Blutungen abgestoßen. Für den Aufbau des Endometriums am Zyklusanfang müssen wir allerdings noch in der Lage sein, selbst Östrogen zu produzieren. Ist kein Östrogen vorhanden, wirkt das Gestagen nicht. Ich verwende dies manchmal als Menopausenerkennungstest. Wenn Gestagen über mehrere Zyklen gegeben wurde und es zu keiner Blutung kam (bei normalem Uterus), dann produzieren wir kein Östrogen mehr und haben die Menopause erreicht.

Außer der Blutungsregulierung schützen Gestagene das Endometrium vor unkontrollierter Östrogenwirkung und damit vor Gebärmutterkrebs. Einige meiner Patientinnen bluten nur alle 4–5 Monate, sie haben minimale Perimenopausensymptome und sind heilfroh darüber, nicht mehr jeden Monat eine Blutung zu bekommen. Ich muß in solchen Fällen wieder die »Spielverderberin« sein, indem ich ihnen rate, mindestens jeden zweiten Monat Gestagen zu nehmen, was natürlich eine Blutung verursacht. Aber dadurch wird eine östrogenbedingte Wucherung der Gebärmutterschleimhaut verhindert, und das Risiko von Gebärmutterkrebs sinkt.

Die Gestagene und ich sind auch in anderer Hinsicht »Spielverderber«: Das prämenstruelle Syndrom kann sich verstärken. Um meine Patientinnen vor Nebenwirkungen wie Blähungen und Depressionen zu bewahren, verordne ich ihnen anstelle des synthetischen Gestagens ein natürliches Progesteron (200–300 mg für 10–12 Tage), das oft besser vertragen wird.

## *Nichthormonale Behandlungsmöglichkeiten*

Die meisten von uns kommen durch diese Übergangsphase ohne größere Depressionen und andere Symptome. Wir haben keine Schlafprobleme und leiden nur geringfügig unter Hitzewallungen. Unsere Zyklusstörungen verursachen keine massiven Dauerblutungen, und wir werden nicht anämisch. Unser Gewicht ist normal, wir sind gesund, wir haben kein genetisch bedingtes Risiko für Eierstockkrebs, und wir verwenden geeignete Verhütungsmittel. Wir halten es nicht für notwendig, mit unseren Hormonen herumzumanipulieren, Hormone zu ersetzen oder hinzuzufügen. Was können und sollten wir während der Perimenopause tun?

1. Wir sollten wissen, was passiert und warum. Dadurch werden Angst und Streß abgebaut, die ihrerseits Symptome hervorrufen können.
2. Alles vermeiden, was Hitzewallungen auslösen kann: Alkohol, Koffein, scharf gewürzte Speisen, Streß, überhitzte Räume, dicke Bettdecken und Kleidungsstücke, die nicht nach dem Zwiebelprinzip übereinander gezogen werden können.
3. Richtige Ernährung zur Vorbereitung auf unsere zweite Lebenshälfte. Zum Schutz unserer Knochendichte auf eine tägliche Kalziumzufuhr von mindestens 1500 mg achten. Unsere Ernährung sollte reichlich Vollkornprodukte, Obst und Gemüse enthalten und fettarm sein.

4. Körperliches Training – dadurch wird Streß abgebaut, unsere Endorphinspiegel und unser Wohlbefinden steigen. Untersuchungen haben gezeigt, daß Hitzewallungen bei körperlich aktiven Frauen nur halb so häufig vorkommen wie bei inaktiven Frauen.
5. Kräuter wie Dong quai und Traubensilberkerze (Wanzenkraut) können das prämenstruelle Syndrom und Hitzewallungen lindern (s. Kap. 8).
6. Den Speiseplan durch Sojabohnenprodukte ergänzen, die natürliche pflanzliche Östrogene enthalten. Japanerinnen essen Sojaprodukte anstelle von Fett und Fleisch und scheinen weniger perimenopausale Symptome zu haben als wir.
7. Vitamin E und Nachtkerzenöl (s. Kap. 8) wirken gegen das prämenstruelle Syndrom und Hitzewallungen – nach Ansicht vieler Untersucher handelt es sich dabei um einen Plazeboeffekt.
8. Ein Gel aus der mexikanischen Yamswurzel kann Symptome lindern. Die Wirksamkeit wurde noch nicht in wissenschaftlichen Studien nachgewiesen (s. Kap. 8).
9. Hören Sie mit dem Rauchen auf! Rauchen senkt unsere Östrogenspiegel und führt zu einem um 2 Jahre verfrühten Eintritt der Perimenopause und Menopause.

## Die Perimenopause – Übergangsphase in unsere zweite Lebenshälfte

Weil 90 % von uns unregelmäßige Zyklen und hormonale Symptome haben, werden wir daran erinnert, daß unsere Eierstöcke sich verändern, und wir sollten dasselbe tun. Wer weiß? Wir könnten ein Buch (hoffentlich dieses) lesen, einen Arzt aufsuchen und uns um eine angemessene Gesundheitsvorsorge kümmern, jetzt und in der Zukunft. Die Perimenopause ist eine Generalprobe für die Menopause. Wir alle werden bei der Uraufführung dabeisein, egal, wie jung wir sind. Wir sollten darauf vorbereitet sein.

# 6. DIE WECHSELJAHRE – AM MEISTEN MISSVERSTANDENE ÜBERGANGSPHASE IN UNSEREM LEBEN

Im Laufe unseres Leben machen wir – im wörtlichen und übertragenen Sinn – viele wichtige Perioden durch. Unsere »erste« ist die Menarche. Danach haben wir monatliche Perioden, die durch eine Schwangerschaft unterbrochen werden können. Wir bekommen Kinder, haben vielleicht auch Fehlgeburten. Wir werden reifer, kommen in die Wechseljahre, machen die Perimenopause durch und bekommen schließlich unsere letzte Regelblutung, die Menopause (eine »Pause« unserer »Menses«, der Monatsblutung). Die Menopause ist das Endergebnis eines endokrinologischen Prozesses, in dessen Verlauf die Funktion der Eierstöcke allmählich nachläßt, um schließlich zu erlöschen. Manchmal wird der Begriff Menopause auch für die gesamte Übergangsphase verwendet, die üblicherweise als Wechseljahre oder Klimakterium bezeichnet wird.

In unserer Gesellschaft weckt diese Übergangsphase – von der vollen Geschlechtsreife bis zum Erlöschen der zyklischen Ovarialfunktion – viele negative Assoziationen. Besser darüber Bescheid zu wissen kann Vorurteile abbauen.

## Die letzte Periode – Wann und warum

Die Menopause wird als unsere letzte Menstruationsblutung definiert, aber natürlich können wir erst im nachhinein (retrospektiv) wissen, daß es die letzte war, normalerweise nach 6–12 Monaten.

### *Wann tritt die Menopause ein?*

Das durchschnittliche Menopausenalter liegt bei 51 Jahren, das heißt, die Menopause tritt normalerweise zwischen dem 47. und 53. Lebensjahr ein. Erbfaktoren oder frühere Lebensgewohnheiten haben einen Einfluß auf den Eintritt der letzten Regelblutung.

## Frühe Menopause

Eine frühe Menopause kann verschiedene Ursachen haben:

1. Rauchen beschleunigt die Erschöpfung der Eierstockfunktion um 2 Jahre!
2. Eine frühe Menopause bei der Mutter oder älteren Schwestern kann eine familiäre Vorbelastung darstellen.
3. Eine frühere Chemotherapie oder Bestrahlungen können die Ovarialfunktion zerstören, vor allem bei Frauen über 35.
4. In Höhen über 3000 m zu leben beschleunigt den Eintritt der Menopause um 2 Jahre. Dies ist ein Erfahrungswert, die Ursache ist unbekannt.
5. Nicht termingerechte Schwangerschaften und kurze Menstruationszyklen (ständige Ovulation beschleunigt den Verlust von Eizellen).
6. Eine frühe Perimenopause (s. Kap. 5); bei Frauen, die Ende 30 oder Anfang 40 perimenopausal werden, tritt die Menopause wahrscheinlich innerhalb der nächsten 4 Jahre ein.

## Späte Menopause

Eine späte Menopause kann verschiedene Ursachen haben:

1. Familiäre Vorbelastung durch Mutter und Schwestern.
2. Frühe Menarche (erste Menstruationsblutung vor dem 11. Lebensjahr). Ein Zusammenhang mit einer späten Menopause wurde in einigen Studien gezeigt, andere Untersuchungen fanden eine Korrelation mit einer frühen Menopause!

## Vorzeitige Menopause, vor dem 40. Lebensjahr

Bei 1 % der Frauen tritt die Menopause vor dem 40. Lebensjahr ein. Im folgenden werden einige der Ursachen beschrieben.

### Schädigung der Eierstöcke

Als Fetus im Mutterleib besitzen wir die größte Anzahl von Eizellen, die in diesem frühen Entwicklungsstadium am empfindlichsten sind. Wenn unsere Mutter eine Virusinfektion hatte, ist es möglich, daß auch unsere Eierstöcke befallen und wir mit einer verringerten Anzahl von Eizellen geboren wurden. Wir hatten genügend Eizellen, um durch die Pubertät zu kommen und schwanger zu werden. Aber irgendwann vor dem 40. Lebensjahr erschöpft sich unser Vorrat, und wir können keine funktionsfähigen Follikel mehr produzieren, die für die Hormonproduktion notwendig sind.

Eine chirurgische Menopause wird durch das Entfernen beider Eierstöcke (beidseitige Oophorektomie) mit oder ohne Gebärmutterentfernung (Hysterektomie) verursacht. Wird nur ein Eierstock entfernt und der andere durch eine operative Maßnahme (z. B. Entfernen einer Zyste) beschädigt, nimmt die Anzahl der verbliebenen Follikel langsam ab, und die Menopause tritt Monate oder Jahre nach dem Eingriff, in jedem Fall jedoch viel früher ein, als normalerweise zu erwarten wäre.

Durch Chemotherapie zur Behandlung bösartiger Tumoren bei Kindern oder jungen Erwachsenen können die empfindlichen Eizellen ebenfalls vorzeitig zerstört werden. Je früher diese Therapie nötig ist, desto geringer ist die Gefahr einer permanenten Schädigung der Eierstöcke.

In seltenen Fällen bilden wir Antikörper gegen unsere eigenen Follikel, die durch diesen Autoimmunprozeß zerstört werden. Die Ursachen hierfür sind unbekannt.

### Genetische Faktoren

In manchen Familien kommt es zu einer genetisch bedingten vorzeitigen Menopause. Ursache ist ein defektes X-Chromosom, das die genetisch vorbestimmte Anzahl von Eizellen in unseren Eierstöcken reduziert.

Der Extremfall einer vorzeitigen Menopause liegt vor, wenn es niemals zur Regelblutung kam (primäre Amenorrhö). Dieser Störung können unvollständig angelegte Eierstöcke zugrunde liegen. Die Ursache ist oft unbekannt, in einem gewissen Prozentsatz können X-Chromosomen-Defekte nachgewiesen werden, wie z. B. beim Ullrich-Turner-Syndrom.

## *Warum tritt die Menopause ein?*

Bei 90 % von uns machte sich die Abnahme unserer Eizellen schon während der Perimenopause bemerkbar. Sie erinnern sich, von den 7 Millionen Eizellen, die wir als 5 Monate alter Fetus im Mutterleib hatten, waren bei unserer Geburt 1–2 Millionen und in der Pubertät »nur« noch 400 000 vorhanden. Beim Eintritt der Menopause besitzen wir einige Hundert bis Tausend. Wir sind also noch nicht bei Null gelandet. Die verbliebenen Follikel sind in ihrer Funktion jedoch so eingeschränkt, daß die Östrogenproduktion steil auf ein Minimum absinkt. Die Östrogenspiegel sind zu niedrig, um normale Regelblutungen auszulösen oder die Östrogenrezeptoren in den Zielorganen – Gehirn, Herz, Blutgefäße, Knochen, Geschlechtsorgane, Blase und Haut – abzusättigen.

Durch Messung der Hormonspiegel können wir den Eintritt der Menopause prospektiv (vorausschauend) bestimmen. Unser Östrogen bleibt konstant niedrig (Östradiolspiegel unter 30 Nanogramm/Liter), und unser FSH, das für den Rest unseres Lebens versucht, unsere Eierstöcke zu stimulieren, zeigt kontinuierlich hohe Werte von mehr als 50 U/l (Einheiten/Liter).

Trotz der unzureichenden Östrogenproduktion in den Eierstöcken bei Eintritt der Menopause sind wir nicht vollkommen ohne Östrogen. Wir bilden verschiedene Formen von Östrogen, sowohl in den Ovarien als auch in den peripheren Organen, und nun verlagert sich die Produktion in die Peripherie. Während unserer Geschlechtsreife sind die Eierstöcke die wichtigste Östrogenquelle. Das wirksamste Östrogen, Östradiol, wurde in höheren Konzentrationen produziert als das schwächere Östrogen, Östron. Die Östronkonzentration sinkt nach der Menopause, bleibt jedoch höher als Östradiol, das heißt, das Verhältnis kehrt sich um. Die Produktion männlicher Geschlechtshormone (Androgene), die wir in kleinen Mengen bilden, ändert sich ebenfalls. Als wir jünger waren, produzierten unsere Eierstöcke zwei Arten von männlichen Geschlechtshormonen, eine kleine Menge des »potenten« männlichen Hormons, Testosteron, und eine größere Menge des schwachen Hormons, Androstendion. Dieses Gleichgewicht verändert sich ebenfalls, und wir bilden bei Eintritt der Menopause viel weniger Androstendion. Weil unsere menopausalen Eierstöcke weiter eine gewisse Menge des stärker wirksamen Testosterons bilden, sinkt unsere gesamte ovarielle männliche Hormonproduktion nur um 30–50 %, während die ovarielle Östrogenproduktion um mindestens 90 % abnimmt. Nach Eintritt der Menopause haben wir noch eine weitere Östrogenquelle: Dieses Östrogen entsteht aus dem männlichen Hormon in unseren peripheren Geweben, einschließlich Fettgewebe, Muskeln und Haut, und dieser Umwandlungsprozeß wird bei Frauen in der Menopause effektiver.

Je mehr Fettgewebe wir haben und je älter wir sind, desto mehr Testosteron wird in Östrogen umgewandelt. Deshalb haben übergewichtige postmenopausale Frauen mehr Östrogen als schlanke Frauen. Dieses aus Fett entstandene Östrogen kann uns vor cinigen Menopausesymptomen sowie vor bestimmten Erkrankungen schützen, die durch einen Östrogenmangel begünstigt werden, etwa vor Osteoporose und Alzheimer-Krankheit. Das bedeutet jedoch nicht, daß Übergewicht im allgemeinen gesundheitliche Vorteile bringt. Dieses östrogenbildende Fettpolster erhöht nämlich gleichzeitig unser Risiko für Gebärmutter-, Brust- und Eierstockkrebs sowie für Herzerkrankungen (s. Teil Drei). Der Kampf gegen die Pfunde sollte deshalb weitergeführt werden!

## Körperliche Veränderungen und Symptome in den Wechseljahren

### *Hitzewallungen*

In den ersten beiden Jahren nach dem Eintritt der Menopause leiden 58–93 % der Frauen unter Hitzewallungen. Sie kommen häufiger bei

Frauen in den westlichen Ländern vor, am seltensten werden sie bei Japanerinnen beobachtet. Gründe hierfür sind wahrscheinlich die Ernährung in Japan, die reichlich pflanzliche Östrogene (Phytoöstrogene) enthält, und die Kultur, die Willensstärke betont und körperliche Beschwerden negiert.

Die Hitzewallungen variieren stark in Häufigkeit (stündlich bis einmal pro Tag) und Intensität. Bei einem Drittel der Frauen treten sie mehr als 10mal pro Tag auf. Die Intensität ist für den Wissenschaftler ein subjektiver Faktor, jedoch ein ganz reales, offensichtliches Problem für diejenigen von uns, die schweißgebadet Kleidung und Bettwäsche wechseln bzw. wiederholt duschen müssen. Etwa 50 % von uns erleben eine Art Vorwarnung oder »Aura«, z. B. ein Angstgefühl, eine Hautrötung, eine Veränderung des Herzschlags oder ein Hitzegefühl. Während der Hitzewallungen entwickeln wir häufig emotionale Symptome, wie z. B. Ärger, Wut, Frustration und manchmal Panikattacken, Erstickungsgefühl oder, in seltenen Fällen, Selbstmordgedanken. Wenn diese lästigen Hitzewallungen tagsüber auftreten, belasten sie uns körperlich und seelisch.

Es ist ein ständiger Kampf, um am Arbeitsplatz bei den Schweißausbrüchen Haltung zu bewahren und nicht die Nerven zu verlieren. Wenn ich im Operationssaal Hitzewallungen bekam, dachten meine Kollegen, ich hätte ein chirurgisches Problem. Ich lernte schnell, darauf hinzuweisen, wie gut die Operation laufe und wie heiß die Op-Beleuchtung sei; dann bat ich, die Raumtemperatur etwas zu senken. Das half mir, mein seelisches Gleichgewicht zu bewahren. Problematisch ist es auch, nicht die Kontrolle zu verlieren, wenn man während einer geschäftlichen Besprechung rot anläuft und in Schweiß ausbricht. Diese Symptome sind so häufig mit Unaufrichtigkeit, Unsicherheit oder Streß in Zusammenhang gebracht worden (wir würden während unserer Hitzewallungen keinen Lügendetektortest bestehen), daß plötzlich unsere Aufrichtigkeit, Kompetenz und Intelligenz in Frage gestellt werden. Unser Liebesleben kann ebenfalls darunter leiden, wenn wir nicht mit unserem Partner intim sein wollen, aus Furcht, daß seine »heiße« Begierde uns zu sehr in »Wallung« bringt.

Nächtliche Hitzewallungen können uns mehrmals schweißüberströmt aus dem Schlaf reißen – wir werfen die Bettdecke weg und öffnen das Fenster. Diese heimtückischen Schweißattacken können jedoch auch auftreten, ohne daß wir dadurch aufwachen. Wissenschaftliche Untersuchungen zeigten, daß unsere Schlafqualität dadurch stark beeinträchtigt wird. Schlafmangel führt zu Müdigkeit, Reizbarkeit, Energielosigkeit und Depressionen, eine Art Jetlag-Syndrom, ohne an einem neuen Zielort anzukommen.

Wie lange müssen wir mit Hitzewallungen rechnen? Untersuchungen haben ergeben, daß Hitzewallungen bei den meisten von uns (etwa 60–65 %) 1–7 Jahre dauern werden, bei 25 % dauern sie 7–10 Jahre und bei 10–15 % länger als 11 Jahre. Selbst 70- bis 80jährige Frauen können unter Hitzewallungen leiden (meine Mutter zum Beispiel).

Kann man voraussagen, welche Frauen unter langandauernden, schweren Hitzewallungen leiden werden? Wir wissen, daß die operative Entfernung der Eierstöcke besonders schwere Symptome auslöst, vor allem bei Frauen, die kurz vor ihrer natürlichen Menopause stehen. Der Prozentsatz beträgt zwischen 80 und 90 %. Eine meiner Patientinnen, die wegen Eierstockkrebs operiert worden war, triefte 24 Stunden nach der Operation vor Schweiß. Das Pflegepersonal dachte, sie hätte eine schwere Infektion, und wollte Antibiotika geben. Ich empfahl Östrogen, und ihr »Fieber« ging schnell zurück.

Frauen, bei denen die natürliche Menopause vor dem 52. Lebensjahr eintritt, haben ein erhöhtes Risiko für Hitzewallungen, ebenso schlanke Frauen, vor allem wenn sie während der Perimenopause rauchten, denn beide Faktoren reduzieren das Östrogen.

Wir können unser Temperaturregulationszentrum im Hypothalamus nicht direkt beeinflussen, aber wir können schädliche Faktoren minimieren, wie z. B. Streß, Hitze, Alkohol, scharf gewürzte Speisen und Koffein. Eine hochwirksame Behandlungsmethode ist die Östrogenersatztherapie (s. Kap. 7). Die Hitzewallungen verschwinden normalerweise innerhalb von 4–6 Wochen und treten nicht wieder auf, solange die Behandlung fortgesetzt wird. Wenn wir keine Östrogene vertragen, können wir vielleicht nicht völlig von Hitzewallungen befreit werden, aber es gibt alternative Methoden, die lindernd wirken (s. Kap. 8).

# *Beschwerden im Bereich von Schamlippen und Scheide (Vulvovaginalbereich)*

## Wie kommt es zu den Symptomen?

Haut und Schleimhaut im unteren Genitaltrakt brauchen Östrogen. Östrogenmangel führt zu einem »Aushungerungsschwund«. Zuerst »verschwindet« das Scheidensekret. Die Scheidenschleimhaut trocknet zunehmend aus und wird bei sexueller Stimulation und beim Geschlechtsverkehr nicht mehr ausreichend feucht. Verantwortlich für die vaginale Trockenheit sind eine schlechtere Durchblutung, eine Abnahme der Schleimhautdicke und eine verminderte Produktion von Zervixschleim, d. h. Schleim im Gebärmutterhals. Die Scheidenwände atrophieren, das heißt, sie werden dünner, weniger elastisch und blassen ab. Die typische Fältelung der Vagina, die für die starke Dehnbarkeit der Scheide verantwortlich war, bildet sich zurück, und die Scheide wird kürzer. Die ausgedünnte und starrere Scheideninnenwand kann während des Geschlechtsverkehrs leicht verletzt werden und bluten. Wenn wir sexuell nicht mehr aktiv sind, kann sich zwischen Kontaktflächen Narbengewebe bilden.

Diese extremen Veränderungen entstehen nicht »über Nacht« nach dem Menopauseneintritt, und ihre Entstehung ist um so unwahrscheinlicher, je öfter wir die Nächte zum Geschlechtsverkehr nutzen. Zu einer verminderten vaginalen Gleitfähigkeit und Schmerzen beim Geschlechtsverkehr (Dyspareunie) kann es schon früh in der Perimenopause bei Abnahme der Östrogenspiegel kommen. Dyspareunie ist nach Hitzewallungen die zweithäufigste Störung, deretwegen Frauen ihren Gynäkologen aufsuchen. Ohne Hormontherapie haben 30 % von uns Beschwerden beim Geschlechtsverkehr, wie in einer Studie gezeigt wurde. Schmerzen beim Koitus dämpfen unser sexuelles Verlangen. Die verminderte Scheidendurchblutung kann unsere Orgasmusfähigkeit beeinträchtigen. Durch die Abnahme des vaginalen Muskeltonus kann unsere sexuelle Erlebnisfähigkeit zusätzlich vermindert werden. Wir können die Scheidenmuskulatur nicht anspannen und uns damit nicht aktiv am Koitus beteiligen.

Die vaginale Atrophie (Scheidenatrophie) ist nicht nur ein sexuelles Problem. Durch den Östrogenmangel verschiebt sich das normalerweise saure Scheidenmilieu (pH-Wert 4,0–5,5) in den basischen Bereich (pH-Wert 6,0–8,0). Der ph-Wert ist ein Maß für die Wasserstoffionenkonzentration. Ein pH-Wert von 7 (neutral) bedeutet, daß eine Substanz weder sauer noch basisch ist. Dadurch verschwindet die Laktobazillus-Flora, das sind »gute« Milchsäurebakterien, die das Scheidensekrekt vor »schlechten« Keimen schützen. Diese physiologische Abwehrtruppe, die alle höhergelegenen Genitalbereiche vor aufsteigenden bakteriellen Infektionen, z. B. Entzündungen der Harnröhre und der Harnblase, bewahrt, kann nur im sauren pH-Bereich wirksam werden.

Die Haut im äußeren Genitalbereich reagiert genauso empfindlich auf Östrogen wie das Scheideninnere. Die Schamlippen werden dünner, die Haut schrumpft, Kollagen und Unterhautfettgewebe nehmen ab. Durch die Rückbildung der Schamlippen tritt die Klitoris stärker hervor und kann durch Druck und Reibung (z. B. beim Einführen von Tampons oder beim Geschlechtsverkehr) schmerzhaft anschwellen. Juckreiz im Bereich der Schamlippen kann durch die atrophischen Hautveränderungen in Kombination mit starkem Ausfluß aus der Scheide begünstigt werden.

## Prävention und Therapie atrophischer Veränderungen im Vulvovaginalbereich

### Östrogentherapie

Den größten Erfolg bei der Prävention und Therapie atrophischer Veränderungen im Vulvovaginalbereich verspricht die Östrogentherapie. Die systemische Östrogenersatztherapie in Form von Dragees oder Hormonpflastern verhindert atrophische Veränderungen im Genitalbereich. Sie verhilft uns zu ausreichenden Hormonspiegeln, die für eine gesunde Haut im Schambereich, eine gute Durchblutung und Sekretproduktion sowie für einen guten Muskeltonus im Vaginalbereich sorgen. Östrogen kann auch als Creme direkt auf die Haut aufgetragen oder in das Scheideninnere eingebracht werden.

## Regelmäßiger Geschlechtsverkehr oder Masturbation

Geschlechtsverkehr auf Rezept! Was halten Sie von dieser ärztlichen Verordnung? Wenn wir sexuell aktiv sind, bleibt unser vaginaler pH-Wert niedrig und verhindert das Wachstum von pathologischen Keimen und damit das Entstehen bakterieller Infektionen. Regelmäßiger Geschlechtsverkehr oder Masturbation trainiert die Muskeln im Genitalbereich, und wir können sexuelle Lust ohne Schmerzen empfinden.

## Vaginalcremes und Gleitmittel

Wir geben im Laufe unseres Lebens ein Vermögen für feuchtigkeitsspendende Hautpflegemittel aus. Es gibt Tausende von Produkten, für die mit bildhübschen jungen Models geworben wird. Für unseren »inneren« Feuchtigkeitsbedarf wurden nur wenige Produkte entwickelt, und es ist zweifelsohne sehr viel schwieriger, dafür zu werben. Cremes ohne Alkohol oder Parfümzusatz, die die Haut nicht reizen, können im Schamlippenbereich angewendet werden. Gleitmittel sollten wir vor dem Geschlechtsverkehr anwenden. Benutzen Sie es wie ein Massageöl; massieren Sie sich gegenseitig. Sie können verschiedene Cremes und Gleitmittel rezeptfrei in der Apotheke kaufen, oder Sie finden sie in Drogerien gleich neben den Kondomen. Vaseline sollten Sie nicht verwenden, denn sie ist nicht wasserlöslich, kann festtrocknen und verkrusten und Infektionen begünstigen.

## Vaginaldusche

Die Vagina reinigt sich selbst. Es besteht keine medizinische Notwendigkeit, die Scheide auszuspülen. Wir wissen jedoch, daß ein hoher vaginaler pH-Wert das Wachstum krankmachender Bakterien begünstigt. Es ist daher empfehlenswert, den pH-Wert zu senken, d. h. das Scheidenmilieu saurer zu machen. Wenn wir unter chronischem Ausfluß leiden, kann eine Spülung mit einer Essiglösung hilfreich sein; sie sollte jedoch nicht öfter als zweimal pro Woche angewendet werden.

## Kegelübungen

Kegelübungen verbessern den Tonus der Muskeln, die die Scheide und die Harnröhre umgeben. Stecken Sie einen Finger in die Scheide und spannen Sie die Muskeln an. Fühlen Sie, welche Muskeln Sie dabei betätigen. Ziehen Sie den Finger heraus, kontrahieren Sie die Muskeln für 10 Sekunden, dann entspannen Sie für 10 Minuten. Wiederholen Sie die Übung 15mal (schließlich bis zu 25mal), und üben Sie möglichst 3mal täglich. Achten Sie darauf, daß Sie nicht die Bauch-, Bein- oder Gesäßmuskeln betätigen. Sie können das überprüfen, indem Sie die Hand auf den Bauch legen: Wenn sich die Bauchmuskeln während der Übung bewegen, mogeln Sie. Stecken Sie wieder einen Finger in die Scheide, finden Sie Ihre Beckenbodenmuskeln heraus, und versuchen Sie es noch einmal. Sie können diese »unsichtbaren« Übungen im Auto, am Schreibtisch oder auf der Toilette durchführen. Dieselben Muskeln können den Harnfluß stoppen, die Übungen helfen daher auch bei Harninkontinenz.

## Hygiene des Intimbereichs

Folgende Punkte können Ihnen helfen:

1. Vermeiden Sie Badeöl oder Schaumbad, sie können den vaginalen pH-Wert erhöhen und Infektionen begünstigen.
2. Leeren Sie Ihre Blase vor und nach dem Geschlechtsverkehr; dadurch werden Bakterien aus der Harnröhre herausgespült.
3. Tragen Sie bequeme, atmungsaktive Unterwäsche aus Baumwolle, die die Feuchtigkeit vom Genitalbereich nach außen leitet.
4. Verwenden Sie im Intimbereich milde, unparfümierte Seife.
5. Wenn Sie zu Hautreizungen neigen, sollten Sie Whirlpools und Schwimmbäder mit chloriertem Wasser meiden.
6. Ziehen Sie nasse Badesachen oder feuchte Trainingskleidung so schnell wie möglich aus.

## *Blasensymptome*

Unsere Blase und Harnröhre entstammen entwicklungsgeschichtlich dem gleichen Gewebe wie die Vagina. Bei Östrogenmangel verlieren auch die Muskeln des unteren Harntrakts – wie die Scheide – ihre Elastizität und Haltefunktion, und es kann zu verschiedenen Störungen kommen.

### Streß- oder Belastungsinkontinenz

Streß- oder Belastungsinkontinenz tritt auf, wenn sich der Druck auf die Blase erhöht und es durch Husten, Niesen oder körperliche Belastung zum unwillkürlichen Abgang von Urin kommt. In einer Studie wurde gezeigt, daß 56 % der Frauen in der Prämenopause und 41 % der Frauen 6 Jahre nach der Menopause unter Inkontinenz leiden.

### Häufige Blasenentleerung

»War ich nicht gerade auf der Toilette?« Dieses Symptom scheint nach der Menopause etwas häufiger aufzutreten als während der Perimenopause; in der oben erwähnten Studie wurde ein Anstieg von 28 auf 33 % gefunden.

### Nächtliche Blasenschwäche

Die nächtliche Blasenschwäche scheint nicht durch Östrogenmangel hervorgerufen zu werden, sondern durch die verstärkte Blutansammlung in den unteren Körperabschnitten während des Tages. Wenn wir im Bett liegen, wird die Flüssigkeit rasch in den Blutstrom absorbiert, in den Nieren gefiltert und in die Blase abgegeben, die sich immer stärker anfüllt und uns schließlich zur Toilette treibt. Männer sind davon ebenfalls betroffen.

## Harndrang

Es ist noch unklar, ob der Harndrang als Symptom östrogenabhängig ist. Etwa 50 % der Frauen in den Wechseljahren klagen über einen gewissen Harndrang.

## Blasenentzündungen

Blasenentzündungen verursachen häufigen Harndrang und Brennen beim Wasserlassen. Eine Veränderung des vaginalen pH-Wertes und eine Verdünnung des Schleims erhöhen das Risiko einer Blasenentzündung während der Wechseljahre.

## *Hautveränderungen – Der teure Kampf gegen die Falten*

Die Kosmetikindustrie und plastische Chirurgen lieben die Wechseljahre! Sie verdienen gut mit der Korrektur unserer alternden, schlaffen, faltigen Haut.

Wir wissen, wie wichtig Kollagen ist. Es gehört zu den Gerüsteiweißen des Körpers. Unsere Haut, Knochen und Knorpel bestehen zu einem großen Teil aus Kollagen. Es bildet etwa ein Drittel unserer gesamten Körpermasse. Vierzig Prozent unseres Kollagens befinden sich in der Haut und erhalten sie straff und elastisch. Zwischen dem 20. und 40. Lebensjahr ist der Kollagengehalt der Haut am höchsten. Sonneneinstrahlung und Rauchen reduzieren ihn. Nach dem 40. Lebensjahr kommt es zu einem altersbedingten Kollagenverlust, der sich nach der Menopause beschleunigt. Die Menopause schädigt unsere Haut in dreierlei Hinsicht: durch Abnahme des Kollagens und der Hautdicke sowie durch Flüssigkeitsverlust. Unsere Haut wird trocken, faltig und leichter verletzbar.

Unsere Augen mögen die Spiegel unserer Seele sein, aber unsere Haut gibt Auskunft über unsere Knochen. Ihr Kollagengehalt ist ebenfalls östrogenabhängig. Schlanke, zierliche Frauen mit heller, zarter Haut, die nach der Menopause eine starke Hautalterung zeigen, erleiden einen ähnlich starken Verlust an Knochenmasse und entwickeln eine Osteoporose.

Wir brauchen also ein Kollagenerhaltungsprogramm. Cremes, kosmetische Gesichtsbehandlungen oder Schönheitsoperationen ersetzen es nicht. Hilfe bietet die Hormonersatztherapie. Durch Östrogensubstitution wird die Kollagenproduktion erhöht, und die Wasserbindungsfähigkeit der Haut und die Hautdicke nehmen zu.

## *Gewichtszunahme*

Unser Grundumsatz, das sind die Kalorien, die wir verbrauchen, wenn wir nichts tun, ist um 116 Kalorien niedriger als bei den Männern. Wir sind schlechtere »Futterverwerter«. Männer verbrennen sogar im Schlaf mehr Kalorien als wir, und zwar täglich 208 Kalorien mehr. In der Lebensmitte verlangsamt sich unser Stoffwechsel, und es wird für uns zunehmend schwieriger, gegen unseren sinkenden Grundumsatz anzukämpfen. In der Perimenopause nehmen wir etwa 0,8 Kilogramm pro Jahr zu, wobei sich das zusätzliche Fettgewebe vor allem an den Hüften, am Gesäß und an den Oberschenkeln festsetzt: Oben paßt vielleicht Größe 38, während wir unten Größe 40 oder 42 brauchen. Das ist die weibliche oder gynoide Form der Fettsucht. Diese Gewichtszunahme scheint nicht mit dem Östrogenmangel in Verbindung zu stehen.

Nach der Menopause verändert sich unsere Fettverteilung. Unsere Muskelmasse nimmt ab, die Fettmasse nimmt zu und wandert von den Hüften zum Bauch. Das ist die männliche oder androide Fettsuchtform (Typ »Bierbauch«). Wir tragen nun unser Fett »wie ein Mann«. Dieser Fettsuchttyp ist ein bekannter Risikofaktor für Arteriosklerose, Erkrankung der Herzkranzgefäße und Herzinfarkt (s. Kap. 9 u. 10). Die Ergebnisse wissenschaftlicher Untersuchungen über die Gründe dieser Gewichtszunahme sind uneinheitlich.

# Psychische Symptome in den Wechseljahren

## *Menopause, Stimmung, Verstand und ... ach ja – Gedächtnis!*

Früher wurden die Wechseljahre mit Depressionen gleichgesetzt. Das Leben nach der Menopause wurde als »ohne Sinn und Zweck« angesehen. Selbst die Psychotherapie würde nicht helfen, und man könne sich nur »resigniert in sein Schicksal ergeben«. Sigmund Freud meinte, wir würden um den Verlust unserer Gebärfähigkeit trauern und deshalb »melancholisch« werden. In jüngerer Zeit hörten wir von Psychologen, daß die Wechseljahre in uns Angst vor dem Altwerden und dem Verlust der Weiblichkeit auslösen, Faktoren, dic zum Verlust unseres Selbstwertgefühls beitragen.

### Depressionen – Mythen und Fakten

Trifft es zu, daß Depressionen in den Wechseljahren wirklich zunehmen? Die meisten Studien zeigen, daß das nicht der Fall ist. Die Zahl der Frauen, die wegen psychiatrischer Erkrankungen stationär behandelt werden, sinkt in dem Jahrzehnt nach dem Eintritt der Menopause. Im Hinblick auf psychiatrische Störungen erreichen wir in der Perimenopause einen Gipfel und erlangen schließlich »inneren Frieden«, nachdem wir die Zeit der wilden Hormonschwankungen überwunden haben.

Wenn eine Frau über 50 jedoch schwere Angstzustände oder eine Depression bekommt, dann wird ihr meistens gesagt, »das sind die Wechseljahre, meine Liebe«, ohne daß die Möglichkeit einer eigenständigen psychiatrischen Erkrankung in Erwägung gezogen wird. Auch Freunde und die Familie werden sicher die Wechseljahre für die Symptome verantwortlich machen, ebenso der Gynäkologe oder der Hausarzt, die meistens die erste Anlaufstation sind, obwohl in solchen Fällen ein Neurologe, Psychiater oder Psychotherapeut konsultiert werden sollte.

Es fällt uns leichter, die Wecheljahre für unsere Symptome verantwortlich zu machen, als zuzugeben, an einer »Nervenkrankheit« zu leiden. Um eine klinische Depression von Stimmungsschwankungen zu unterscheiden, müssen wir die Symptome beurteilen. Eine Frau mit einer schweren klinischen Depression leidet an Interesselosigkeit, trauriger Verstimmung, starker Gewichtszunahme oder -abnahme, Schlafstörungen, Unruhe oder Antriebsarmut. Sie fühlt sich erschöpft, wertlos, hat Schuldgefühle, Konzentrationsschwäche oder leidet an Entscheidungsunfähigkeit und Selbstmordgedanken und kann ihren gewohnten Tätigkeiten nicht mehr nachgehen. Frauen mit einer leichten Depression haben nur einige dieser Symptome, sie können nicht mehr alle ihre Aufgaben erledigen, jedoch einige Arbeiten immer noch bewältigen.

Eine stärker ausgeprägte Depression in den Wechseljahren kann zum Beispiel nach einer chirurgisch induzierten Menopause oder bei Frauen mit einer familiären Vorbelastung für Depression und psychiatrische Erkrankungen auftreten.

Mit der Menopause wird unser Leben nicht sinnlos, nutzlos und leer, davon sind inzwischen auch die Psychoanalytiker überzeugt. Das bedeutet jedoch nicht, daß wir keine Stimmungsschwankungen oder Befindlichkeitsstörungen bekommen können, wenn unsere Östrogenspiegel fallen. Im folgenden werden Symptome beschrieben, die in der Perimenopause auftreten und über die Menopause hinaus andauern können.

## Schlaflosigkeit

Die häufigste Ursache einer Schlaflosigkeit in diesem Alter sind Hitzewallungen, die unseren REM-Schlaf unterbrechen. Der REM-Schlaf (REM = rapid eye movements) ist eine Schlafphase mit raschen Augenbewegungen unter geschlossenen Lidern, in der wir träumen. Östrogenmangel kann den Schlaf jedoch auch ohne Verlust der Temperaturkontrolle beeinträchtigen.

## Müdigkeit und Energielosigkeit

Müdigkeit und Energielosigkeit hängen meistens mit der Schlaflosigkeit zusammen, die durch Hitzewallungen verursacht wird.

## Reizbarkeit und Nervosität

Reizbarkeit und Nervosität sind ebenfalls eine Folge von Hitzewallungen und schlechtem Schlaf.

## Verminderte Libido

Eine verminderte Libido (s. Kap. 16) kann durch atrophische Scheidenveränderungen und schmerzhaften Geschlechtsverkehr verursacht werden. Auch unsere Sexualzentren im Gehirn können durch Mangel an Östrogen und männlichen Geschlechtshormonen beeinflußt werden.

## Leichte Depression

Die leichte Depression ist keine schwere klinische Depression, sondern ein Gefühl von Müdigkeit, Schwunglosigkeit und Traurigkeit. Auch diese Symptome hängen oft mit Hitzewallungen und Schlaflosigkeit zusammen.

## Kurz- und Langzeitgedächtnis ... Habe ich darüber schon gesprochen?

Kommt es jetzt häufiger vor, daß wir nicht mehr wissen, wo wir unseren Schlüssel oder unsere Brille hingelegt haben? Wissenschaftler haben versucht, mit Hilfe von objektiven Tests diese subjektive Vergeßlichkeit zu überprüfen, um zu sehen, ob unsere kognitiven Funktionen (Gedächtnis, geistige Fähigkeiten und Lernfähigkeit) durch Östrogenmangel beeinflußt werden. Es zeigte sich, daß unser Kurzzeitgedächtnis etwas nachläßt, während unser Langzeitgedächtnis nicht beeinträchtigt wird. Frauen im Alter von 48 Jahren, deren Gebärmutter und Eierstöcke entfernt wurden, erhielten für 3 Monate randomisiert, d. h. nach dem Zufallsprinzip, entweder Östrogen oder Plazebo. Diejenigen, die Östrogen bekamen, erzielten bei Tests zur Überprüfung des verbalen Sofortgedächtnisses bessere Ergebnisse, sogar im Vergleich zu den Testergebnissen vor der Operation, während die Frauen der Plazebo-Gruppe keine

Veränderung zeigten, jedoch beim Erlernen neuer Dinge schlechter abschnitten. Zur besseren Einschätzung dieser Ergebnisse sind größere Langzeituntersuchungen notwendig.

## *Brauchen wir Hilfe?*
## *Hormone, Antidepressiva und Psychotherapie*

Da die Wechseljahre nur wenig Einfluß auf unsere geistige Gesundheit haben, werden die meisten von uns keine »Therapie« benötigen, sondern wir sollten vielleicht verstehen lernen, daß die »Menopause in Ordnung ist« und daß »wir in Ordnung sind«.

Hilft Östrogen, wenn wir depressiv sind oder andere psychische Symptome haben? Die Antwort ist ein vages »vielleicht« in manchen Fällen. Östrogen hilft gegen Hitzewallungen. Leichte depressive Verstimmungen kann Östrogen ebenfalls lindern. Östrogen erhöht den Abbau des Enzyms Monoaminoxydase (MAO), das bei depressiven Frauen erhöht ist. Je niedriger die MAO-Enzymspiegel sind, desto besser fühlen wir uns, weil MAO Serotonin abbaut. Östrogen erhöht also indirekt unsere Serotoninspiegel, die sich günstig auf Depressionen auswirken.

Bei schweren klinischen Depressionen, die nicht mit Hitzewallungen oder Schlaflosigkeit einhergehen, handelt es sich wahrscheinlich um eine psychiatrische Erkrankung, die mit Psychopharmaka und Psychotherapie – und nicht durch Hormonsubstitution – behandelt werden sollte. Sie werden durch ein chemisches Ungleichgewicht und niedrige Konzentrationen bestimmter Neurotransmitter (Überträgersubstanzen in Nervenzellen) verursacht. Wir können neue Antidepressiva verschreiben, die die Wiederaufnahme von Serotonin durch die Nervenzellen hemmen (in Deutschland z. B. Fluctin®, das allerdings sehr teuer ist; 20 Kapseln kosten ca. 90 DM, 100 Kapseln ca. 390 DM).

Eine andere Gruppe von Medikamenten, die häufig bei Depressionen verordnet werden, sind die altbewährten »trizyklischen Antidepressiva« (in Deutschland z. B. Saroten®, Tofranil®, Amitriptylin®). Eine neuere Entwicklung sind die MAO-Hemmer (in Deutschland z. B. Aurorix®). Sie erinnern sich: MAO ist das Enzym im Gehirn, das den Neurotransmitter Serotonin abbaut.

All diese Medikamente haben zum Teil beträchtliche Nebenwirkungen – im Gegensatz zur Psychotherapie, die bei 45–60 % der Frauen mit leichten bis mäßigen Depressionen gute Erfolge zeigt. Bei schweren, wiederholt auftretenden (rezidivierenden) Depressionen ist es sinnvoll, Psychotherapie und medikamentöse Behandlung zu kombinieren. Eine weitere Möglichkeit ist die Kombination von Östrogen und Antidepressiva. Östrogen verstärkt die Wirkung einiger dieser Psychopharmaka, dadurch können wir die Dosis reduzieren und haben weniger Nebenwirkungen.

## Die Menopause im Spiegel der Wirklichkeit

Jetzt wollen wir die Menopause unter Berücksichtigung unseres neu erworbenen Wissens beurteilen.

Zunächst die negativen Aspekte:

- Hitzewallungen, die Schlafstörungen verursachen können;
- Probleme durch die atrophischen Veränderungen im Bereich der Scheide;
- Leichte psychische Symptome, meistens aufgrund von Schlafstörungen.
- Unsere Haut kann trocken, faltig und dünner werden.
- Bei Gewichtszunahme sammelt sich das Fett an Bauch und Taille an und nicht, wie früher, an den Hüften.
- Eine Veränderung des sexuellen Verlangens ist möglich (Libidoverminderung), teilweise bedingt durch unsere vaginalen Symptome.

Und nun die positiven Aspekte:

- Wir brauchen uns nicht mehr um Empfängnisverhütung zu kümmern.
- Kein prämenstruelles Syndrom mehr;
- Keine Menstruation, Krämpfe oder starke Blutungen.
- Wegen unserer Menopausensymptome suchen wir den Arzt auf oder lesen Bücher über die Wechseljahre, deshalb können wir durch diese wichtigste Übergangsphase in unserem Leben mit einem neuen Be-

wußtsein gehen: Weg von der »Reparaturmentalität« und hin zur »Vorbeugung«.
- Es gibt verschiedene Behandlungsmöglichkeiten für fast jedes der oben erwähnten negativen Symptome.

Die Menopause ist die Vollendung eines Lebenszyklus, der vor unserer Geburt begann. Sie ist keine Endstation, sondern der Beginn unserer nächsten Lebensphase. Es reicht nicht, zu wissen, warum wir keine Regelblutung mehr haben. Weitaus wichtiger ist es, über die Langzeitprobleme – die Wirkung des Östrogenmangels auf unser Herz, unsere Knochen, unser Gehirn – und über die Erkrankungen, die vor allem uns Frauen betreffen, Bescheid zu wissen. All das wird unsere Lebensqualität während der nächsten 30 oder 40 Jahre bestimmen.

# 7. HORMONE EINNEHMEN – GUTE, SCHLECHTE UND FRAGWÜRDIGE

Einnehmen oder nicht einnehmen – das ist die Frage. Zwanzig Millionen von uns werden in den nächsten 20 Jahren vor dieser Entscheidung stehen, wenn wir in die Wechseljahre kommen und nicht mehr über Empfängnisverhütung, sondern über Hormonsubstitution nachdenken müssen. Die Frage wird uns auch nach dieser Übergangsphase noch beschäftigen. Frauen zwischen 60 und 80, die mit der Hormontherapie aufgehört oder niemals Hormone genommen haben, sind ebenfalls eingeladen, sich daran zu beteiligen. Es gibt nur wenige Behandlungsmethoden in der Medizin, die einen so großen Einfluß auf unser Befinden bzw. die Entwicklung einer Krankheit und auf unser Sterben haben. Hunderte von Studien über Östrogen und Progesteron wurden durchgeführt. Sie wurden analysiert, statistisch bewertet, hochgelobt und kritisiert. Die schlechte Nachricht (Nebenwirkungen und Krebsrisiko) macht sofort Schlagzeilen in den Medien: »Östrogen wird mit Krebs in Zusammenhang gebracht!« Der guten Nachricht wird – wie im Leben – weniger Aufmerksamkeit geschenkt: »Östrogen kann das Alzheimer-Risiko senken.« Wir wollen uns zunächst mit den Fakten vertraut machen.

## Östrogen- und Hormonersatztherapie – Einführung in Risiken und Vorteile der Hormontherapie

Der Begriff »Hormontherapie« umfaßt die Verwendung von Östrogen und Progesteron. Ich möchte deshalb zunächst über die Östrogenersatztherapie (Östrogensubstitution) sprechen, dann über die Hormonersatztherapie (Östrogen plus Progesteron) und schließlich auch über die Therapie mit männlichen Geschlechtshormonen (Androgentherapie).

# *Östrogenersatztherapie*

## Vorteile der Östrogensubstitution

Wir schon erwähnt, wird den guten Nachrichten meistens weniger Aufmerksamkeit geschenkt als den schlechten Nachrichten. Um diesem Trend entgegenzuwirken, wollen wir zuerst die Vorteile einer Östrogensubstitution besprechen.

### Verhinderung klimakterischer Beschwerden

Menopausaler Östrogenmangel führt zu den typischen Symptomen der Wechseljahre – Hitzewallungen, Schlafstörungen, trockene Scheide, Konzentrationsschwäche, Störung des Kurzzeitgedächtnisses. Sie sind nicht lebensbedrohlich, können jedoch unsere Lebensqualität stark beeinträchtigen. Gesundheit ist schließlich mehr als nur die Abwesenheit von Krankheit. Östrogen, verabreicht als Pille oder Hormonpflaster, beseitigt fast über Nacht die Östrogenmangelsymptome.

Mit der Behandlung dieser Symptome kann bei Eintritt der Menopause begonnen werden, entweder nachdem die Regelblutungen seit mehreren Monaten ausgeblieben sind und es zu Wechseljahrsbeschwerden kam oder bei starken Zyklusunregelmäßigkeiten und mehrmaliger Messung von hohen FSH-Spiegeln und niedrigen Östrogen- oder Östradiolspiegeln. Weil wir während der Perimenopause noch Hormone – wenn auch unregelmäßig – produzieren, ist es günstiger, Hitzewallungen, Schlafstörungen und eine trockene Scheide in dieser Übergangsphase mit niedrigdosierten oralen Kontrazeptiva zu behandeln, die die Funktion unserer unregelmäßig arbeitenden Eierstöcke unterdrücken. Im Gegensatz dazu hemmt die Östrogenersatztherapie die Eierstockfunktion nicht. Das synthetische Östrogen in einem oralen Kontrazeptivum ist viermal stärker wirksam als das natürliche Hormon, das bei der Östrogensubstitution verwendet wird. Wir brauchen nicht viel Östrogen nach Erlöschen unserer Eierstockfunktion, und erfreulicherweise beseitigt diese kleine Dosis unsere Beschwerden und beugt außerdem der Entstehung von bedrohlichen Erkrankungen vor.

Viele unserer Menopausensymptome lassen im Laufe der Jahre nach, indem sich unser Körper und unser Gehirn an den Östrogenmangel gewöhnen. Nach 2 oder 5 Jahren berichten sehr viele Frauen, sie hätten die Menopause »überwunden«. Einige von uns werden nie symptomfrei. Sollen wir uns für oder gegen eine Hormontherapie entscheiden? Als Entscheidungshilfe kann uns beispielsweise das »aktuelle« Beschwerdebild dienen. Wenn wir in die Wechseljahre kommen und uns schrecklich fühlen, können wir mit der Therapie beginnen. Haben sich die Beschwerden gebessert, können wir die Lage neu überdenken. Ob wir uns für eine Fortsetzung der Hormonsubstitution entscheiden, wird von unserem Risiko für bestimmte Erkrankungen, wie z. B. Herzinfarkt, Osteoporose und Brustkrebs, abhängen. Neue wissenschaftliche Erkenntnisse werden uns bei unserer Therapieplanung für die nächsten 5–30 Jahre helfen.

## Vorbeugung von Osteoporose und Herzerkrankungen

In einer großen epidemiologischen Studie über die Langzeitrisiken und -vorteile einer Östrogensubstitution wurde folgendes aus einer Vielzahl von Untersuchungen errechnet: Wenn 10 000 Frauen 25 Jahre lang Östrogen einnähmen, würde ihr Risiko für einen tödlichen Herzinfarkt um 48 % sinken, das heißt, es gäbe »nur« 576 Todesfälle. Die Sterberate bei Hüftgelenksbrüchen würde um 49 % sinken (75 Todesfälle). Das Risiko, an Brustkrebs zu sterben, würde sich erhöhen (39 Todesfälle), und das Risiko, an Gebärmutterkrebs zu sterben, würde steigen (29 Todesfälle). Die Hormonsubstitution würde 574 Todesfälle verhindern, und die Frauen würden viele Jahre voller Lebensqualität hinzugewinnen. In dieser Kosten-Nutzen-Analyse scheint sich Östrogen insgesamt gesehen günstig auszuwirken, wir müssen jedoch noch mehr über das Hormon wissen, um seine Wirkungen zu verstehen.

**Osteoporose – Östrogen baut Knochen auf.** Die Osteoporose (Knochenschwund) ist eine ernste Erkrankung mit verheerenden Folgen für die betroffenen Frauen (s. Kap. 11). Die gute Nachricht ist, daß Östrogen uns vor Osteoporose schützt, indem es den Wiederaufbau von Knochen fördert und die normale altersbedingte 2- bis 3prozentige jährliche Abnahme der Knochenmasse stoppt, die während der ersten 5–10 Jahre nach der Menopause erfolgt. Kalzium und körperliches Training allein können das nicht schaffen.

Zur Vorbeugung gegen Osteoporose benötigen wir 0,625 mg konjugierte Östrogene (1,25 mg bei Frauen mit einem hohen Osteoporoserisiko) oder 1,0–2,0 mg Östradiolvalerat täglich. Eine kleinere Menge von 0,3 mg konjugierten Östrogenen ist ebenfalls wirksam, wenn wir 1500 mg Kalzium hinzufügen. Frauen mit einem hohen Osteoporoserisiko (etwa 15 %) benötigen höhere Dosen. Die therapeutische Wirkung kann durch Messung der Knochendichte (Osteodensitometrie) überprüft werden. Östrogen schützt unsere Knochen nur, solange wir es einnehmen. Wird es abgesetzt, nimmt unsere Knochenmasse wieder um 2–3 % pro Jahr ab, und nach 5 Jahren haben wir unseren Östrogenbonus verloren.

Östrogen hilft auch bei schon manifester Osteoporose. Bis in unsere späten 70er Jahre kann Östrogen das Fortschreiten der Krankheit aufhalten und verlorene Knochenmasse wieder aufbauen. Unser Risiko eines Knochenbruchs (Frakturrisiko) sinkt signifikant, und die mit einer Osteoporose einhergehenden Knochenschmerzen werden gelindert. Frauen, die erst im Alter von 65 Jahren mit der Östrogentherapie beginnen, werden eine um 14–19 % höhere Knochendichte haben als diejenigen, die niemals Östrogen nahmen, und ihr Frakturrisiko sinkt um 57–69 %. Es ist wahrscheinlich nie zu spät, unsere Knochen mit Östrogen zu stärken.

**Kardiovaskuläre Vorteile – Östrogen schützt vor Herzinfarkt.** Seit 1970 wurde in mehr als 32 großen epidemiologischen Studien gezeigt, daß sich Östrogen äußerst günstig auf unser Herz-Kreislauf-System (kardiovaskuläres System) auswirkt. Östrogen senkt das Sterberisiko für Herzinfarkt, die häufigste Todesursache in den westlichen Industrieländern, um mindestens 50 %. Östrogen hat keine Herzschutzfunktion bei Männern, da diese – im Gegensatz zu uns – nicht die richtigen Hormonrezeptoren besitzen.

Die vielfältigen günstigen Wirkungen auf unser kardiovaskuläres System werden in Kapitel 9 und 10 ausführlich geschildert. Man nimmt an, daß 25 % der kardioprotektiven Wirkung von Östrogen auf einer Senkung des Gesamtcholesterins und der Lipide beruht, wobei es die Konzentration des »guten« HDL-Cholesterins erhöht und die Konzentration des »schlechten« LDL-Cholesterins senkt. Zum größeren Teil basiert die Schutzwirkung von Östrogen auf seinen positiven Effekten auf unser gesamtes Herz-Kreislauf-System – unser Blut, unsere Gefäße und unser Herz.

## Welche Dosis und wie lange?

In den meisten Studien, die eine kardioprotektive Wirkung von Östrogen beobachteten, wurden 0,625–1,25 mg konjugierte Östrogene verwendet. Unter Berücksichtigung dieser Ergebnisse empfehlen wir 0,625 mg als niedrigste wirksame Dosis. Diese Dosis wird auch zur Vorbeugung gegen Osteoporose eingesetzt.

Wie lange sollen wir Östrogen einnehmen? Untersuchungen zeigen, daß das Risiko für das Herz-Kreislauf-System um 50 % sinkt, wenn Frauen Östrogen 15 Jahre oder länger nehmen. Bei einer Einnahmedauer von weniger als 3 Jahren beträgt die Risikominderung nur 10–30 %. Neuere Studien ergaben, daß die besten Ergebnisse mit einer Langzeittherapie erzielt werden.

## Und wenn wir schon herzkrank sind oder einen Herzinfarkt hatten?

Auch nach einem Herzinfarkt oder bei Erkrankung der Herzkranzgefäße ist es nicht zu spät für Östrogen, im Gegenteil! Einige Untersuchungen zeigen, daß Östrogen bei Frauen mit Erkrankung der Herzkranzgefäße (koronare Herzkrankheit) eine stärkere Schutzwirkung entfaltet. Viele Ärzte sind deshalb der Ansicht, daß Frauen nach einem Herzinfarkt von der »Intensivtherapie« zur »Hormontherapie« übergehen sollten.

## Östrogenersatztherapie und das Urogenitalsystem (Harn- und Geschlechtsorgane)

Östrogenmangel führt zu verschiedenen Blasen- und Scheidenproblemen.

**Scheiden- und Blaseninfektionen.** Östrogenmangel verändert das normalerweise leicht saure Scheidenmilieu in Richtung auf den alkalischen Bereich, das heißt, der pH-Wert steigt. Die normale, gesunde Scheidenflora (Milchsäurebakterien) kann darin nicht mehr gedeihen und wird durch die »falschen« Bakterien verdrängt. Diese können Scheidenentzündungen hervorrufen, die unter Umständen auch auf die Blase übergreifen.

Durch Schwangerschaft und Entbindung erschlafft die Beckenbodenmuskulatur. Östrogenmangel verstärkt die Beckenbodenschwäche, und die Blase kann prolabieren oder sich in die Scheide verlagern (Zystozele oder Blasenvorfall). Die glatte Muskulatur der Blase kann sich nicht mehr so gut wie früher kontrahieren, sie verliert ihren östrogenabhängigen Spannungszustand. All diese Faktoren tragen dazu bei, daß wir die Blase nicht vollständig leeren können und nach kurzer Zeit wieder die Toilette aufsuchen müssen. Der Restharn kann leicht durch aufsteigende Bakterien infiziert werden.

Eine Östrogentherapie fördert das Wachstum gesunder Vaginalzellen, das normalerweise leicht saure Scheidenmilieu wird wiederhergestellt, die vaginale Durchblutung und Schleimbildung und damit die Gleitfähigkeit beim Koitus nehmen zu. Schmerzen lassen nach, ebenso die Häufigkeit von Scheiden- und Blasenentzündungen. Die Kontraktionsfähigkeit der Blase verbessert sich, und der Beckenbodenhalteapparat wird gekräftigt.

**Harninkontinenz.** Östrogenmangel ist wahrscheinlich nicht die Hauptursache für den unwillkürlichen Harnabgang (Inkontinenz) nach der Menopause, aber er kann ein begünstigender Faktor sein. Wenn unsere Östrogenspiegel sinken, vermindert sich das Kollagen, das Harnröhre und Blasenhals stützt. Der Schließmuskel wird geschwächt, und das Inkontinenzrisiko nimmt zu. Ohne Östrogen bildet sich die Harnröhrenschleimhaut zurück – sie atrophiert –, und der Verschlußmechanismus wird beeinträchtigt. Es kann zur Streß- oder Belastungsinkontinenz kommen, wenn sich der Druck auf die Blase durch Husten, Niesen oder körperliche Belastung erhöht. Außerdem können wir eine sogenannte Dranginkontinenz entwickeln: Durch unwillkürliche Kontraktionen der Blasenmuskulatur (»Verkrampfung«) entsteht ein nicht unterdrückbarer Harndrang.

Östrogen wirkt der Harnröhrenatrophie entgegen. Es kommt zu einer Verbesserung des Verschlußmechanismus, und Harndrang und Häufigkeit der Blasenentleerung lassen nach. Unter den Frauen mit atrophischen Veränderungen im Urogenitaltrakt und mit Inkontinenz zeigen 40–70 % unter Östrogentherapie eine gewisse Verbesserung. Wir sollten auf jeden Fall eine Östrogentherapie ausprobieren, bevor wir einen operativen Eingriff in Erwägung ziehen.

**Prolaps von Beckenorganen.** Mit zunehmendem Alter und vor allem bei Östrogenmangel erschlaffen die Haltestrukturen im kleinen Becken, und es kommt zur Senkung und zum Vorfall (Prolaps) verschiedener Organe. Der Uterus senkt sich und prolabiert in die Scheide, und es entwickelt sich ein Gebärmuttervorfall (Uterusprolaps), oft in Kombination mit einer Scheidensenkung. Durch die strukturelle Verbindung von Gebärmutter, Scheide, Blase und Enddarm (Rektum) werden andere Organe bei der Absenkung »mitgenommen«. So kommt es durch Absenkung der vorderen Scheidenwand zum Blasenprolaps (Zystozele), und durch Absenkung der Scheidenhinterwand entwickelt sich ein Rektumprolaps (Rektozele). Die Verlagerung der Beckenorgane trägt zu unseren Blasenentleerungsstörungen und zur Inkontinenz bei. Wir spüren vielleicht ein ständiges Ziehen, ein Druckgefühl und Schmerzen im Unterbauch. Stehen oder Sitzen verursachen Beschwerden. Wir können keinen Geschlechtsverkehr haben oder vermeiden ihn aus Scham.

## Örtliche Anwendung von Östrogen

Die meisten Frauen möchten sich während des letzten Drittels ihres Lebens nicht ständig mit Unterleibsproblemen herumplagen müssen. Die Östrogenersatztherapie verhindert oder bessert die Symptome einer Scheidenatrophie und wirkt sich günstig auf unsere Scheidenflora, unsere Infektionsrate und Blasensymptome aus. Wir können Östrogen als Pillen oder Hormonpflaster verabreichen. Aber manchmal ist das nicht ausreichend, vor allem wenn die Atrophie zu einer Minderdurchblutung führt. In solchen Fällen ist es günstiger, wenn wir eine Östrogen-Vaginalcreme direkt auftragen. Um die Vaginalschleimhaut aufzubauen, müssen wir für 1–2 Wochen jeden Abend 2 Gramm Creme applizieren. Nach Besserung der Symptome können wir die Dosis auf 1–2 Gramm zweimal wöchentlich reduzieren. Frauen, die Östrogenpillen oder ein Hormonpflaster nicht vertragen oder verwenden wollen, können sich durch die alleinige Verwendung von Östrogencreme vor einer Scheidenatrophie schützen. Sie verhindert östrogenbedingte Scheiden- und Blasensymptome, schützt aber nicht vor Herzerkrankungen oder Osteoporose.

## Östrogen und unser Gehirn

Östrogen hilft unseren Gehirnzellen oder Neuronen, »in Verbindung zu bleiben«. Es fördert die Bildung der Acetyltransferase. Dieses Enzym wird zur Synthese von Acetylcholin, einem Neurotransmitter, benötigt, der die Übertragung von »Botschaften« zwischen den Neuronen ermöglicht und eine wichtige Rolle für unser Gedächtnis spielt. Durch Östrogen reagieren die Neurone empfindlicher gegenüber dem Nervenwachstumsfaktor, der das Wachstum von Nervenzellen und ihren Verknüpfungen untereinander fördert. Je dichter das Netzwerk dieser »Verkabelungen«, desto besser funktionieren unsere Denkprozesse und unser Gedächtnis.

Selbst Männer benötigen Östrogen für ihre Hirnfunktionen. Sie gewinnen ihr Östrogen durch Umwandlung des männlichen Hormons Testosteron im Gehirn. In dieser Hinsicht sind Männer begünstigt, weil ihre Testosteronversorgung bis ins hohe Alter recht konstant bleibt.

Bis zum 80. Lebensjahr bekommen etwa 40 % von uns Probleme mit den Nervenzellverbindungen. Die Verbindungsfasern zwischen den Neuronen bilden Neurofibrillenknäuel, und es kommt zu Proteinablagerungen im Gehirn, sogenannten Amyloid-Plaques. Die Konzentration der Acetyltransferase nimmt ab, und wir verlieren unser Gedächtnis und andere Gehirnfunktionen. Dies sind Symptome der Alzheimer-Krankheit, an der gegenwärtig 3 Millionen Frauen leiden. Während der nächsten 10 Jahre wird sich die Anzahl der Alzheimer-Kranken verdoppeln.

Einige von uns haben ein erhöhtes Risiko, an der Alzheimer-Krankheit zu erkranken. Bisher sind 3 Gene bekannt, die mit ihr im Zusammenhang stehen. Vor allem, wenn die Krankheit vor dem 65. Lebensjahr auftritt, liegen Gen-Defekte vor. Ein bestimmtes Lipoprotein (Apolipoprotein E) scheint ein genetischer Risikofaktor für diesen degenerativen Hirnprozeß zu sein. Hoffnung auf Heilung gibt es noch nicht. Ein vorbeugender therapeutischer Ansatz könnte Östrogen sein.

Wir glauben nicht, daß Östrogenmangel die Hauptursache für diesen Zusammenbruch der neuronalen Signalübermittlung ist, aber Östrogenmangel scheint uns empfänglicher für die prädisponierenden Faktoren der Alzheimer-Krankheit zu machen. In einer kalifornischen Studie an 2400 Frauen beobachtete man vor kurzem, daß das Risiko von Frauen unter Östrogentherapie, an der Alzheimer-Krankheit zu erkranken, um 40 % geringer war als bei Frauen, die kein Östrogen nahmen. Andere Studien fanden Hinweise, daß eine Östrogenersatztherapie in der Lage ist, die Gedächtnisfunktion zu verbessern und den Gedächtnisverlust bei Frauen mit leicht bis mäßig ausgeprägter Alzheimer-Krankheit zu verringern. Wir wissen, daß nach der Menopause das Fettgewebe Östrogen produzieren kann. Diejenigen von uns, die ein paar Pfunde zuviel haben, sind wahrscheinlich nicht glücklich mit ihrer Konfektionsgröße, aber sie produzieren mehr Östrogen als schlanke Frauen, die ein erhöhtes Alzheimer-Risiko haben. Durch die positive Wirkung von Östrogen auf unsere Herz-Kreislauf-Funktion kann auch die Gehirndurchblutung verbessert werden, ein weiterer Faktor, der der Entwicklung der Alzheimer-Krankheit entgegenwirkt.

Auch nach einem Schlaganfall können wir geistige Defizite erleiden. Östrogen hat wahrscheinlich dieselbe günstige Wirkung auf unsere Blutgefäße im Gehirn wie auf unsere Herzkranzgefäße. So fand man, daß eine Östrogen- oder Hormonersatztherapie das relative Risiko für einen Schlaganfall im Vergleich zu Frauen, die niemals behandelt wurden, beträchtlich senkt. Das Risiko für einen tödlichen Schlaganfall wurde noch stärker reduziert. Dies entspricht etwa der Risikominderung durch Östrogen bei der koronaren Herzkrankheit.

Bei der Entscheidung für oder gegen eine Östrogensubstitution sollten wir unser Herz, unsere Knochen und unser Gehirn berücksichtigen.

## Östrogen kann vor Krebs schützen

In einer großen Studie der Universität von Wisconsin beobachtete man eine deutlich geringere Erkrankungshäufigkeit für Dickdarm- und Rektumkrebs (Rektum ist der letzte Dickdarmabschnitt, der auch als Mast- oder Enddarm bezeichnet wird) bei laufender oder vor kurzem durchgeführter Östrogensubstitution. Es ist bekannt, daß Östrogen und Progesteron die Sekretion von Gallensäuren reduzieren. Diese Säuren »reizen« den Darm und erhöhen deshalb vielleicht unser Risiko für einen Dickdarmkrebs. Nach dem 50. Lebensjahr ist Dickdarmkrebs die dritthäufigste Krebserkrankung. Eine Senkung des Erkrankungsrisikos um mehr als 40 % hat große gesundheitspolitische Bedeutung. Dennoch war das Medieninteresse minimal und betrug nur 1 %, verglichen mit dem Medienrummel, wenn Östrogen in Verdacht gerät, andere Krebsarten zu begünstigen.

## Kosmetische Effekte von Östrogen

Wir sterben nicht an unseren Falten, aber wir können den Wechsel »glätten«. Ist die Zahl unserer Falten genetisch vorbestimmt, und können wir etwas dagegen tun – außer uns liften zu lassen? Wie glatt und straff unsere Haut ist, hängt von ihrem Kollagengehalt und der Hautdicke ab. Eine Östrogentherapie verhindert nicht nur den Kollagenverlust, sondern kann den Kollagengehalt innerhalb von 12 Monaten sogar um 3–5 % erhöhen. In einer spanischen Studie wurde gezeigt, daß die Haut besser auf das Hormonpflaster als auf orale Gabe von Östrogenpillen anspricht.

Neuere Untersuchungen haben gezeigt, daß eine 0,1prozentige Vaginalcreme, z. B. Ovestin Creme®, wie sie bei trockener Scheidenschleimhaut verordnet wird, sich auch dazu eignet, die Faltentiefe im Gesicht und am Hals zu reduzieren und die Gesichtskonturen zu straffen.

## Risiken der Östrogenersatztherapie

Wie jede medizinische Therapie kann Östrogen Nebenwirkungen verursachen, vor allem, wenn vor der Verschreibung keine gründliche Untersuchung und Beratung stattfindet oder die Therapie nicht sorgfältig überwacht wird.

Unsere Hauptsorge gilt natürlich dem Krebsrisiko. Kann Östrogen Krebs verursachen? Ja, wenn wir dabei an ein Endometriumkarzinom (Gebärmutterkrebs) denken. Die Frage des Brustkrebsrisikos kann noch nicht eindeutig beantwortet werden.

### Gebärmutterkrebs

Die alleinige Verabreichung von Östrogen (ohne zusätzliche Gabe von Progesteron) führt zu einer ungehinderten Stimulation der Gebärmutterschleimhaut. Dadurch kommt es zu einer krankhaften Zellvermehrung oder Hyperplasie und schließlich eventuell zur Entwicklung eines Gebärmutterkrebses. Abhängig von der verwendeten Östrogendosis und der Dauer der Anwendung kann sich das Risiko eines Gebärmutterkrebses um das 5- bis 8fache erhöhen.

Kleine Dosen von Progesteron wirken dem Östrogeneffekt am Endometrium entgegen und verhindern die Entstehung eines Gebärmutterkrebses. Frauen mit intaktem Uterus, d. h. bei denen die Gebärmutter nicht entfernt wurde, sollten Östrogen nur in Kombination mit einem Progesteron einnehmen, also eine Hormon- und nicht eine Östrogenersatztherapie durchführen.

## Brustkrebs

Die Sorge vor Brustkrebs (Mammakarzinom) ist der wichtigste Grund, warum viele Frauen Bedenken gegen eine Östrogensubstitution haben. Eine Fülle von widersprüchlichen wissenschaftlichen Ergebnissen sorgt für Verwirrung. In einer Reihe von Studien konnte kein erhöhtes Brustkrebsrisiko festgestellt werden, in anderen fand sich ein relativ erhöhtes Risiko nach Langzeittherapie von mehr als 15 Jahren.

Höhere Östrogendosen (1,25 mg konjugierte Östrogene) scheinen das Risiko zu erhöhen, wir sollten deshalb die Dosis so niedrig wie möglich halten.

Wir möchten wissenschaftlich fundierte, eindeutige Befunde, die es leider noch nicht gibt. Viele Epidemiologen sprechen von einem »mäßig« erhöhten Risiko, was natürlich von denjenigen von uns, bei denen Brustkrebs diagnostiziert wird, ganz anders gesehen wird. Wir sind wieder einmal auf uns allein gestellt, um unser individuelles Krebsrisiko zu beurteilen. Wenn schon in unserer Familienanamnese ein erhöhtes Brustkrebsrisiko besteht, z. B. Mutter und Schwestern betroffen sind, dann möchten wir unser vorhandenes Erkrankungsrisiko sicher nicht noch weiter erhöhen, es sei denn, wir haben außerdem ein signifikantes Erkrankungsrisiko für andere schwere Erkrankungen, wie z. B. einen Herzinfarkt, Osteoporose oder die Alzheimer-Krankheit.

## Hormone und Gallensteinbildung

Östrogenersatztherapie – mit oder ohne Progesteron – kann das Risiko einer Gallensteinbildung verdoppeln. Unter Östrogen nimmt die Cholesterinausscheidung in der Galle zu. Die Gallenflüssigkeit sammelt sich in der Gallenblase, fließt dann in unseren Darm und wird mit dem Stuhl ausgeschieden. Je höher die Cholesterinkonzentration in der Galle, desto größer ist die Gefahr, daß sich Gallensteine bilden. Das Risiko dafür hängt von der Dosis und Potenz des verabreichten Östrogens ab; 1,25 mg konjugierte Östrogene (in Deutschland z. B. eine recht hohe Dosis des Präparats Presomen®) erhöhen den Cholesterinspiegel in der Galle um 18 %, während er durch 50 µg Ethinylestradiol, das synthetische Östrogen in höherdosierten oralen Kontrazeptiva, um 50 % steigt.

Bei einigen von uns besteht ein erhöhtes Risiko für Gallensteinbildung aufgrund anderer Faktoren, z. B. Übergewicht, mehrere Schwangerschaften oder ein Alter über 40. Eine Östrogensubstitution kann dieses Risiko weiter erhöhen. In solchen Fällen ist es ratsam, ein transdermales Östrogenpflaster zu verwenden, das Leber und Galle nicht zusätzlich belastet.

## *Hormonersatztherapie*

### Was versteht man darunter?

Unter Hormonersatztherapie versteht man eine Östrogen-Progesteron-Substitution. Die Progesteronkomponente ist entweder ein »synthetisches« Gelbkörperhormon, das nicht in der Natur vorkommt und als »Gestagen« bezeichnet wird, oder ein »natürliches« Gelbkörperhormon – in diesem Fall wird es als »Progesteron« bezeichnet. Als Autorin nehme ich mir die Freiheit, alle Gestagene in diesem Kapitel als Progesteron zu bezeichnen. Bei der Darstellung der Therapie werde ich wieder die »offizielle« Terminologie verwenden.

Wenn wir unsere Gebärmutter noch haben, Östrogen nehmen und kein 5- bis 8fach erhöhtes Gebärmutterkrebsrisiko haben möchten, müssen wir einen Preis dafür zahlen; dieser Preis ist Progesteron. Es bringt einige Probleme und Nebenwirkungen mit sich und erschwert die wissenschaftliche Beurteilung der Hormontherapie. Es kann Blutungen verursachen. Progesteron wird meistens zyklisch verordnet, d. h. jeweils 10–14 Tage lang pro Monat zusätzlich zur Östrogentherapie. Dadurch versucht man, unsere prämenopausalen Zyklen nachzuahmen. Die meisten Frauen bekommen eine Blutung in der einnahmefreien Woche nach dem Absetzen von Progesteron; einige leiden sogar unter Krämpfen. Viele von uns, die sich auf ein Leben ohne lästige Monatsblutungen nach der Menopause gefreut hatten, möchten damit nichts mehr zu tun haben. Eine mögliche Alternative ist die tägliche, kontinuierliche Einnahme eines niedrigdosierten Östrogen-Progesteron-Kombinationspräparates. Dadurch wird der wachstumsfördernden (proliferativen) Östrogenwirkung auf die Gebärmutterschleimhaut von Anfang an entgegengewirkt, und es sind keine Entzugsblutungen zum Schutz des Endometriums notwendig.

Progesteron kann auch dem prämenstruellen Syndrom (PMS) ähnliche Symptome auslösen, wie z. B. Blähungen, schmerzhaftes Spannungsgefühl in den Brüsten, Stimmungsschwankungen, Depressionen und Kopfschmerzen. Man kann etwas gegen diese Nebenwirkungen tun, aber dazu müssen wir und unser behandelnder Arzt gewillt sein, das Progesteronpräparat zu wechseln sowie die Dosis und die Länge der zyklischen Therapie so lange zu ändern, bis wir einen Therapieplan haben, der genau auf unsere individuellen Bedürfnisse zugeschnitten ist.

## Wo bleiben die positiven Wirkungen der Östrogentherapie unter Progesteron?

Wenn Progesteron die östrogenbedingte Proliferation der Gebärmutterschleimhaut verhindert, blockiert es dadurch auch die positiven Östrogeneffekte auf andere Organe (Herz und Knochen)?

### Hormonersatztherapie und Osteoporose

Progesteron scheint – wie Östrogen – die Knochenneubildung zu fördern. Die Verabreichung von Östrogen in Kombination mit Progesteron vermindert die Knochenschutzwirkung nicht, sondern kann sie sogar verstärken.

### Hormonersatztherapie und Herz-Kreislauf-Erkrankungen

Ärzte, Chemiker, Physiologen und natürlich Arzneimittelhersteller haben sich intensiv mit der Frage beschäftigt, ob die zusätzliche Progesterongabe die kardioprotektive (herzschützende) Wirkung von Östrogen beeinträchtigt. Es wurde befürchtet, daß die günstige Wirkung von Östrogen auf unsere Lipidspiegel (Erhöhung des guten HDL- und Senkung des schädlichen LDL-Cholesterins) durch synthetische Progesterone blockiert würde. Bei den natürlichen Progesteronen scheint dieser Effekt weniger stark ausgeprägt zu sein. Andererseits senken die synthetischen Progesterone unsere Triglyzeridspiegel. Neue Untersuchungen haben ergeben, daß hohe Triglyzeridspiegel mit einem Anstieg des Herzinfarktrisikos bei Frauen verbunden sind, eine Senkung wäre daher begrüßenswert. Die kardioprotektive Wirkung von Östrogen beruht nur zu 25 % auf einer günstigen Beeinflussung unseres Fettstoffwechsels; zu 75 % kommt er durch den Östrogeneffekt auf unsere Blutgefäße, unser Blut und unser Herz zustande. Diese zusätzlichen Schutzwirkungen scheinen durch Progesteron nicht negativ beeinflußt zu werden.

Um diese Frage wissenschaftlich fundiert beantworten zu können, brauchen wir Langzeituntersuchungen an Frauen, die eine Hormonersatztherapie mit Östrogen und Progesteron 15 Jahre lang durchführten, im Vergleich zu einer Kontrollgruppe, die nur Östrogen substituierte. Solche Studien werden zur Zeit erst begonnen.

## Hormonersatztherapie und Brustkrebs

Diese Frage ist schwer zu beantworten, weil nur wenige Daten vorliegen. Wir wissen folgendes: Vor der Menopause werden unsere Brustzellen durch unsere natürliche Progesteronproduktion während der letzten 2 Zykluswochen beeinflußt. Zellteilungen (Mitosen) nehmen zu, unsere Brüste spannen und sind druckempfindlich. Durch das Progesteron reifen die Zellen schließlich, und die Zellteilungen hören auf. Nach Abschluß ihres Wachstums kennen sie ihre »Bestimmung«, und das Risiko für Mutationen (Zellentartungen) sinkt. Manche Forscher halten es für möglich, daß die kontinuierliche Gabe kleiner Progesteronmengen unsere Brüste sogar vor Krebs schützen kann.

Was bewirkt Progesteron in Kombination mit Östrogen bei der Hormonsubstitution? Zwei ältere Studien zeigen eine Erhöhung, eine dritte Studie fand eine Abnahme des Brustkrebsrisikos. Um uns noch weiter zu verwirren, erschienen 1995 in den USA im Abstand von nur einem Monat zwei widersprüchliche Studien. Befragt wurden von 1976 bis 1992 mit Hilfe von Fragebögen 120 000 Teilnehmerinnen der Nurses' Health

Study; 1990 waren 70 000 Frauen postmenopausal, hatten also ihre letzte Regelblutung hinter sich. Bei 1935 Frauen wurde ein Brustkrebs neu diagnostiziert. Bei denjenigen, die 5 Jahre lang eine Östrogen-Progesteron-Therapie durchgeführt hatten, fand sich ein um 40 % erhöhtes Brustkrebsrisiko im Vergleich zu einem um 30 % gesteigerten Risiko bei alleiniger Östrogentherapie. Dieser Unterschied wurde als statistisch nicht signifikant bewertet, macht jedoch deutlich, daß die Zugabe von Progesteron zur Östrogentherapie das Brustkrebsrisiko bei postmenopausalen Frauen nicht senkt. Die zweite Studie, die im Journal of the American Medical Association (JAMA) veröffentlicht wurde, beobachtete keine Unterschiede im Brustkrebsrisiko durch die zusätzliche Progesterongabe. Man verglich 500 Frauen im Alter zwischen 50 und 64 Jahren, bei denen ein Brustkrebs neu diagnostiziert worden war, mit gesunden Frauen als Kontrollgruppe. Es fand sich kein statistisch signifikanter Zusammenhang zwischen einer Hormontherapie (Östrogen-Therapie oder Östrogen-Progesteron-Therapie) und Brustkrebs. Bei den Frauen, die 8 Jahre lang Hormone eingenommen hatten, ergab sich sogar ein geringeres Risiko! Weil eindeutige Beweise fehlen, hält sich die Beratende Kommission der amerikanischen Arzneimittelbehörde (FDA) zur Zeit mit Empfehlungen zurück und erklärt folgendes: »*Wir sind der Ansicht, daß die vorhandenen Daten nicht ausreichen, um die Frage zu beantworten, ob Progesteron ein durch Östrogensubstitution möglicherweise verursachtes Brustkrebsrisiko beeinflußt oder nicht.*« Wahrscheinlich sind noch mindestens weitere 10 Jahre nötig, bevor wir das Problem adäquat beurteilen können.

## *Fehleinschätzungen in Vergangenheit und Gegenwart*

Wir – Ärzte und Patientinnen – haben Äpfel mit Birnen verwechselt, wenn es um unsere Hormone ging. Ich habe schon an anderer Stelle darauf hingewiesen, aber man kann es gar nicht oft genug wiederholen: Die Hormone in oralen Kontrazeptiva und diejenigen, die zur Hormonsubstitution verwendet werden, sind völlig verschieden. Das Östrogen in oralen Kontrazeptiva ist synthetisch, während bei der Hormonersatztherapie natürliche Östrogene verwendet werden. Das Östrogen in den oralen Kontrazeptiva aus den 60er und 70er Jahren war 10- bis 20mal stärker wirksam als bei den heute verwendeten. Präparate zur Östrogensubstitution und selbst die neuen niedrigdosierten oralen Kontrazeptiva sind viermal stärker wirksam. In älteren Studien fand man bei Verwendung hochdosierter oraler Kontrazeptiva ein erhöhtes Risiko für Thrombose, Herzinfarkt und Schlaganfall, vor allem bei Frauen über 35, die rauchten. Man beobachtete außerdem, daß hochdosierte orale Kontrazeptiva die Blutzuckerspiegel beeinflußten und Diabetes und gelegentlich Bluthochdruck verursachten. Indem wir in guter demokratischer Absicht alle Östrogene als gleich ansahen, ordneten wir der Östrogensubstitution vielfältige Kontraindikationen (Gegenanzeigen) zu, die einfach nicht zutreffen. Frauen mit vorangegangenen thromboembolischen Erkrankungen, Lungenembolie, Bluthochdruck, Diabetes, koronarer Herzkrankheit, Herzinfarkt und Schlaganfall sowie Frauen, die übergewichtig waren, rauchten oder einfach »zu alt« waren, wurde gesagt: »Sie sollten keine Hormone nehmen!« Diese Frauen wurden mit ihren schweren Gesundheitsproblemen und mit dem Risiko, daran vorzeitig zu sterben, alleingelassen.

Es ist an der Zeit, daß wir jede dieser sogenannten Kontraindikationen einzeln unter die Lupe nehmen und unter Berücksichtigung der heute üblichen niedrigeren Dosierung, neuer Therapieformen und jahrelanger Erfahrung neu überprüfen. Wir werden feststellen, daß manche Kontraindikationen sogar Indikationen für eine Östrogenersatztherapie sein können.

## Koronare Herzkrankheit und vorangegangener Herzinfarkt

Östrogen scheint einem Herzinfarkt wirksamer vorzubeugen, wenn unsere Herzkranzgefäße schon erkrankt sind. Es senkt das Herzinfarktrisiko bei Frauen mit vorgeschädigten Koronargefäßen um 84 %, verglichen mit 50 % bei Frauen, die bei Behandlungsbeginn offenbar noch gesunde Gefäße und Herzen hatten. Wenn wir einen Herzinfarkt überlebt haben, sollten wir Östrogen als »Herztherapie« in Erwägung ziehen.

## Schlaganfall

Schlaganfall ist unsere dritthäufigste Todesursache (s. Kap. 10). Neuere, großangelegte Studien zeigen, daß unser Risiko, an Schlaganfall zu sterben, durch eine Östrogenersatztherapie um 30–50 % vermindert wird. Dieser Schutz vor Schlaganfall kommt in ähnlicher Weise zustande wie die herzschützende Wirkung. In einer Studie mit 2000 Frauen in der Menopause, die bis zu 16 Jahre lang beobachtet wurden, zeigte sich, daß die postmenopausale Gabe von Östrogen die Erkrankungshäufigkeit für Schlaganfall um 31 % und die Sterberate für Schlaganfall um 63 % reduzierte. Auch in anderen Studien wurde eine Verminderung des Schlaganfallrisikos beobachtet. Viele Frauen nahmen zusätzlich Progesteron, das die protektive Wirkung von Östrogen nicht zu beeinträchtigen schien.

Wenn wir durch familiäre Belastung, Bluthochdruck, Diabetes, Arteriosklerose oder einen vorangegangenen Schlaganfall ein erhöhtes Schlaganfallrisiko tragen, sollten wir Östrogen auf unsere »Positivliste« setzen.

## Vorangegangene thromboembolische Erkrankungen

Jede Frau, die eine Thrombophlebitis oder – schlimmer – eine lebensbedrohliche Lungenembolie durchgemacht hat, fürchtet sich vor Hormonen. Die Thrombophlebitis ist eine Blutpfropfbildung (Thrombus) in den tiefen Beinvenen mit Entzündung der Venenwand. Bei der Lungenembolie kommt es zur Blockade von Lungengefäßen durch ein eingeschwemmtes Blutgerinnsel (Embolus).

Ich spreche aus eigener Erfahrung. Während meiner gynäkologischen Ausbildung bekam ich eine Thrombophlebitis. Ich erinnere mich, daß mir damals (ich war Mitte 20) gesagt wurde, ich solle niemals Hormone nehmen!

Es gibt keine klinischen Befunde, die nachweisen, daß eine Östrogen- oder Hormonersatztherapie unser Risiko für Thrombose, Thrombophlebitis oder Lungenembolie erhöht. In Laborversuchen fanden sich geringfügige Veränderungen der Blutgerinnungsfaktoren, die aber im Körper keine krankhaften Prozesse auslösen. Eine durchgemachte thromboembolische Erkrankung, wie in meinem Fall, selbst wenn sie durch orale Kontrazeptiva ausgelöst wurde, bedeutet nicht, daß wir in der Menopause keine Östrogenersatztherapie durchführen dürfen. Pharmafirmen und Lehrbücher lassen sich Zeit, das zu akzeptieren, und nennen weiterhin eine vorangegangene Thrombophlebitis oder Lungenembolie als Kontraindikation für eine Hormonersatztherapie. Fast alle Beipackzettel von Präparaten zur Hormonsubstitution in der Menopause führen dieselben Gegenanzeigen auf wie die oralen Kontrazeptiva.

## Diabetes

Wenn Sie zuckerkrank sind, tragen Sie im Vergleich zu nichtbetroffenen Frauen ein fünfmal höheres Risiko für eine Erkrankung der Herzkranzgefäße und einen Herzinfarkt. Diabetikerinnen haben sogar ein höheres Herzinfarktrisiko als zuckerkranke Männer – unsere Lipoproteine verschlechtern sich stärker. Ein Östrogenschutz gegen Herzinfarkt ist deshalb mehr als willkommen! Im Gegensatz zu einer weitverbreiteten Meinung wirkt sich eine Östrogenersatztherapie nicht negativ auf die Blutzuckerspiegel oder die Blutzuckereinstellung aus. Oft beobachten wir sogar eine bessere Diabeteskontrolle und eine Abnahme des Insulinbedarfs. In einer Studie fand sich ein signifikanter Rückgang der Erkrankungshäufigkeit für Diabetes bei Frauen in der Postmenopause unter Östrogenersatztherapie.

## Bluthochdruck (Hypertonie)

Bluthochdruck ist einer der wichtigsten Risikofaktoren für Herzinfarkt und Schlaganfall (s. Kap. 9 und 10). Viele Ärzte und Frauen (und wiederum die Pharmafirmen mit ihren Beipackzetteln) sind immer noch der Meinung, daß eine Östrogenbehandlung einen Blutdruckanstieg begünstigt. Falsch. Wieder haben wir die oralen Kontrazeptiva mit der Östrogenersatztherapie verwechselt. Prädisponierende Faktoren für einen Blutdruckanstieg sind vielmehr unser Alter und vielleicht der tägliche Streß. Die meisten Frauen zeigen unter Östrogenbehandlung eher eine Blutdrucksenkung – Sie erinnern sich: Östrogen entspannt und erweitert die Gefäße. Bei einem kleinen Prozentsatz von Frauen kann es zu einem »idiopathischen« Blutdruckanstieg kommen. Als idiopathisch wird eine individuelle, unerwartete oder unerklärliche Reaktion bezeichnet. Wenn wir während der Östrogenbehandlung einen Bluthochdruck bekommen, müssen wir nicht in jedem Fall Östrogen absetzen. Ein transdermales Hormonpflaster ist eine gute Alternative zur oralen Östrogentherapie. Wenn wir bedenken, daß Östrogen das Risiko für Herzinfarkt und Schlaganfall, also die gefürchteten Folgeerscheinungen eines Bluthochdrucks, senkt, dann sollte hoher Blutdruck eine Indikation für eine Östrogenersatztherapie sein.

## Rauchen

Obwohl wir wissen, daß Rauchen ein Risikofaktor für Lungenkrebs, Herzinfarkt und Schlaganfall ist, lassen sich viele von uns nicht davon abhalten. Es ist bekannt, daß hochdosierte orale Kontrazeptiva bestimmte Gerinnungsfaktoren in unserem Blut erhöhen. Rauchen begünstigt diesen Effekt, und es kann sich ein Thrombus (Blutpfropf) in unseren ansonsten normalen Herzkranzgefäßen bilden und einen Herzinfarkt verursachen. Bei einer Östrogensubstitution kommt das nicht vor. Im Gegenteil! Wir wissen, daß »natürliche« Östrogene die Klebrigkeit der Blutplättchen und damit auch die Gefahr einer Blutpfropfbildung verringern können. Andererseits kann eine Östrogenersatztherapie die negativen Auswirkungen des Rauchens nicht verhindern. Bei Raucherinnen scheinen die aktiven Östrogenspiegel während einer Hormonsubstitution niedriger zu sein als bei Nichtraucherinnen. Rauchen steigert den Abbau von Östrogen in der Leber. Raucherinnen bilden vermehrt bestimmte Nebennierenhormone, die dem Östrogen entgegenwirken. Rauchen reduziert auch den günstigen Einfluß von Östrogen auf unsere Blutfette und beschleunigt die Abnahme der Knochendichte (Osteoporose) trotz der knochenaufbauenden Wirkung von Östrogen.

Weil die Östrogensubstitution bei Raucherinnen weniger wirksam ist, sollten die Hormonspiegel im Blut bestimmt werden. Raucherinnen benötigen eventuell höhere Dosen, vor allem bei Verwendung eines Hormonpflasters, um die therapeutisch wirksamen 50–60 Nanogramm/Liter zu erreichen. Eine Östrogensubstitution wird das 5fache Herzinfarktrisiko und das doppelte Schlaganfallrisiko bei Raucherinnen nicht eliminieren, aber reduzieren. Rauchen ist keine Kontraindikation für eine Östrogensubstitution, aber wenn wir ein hohes Alter bei guter Gesundheit erreichen wollen, sollten wir schleunigst mit dem Rauchen aufhören.

## Übergewicht

Viele Frauen befürchten eine Gewichtszunahme durch Östrogen. Diese Angst ist unbegründet. Frauen, die Östrogen substituieren, wiegen weniger als Frauen, die keine Hormone einnehmen. Es kann bei Beginn der Therapie zu einer geringen Gewichtszunahme kommen, die aber nicht von Dauer ist.

In einigen Studien zeigt sich, daß eine Östrogenersatztherapie unsere menopausalen Fettdepots reduzieren und unsere Muskelmasse erhöhen kann. Außerdem wirkt Östrogen der Fettansammlung an Bauch und Taille entgegen. Sie erinnern sich, dieses »männliche« Muster der Fettsucht führt zu erhöhten Insulin- und Triglyzeridspiegeln und damit schließlich zur Arteriosklerose und zum Herzinfarkt. Östrogen hilft, unsere Körper und unsere Herzen »weiblich« zu halten.

Ist Östrogen kontraindiziert, wenn wir schon übergewichtig sind? Das ist eine wichtige Frage, weil viele von uns zu dick sind. Wir wissen, daß Fettzellen Östrogen produzieren, was sich günstig auf einige Erkrankungen, wie z. B. den Schlaganfall und die Alzheimer-Krankheit, auswirken kann. Diese Vorteile werden jedoch durch die gewichtsabhängige Erhöhung des Risikos für Diabetes und Herzinfarkt zunichte gemacht. Eine Östrogenersatztherapie verschlimmert unser Gewichtsproblem nicht. Östrogen fördert eine günstigere Fettverteilung und bietet Schutz vor Herzinfarkt.

Die Kombination von Übergewicht und Menopause bedeutet eine gesteigerte Östrogenstimulation am Endometrium und damit ein erhöhtes Risiko für Gebärmutterkrebs. Das bei der Hormonersatztherapie zusätzlich verwendete Progesteron wirkt diesem Risiko entgegen.

## »Zu alt«

Wenn wir »zu jung sind, um alt zu werden«, wann sind wir dann alt? Eine schwierige Frage. Viele der Erkrankungen, die in höherem Alter gehäuft auftreten, werden bei einer Östrogensubstitution seltener beobachtet: koronare Herzkrankheit, Osteoporose, Schlaganfall und Alzheimer-Krankheit. Sogar bei fortgeschrittener Koronarerkrankung und Osteoporose kann Östrogen eine gewisse Besserung bringen und das Fortschreiten verlangsamen.

Je älter wir werden, desto eher setzen wir die Therapie fort, denn wir möchten Lebensqualität, nicht nur -quantität.

## Gutartige Gebärmuttergeschwülste (Uterusmyome)

Mindestens 20 % aller Frauen über 35 haben gutartige Geschwülste der Gebärmuttermuskulatur. Uterusmyome sind im Wachstum östrogenabhängig. Wir wissen nicht, warum manche von uns Östrogenrezeptoren haben, die das Myomwachstum stimulieren, und andere nicht. Es liegt nicht daran, daß wir mehr Östrogen produzieren – unsere Hormonspiegel sind im Vergleich zu myomfreien Frauen nicht höher. Mit zunehmendem Alter scheint es zu einer erhöhten Empfindlichkeit unserer Rezeptoren und zu einem gesteigerten Myomwachstum zu kommen. Familiäre Vorbelastung und ethnische Faktoren scheinen ebenfalls eine Rolle zu spielen. Erhalten diese Rezeptoren kein Östrogen mehr, dann schrumpfen die Myome. Das geschieht bei der natürlichen oder der chirurgischen Menopause (nach operativer Gebärmutterentfernung) und durch die Einnahme bestimmter Medikamente, die die ovarielle Östrogenproduktion hemmen (GnRH-Analoga).

Müssen wir bei einer Östrogen- oder Hormonersatztherapie mit einem Myomwachstum rechnen? Abgesehen von einigen Ausnahmen scheint es bei üblichen Dosierungen nicht dazu zu kommen. Vielleicht nimmt im Laufe der Zeit die Anzahl der Rezeptoren oder die Empfindlichkeit der Myome ab. Die Östrogenersatztherapie wird normalerweise kein plötzliches Wachstum oder die Neuentwicklung von Myomen verursachen.

Es gibt jedoch eine Myomart, die unter einer Hormonersatztherapie Blutungsstörungen hervorrufen kann. Diese sogenannten submukösen Myome entwickeln sich nach der Gebärmutterhöhle hin und wölben die Schleimhaut vor. Bei einer zyklischen Hormonersatztherapie kann das Myom bei der monatlichen Abstoßung der Gebärmutterschleimhaut zu schweren, anhaltenden Blutungen führen. Kommt es während einer Hormonersatztherapie zu abnormen Blutungen, sollte eine vaginale Ultraschalluntersuchung durchgeführt werden. Falls dabei ein Myom entdeckt wird, und nachdem Krebs ausgeschlossen wurde, haben wir zwei Möglichkeiten: Hormone absetzen oder operative Entfernung des Myoms (hysteroskopische Resektion).

Wir können mit unseren Myomen leben, es sei denn, sie sind sehr groß und verursachen starke Blutungen. Diese gutartigen Geschwülste sind nicht lebensbedrohlich – im Gegensatz zu koronarer Herzkrankheit, Osteoporose, Schlaganfall und Alzheimer-Krankheit. Eine jährliche Kontrolluntersuchung ist unerläßlich, wenn wir Hormone substituieren. Eventuell vorhandene Myome sollten beobachtet werden und sind in vielen Fällen keine Kontraindikation gegen eine Östrogentherapie.

## *Wenn Östrogene nicht genommen werden sollten*

Wir sollten uns nichts vormachen: Östrogen ist kein harmloses Mittel, das bedenkenlos geschluckt (Hormonpillen) oder aufgeklebt (Hormonpflaster) werden sollte. In welchen Fällen müssen wir »nein« zu Östrogen sagen?

### Brustkrebs

Ein vor kurzem, d. h. innerhalb der letzten 5 Jahre aufgetretenes Mammakarzinom, vor allem ein östrogenrezeptor-positiver Tumor, gilt nach heutigem Wissensstand als Kontraindikation für eine Hormonersatztherapie. Wir nehmen bei Brustkrebs üblicherweise kein Östrogen und suchen nach akzeptablen alternativen Behandlungsmöglichkeiten zur Linderung von Menopausensymptomen sowie zur Prävention von Herz-Kreislauf-Erkrankungen und Osteoporose.

Tamoxifen ist für Brustkrebspatientinnen in vieler Hinsicht eine ausgezeichnete Alternative zu Östrogen. Die Hauptwirkung dieses Antiöstrogens ist die Senkung der Rezidivrate (Wiederauftreten des Krebses) um 25–30 % bei fünfjähriger Einnahme. Tamoxifen hat jedoch auch einige wichtige Zusatzwirkungen: Es senkt unser Gesamtcholesterin und das schädliche LDL-Cholesterin, und es vermindert den Kalziumverlust aus der Wirbelsäule. Tamoxifen hilft nicht gegen Hitzewallungen (es kann sie verschlimmern), trockene Scheide, Blasenstörungen oder Hautveränderungen. Wir wissen gegenwärtig noch nicht, wie es sich mit unserem Erkrankungsrisiko für Schlaganfall oder die Alzheimer-Krankheit nach Beendigung der Tamoxifentherapie verhält. Tamoxifen stimuliert die Drüsen der Gebärmutterschleimhaut und kann das Risiko für Gebärmutterkrebs erhöhen.

## »Nein sagen« – Fortsetzung

Bedeutet das »Nein« zu Östrogen auch ein »Niemals« zu Östrogen für Frauen mit Brustkrebs? Wie so oft bei medizinischen Richtlinien haben wir gelernt, sie flexibel zu handhaben. Es gibt bis heute keinen wissenschaftlichen Nachweis, daß eine Östrogenersatztherapie mit einem erhöhten Risiko für ein Brustkrebsrezidiv oder eine verminderte Überlebensrate verbunden ist. Andererseits haben wir noch keine Studien mit einer ausreichenden Anzahl von Brustkrebspatientinnen und einer genügend langen Nachbeobachtungsperiode.

Die Einnahme von Östrogen, während sich ein Brustkrebs entwickelt, scheint den Krankheitsausgang nicht zu verschlechtern. Frauen, die vor der Diagnosestellung Östrogen nahmen, haben sogar eine bessere Prognose und eine längere Überlebensrate als Frauen, die niemals eine Östrogensubstitution durchführten.

Mit oder ohne Östrogenersatztherapie kommt es bei einem bestimmten Prozentsatz von Brustkrebspatientinnen zu einem erneuten Krebsbefall (Rezidiv). Die Rezidivrate hängt von verschiedenen Faktoren ab, wie z. B. der Größe des Primärtumors, der Bösartigkeit des Krebszelltyps und einem Lymphknotenbefall. Wir müssen dies im Hinblick auf eine Neubewertung der Östrogenersatztherapie beachten. Wenn wir aus den genannten Gründen ein Rezidiv erleiden, könnte Östrogen möglicherweise das Krebswachstum fördern. Weil Tamoxifen die Rezidivrate senkt, empfehlen einige Krebsspezialisten, es zusammen mit Östrogen zu verordnen, wenn Brustkrebspatientinnen eine Östrogenersatztherapie fortsetzen möchten. Aus folgenden Gründen könnte man nach vorangegangenem Brustkrebs eventuell eine Östrogentherapie in Erwägung ziehen:

1. Sehr schwere menopausale Symptome (Hitzewallungen, Schlafstörungen, Stimmungsschwankungen, Gedächtnisverlust), die die Lebensqualität erheblich beeinträchtigen und durch alternative Behandlungsmethoden nicht gebessert werden.
2. Hohes Risiko für eine Erkrankung der Herzkranzgefäße (koronare Herzkrankheit). Es ist kein echter Triumph über den Brustkrebs, wenn wir in den folgenden Jahren vorzeitig an Herzinfarkt sterben!
3. Schwere Osteoporose. Es gibt jedoch einige ausgezeichnete knochenaufbauende Alternativen zu Östrogen.
4. Einer der genannten Faktoren und eine mehrjährige Überlebensrate – nach Ansicht vieler Mediziner 5 Jahre. Ein weiterer Grund ist ein kleiner Primärtumor ohne Östrogenrezeptoren.
5. Kein Rezidiv seit mehr als 10 Jahren.
6. Ein Krebsspezialist (Onkologe) oder ein Gynäkologe, der dem Wunsch einer Frau nach einer Östrogentherapie offen gegenübersteht und gewillt ist, ein unbekanntes medizinisch-juristisches Risiko einzugehen – jemand muß schließlich das Rezept schreiben.

Die Vereinigung amerikanischer Gynäkologen und Geburtshelfer (American College of Obstetricians and Gynecologists) hat folgendes festgelegt:

»*Schutz vor einem Brustkrebsrezidiv kann keiner Frau garantiert werden. Die Kurz- und Langzeitvorteile einer Östrogenersatztherapie sind allgemein bekannt … Bei postmenopausalen Frauen mit vorangegangener Brustkrebsbehandlung ist die Östrogenersatztherapie eine mögliche Option, die Vor- und Nachteile müssen jedoch sorgfältig abgewogen werden.*«

In anderen Worten: Wir bewegen uns auf unerforschtem Territorium und sind auf uns selbst gestellt, bis ausreichend fundierte Forschungsergebnisse vorliegen, um uns eindeutige Richtlinien zu geben.

## Vorangegangener Gebärmutterkrebs (Endometriumkarzinom)

Wir sollten keine Östrogen- oder Hormonersatztherapie durchführen, wenn wir unter ungeklärten Blutungen leiden. Vor kurzem betreute ich eine perimenopausale Patientin, die monatlich an 2 von 3 Wochen Blutungen hatte. Unter einer zyklischen Hormontherapie besserten sich ihre Symptome, aber sie klagte immer noch über Schmierblutungen. Sie beschrieb es als Ausfluß – tatsächlich war es »altes«, braunes Blut; langsam fließendes Blut, das in Kontakt mit Sauerstoff kommt, färbt sich rostbraun. Eine Scheidensekretkultur wurde angelegt. Die Ärzte hörten nur das Wort »Ausfluß« und schenkten der bräunlichen Verfärbung keine Beachtung. Man sagte ihr, sie hätte eine Entzündung, und damit wurde sie entlassen. Die Frau war übergewichtig, hatte niemals Kinder geboren und litt früher unter unregelmäßigen Regelblutungen. Sie sah so aus, als hätte sie ein erhöhtes Risiko für Gebärmutterkrebs. Als sie mich schließlich aufsuchte, war sie überzeugt, daß ihre Probleme einfach durch eine Erhöhung ihrer Östrogen- und Progesterondosis gelöst werden könnten. Ich untersuchte sie eingehend und stellte einen Gebärmutterkrebs fest. Glücklicherweise befand dieser sich noch in einem Frühstadium, und sie konnte durch Entfernen der Gebärmutter sowie der Eileiter, Eierstöcke und Beckenlymphknoten, die keinen Tumorbefall zeigten, geheilt werden. Können diese Patientin und andere Frauen mit einer ähnlichen Krankengeschichte in Zukunft Östrogen nehmen?

Die meisten Onkologen würden Patientinnen nach einer Gebärmutterkrebsoperation empfehlen, für einige Jahre ein hochwirksames Progesteron mit dem Wirkstoff Megestrolacetat einzunehmen (in Deutschland z. B. das Handelspräparat Megestat®). Falls nach der Operation noch Krebszellen im Körper verblieben sind, würden sie durch die starke Progesteronwirkung zerstört werden. Megestrolacetat bekämpft auch Hitzewallungen und schützt vor Osteoporose.

In einer Studie beobachtete man, daß Frauen, die Östrogen nehmen, Gebärmutterkrebs bekommen und behandelt werden, länger leben als Frauen, die niemals Östrogen substituierten und kein Endometriumkarzinom entwickelten.

Was eine Hormonersatztherapie bei Frauen mit Endometriumkarzinom angeht, so ist das eine individuelle Entscheidung von Arzt und Patientin. Wie viele andere Ärzte verschreibe ich Östrogen frühestens

3–5 Jahre nach der Operation. Diese Patientinnen sind eine der wenigen Ausnahmen von unserem Grundsatz »kein Uterus, kein Progesteron nötig«. Ich verordne eine kontinuierliche Östrogen-Progesteron-Therapie, damit keine »unsicheren« Zellen im Körper dem Östrogen ohne die antiproliferative Schutzwirkung des Progesterons ausgesetzt sind und eventuell entarten können.

## Unerwünschte Begleiterscheinungen einer Östrogenersatztherapie

Wir hatten angenommen, uns besser zu fühlen, nicht schlechter!

Es wäre schön, wenn alle meine Patientinnen, denen ich Östrogen verordne, all die Vorteile hätten, die von einer Hormontherapie erwartet werden, ohne Nebenwirkungen zu entwickeln. Dem ist leider nicht so. Es kommt vor, daß mich Frauen auch außerhalb der Sprechzeiten anrufen, um mir mitzuteilen, wie schlecht sie sich unter der Einnahme von Östrogen fühlen. Häufig klagen sie über folgende Nebenwirkungen: Übelkeit, Blähungen, Spannungsgefühl und Anschwellen der Brüste. Im Laufe der Zeit lassen einige dieser anfänglichen Beschwerden nach, aber viele Frauen haben schon nach einer Woche mit Übelkeit oder Blähungen genug von der Hormonsubstitution und hören mit der Therapie auf. Chronische Kopfschmerzen können sich unter einer Östrogen- oder Hormonersatztherapie verschlimmern, obwohl es bei vielen meiner Patientinnen nach Östrogeneinnahme zu einer Besserung ihrer Kopfschmerzen kommt. Diese Kopfschmerzen können mit der zyklischen Hormontherapie zusammenhängen. Sie treten immer dann auf, wenn wir mit Östrogen und/oder Progesteron aufhören bzw. wieder beginnen und sich unsere Hormonspiegel verändern. Das Problem läßt sich beseitigen, indem wir anstelle der zyklischen Therapie jeden Tag dieselben Hormondosen nehmen (kontinuierliche Therapie) und damit möglichst gleichmäßige Hormonspiegel erzielen. Bei Verwendung eines Hormonpflasters kommt es seltener zu Kopfschmerzen und Übelkeit.

Sie sollten bedenken, daß mehr als ein halbes Dutzend verschiedener Östrogentypen im Handel sind. Falls unangenehme Nebenwirkungen auftreten, ist es ratsam, das Präparat zu wechseln und ein anderes auszuprobieren oder die Dosis zu ändern, bevor wir aufgeben. Einige Symptome lassen sich auch durch eine Änderung unserer ungesunden Lebensgewohnheiten bessern. Koffein macht unsere Brüste schmerzempfindlicher. Zuviel Salz fördert die Einlagerung von Flüssigkeit in den Geweben, und übermäßiges Essen und körperliche Inaktivität führen zu Übergewicht.

# Möglichkeiten der Hormontherapie

## *Natürliche Östrogene*

Es gibt viele verschiedene Arten natürlicher Östrogene, die in der Natur vorkommen und nach Aufnahme in unseren Körper dieselben Veränderungen durchmachen wie unsere körpereigenen Östrogene, die in den Eierstöcken produziert werden. Wenn wir Östrogene in Tablettenform einnehmen, werden sie vom Darm absorbiert, passieren die Leber, wo sie in die schwächer wirksamen Östrogene Östron und Östriol abgebaut werden. Bestimmte Abbauprodukte, sogenannte Katecholöstrogene, entfalten ihre Wirkung im Zentralnervensystem. Diese und andere abgewandelte Östrogene werden ins Blut abgegeben und gelangen so zu den Zielzellen.

Der Unterschied zwischen den natürlichen Östrogenen, die bei der Östrogenersatztherapie verwendet werden, und den synthetischen Östrogenen in oralen Kontrazeptiva (z. B. Ethinylestradiol) beruht nicht auf der unterschiedlichen Art der Herstellung (tierischer oder synthetischer Ursprung), sondern auf der unterschiedlichen Metabolisierung in der Leber. Die natürlichen Östrogene werden stark abgebaut, die synthetischen Östrogene hingegen nicht. Sie werden sehr langsam in der Leber und in anderen Geweben umgewandelt und haben deshalb eine sehr viel stärkere östrogene Potenz. Wenn ein natürliches Östrogen nicht als Tablette, sondern über ein transdermales Pflaster durch die Haut oder Schleimhaut verabreicht wird, findet die erste Passage durch die Leber nicht statt. Es wird in der Haut nicht metabolisiert, sondern erscheint unverändert im Kreislauf. Erst dann wird es von der Leber aufgenommen und denselben Abbauprozessen unterworfen wie unsere ovariellen Östrogene oder die oralen Tabletten.

## Verschiedene Arten von Östrogenen

Weil es so viele unterschiedliche Östrogenprodukte gibt, kann jede Frau eine maßgeschneiderte Östrogentherapie bekommen.

Eine für Deutschland relevante Auswahl zeigt Tabelle 2.

**Tabelle 2:** In Deutschland erhältliche Östrogenpräparate (Auswahl)

| Handelsname | Hersteller | Wirkstoff | Darreichungsform | Dosierung |
|---|---|---|---|---|
| Oestrofeminal® | Mack | konjugierte Östrogene | oral | Kapseln zu 0,3, 0,6 und 1,25 mg |
| Presomen® | Kali-Chemie | konjugierte Östrogene | oral | Dragees zu 0,3, 0,6 und 1,25 mg |
| Estrifam | Novo Nordisk | mikronisiertes Östradiol | oral | Tablette zu 2 mg |
| Estradiol Jenapharm® | Jenapharm | Östradiol-valerat | oral | Tabletten zu 2 und 4 mg |
| Progynova® bzw. Progynova® mite | Schering | Östradiol-valerat | oral | Daragees zu 2 mg und 1 mg (mite) |
| Estraderm TTS® 25 / 50 / 100 | Geigy | Östradiol | Membran-pflaster | 2, 4, und 8 mg |
| Fem 7® | Merck | Östradiol | Matrixpflaster | 1,5 mg |

## Premarin® (Tabletten)

Premarin®, unser ältestes natürliches Östrogen, ist seit mehr als 52 Jahren auf dem Markt. Die meisten Untersuchungen in den USA über die Langzeitwirkungen von Östrogen auf Herz, Knochen, Gehirn und Sterberate wurden mit diesem Produkt durchgeführt.

Premarin® wird von den Wyeth-Ayerst Laboratories hergestellt. Es gehört zur Gruppe der konjugierten equinen Östrogene, die aus dem Harn trächtiger Stuten gewonnen werden. Es enthält Östron, das auch wir in unserem Urin ausscheiden, und eine Mischung aus verschiedenen Östrogenabbauprodukten, z. B. Equilin, Equilinsulfat usw., die nur beim schwangeren Pferd vorkommen (equinus = lat. »vom Pferd«).

Premarin® ist das in den USA am häufigsten verordnete Östrogen. Vor kurzem wurden vom Hersteller dem Tamoxifen ähnliche, gegen Brustkrebs gerichtete Eigenschaften in den Pferdeöstrogen-Bestandteilen von Premarin® aufgezeigt. Außerdem soll es unseren Fettstoffwechsel noch günstiger beeinflussen als humane Östrogene (Senkung des schlechten LDL-Cholesterins und Erhöhung des guten HDL-Cholesterins).

**In Deutschland** sind konjugierte Östrogene z. B. in Presomen® und Oestrofeminal® enthalten.

## Estrace® (Tabletten)

Estrace® ist ebenfalls ein natürliches Östrogen. Es enthält als Wirkstoff pflanzliches Östradiol, das unserem körpereigenen ovariellen Östradiol völlig entspricht. Das Östradiol in Estrace® wurde mikronisiert, d. h. feinst zerkleinert, damit es besser absorbiert werden kann. Nach Aufnahme in unseren Magen-Darm-Trakt wird Östradiol in der Leber verstoffwechselt und in Östron umgewandelt. In dieser Form zirkuliert es in unserem Körper und beeinflußt unsere Organe. Weil dieses Präparat die Eierstockfunktion von Frauen – und nicht die von Pferden (s. Premarin®) – nachahmt, wird es von manchen Patientinnen und Ärzten schon allein deshalb bevorzugt. Es ist ein wirksames Östrogen, das all die gewünschten positiven Effekte auf unser Herz und unsere Knochen ausübt.

**In Deutschland** ist mikronisiertes Östradiol beispielsweise in Estrifam® oder – kombiniert mit Östriol und Gestagen – in Kliogest® enthalten. Häufig werden auch Östrogenester verordnet, etwa Östradiolvalerat, das in vielen Präparaten enthalten ist, z. B. Progynova® und Östrogynal sine® (nur Östrogen) oder Cyclo-Progynova®, Cyclo-Menorette®, Cyclo-Östrogynal® (Östrogen mit Gestagenzusatz).

## Ogen® und Ortho-Est®

Diese beiden Präparate Ogen® und Ortho-Est® werden von verschiedenen pharmazeutischen Herstellern produziert und enthalten jeweils reines kristallines Östron. Östron entsteht im Körper nach Abbau von verschiedenen Östrogenen. Wir verabreichen also sozusagen das »Östrogen-Endprodukt«. Es ist schwächer wirksam als Premarin® oder Estrace®.

**In Deutschland** spielt eine reine Östronapplikation im Rahmen der Hormonsubstitution keine Rolle.

## Estraderm®-Pflaster

Das Präparat sieht wie ein großes, ovales, »durchsichtiges« Pflaster aus und wird auf nichtexponierte Haut (Unterbauch, Gesäß oder Oberschenkel) appliziert. Es wird zweimal pro Woche gewechselt. Das Hormonpflaster setzt kontinuierlich 17-Beta-Estradiol frei – dieselbe Komponente wie in Estrace®. Theoretisch sollte es deshalb nicht zu den starken Hormonspiegelschwankungen kommen, die nach Einnahme von Östrogentabletten beobachtet werden. Das Pflaster ist in zwei Größen erhältlich: klein (10 $cm^2$), welches 50 µg Östradiol pro Tag freisetzt (0,05-Milligramm-Pflaster); und groß (20 $cm^2$), welches, Sie erraten es, die doppelte Dosis abgibt (0,1-Milligramm-Plaster). Maximale Hormonspiegel erreichen wir innerhalb von 2–8 Stunden, und bei Langzeitgebrauch erzielen wir Östradiolspiegel, die – bei Verwendung des kleinen Pflasters – denen nach Einnahme von Premarin®- (0,625 mg) und Estrace®-Tabletten (1 mg) entsprechen.

Das klingt gut, aber leider kann es zu Störungen der Absorption und Wirkstoffabgabe kommen. Bei 15–20 % der Frauen entwickeln sich Hautreaktionen: große häßliche rote Flecken und Striemen auf der Haut unter dem Pflaster. Manchmal hilft es, das Pflaster an einer anderen Stelle anzubringen – die Haut am Oberschenkel oder am Gesäß scheint weniger empfindlich zu sein als am Bauch. Mindestens 2 % der Frauen können das Pflaster jedoch wegen der Hautreizungen nicht weiter verwenden. Abgesehen von Unterschieden in der Hautempfindlichkeit gibt es starke Schwankungen in der Hautdicke und -durchlässigkeit, und die die absorbierte Östradiolmenge kann von Frau zu Frau bis zu 20 % variieren. Wenn wir stark schwitzen, schwemmen wir Östradiol aus, und das Pflaster haftet nicht mehr. Wir sollten unsere Östradiolblutspiegel kontrollieren lassen, um zu sehen, wieviel wir absorbieren: Ein Spiegel von 50 Nanogramm/Liter oder mehr sollte erreicht werden.

**In Deutschland** ist z. B. das Membranpflaster Estraderm TTS® in den Größen 25, 50 und 100 erhältlich.

## Climara®-Pflaster

Das Climara®-Pflaster wurde 1995 auf den Markt gebracht. Es setzt 17-Beta-Östradiol langsam und kontinuierlich frei und muß nur einmal pro Woche gewechselt werden. Das Hormon befindet sich in der Klebemembran, und im Gegensatz zum Estraderm®-Pflaster gibt es kein zentrales Reservoir, das den Wirkstoff enthält. Es ist dünn und durchsichtig, liegt flach auf und soll nach Angabe des Herstellers ausgezeichnet haften. Die erzielten Östradiolblutspiegel sind etwas gleichmäßiger, aber auch niedriger im Vergleich zum Estraderm®-Pflaster.

Hautreizungen traten bei 9 % der Frauen auf und führten bei »nur« (Angabe des Herstellers) 6,8 % zum Absetzen der Therapie.

## Vivelle®-Pflaster

Das Vivelle®-Pflaster wurde 1996 von Ciba Pharmaceuticals, dem Hersteller des Estraderm®-Pflasters, auf den Markt gebracht. Östradiol ist in die Klebeschicht inkorporiert. Vivelle® ist in 4 Stärken erhältlich: 0,0375, 0,05, 0,075 und 0,1 mg. Dadurch kann die Dosierung flexibler erfolgen. Einige meiner Patientinnen verschafften sich früher diese »Zwischendosen«, indem sie das Climara®-Pflaster einfach durchschnitten.

**In Deutschland** wurde im September 1997 Fem 7®, ein neues 7-Tage-Östrogen-Matrixpflaster von der Firma Merck auf den Markt gebracht. Es enthält 1,5 mg Östradiol, das über die Dauer von 7 Tagen aus der Matrix, die zugleich Klebeschicht ist, an die Haut abgegeben wird.

## Unterschiede zwischen Hormonpflastern und Hormontabletten

Es gibt einige Unterschiede zwischen Pflastern und Tabletten. Bei den Hormonpflastern wird der sogenannte First-pass-Effekt in der Leber vermieden. Darunter verstehen wir folgendes: Wenn wir Östradiol nicht als Tablette über den Mund aufnehmen, wird es nicht vom Darm absorbiert, und die erste Leberpassage fällt weg. Es gelangt direkt in unseren Blutkreislauf, ohne die Leber passiert zu haben. Erst in der »zweiten Runde« kommt es in die Leber, wo es verstoffwechselt wird. Deshalb hat das Östradiol aus dem Pflaster einen geringeren Effekt auf die Leberfunktion und umgekehrt. Orales Östrogen (Tabletten) stimuliert die Produktion bestimmter Leberproteine, von denen einige das Östrogen binden und weniger aktiv machen, und einiger Gerinnungsfaktoren, während das beim Pflaster nicht vorkommt. Wir wissen, daß orales Östrogen sich günstig auf unseren Fettstoffwechsel auswirkt – Sie erinnern sich: Erhöhung des guten HDL- und Senkung des schlechten LDL-Cholesterins. Dies geschieht zum großen Teil in der Leber. Es wurde befürchtet, daß dieser Effekt beim Pflaster nicht zustande käme. Aber besser später als niemals: Es wurde beobachtet, daß nach 3- bis 6monatiger Verwendung des Hormonpflasters unser HDL steigt und LDL sinkt. Eine weitere gute Nachricht: Das Pflaster beeinflußt unsere Triglyzeride (Blutfette) nicht, während sie unter oraler Östrogentherapie bei einigen Frauen ansteigen.

Nachdem wir einiges über die verschiedenen Transportwege des Östrogens gehört haben, können Sie nun besser verstehen, warum Sie Tabletten verordnet bekamen und Ihre Freundin ein Hormonpflaster.

## Das Hormonpflaster – Wann bringt es Vorteile?

In folgenden Situationen kann ein Hormonpflaster von Vorteil sein:

1. Die Pille verursacht Ihnen Übelkeit.
2. Ihre Triglyzeride sind abnorm hoch.
3. Bei Einnahme von Östrogentabletten schwanken Ihre Hormonspiegel stark und ebenso Ihre Symptome, wie z. B. Hitzewallungen.
4. Sie leiden an Migräne, oder Ihre Kopfschmerzen verschlimmern sich bei Einnahme von Östrogentabletten.

5. Vorangegangene Gallenblasenerkrankungen oder ein erhöhtes Risiko für ein Gallenblasenleiden.
6. Vorangegangene Blutpfropfbildung oder eine Erkrankung wie Lupus erythematodes, die die Gerinnungsfaktoren verändern kann.
7. Sie rauchen. Östrogentabletten können bestimmte Leberproteine freisetzen, Nikotin setzt abnorme Leberproteine frei. Diese Kombination erhöht die Thrombosegefahr.
8. Blutdruckanstieg durch Östrogentabletten; kann durch Renin, ein blutdrucksteigerndes Nebennierenrindenhormon, verursacht werden. Das Hormonpflaster bewirkt keine Reninerhöhung.

### Östrogentabletten – Wann bringen sie Vorteile?

In folgenden Situationen können Östrogentabletten von Vorteil sein:
1. Sie leben in einer heißen Klimazone, und das Pflaster haftet nicht.
2. Das Pflaster verursacht Hautreizungen.
3. Sie haben schlechte Lipoproteinwerte und möchten sie so schnell wie möglich durch eine Östrogenersatztherapie verbessern.
4. Sie haben ein erhöhtes Risiko für koronare Herzkrankheit oder Osteoporose, und es ist fraglich, ob Sie durch das Pflaster vorbeugend wirkende Östradiolspiegel erreichen (mindestens 50 Pikogramm Östradiol).
5. Sie möchten durch das Pflaster nicht ständig an die Wechseljahre erinnert werden und wollen nicht, daß andere es sehen.
6. Sie nehmen Progesterontabletten (zur Zeit ist noch kein Progesteronpflaster erhältlich), deshalb können Sie auch problemlos 2 Tabletten schlucken.

## Östrogencremes

### Vaginalcremes

Wieviel Östrogen absorbieren wir, wenn wir eine Vaginalcreme auftragen? Ein Gramm Premarin®- oder Estratab®-Creme enthält 0,625 mg Östrogen. Die Absorption der Creme führt zu Blutspiegeln, die etwa um

50 oder 25 % niedriger sind als nach Einnahme einer 0,625-Milligramm-Tablette. Estrace®-Creme (Östradiol) ist schwächer und führt zu noch niedrigeren Blutspiegeln.

### Hautcremes

**Östradiolcreme.** In einigen europäischen Ländern reiben Frauen ihr Östrogen in die Haut ein. Sie verwenden ein Östradiolgel auf Alkoholbasis und tragen es auf Arme, Schultern oder Bauch auf. Das Gel trocknet innerhalb von 2–5 Minuten, ohne klebrige Rückstände zu hinterlassen. Die Haut speichert das Östradiol und setzt es kontinuierlich frei. Es werden damit ähnliche Blutspiegel wie beim Hormonpflaster erzielt, ohne die damit verbundenen Hautreizungen oder Klebeprobleme. Das Produkt ist zur Zeit in den USA noch nicht erhältlich.

**In Deutschland** ist Östradiolcreme ebenfalls noch nicht erhältlich. Gelpräparate mit Estradiolester befinden sich in klinischer Prüfung.

## *Progesterone – Suche nach dem Zucker, der diese Medizin versüßt*

Wenn wir unsere Gebärmutter noch haben, müssen wir zusätzlich zum Östrogen ein Progesteron nehmen. Welches ist das verträglichste, sicherste und wirksamste? Progesteron kann unangenehme Nebenwirkungen hervorrufen, wie z. B. Blähungen, schmerzhaftes Spannungsgefühl in den Brüsten, Reizbarkeit und Depressionen (unser altbekanntes prämenstruelles Syndrom). Verschiedene Präparate stehen zur Verfügung. Tabelle 3 zeigt eine Auswahl in Deutschland erhältlicher Präparate.

**Tabelle 3:** In Deutschland erhältliche Progesteron- bzw. Gestagenpräparate (Auswahl)

| Handelsname | Hersteller | Wirkstoff | Darreichungsform und Dosierung |
|---|---|---|---|
| Clinofem® | Upjohn | Medroxyprogesteronacetat | Tabletten zu 2,5 und 5 mg |
| G-Farlutal® | Pharmacia | Medroxyprogesteronacetat | Tabletten zu 5 mg |
| Gestafortin® | Merck | Chlormadinonacetat | Tabletten zu 2 mg |
| Prothil® | Kali-Chemie | Medrogeston | Tabletten zu 5 mg |
| Microlut® | Schering | Levonorgestrel | »Minipille«, Dragees zu 0,3 mg |
| Micronovum® | Cilag | Norethisteron | »Minipille«, Dragees zu 0,35 mg |
| Utrogest® | Dr. Kade/Besins Pharma GmbH | natürliches, mikronisiertes Progesteron | Kapseln zu 100 mg |

## Provera® und Cycrin®

## (Medroxyprogesteronacetat oder MPA)

Medroxyprogesteronacetat ist das älteste und im Rahmen einer Hormonersatztherapie am häufigsten verwendete synthetische Progesteron oder Gestagen. Es ist ein synthetisches Hormon, dessen Absorption und Stabilität durch die Hinzufügung chemischer Gruppen verbessert wurden. Nach Einnahme von MPA werden innerhalb von 1–4 Stunden maximale Progesteronspiegel im Blut erreicht. Die Tabletten werden in unterschiedlicher Dosierung angeboten (2,5, 5 und 10 mg). Bei der kontinuierlichen Therapie beträgt die niedrigste Dosis 2,5 mg (5 und 10 mg bei der zyklischen Therapie). Weil befürchtet wird, daß Gestagene die protektive Wirkung von Östrogen auf unsere Blutfette und Herzkranzgefäße abschwächen können, sollten wir die kleinste Dosis wählen, die nachgewiesenermaßen das Endometrium schützt. Fünf Milligramm werden zur Zeit für die zyklische Östrogen-Gestagen-Therapie empfohlen; manche Mediziner senken die Dosis auf 2,5 mg. Die hohe Dosis von 10 mg behalte ich mir für Frauen mit Durchbruchblutungen vor. Wenn meine Patientinnen unter MPA Nebenwirkungen wie Blähungen und Stimmungsschwankungen bekommen, versuchen wir es mit einem anderen Präparat.

**In Deutschland** ist Medroxyprogesteronacetat z. B. in Clinofem® und G-Farlutal® enthalten.

## Aygestin® (Norethindronacetat)

Das synthetische Progesteron Norethindronacetat leitet sich vom männlichen Sexualhormon Testosteron ab. Die androgenen (männlichen) Restwirkungen wurden fast völlig eliminiert. Es wird in einer Stärke von 5 mg angeboten, was etwa 10 mg Provera® oder Cycrin® entspricht. Einige meiner Patientinnen scheinen Aygestin® besser zu vertragen als MPA.

**In Deutschland** ist kein entsprechendes Präparat auf dem Markt.

## Micronor® (Norethindron), die Minipille

Das synthetische Progesteron Norethindron ähnelt dem Aygestin®, enthält jedoch nur 0,35 mg. Es wird als reine Gestagenpille zur Empfängnisverhütung verwendet.

In dieser niedrigen Dosierung kann Micronor® in Kombination mit Östrogen zur kontinuierlichen Hormonersatztherapie verwendet werden, das heißt, wir nehmen täglich unser Östrogen und täglich unsere Mini-Progesteronpille. Wegen der niedrigen Dosierung werden seltener Nebenwirkungen wie Brustempfindlichkeit und Wassereinlagerung im Gewebe hervorgerufen. Vor allem kommt es zu einer raschen Abnahme von Schmierblutungen und Durchbruchblutungen um 90 %. Weil die Dosierung so niedrig ist und es sich um eine ziemlich neue Methode der Progesterongabe handelt, sollte unsere Gebärmutterschleimhaut regelmäßig kontrolliert werden.

**In Deutschland** sind Minipillen mit einem anderen Wirkstoff auf dem Markt, z. B. Microlut® (0,3 mg Levonorgestrel), Mikro-30® (0,3 mg Levonorgestrel), Micronovum® (0,35 mg Norethisteron).

## Natürliches mikronisiertes Progesteron

Natürliches Progesteron wird nicht gut absorbiert und nach oraler Aufnahme rasch im Magen und in der Leber inaktiviert. Durch Mikronisierung (feinste Zerkleinerung) in Öl wird die Absorption verbessert. Das Progesteron ist »rein« und hat keine Ähnlichkeit mit dem männlichen Sexualhormon. Natürliches Progesteron ist in den USA gegenwärtig nicht als Handelspräparat auf dem Markt. Es wird jedoch von kleinen Familienbetrieben und Apotheken hergestellt. Meine Patientinnen bestellen es bei einer Apotheke in Wisconsin. Es wird in Kapseln zu 100 mg angeboten und ist recht teuer. Die Kapseln führen rasch zu anhaltenden Progesteronblutspiegeln, die denen nach Verabreichung von Provera® oder Aygestin® vergleichbar sind, jedoch in vielen Fällen weniger Nebenwirkungen hervorrufen. Ich verordne natürliches Progesteron den Frauen, die synthetische Gestagene nicht vertragen oder früher stark unter prämenstruellem Syndrom gelitten haben. Neue Ergebnisse der PEPI-Studie – die Abkürzung steht für Postmenopausal Estrogen/Progesterone Intervention – zeigten, daß mikronisiertes Progesteron die günstige Wirkung des Östrogens auf die Blutfettwerte (Erhöhung des guten HDL-Cholesterins) nicht abschwächt, während synthetische Gestagene zu einer leichten Reduzierung führen. Zur zyklischen Hormonersatztherapie verordne ich 100 mg morgens und 200 mg abends oder 200 mg abends. Dieses Progesteron kann zu Schläfrigkeit führen, deshalb sollte die Hauptdosis vor dem Schlafengehen eingenommen werden. Zur kontinuierlichen Therapie verschreibe ich 100–200 mg abends. Der oben genannte Hersteller des natürlichen Progesterons bietet seit kurzem eine Kapsel an, die 0,35 mg mikronisiertes Östradiol und 100 mg mikronisiertes Progesteron enthält. Zur Durchführung einer kontinuierlichen Hormonersatztherapie nehmen wir 2–3 Kapseln ein.

**In Deutschland** wird mikronisiertes natürliches Progesteron unter dem Handelsnamen Utrogest® angeboten.

## Megace® (Megestrolacetat)

Megestrolacetat, dieses synthetische, hochdosierte und hochwirksame Progesteron, wird bei fortgeschrittenem Brust- oder Gebärmutterkrebs eingesetzt. Es wird in Tabletten zu 20 und 40 mg angeboten. Die Einnahme von zweimal täglich 20 mg hilft ausgezeichnet gegen Hitzewallungen und ist deshalb bei Frauen indiziert, die kein Östrogen nehmen können oder die Tamoxifen als Brustkrebstherapie erhalten. Megace® scheint die Knochenmineralisation zu erhöhen und einen gewissen Schutz vor Osteoporose zu bieten. Eher ungünstig zu bewerten sind die möglichen Langzeitwirkungen auf unsere Blutfette und das damit verbundene Risiko für eine Herz-Kreislauf-Erkrankung.

**In Deutschland** ist Megestat® das entsprechende Präparat.

# *Männliche Geschlechtshormone (Androgene)*

## Die Bedeutung der Androgene

Die Androgene (männliche Geschlechtshormone) spielen bei der Frau eine Rolle als Vorstufe der Östrogensynthese. In unseren Eierstöcken produzieren wir zwei Arten von männlichen Geschlechtshormonen: Testosteron, das stärkere, und Androstendion, das schwächere. Unsere Eifollikel, die sich während der monatlichen Ovulation entwickeln, wandeln diese beiden Androgene in Östrogen um. Unsere Nebennieren produzieren ebenfalls Androstendion und DHEA (Dehydroepiandrosteron, die schlagzeilenmachende neue Wunderdroge gegen das Altern). Diese relativ schwachen Androgene gelangen mit dem Blutstrom in unsere Eierstöcke, wo sie durch die Follikel in Östrogen umgewandelt werden können. Aber auch außerhalb der Eierstöcke werden Androgene, vor allem Androstendion, in Östrogen umgewandelt. Diese sogenannte periphere Konversion geschieht in unserem Fettgewebe, in Muskulatur und Haut sowie in den Nieren und im Gehirn.

Von der Pubertät bis zur Menopause produzieren die Follikel in unseren Eierstöcken männliche Hormone und wandeln sie in Östrogen (vor allem in Östradiol) um. Das macht etwa 60 % unseres zirkulierenden Östrogens aus. Die anderen 40 % werden durch periphere Konversion gebildet. Durch Abnahme der Follikel in der Menopause verlieren unsere Eierstöcke die Fähigkeit, Androgen in Östrogen umzuwandeln, produzieren jedoch im nichtfollikulären Grundgewebe, dem Stroma, weiterhin männliche Hormone. Mit der Menopause verlieren wir also 80–90 % unseres Östrogens, aber nur 50 % unserer männlichen Hormone.

Wir wissen, was wir vom Östrogenverlust zu erwarten haben, aber was bedeutet eine Androgenabnahme körperlich und seelisch für uns? Für einige ist das Verhältnis zwischen männlichen und weiblichen Hormonen wichtiger als die tatsächlichen Spiegel der beiden Hormone. Viele von uns werden 80 Jahre alt, ohne an einen Androgenmangel zu denken oder etwas davon zu merken. Mögliche Symptome eines Androgenmangels sind Libidoverlust, Energielosigkeit, Stimmungsschwankungen, Nervosität, Schlaflosigkeit und Unwohlsein. Untersuchungen haben gezeigt, daß Frauen, die männliche Hormone zusammen mit Östrogen einnehmen, sich seelisch und körperlich besser fühlen als Frauen, die nur Östrogen bekommen. Sie haben mehr sexuelle Phantasien, mehr Sex (falls ein Partner da ist), größere sexuelle Befriedigung, mehr Energie und berichten über eine allgemeine Verbesserung ihrer Lebensqualität. Männliche Hormone begünstigen den Knochenaufbau, vor allem in der Wirbelsäule.

Wie so häufig in der Medizin gibt es auch negative Aspekte. Androgene können unser HDL, das gute Cholesterin, senken und damit die herzschützende Wirkung des Östrogens vermindern. Andererseits senkt es die Triglyzeride, was wiederum günstig für unser Herz ist. Es gibt noch keine Langzeitstudien über Östrogen in Kombination mit männlichem Hormon (plus Progesteron, falls nötig) und das Herzinfarktrisiko.

Kosmetische Gesichtspunkte müssen ebenfalls berücksichtigt werden. Bei vielen Frauen in den Wechseljahren verstärkt sich die Behaarung an der Oberlippe und am Kinn, wahrscheinlich aufgrund des veränderten Androgen-Östrogen-Verhältnisses. Wenn wir zusätzlich Androgene einnehmen, bekommen wir dann einen Bart? Zwanzig Prozent der Frauen, die Östrogen und Testosteron einnehmen, beobachten einen verstärkten Haarwuchs (Hirsutismus), der dosisabhängig und reversibel ist.

## Soll ich männliche Hormone einnehmen?

Nur weil wir in einer von Männern dominierten Welt leben, was sich hoffentlich ändert, müssen wir nicht unbedingt männliche Hormone einnehmen. In folgenden Fällen kann eine Behandlung mit Androgenen in Erwägung gezogen werden:

1. Schwere Symptome, die mit der Menopause begannen und sich unter optimal dosierter Östrogenersatztherapie nicht ausreichend besserten: Hitzewallungen, Depression, Reizbarkeit, Stimmungsschwankungen, Schwäche und Antriebslosigkeit; aber erst nachdem andere mögliche Ursachen ausgeschlossen wurden.
2. Starker Libidomangel, der sich durch Östrogensubstitution nicht bessert und nicht mit anderen psychosozialen Problemen zusammenhängt.
3. Operatives Entfernen der Eierstöcke vor der »natürlichen« Menopause – dadurch verlieren wir schockartig unser Östrogen und die meisten unserer männlichen Hormone.
4. Stark schmerzende, druckempfindliche Brüste unter Östrogenersatztherapie.
5. Schwere Osteoporose im Bereich der Wirbelsäule. Die zusätzliche Gabe von Androgen vermindert das Risiko von Kompressionsfrakturen.

## Verschiedene Arten von Androgenen

Die Einnahme von männlichen Geschlechtshormonen schützt unsere Gebärmutterschleimhaut nicht vor Hyperplasie und ist kein Ersatz für Progesteron. Wir müssen uns bei einer Hormonersatztherapie also Gedanken machen über ein adäquates Progesteron und eventuell – bei spezieller Indikation – ein männliches Hormon, wie z. B. Methyltestosteron-Tabletten. Ich lasse meine Patientinnen anfänglich nur ein Viertel der 10-Milligramm-Tabletten nehmen (langsam unter der Zunge oder in der Wange zergehen lassen). Falls nötig, kann die Dosis bis auf eine halbe Tablette (5 mg) erhöht werden.

Ein neues Androgen-Hormonpflaster wurde für die Behandlung von Männern mit niedrigem Testosteronspiegel auf den Markt gebracht. Studien über die Absorption des Wirkstoffs und die zu erzielenden Testosteronspiegel stehen noch aus.

Androgene können auch als Depotspritze gegeben werden. Bei dieser Verabreichungsart werden der Verdauungstrakt und die Leber umgangen. Ich habe eine Patientin, die Anfang 50 ist und vor einigen Jahren Rückenprobleme bekam. Sie war immer schlank und zierlich gewesen und hatte einen schwachen Knochenbau. Die Bestimmung der Knochendichte ergab eine schwere Osteoporose und Hinweise auf Kompressionsfrakturen im Bereich der Wirbelkörper. Weil Testosteron Wirbelkörperbrüche verhindern kann, nimmt sie zur Zeit täglich Östrogen und Progesteron und bekommt einmal im Monat ihre Depot-Testosteronspritze. Ihre Knochendichte hat sich verbessert, ihre Knochenschmerzen haben nachgelassen, ihre Libido wird günstig beeinflußt, und sie fühlt sich insgesamt sehr viel besser.

**In Deutschland** ist z. B. Gynodian-Depot® erhältlich, eine Depotspritze, die Östrogen und Androgen enthält.

## *DHEA (Dehydroepiandrosteron)*

DHEA wird in Sulfatform (DHEAS) von den Zellen unserer Nebennieren produziert, die auch das Hormon Kortisol bilden. DHEA ist ein schwaches männliches Hormon, eine Vorstufe von Östrogenen und Androgenen, das in das sehr viel stärkere Testosteron umgewandelt werden kann. Wir werden mit sehr hohen DHEA-Spiegeln geboren. Nach der Geburt nimmt die Konzentration ab, steigt in der Pubertät wieder an und bleibt bis Ende 20 hoch. Danach sinken die Werte stetig. Die Menopause hat keinen Einfluß darauf.

In Untersuchungen an Tieren und vorläufigen Studien an Menschen wurden erstaunliche Wirkungen beobachtet. So soll es vor Diabetes und Krebs schützen, die Fettverbrennung fördern, die Muskelmasse erhöhen, die Libido steigern, das Immunsystem stärken, die Entwicklung altersbedingter Gedächtnisschwäche bremsen sowie das Fortschreiten der Alzheimer-Krankheit hinauszögern.

Niedrige DHEA-Spiegel bei Männern scheinen mit einem erhöhten Risiko für eine Erkrankung der Herzkranzgefäße einherzugehen. Dieser Zusammenhang wurde bei Frauen nicht beobachtet.

Weil Männer höhere Blutspiegel des Hormons haben, könnten Männer und Frauen auch unterschiedlich auf eine Therapie mit DHEA reagieren.

Für die meisten der in den Medien propagierten Wirkungen gibt es noch keine wissenschaftlich fundierten Beweise anhand von großen kontrollierten Langzeitstudien. Es ist noch viel zu früh, DHEA als die ersehnte »Quelle ewiger Jugend« zu proklamieren.

## Verschiedene Formen der Hormonersatztherapie – Was ist das Richtige für mich?

Wie die Mode ist auch die Hormonersatztherapie einem ständigen Wandel unterworfen. Ich rate Ihnen, eine Therapie zu wählen, mit der Sie zurechtkommen, auch wenn sie »hausbacken« ist, und die Sie verstehen und durchführen können. Wenn wir nicht verstehen, warum uns Hormone verschrieben wurden, nicht wissen, wie sie einzunehmen sind, und keine Ahnung über eventuelle Folgeerscheinungen (vor allem Blutungen) haben, werden wir die Gruppe der Frauen weiter vergrößern, die die Hormontherapie abbrechen. Über einen Zeitraum von 5 Jahren wurden 2500 Frauen beobachtet, denen Präparate zur Hormonersatztherapie verschrieben worden waren. Die Untersuchung ergab folgendes: 20–30 % der Frauen lösten ihr Rezept nicht einmal ein; 20 % hörten mit der Therapie nach 9 Monaten auf, und 10 % nahmen ihre Hormone nur sporadisch. Dies bezeichnet man als mangelnde »Compliance« oder schlechte Akzeptanz einer Therapie.

Im folgenden werde ich die gegenwärtig anerkannten Behandlungsformen und einige neue Therapieansätze darstellen. Es gibt keine »beste« Therapie, aber es sollte eine darunter sein, die unseren besonderen Bedürfnissen entspricht und die wir einhalten können.

## *Zyklische Hormontherapie oder Sequenztherapie*

### Einnahmeschema

Östrogen wird vom 1. bis zum 25. Tag genommen; Progesteron wird während der letzten 10–14 Tage, entweder vom 16. bis 25. Tag, 14. bis 25. Tag oder 12. bis 25. Tag, hinzugefügt. Wir machen eine Einnahmepause während der nächsten 5 Tage und beginnen dann wieder mit dem Östrogen. Am einfachsten können Sie sich den Therapieplan merken, wenn Sie dem monatlichen Kalender folgen. Beginnen Sie mit dem Östrogen am 1. Tag des Monats, und nehmen Sie es täglich während der nächsten 25 Tage. Mit der zusätzlichen Progesterongabe beginnen Sie am 12., 14. oder 16. Tag des Monats und nehmen es ebenfalls bis zum 25. Tag. Dann setzen Sie Östrogen und Progesteron ab und beginnen wieder am ersten Tag des nächsten Monats. Das geht nicht immer exakt auf: Monate mit 31 Tagen ergeben eine hormonfreie Pause von 6 Tagen, und im Februar sind wir nur 3 Tage ohne Hormone, in einem Schaltjahr 4 Tage. Diese unterschiedliche Dauer der hormonfreien Pause ist jedoch ohne Bedeutung für unsere Gesundheit, wir brauchen uns darüber keine Sorgen zu machen. Je nach den Bedürfnissen der einzelnen Patientinnen verordne ich unterschiedliche Progesterone. Die Dosis beträgt normalerweise 5–10 mg Provera® oder Medroxyprogesteronacetat (MPA), 2–5 mg Aygestin® oder 200–300 mg natürliches mikronisiertes Progesteron.

**In Deutschland** werden z. B. folgende Präparate als Progesteronzusatz bei der zyklischen Hormontherapie verordnet: 5–10 mg Medroxyprogesteronacetat (Clinofem® oder G-Farlutal®), 5 mg Medrogeston (Prothil®), 200–300 mg natürliches mikronisiertes Progesteron (Utrogest®). Als Östrogen werden z. B. konjugierte Östrogene (Oestrofeminal®, Presomen®) oder Östradiolvalerat (Progynova®) verordnet. Außerdem sind viele Östrogen-Progesteron-Sequenzpräparate auf dem Markt, bei denen der Progesteronzusatz für die letzten 10–14 Tage den Östrogentabletten hinzugefügt wurde, das heißt, Sie brauchen nicht 2 Tabletten einzunehmen (z. B. Cyclo-Östrogynal®, Cyclo-Progynova®, Presomen® compositum und Estrafemol®, ein neues niedrigdosiertes Präparat).

## Medizinische Begründung

Mit der zyklischen Hormontherapie versuchen wir, unsere natürlichen Zyklen vor der Menopause nachzuahmen. Sie erinnern sich: Früher, während unserer Geschlechtsreife, produzierten wir Östrogen in der ersten Zyklusphase. Jeden Monat fand ein Eisprung statt, bei dem eine Eizelle freigesetzt wurde, und daraufhin produzierten unsere Eierstöcke 2 Wochen lang Östrogen und Progesteron. Wenn keine Befruchtung stattfand, kam es zu einem abrupten Abfall der Östrogen- und Progesteronspiegel. Ohne diese beiden Hormone konnte der Aufbau der Gebärmutterschleimhaut nicht mehr aufrechterhalten werden, und sie wurde unter Blutaustritt abgestoßen: Wir bekamen unsere Regelblutung. Dieses rhythmische Auf und Ab von Östrogen und Progesteron diente uns als Modell für die zyklische Hormontherapie.

## Positive Aspekte

Wir bekommen unsere monatlichen Blutungen wie früher, und für viele von uns ist das ein beruhigendes Gefühl. Wenn Progesteron die positiven Östrogeneffekte auf unsere Blutfette negativ beeinflußt oder wenn es Nebenwirkungen verursacht, können wir die Anzahl der Tage, an denen wir Progesteron einnehmen, reduzieren.

## Negative Aspekte

In der einnahmefreien Zeit kommt es normalerweise zu einer Blutung. Nachdem uns die Menopause wenigstens von den oft als lästig empfundenen Monatsblutungen befreit hat, sind viele von uns nicht begeistert, wieder Blutungen zu bekommen.

Wenn wir während der fünftägigen Pause keinerlei Hormone einnehmen, können wir menopausale Symptome bekommen (Hitzewallungen, Schlafstörungen, Stimmungsschwankungen). Bei Frauen, die zu Kopfschmerzen neigen, können während der Einnahmepause starke Kopfschmerzattacken auftreten. Wenn wir nicht das für uns geeignete Progesteron gefunden haben, können wir während der 10- bis 12tägigen Progesteronzugabe prämenstruelle Beschwerden entwickeln.

## Anmerkung

Die zyklische Hormonersatztherapie ist die wirksamste Form der Hormonsubstitution in der frühen Menopause. Je kürzer die Zeit zwischen der letzten Menstruationsblutung und dem Beginn der Hormonersatztherapie, desto eher ist unser Körper bereit, der »alten monatlichen Routine« zu folgen. In den ersten Jahren nach dem Eintritt der Menopause verursacht die zyklische Hormontherapie weniger Durchbruchblutungen oder andere Blutungsstörungen als die kontinuierliche Therapie. Im Laufe der Jahre vermindern sich unsere Blutungen, oft hören sie vollständig auf. In manchen Fällen kommt es nie zur Blutung. Manche meiner Patientinnen riefen mich an, um mir mitzuteilen, daß etwas nicht in Ordnung sei: Sie hätten keine Monatsblutung. Wir brauchen uns keine Sorgen machen, wenn wir keine Blutung haben. Anlaß zur Sorge sind »außerplanmäßige« Blutungen.

Neue Untersuchungsergebnisse zeigen, daß eine zyklische Progesteronzugabe alle 3 Monate ausreichen könnte, um die Gebärmutterschleimhaut vor einer Hyperplasie und einer möglichen malignen Entartung zu schützen. In dieser Studie wurde eine höhere Dosis Provera® verwendet (10 mg Medroxyprogesteronacetat), und es kam zu verstärkten Entzugsblutungen und Blutungsunregelmäßigkeiten. Dies wurde jedoch toleriert, weil das Progesteron nur viermal pro Jahr genommen wird. Diese Therapie ist eventuell eine Alternative für Frauen, die mit einem Minimum an Progesteron auskommen möchten. Um kein Risiko einzugehen, sind regelmäßige Ultraschallkontrollen und Untersuchungen der Gebärmutterschleimhaut unerläßlich.

## Tips zur Durchführung

Es kann 3–4 Monate dauern, bis Sie regelmäßige Blutungen nur während der Einnahmepause haben. Kommt es jedoch weiterhin zu außerplanmäßigen Blutungen, z. B. in der ersten Zyklushälfte, wenn Sie nur Östrogen einnehmen, oder während der ersten Tage, nachdem Progesteron hinzugefügt wurde, dann kann etwas nicht in Ordnung sein, und Sie sollten Ihren Arzt aufsuchen. Wenn nach 1–2 Monaten immer noch Hitzewallungen auftreten, kann Ihr Arzt versuchen, die Östrogendosis zu erhöhen. Treten die Hitzewallungen 12–14 Stunden nach Einnahme der

Östrogentablette auf, halbieren Sie die Dosis, und nehmen Sie die eine Hälfte morgens, die andere abends ein. Sie können auch ein Östrogenpflaster zur zyklischen Therapie verwenden. Applizieren Sie es zweimal pro Woche vom 1. bis zum 25. Tag des Zyklus. Entfernen Sie es während der 5 einnahmefreien Tage am Ende des Zyklus.

## *Kontinuierliche Östrogentherapie kombiniert mit zyklischer Progesterontherapie*

### Einnahmeschema

Wir nehmen unser Östrogen jeden Tag, ohne eine Einnahmepause zu machen. Das Progesteron nehmen wir zusätzlich vom 1. bis zum 12. Tag eines jeden Monats.

### Medizinische Begründung dieses Therapieschemas

Das Therapieschema ist fast eine Kopie unserer Zyklen vor der Menopause, wir versuchen es nur »besser zu machen«. Viele Frauen hassen die 5 einnahmefreien Tage, weil sie während der Hormonpause Beschwerden bekommen. Deshalb haben wir versucht, diesen Östrogenmangelschock zu eliminieren.

### Positive Aspekte

Dieses Therapieschema ist einfacher zu befolgen. Man muß nur daran denken, wann man mit dem Progesteron anfangen und aufhören muß. Wir müssen das Östrogen nicht unbedingt absetzen, um unsere Gebärmutterschleimhaut zu schützen. Das Progesteron muß 10–14 Tage gegeben werden, um eine östrogenbedingte übermäßige Wucherung der Gebärmutterschleimhaut (Endometriumhyperplasie) zu verhindern, die als Vorstufe eines Gebärmutterkrebses angesehen wird.

## Negative Aspekte

Manche Frauen fühlen sich im wahrsten Sinne des Wortes erleichtert, wenn sie Östrogen und Progesteron in der fünftägigen Einnahmepause absetzen. Sie scheiden vermehrt Wasser aus, fühlen sich weniger gebläht, und die Brüste sind nicht mehr so druckempfindlich.

**In Deutschland** gibt es seit Sommer 1997 Estrafemol®, ein Präparat der Firma Henning, das eine »fast« kontinuierliche Östrogentherapie mit zyklischer Progesterongabe ermöglicht. Zuerst wird 12 Tage lang je eine Tablette mit Östradiolvalerat eingenommen, dann 14 Tage lang je eine Tablette mit Östradiolvalerat und Medroxyprogesteronacetat. Nach Einnahme der 26 Kapseln folgt eine Pause von nur 2 Tagen, so daß ein 28-Tage-Rhythmus erreicht wird.

## Tips zur Durchführung

Es kann wiederum 3–4 Monate dauern, bevor Ihr Körper sich an diese Therapieform gewöhnt. Nach dieser Zeit sollten Sie nur nach Absetzung von Progesteron bluten. Wenn Sie zu anderen Zeiten eine Blutung bekommen, sollten Sie Ihren Arzt aufsuchen.

# *Kontinuierliche Hormontherapie*

## Einnahmeschema

Wir nehmen täglich Östrogen und Progesteron.

## Medizinische Begründung

Wir möchten die Gebärmutterschleimhaut vor einer ungehemmten Stimulation durch Östrogen schützen. Was wäre dafür besser geeignet als eine tägliche Progesterongabe? Mit der Zeit »gibt die Gebärmutterschleimhaut auf« – sie wird dünner, die Drüsen bilden sich zurück, und sie atrophiert. Eine atrophische Schleimhaut wird nicht abgestoßen, und wir bluten nicht mehr.

## Positive Aspekte

Keine Blutungen zu bekommen ist sicher der Hauptvorteil dieser Therapie. Durch die täglichen Hormongaben werden konstante Östrogen- und Progesteronspiegel erreicht, wir müssen nicht unter monatlichen hormonellen Schwankungen leiden und bekommen seltener menstruelle oder hormonelle Kopfschmerzen, Blähungen und zyklische prämenstruelle Symptome. Die Progesterondosis bei der kontinuierlichen Therapie ist um etwa 50 % niedriger als bei der zyklischen Hormonsubstitution. Wenn wir empfindlich auf Progesteron reagieren, haben wir bei der kleineren Dosis weniger Nebenwirkungen zu befürchten. Andererseits wissen wir noch nicht, was langfristig gesehen besser für unsere Blutfette, unser Herz oder unsere Brust ist: eine höhere Progesterondosis für 10–14 Tage pro Monat oder eine niedrigere Progesterondosis, die täglich verabreicht wird.

## Negative Aspekte

Bei 30–40 % der Frauen kommt es zu Durchbruchblutungen, vor allem während der ersten 4 Behandlungsmonate. Je weniger Zeit seit unserer letzten natürlichen Regelblutung (Menopause) vergangen ist, desto höher ist die Wahrscheinlichkeit von Blutungen. Deshalb ist es günstiger, die kontinuierliche Therapie während der ersten 2–3 Jahre nach der Menopause zu meiden und eine zyklische Therapie zu bevorzugen.

Die gute Nachricht ist, daß nach einjähriger kontinuierlicher Therapie nur noch 10 % der Frauen unter Durchbruchblutungen leiden.

## Anmerkung

Die Firma Wyeth-Ayerst Laboratories hat vor kurzem unter dem Namen Prempro® das erste Östrogen-Progesteron-Kombinationspräparat zur kontinuierlichen Hormonsubstitution in den USA auf den Markt gebracht. In Deutschland ist schon seit längerem Kliogest®, ein Kombinationspräparat der Firma Novo Nordisk zur kontinuierlichen Hormontherapie, erhältlich.

Wenn meine Patientinnen während einer kontinuierlichen Hormonsubstitution Blutungen bekommen, werden sie und ich nervös. Falls es sich nur um leichte Blutungen handelt und sie sich ansonsten unter der Behandlung wohl fühlen, ermutige ich meine Patientinnen, die Therapie fortzusetzen. Falls sie nach 4 Monaten immer noch Probleme haben, führe ich eine genaue Untersuchung durch (Ultraschall, Gebärmutterschleimhautprobe und eventuell Hysteroskopie) und verordne statt dessen eine zyklische Hormontherapie.

Wegen des häufigen Auftretens von Durchbruchblutungen in der frühen Menopause beginnen wir zunächst mit einer zyklischen Hormontherapie und wechseln nach einigen Jahren zur kontinuierlichen Therapie über. Der wichtigste Grund, mit der kontinuierlichen Kombinationsbehandlung zu beginnen, ist folgende Aussage: »Ich werde keine Hormone nehmen, wenn ich bei dieser Therapie wieder monatliche Blutungen in Kauf nehmen muß.« Wenn die ersten kritischen Monate überstanden sind, werden Arzt und Patientin zufrieden sein.

## Tips zur Durchführung

Geraten Sie nicht in Panik, wenn Sie zu bluten beginnen. Bei sehr starken Blutungen mit Blutklumpen sollten Sie Ihren Arzt aufsuchen. Wenn die Blutungen andauern oder nach viermonatiger Therapie wieder einsetzen, sollten Sie ebenfalls Ihren Arzt konsultieren.

Nehmen Sie Ihre Hormone möglichst immer zur gleichen Zeit. Wenn Sie die Tabletteneinnahme ein oder zwei Tage vergessen haben, können Sie zu bluten anfangen. Hören Sie nicht mit der Behandlung auf, nehmen Sie die Hormone weiter, und die Blutung sollte abklingen.

# Zukünftige Entwicklungen der Hormonersatztherapie

## *Kombinierte Hormonpflaster*

Ein Progesteronpflaster wurde entwickelt, aber es ist recht groß. Gegenwärtig müßten wir zwei Pflaster aufkleben (ein Östrogen- und ein Progesteronpflaster). Das wäre doch recht störend und könnte zu stärkeren Hautreizungen führen. Ein einzelnes kombiniertes Pflaster wäre hilfreich.

## *Andere Applikationsformen*

Es wurden Vaginalringe entwickelt, die wie ein Diaphragma aussehen und Östrogen bis zu 3 Monaten freisetzen. Ein Östrogen-Progesteron-Ring wäre ebenfalls wirksam, aber manche von uns bevorzugen vielleicht Tabletten und Hormonpflaster. Östrogen und Progesteron können auch »gesnifft« werden (nein, das ist kein Witz). Verabreicht als Nasentropfen oder Nasenspray, werden sie gut absorbiert. Wir müssen nur darauf achten, daß wir die richtige Dosis aufnehmen. Beide Hormone können auch unter die Zunge gelegt und damit »sublingual« absorbiert werden. Es gibt östradiolhaltige Kügelchen, die unter die Haut implantiert werden können. Sie setzen Östrogen bis zu 6 Monaten frei. Kombinierte Östrogen-Progesteron-Kügelchen würden die Therapie vereinfachen – man müßte nur zweimal pro Jahr den Arzt aufsuchen. All diese Applikationsformen könnten auch kleine Mengen von männlichen Geschlechtshormonen enthalten, falls sie indiziert sein sollten.

Wenn Hormone aus Vaginalringen, Nasentropfen oder Hautimplantaten absorbiert werden, gelangen sie in unseren Kreislauf, ohne zunächst die Leber passieren zu müssen wie nach oraler Einnahme von Tabletten. Das könnte sich als sehr vorteilhaft erweisen. Eines Tages wird es uns vielleicht altmodisch vorkommen, Hormontabletten einzunehmen, und wir bevorzugen statt dessen die Aufnahme von Hormonen über die Haut oder Schleimhaut (Scheide, Nase oder Mund).

## Fragen und Antworten zur Hormontherapie

Mit Hilfe des folgenden Schnelltests können Sie die Fülle der Informationen zur Hormontherapie, die in den vorangegangenen Kapiteln gegeben wurden, anhand von praktischen Beispielen besser verstehen und einordnen. Wenn wir nicht wissen, warum wir eine bestimmte Behandlungsmethode anwenden und was wir zu erwarten haben, hören wir mit der Therapie auf und schaden uns eventuell damit.

Es folgen Beispiele für theoretisch mögliche Problemstellungen und deren Lösung.

**1. Beispiel.** Sie hatten Ihre letzte Periode vor 3 Monaten. Sie leiden an Hitzewallungen und können nicht schlafen. Sie sind Kaukasierin, schlank, neigen zu hohen Cholesterinspiegeln, und in Ihrer Familienanamnese kommen gehäuft Herzinfarkte vor.

Was sollten Sie in Erwägung ziehen?

a) Zyklische Hormonersatztherapie mit Östrogentabletten und Zugabe von Progesteron.
b) Kontinuierliche Hormontherapie in Form von Tabletten.
c) Eine Montag-bis-Freitag-Hormontherapie (Tabletten).
d) Östrogen-Hormonpflaster und zyklische Zugabe von Progesteron.
e) Östrogen-Hormonpflaster und kontinuierliche Zugabe von Progesteron.

Antwort: »a«.
a) Zyklische Hormonersatztherapie mit Östrogentabletten und Zugabe von Progesteron.

**Begründung:** Sie hatten erst vor kurzem Ihre letzte Regelblutung. Wenn Sie zu diesem frühen Zeitpunkt eine kontinuierliche Hormonersatztherapie beginnen, wird es höchstwahrscheinlich zu Durchbruchblutungen kommen. Ihr Körper muß das zugeführte Östrogen gut absorbieren, um hohe Östrogenspiegel zu erzielen. Die orale Östrogengabe in Form von Tabletten garantiert eine gute Absorption. Tabletten wirken außerdem schneller und zuverlässiger auf Ihre Blutfette. Wenn Ihr Cholesterin hoch ist und Sie früher schwere prämenstruelle Beschwerden hatten, sollten Sie natürliches Progesteron verwenden.

**2. Beispiel.** Ihre letzte Regelblutung war vor einem Jahr, und Sie haben die Menopause als einen Segen empfunden. Sie hatten früher starke Menstruationsbeschwerden oder prämenstruelle Kopfschmerzen, und all das hat aufgehört. Sie haben Hitzewallungen, aber die sind zu ertragen. Wegen der zu erwartenden Vorteile für die spätere Gesundheit würden Sie gern Östrogen nehmen.

Was sollten Sie in Erwägung ziehen?

a) Zyklische orale Östrogen-Gestagen-Therapie.
b) Zyklische Anwendung eines Östrogen-Hormonpflasters und Progesteron.
c) Eine orale Östrogen-Montag-bis-Freitag-Therapie mit Östrogen- und Progesterontabletten.
d) Kontinuierliche orale Östrogen-Progesteron-Therapie.
e) Kontinuierliche Therapie mit Östrogenpflaster und Progesteron.

Antwort: »e«.
e) Kontinuierliche Therapie mit Östrogenpflaster und Progesteron.

**Begründung:** Schwankungen des Östrogenspiegels (vor allem das Absinken des Östrogens) und zyklische Therapie können Kopfschmerzen hervorrufen. Unter Verwendung des Pflasters sind die Blutöstrogenspiegel konstanter. Tabletten führen nach 14–18 Stunden zu maximalen Östrogenspiegeln, die danach wieder abfallen. Die kontinuierliche Progesterongabe kann ebenfalls Kopfschmerzen vermindern. Wenn es trotzdem zu Kopfschmerzen kommt, wechseln Sie von einem synthetischen zu einem natürlichen Progesteron, oder nehmen Sie gleich ein natürliches Progesteron.

**3. Beispiel.** Sie haben gleich nach Eintritt der Menopause mit einer kontinuierlichen Hormonersatztherapie begonnen. Sie haben diese Therapie 9 Monate lang durchgeführt und bluten immer noch unregelmäßig. Sie können nirgendwo ohne Tampon hingehen. Was sollten Sie tun?

a) Zu einer zyklischen Hormonersatztherapie übergehen.
b) Mit der Hormonersatztherapie aufhören und das Ganze vergessen.
c) Die Östrogendosis erhöhen.
d) Die Progesterondosis erhöhen.
e) Ultraschalluntersuchung und/oder Ausschabung der Gebärmutter (Abrasio, Kürettage).

Antwort: »e«.
e) Ultraschalluntersuchung und/oder Ausschabung der Gebärmutter (Abrasio, Kürettage).

**Begründung:** Wir erwarten Blutungen während der ersten 4 Monate, eventuell noch während der ersten 6 Monate. Neun Monate muß als zu lang angesehen werden. Wenn durch die Untersuchung Polypen, Myome oder eine abnorme Hyperplasie ausgeschlossen werden können, versuchen Sie eine zyklische Hormontherapie, um Ihre Blutung zumindest in festen Intervallen zu bekommen. Warten Sie 1 Jahr oder länger, und wenn Sie keine abnormen Blutungen haben, können Sie es noch einmal mit einer kontinuierlichen Hormonersatztherapie versuchen.

**4. Beispiel.** Sie führen eine zyklische Hormontherapie durch und bluten immer 2–3 Tage vor der letzten Tabletteneinnahme und der fünftägigen Einnahmepause. Was sollten Sie tun?

a) Die Hormone absetzen, weil etwas nicht in Ordnung ist.
b) Progesteron und Östrogen absetzen, sobald Sie zu bluten anfangen.
c) Ihren Arzt aufsuchen und die Gebärmutterschleimhaut durch Ultraschall und Abrasio untersuchen lassen.
d) Die Progesterondosis am Tag vor der Blutung verdoppeln und die doppelte Dosis bis zum Ende des Behandlungszyklus einnehmen.
e) Die Blutung ignorieren, wenn sie leicht ist.

Antwort: »c« und »d« oder »c« und »e«.
c) Ihren Arzt aufsuchen und die Gebärmutterschleimhaut durch Ultraschall und Abrasio untersuchen lassen.
d) Die Progesterondosis am Tag vor der Blutung verdoppeln und die doppelte Dosis bis zum Ende des Behandlungszyklus einnehmen.
oder
c) Ihren Arzt aufsuchen und die Gebärmutterschleimhaut durch Ultraschall und Abrasio untersuchen lassen.
e) Die Blutung ignorieren, wenn sie leicht ist.

**Begründung:** Wir dachten, wir könnten eine Durchbruchblutung während der zyklischen Progesteronzugabe ignorieren, aber einige Studien haben gezeigt, daß ein ernstes Problem vorliegen könnte. Sie könnten außerdem vielleicht einen Polypen oder ein Myom haben, deshalb ist eine Untersuchung gerechtfertigt. Falls alles in Ordnung ist, können Sie die Progesterondosis verdoppeln, dadurch kann die Blutung gestoppt werden. Oder Sie ignorieren die Blutung und nehmen die Tabletten weiter bis zum Zyklusende.

**5. Beispiel:** Sie führen eine zyklische Hormontherapie durch. Sie hassen die fünftägige Einnahmepause. Sie bekommen Krämpfe und Hitzewallungen, können nicht schlafen und werden depressiv. Ihr Mann plant deshalb Geschäftsreisen zwischen dem 25. und 30. jeden Monats. Was sollten Sie tun?
a) Kontinuierliche Östrogentherapie und zyklische Progesteronzugabe.
b) Darauf bestehen, Ihren Mann auf seinen Geschäftsreisen zu begleiten.
c) Progesteron weglassen.
d) Kontinuierliche Östrogen- und Progesterontherapie.
e) Montag-bis-Freitag-Therapie mit Östrogen und Progesteron.

Antwort: »a« und »b« oder »d« und »b«.
a) Kontinuierliche Östrogentherapie und zyklische Progesteronzugabe.
b) Darauf bestehen, Ihren Mann auf seinen Geschäftsreisen zu begleiten.
oder

d) Kontinuierliche Östrogen- und Progesterontherapie.
b) Darauf bestehen, Ihren Mann auf seinen Geschäftsreisen zu begleiten.

**Begründung:** Die Beschwerden werden wahrscheinlich durch das Absetzen des Östrogens verursacht. Wenn Sie es kontinuierlich nehmen, werden Sie sich besser fühlen, weniger Beschwerden haben, und Ihr Mann wird gern mit Ihnen zusammen sein und nicht auf Geschäftsreise gehen müssen. Wenn Sie »d« wählen und beide Hormone kontinuierlich nehmen, können Blutungen und Krämpfe völlig aufhören.

**6. Beispiel.** Sie führen eine zyklische Hormontherapie durch, und wenn Sie mit der Einnahme des synthetischen Progesterons für 10–12 Tage beginnen, bekommen Sie Blähungen, ein schmerzendes Spannungsgefühl in den Brüsten und Hitzewallungen, und Sie leiden insgesamt wieder so wie früher am prämenstruellen Syndrom. Was sollten Sie tun?

a) Von der zyklischen zur kontinuierlichen Hormontherapie übergehen, dadurch nehmen Sie jeden Tag eine niedrigere Progesterondosis ein.
b) Progesteron absetzen.
c) Vom synthetischen Progesteron zum natürlichen Progesteron überwechseln.
d) Östrogen erhöhen, um die Hitzewallungen zu bekämpfen.
e) Progesteron alle 3 Monate nehmen.

Antwort: Versuchen Sie es zuerst mit »c«, dann mit »e« oder »a«.
c) Vom synthetischen Progesteron zum natürlichen Progesteron überwechseln.
e) Progesteron alle 3 Monate nehmen.
oder
a) Von der zyklischen zur kontinuierlichen Hormontherapie übergehen, dadurch nehmen Sie jeden Tag eine niedrigere Progesterondosis ein.

**Begründung:** Natürliches Progesteron scheint weniger prämenstruelle Beschwerden zu verursachen. Wenn die Symptome nicht verschwinden und Sie versprechen, sich regelmäßig untersuchen zu lassen, können Sie

Progesteron nur alle 3 Monate nehmen. Eine andere Möglichkeit wäre die Minipille (kontinuierlich) zusammen mit Östrogen.

**7. Beispiel.** Sie sind 60, haben niemals Hormone genommen und sind über die Wechseljahre hinaus. Bei einer Bestimmung der Knochendichte zeigt sich ein erheblicher Verlust an Knochenmasse in den Hüftgelenken. Sie hatten eine Hysterektomie (Gebärmutterentfernung). Was sollten Sie tun?

a) Ihre tägliche Kalziumaufnahme auf mindestens 1500 mg erhöhen, Vitamin D einnehmen sowie Kraft- und Ausdauertraining betreiben.
b) Eine Östrogenersatztherapie beginnen (Tabletten oder Pflaster).
c) Östrogen und Progesteron kontinuierlich einnehmen.
d) Östrogen und Progesteron zyklisch einnehmen.
e) Darauf achten, nicht hinzufallen.

Antwort: »a«, »b« und »e«.

a) Ihre tägliche Kalziumaufnahme auf mindestens 1500 mg erhöhen, Vitamin D einnehmen sowie Kraft- und Ausdauertraining betreiben.
b) Eine Östrogenersatztherapie beginnen (Tabletten oder Pflaster).
e) Darauf achten, nicht hinzufallen.

**Begründung:** Kalzium, Vitamin D sowie Kraft- und Ausdauertraining sind auf jeden Fall notwendig. Um Ihre Knochendichte zu verbessern und Ihr späteres Risiko für Knochenbrüche um mehr als 50 % zu senken, sollten Sie Östrogen nehmen. Weil Ihre Gebärmutter entfernt wurde, benötigen Sie kein Progesteron.

**8. Beispiel.** Sie nehmen Ihre Hormontabletten (Östrogen und Progesteron) regelmäßig jeden Morgen. Trotzdem leiden Sie unter Hitzewallungen, aber nur nachts. Was sollten Sie tun?

a) Die Progesterondosis erhöhen.
b) Die Östrogendosis erhöhen.
c) Die Hormone zur Nacht einnehmen.
d) Ein Hormonpflaster anstelle der Tabletten verwenden.
e) Vom synthetischen Progesteron auf ein natürliches Progesteron überwechseln.

Antwort: »c«, und wenn das nicht hilft, versuchen Sie »b« oder »d«.
c) Die Hormone zur Nacht einnehmen.
b) Die Östrogendosis erhöhen.
d) Ein Hormonpflaster anstelle der Tabletten verwenden.

**Begründung:** Nach Einnahme der Hormontabletten werden maximale Blutspiegel nach 2–3 Stunden erreicht, die nach 14–16 Stunden sinken. Wenn Sie die Tabletten abends einnehmen, werden gute Hormonspiegel während des Schlafs aufrechterhalten. Sollten Sie dann jedoch tagsüber Beschwerden bekommen, können Sie die Dosis halbieren oder die Gesamtdosis erhöhen und eine Tablette morgens, die andere Tablette abends einnehmen. Wenn Sie eine Dosiserhöhung vermeiden möchten, können Sie ein Hormonpflaster ausprobieren, das zu gleichmäßigeren Östrogenspiegeln führt.

**9. Beispiel.** Ihre letzte Regelblutung war vor etwa einem Jahr. Sie haben die verschiedensten Hormontabletten und Hormonpflaster ausprobiert und hohe Dosen verwendet. Sie leiden immer noch unter Hitzewallungen, schlafen schlecht und fühlen sich nicht mehr so frisch und fit wie vor der Menopause. Was sollten Sie tun?
a) Vom synthetischen auf ein natürliches Progesteron übergehen.
b) Psychotherapie.
c) Höhere Östrogendosen als normal verwenden.
d) Ihre Schilddrüsenfunktion überprüfen lassen.
e) Testosteron zu Ihrer Hormonersatztherapie hinzufügen.

Antwort: »d« und »e«.
d) Ihre Schilddrüsenfunktion überprüfen lassen.
e) Testosteron zu Ihrer Hormonersatztherapie hinzufügen.

**Begründung:** Eine Unterfunktion der Schilddrüse kann die Besserung, die durch die Hormontherapie erzielt wird, beeinträchtigen. Die Schilddrüsenfunktion sollte deshalb überprüft werden. Die Zugabe männlicher Geschlechtshormone als Tablette oder Spritze kann hartnäckige Symptome lindern und Ihr allgemeines Wohlbefinden erhöhen.

**10. Beispiel.** Sie wollen mit einer Hormonersatztherapie beginnen. Sie haben Ihre Gebärmutter noch. Ihr Cholesterin ist hoch, Ihr LDL ist hoch, und Ihr HDL ist niedrig, aber Ihre Triglyzeridspiegel sind normal. Welche Hormone sollten Sie wählen?
a) Orale Östrogentabletten und ein synthetisches Progesteron.
b) Orale Östrogentabletten und ein natürliches Progesteron.
c) Ein Östrogen-Hormonpflaster und ein synthetisches Progesteron.
d) Ein Östrogen-Hormonpflaster und ein natürliches Progesteron.
e) Nur Östrogentabletten zur oralen Einnahme.

Antwort: »b«.
b) Orale Östrogentabletten und ein natürliches Progesteron.

**Begründung:** Oral verabreichte Östrogentabletten verbessern unsere Blutfette direkter und signifikanter. Die PEPI-Studie zeigte, daß natürliches Progesteron diese günstige Wirkung weniger beeinträchtigt als synthetisches Progesteron.

**11. Beispiel.** Sie sind in der Menopause und haben sehr hohe Triglyzeridspiegel. Die anderen Blutfettwerte sind fast normal. Ihre Gebärmutter wurde entfernt (Hysterektomie). Welche Hormone sollten Sie wählen?
a) Orales Östrogen und synthetisches Progesteron.
b) Östrogen-Hormonpflaster und synthetisches Progesteron.
c) Nur orales Östrogen.
d) Nur das Östrogen-Hormonpflaster.

Antwort: »d«.
d) Nur das Östrogen-Hormonpflaster.

**Begründung:** Orales Östrogen kann die Triglyzeride erhöhen, das Pflaster hingegen nicht. Sie brauchen kein Progesteron, weil Ihre Gebärmutter entfernt wurde.

**12. Beispiel.** Sie hatten Brustkrebs, der operativ und mit Chemotherapie behandelt wurde. Zur Zeit nehmen Sie Tamoxifen. Sie kommen mit den

Hitzewallungen zurecht, aber der Geschlechtsverkehr ist trotz Gleitmittel so unangenehm, daß Sie ihn vermeiden. Was kommt für Sie in Frage?
a) Andere Sexualpraktiken anwenden.
b) Tamoxifen absetzen.
c) Männliche Geschlechtshormone nehmen.
d) Systemische Östrogentherapie (Tabletten oder Pflaster).
e) Östrogen-Vaginalcreme benutzen.

Antwort: »e« – es sei denn, Sie bevorzugen »a«.
e) Östrogen-Vaginalcreme benutzen.
a) Andere Sexualpraktiken anwenden.

**Begründung:** Örtlich applizierte Östrogencreme verhindert eine Scheidenatrophie. Kleine Mengen einer relativ schwachen Creme (in Deutschland z. B. Ovestin® Vaginalcreme; Anm. d. Ü.) machen die Scheidenschleimhaut elastisch. Die Absorption ist minimal und hat höchstwahrscheinlich keinen Einfluß auf die Brustkrebs-Rezidivrate. Sie sollten jedoch mit Ihrem Krebsspezialisten darüber sprechen.

**13. Beispiel.** Sie hatten vor mehr als 4 Jahren Brustkrebs und haben sich seither miserabel gefühlt. Sie leiden immer noch unter Hitzewallungen, können nicht schlafen, und außerdem haben Sie aufgrund Ihrer Familienanamnese ein erhöhtes Risiko für Osteoporose und Herzinfarkt. Sie haben hohen Blutdruck, und Ihr Cholesterinspiegel ist zu hoch. Tamoxifen verschlimmert Ihre Symptome. Was können Sie in Erwägung ziehen?
a) Weiter leiden, weil die Hitzewallungen Sie nicht umbringen werden.
b) Kalzium, Vitamine und Medikamente zur Behandlung von Osteoporose einnehmen; Therapie gegen Bluthochdruck und erhöhte Cholesterinwerte.
c) Eine hochdosierte Progesterontherapie gegen die Hitzewallungen und zur Osteoporosevorbeugung.
d) Männliche Hormone einnehmen.
e) Östrogenersatztherapie mit oder ohne Tamoxifen.

Antwort: Das ist ein schwieriger Fall, selbst für Ihren Arzt. Antwort »b« ist sicher empfehlenswert; »c« ist teilweise o.k.; »e« wird die Symptome sicher verbessern, aber Sie müssen zusammen mit Ihrem Arzt die Vor- und Nachteile abwägen.

**Begründung:** Die unter »b« aufgeführten therapeutischen Maßnahmen werden Ihr zukünftiges Erkrankungsrisiko senken, aber Sie werden sich nicht besser fühlen. Tamoxifen kann Osteoporose und Herzinfarkt vorbeugen, aber Sie können es nur 5 Jahre lang nehmen. Eine hochdosierte Progesterontherapie (in Deutschland z. B. Megestat®; Anm. d. Ü.) hilft gegen Hitzewallungen und Osteoporose, kann sich jedoch negativ auf die Blutfette auswirken. Östrogen verbessert Ihre allgemeine Befindlichkeit und senkt Ihr Risiko für Knochenbrüche und Herzinfarkt. Die große Frage ist jedoch, welchen Einfluß die Therapie auf Ihr Brustkrebsrisiko hat. Trotz vieler Untersuchungen wissen wir es nicht. Wir wissen jedoch, daß es keine »Heilung« ist, wenn wir den Brustkrebs überwinden, um dann 10 Jahre später an Herzinfarkt zu sterben.

**14. Beispiel.** Sie hatten einen Herzinfarkt und befinden sich auf dem Weg der Besserung. Was sollten Sie tun?

a) Ein kardiales Rehabilitations- und Trainingsprogramm durchführen.
b) Sich fettarm ernähren.
c) Das Rauchen aufgeben.
d) Täglich eine kleine Dosis Acetylsalicylsäure (in Deutschland z. B. Aspirin® oder ASS-ratiopharm®) einnehmen.
e) Eine Östrogenersatztherapie beginnen.

Antwort: »a« bis »e«.

a) Ein kardiales Rehabilitations- und Trainingsprogramm durchführen.
b) Sich fettarm ernähren.
c) Das Rauchen aufgeben.
d) Täglich eine kleine Dosis Acetylsalicylsäure (in Deutschland z. B. Aspirin® oder ASS-ratiopharm®) einnehmen.
e) Eine Östrogenersatztherapie beginnen.

**Begründung:** »a« bis »d« verstehen sich von selbst; »e« reduziert Ihr zukünftiges Risiko für Herzerkrankungen.

**15. Beispiel.** Sie sind in der Menopause, fühlen sich großartig und haben keine Risikofaktoren. Jeder in Ihrer Familie wurde über 80 und 90 Jahre alt. Was sollten Sie in Erwägung ziehen?

a)Nichts tun und sich auf Ihre Gene verlassen.
b) Eine Hormonersatztherapie durchführen, um ganz sicher zu gehen.
c) Regelmäßige Kontrolluntersuchungen zur Bestimmung der Knochendichte und der Herz-Kreislauf-Funktion. Bei Anzeichen einer Verschlechterung können Sie eine Hormonersatztherapie beginnen.
d) Körperliches Training, Kalzium und Vitamine einnehmen und sich glücklich schätzen.
e) Ihren Freundinnen sagen, sie sollen aufhören zu klagen – die Wechseljahre seien ein Kinderspiel.

Antwort: »c« und »d«; »b« kann auch in Erwägung gezogen werden.
c) Regelmäßige Kontrolluntersuchungen zur Bestimmung der Knochendichte und der Herz-Kreislauf-Funktion. Bei Anzeichen einer Verschlechterung können Sie eine Hormonersatztherapie beginnen.
d) Körperliches Training, Kalzium und Vitamine einnehmen und sich glücklich schätzen.
b) Eine Hormonersatztherapie durchführen, um ganz sicher zu gehen.

**Begründung:** Sie können sich nicht immer auf Ihre Erbanlagen verlassen. Ihre Vorfahren haben sich vielleicht besser ernährt und waren sportlicher als Sie. Achten Sie deshalb auf Ihre Knochen und Ihr Herz, damit Sie bei guter Gesundheit alt werden können.

# 8. ALTERNATIVEN ZUR HORMONTHERAPIE

Die meisten von uns nehmen keine Hormone und wollen es auch nicht. Im Süden der USA und im mittleren Westen nehmen nur 15 % der Frauen in den Wechseljahren Hormone, in Kalifornien 32 %.

In Deutschland wenden etwa 25 % der Frauen zumindest kurzfristig Hormone an, in Frankreich sind es etwa 12 %, in Großbritannien 7 % und in Italien nur 3 %.

Die Nichtanwenderinnen bilden die große schweigende, uninformierte Mehrheit. Die Forschung hat sich bisher nicht für alternative Methoden zur Linderung von Menopausensymptomen und zur Verbesserung der Lebensqualität interessiert.

Medikamente, die Hitzewallungen lindern können, wurden meistens für andere Indikationen entwickelt, vor allem zur Behandlung des Bluthochdrucks, und es wurde nur zufällig beobachtet, daß sie uns auch kühl und trocken halten können. Außerdem wirken sie gegen nervöse Unruhe. Gegen Osteoporose und koronare Herzkrankheit gibt es ebenfalls nichthormonelle Therapiemöglichkeiten. Die Wirksamkeit von Acetylsalicylsäure zur Vorbeugung von Schlaganfall und Herzinfarkt wurde in großangelegten Studien – aber nur an Männern – nachgewiesen. Andere Medikamente werden erst verordnet, wenn wir schon ernsthaft erkrankt sind.

Weil die Arzneimittelhersteller Heilpflanzen nur patentieren können, wenn sie etwas hinzufügen oder sie synthetisieren, besteht nur ein geringes Interesse, Geld in die Erforschung von Naturheilmitteln zu stecken.

## Behandlung von Hitzewallungen – Abkühlung ohne Hormone

Hitzewallungen entstehen durch eine erhöhte Empfindlichkeit unseres Temperaturregulationszentrums im Gehirn als Folge eines Östrogenmangels. Die Überaktivität wird durch noradrenerge Substanzen verursacht. Wenn wir die Erregungsschwelle des Zentrums durch antinoradrenerge Medikamente senken, sollten wir die Hitzewallungen reduzieren können. Zu diesem Zweck werden die im folgenden beschriebenen Medikamente verwendet.

**Clonidin** ist ein adrenerger Agonist, der zur Behandlung des Bluthochdrucks entwickelt wurde. Clonidin senkt die noradrenerge Aktivität unseres Zentralnervensystems. Es vermindert die Produktion von Noradrenalin im Gehirn, eine der wichtigsten Substanzen für die Aktivierung von Hitzewallungen.

**In Deutschland** ist Clonidin z. B. als Catapresan® auf dem Markt.

In einer neueren Studie reduzierte Clonidin Hitzewallungen um 45 %; das war jedoch nur 20 % besser als unter Plazebo. In anderen Studien war Plazebo in 40 % der Fälle kurzfristig wirksam.

Clonidin kann zu einer Reihe von Nebenwirkungen führen, wie z. B. Mundtrockenheit, Verstopfung, Schläfrigkeit und Schwindelgefühl. Frauen mit normalem Blutdruck entwickeln stärkere Nebenwirkungen als Frauen, die an hohem Blutdruck leiden; sie können einen starken Blutdruckabfall beim Aufstehen bekommen und sogar ohnmächtig werden. Eine Besserung der Hitzewallungen um 20 % ist vielleicht nicht ausreichend, um solche Nebenwirkungen auf sich zu nehmen. Wenn wir hohen Blutdruck haben und gleichzeitig unter Hitzewallungen leiden, kann Clonidin beide Symptome lindern.

Ferner läßt sich durch eine Therapie mit Clonidin Östrogen einsparen, d. h. die Östrogendosis senken.

**Aldomet® (Methyldopa).** Dieses Mittel wird ebenfalls zur Behandlung des Bluthochdrucks verwendet. In hohen Dosen verminderte Methyldopa Hitzewallungen um 40 %, aber bei 60 % der Frauen kam es zu Nebenwirkungen wie Schwindel, Übelkeit und Müdigkeit.

**In Deutschland** ist Methyldopa z. B. unter dem Namen Presinol® oder Sembrina® auf dem Markt.

**Bellergal.** Bellergal ist ein nichthormonelles Standardpräparat zur Behandlung von Menopausebeschwerden, wie z. B. Hitzewallungen, nächtliche Schweißausbrüche, Schlaflosigkeit und Ruhelosigkeit. Es enthält drei verschiedene Komponenten: Ergotamin (gefäßverengend), Phenobarbital (Beruhigungsmittel mit Suchtgefahr) und Belladonna (ein atropinhaltiger Pflanzenextrakt). Aufgrund dieser Kombination von Wirkstoffen ergeben sich z. T. recht erhebliche Nebenwirkungen (Mundtrockenheit, Sehstörungen, Müdigkeit, Hemmung der Darmtätigkeit, Herzklopfen, Abhängigkeit und Sucht). Studien haben gezeigt, daß viele Frauen auch auf Plazebo (Scheinmedikament ohne Wirkstoff) gut ansprechen. Es ist deshalb fraglich, ob die Verordnung von Bellergal sinnvoll ist.

## *Vitamine*

**Vitamin E.** Studien haben gezeigt, daß Vitamin E (800 Einheiten pro Tag) Hitzewallungen lindern kann. Nach Zugabe von 2–3 g Vitamin C und 1 g Kalzium (über den Tag verteilt) verschwanden die Symptome. Danach konnte die Vitamin-E-Dosis auf 400 Einheiten reduziert werden. Ich empfehle meinen Patientinnen die Einnahme von Vitamin E (400 Einheiten pro Tag) auch wegen der zusätzlichen »antioxidativen« Wirkung: Vitamin E fängt aggressive Sauerstoffverbindungen ab – sog. freie Radikale – und schützt so vor Herzinfarkt und Krebs.

**Hesperidin und Vitamin C.** Hesperidin ist ein Bioflavonoid (gelbes Pflanzenpigment), das in Zitrusfrüchten gefunden wird. Seine chemische Struktur ähnelt der von Östradiol. In einer älteren Studie wurde beobachtet, daß Hesperidin in Kombination mit Vitamin C Hitzewallungen beseitigte oder die Häufigkeit und Schwere der Attacken verminderte. Die einzigen Nebenwirkungen waren ein unangenehmer Körpergeruch und eine Verfärbung der Kleidung durch den Schweiß. Wenn wir diese Vitamine einnehmen, sollten wir immer ein gutes Körperdeodorant zur Hand haben.

## *Kräuter der chinesischen und der westlichen Medizin*

Wie die meisten Mediziner habe ich während des Medizinstudiums und während meiner Facharztausbildung nichts über Heilkräuter erfahren.

Wir alle haben von Yin und Yang gehört, den beiden Gegenpolen, die nach chinesischem Verständnis das gesamte Universum prägen. Yin ist weiblich und wird mit Erde, Dunkelheit, Kälte und Passivität in Verbindung gebracht. Yang ist männlich und steht für Himmel, Wärme, Helligkeit, Aktivität. Fieber oder Hitzewallungen wären demzufolge Yang, Schüttelfrost wäre Yin. Die traditionelle chinesische Medizin teilt außerdem den Körper in fünf Elemente oder Energien, die jeweils mit einem der fünf Hauptorgane verbunden sind: Lunge, Nieren, Leber, Herz und Milz. Die anderen Organe werden einem dieser fünf Funktionssysteme untergeordnet. Unsere Fortpflanzungsorgane und Nebennieren werden beispielsweise der Niere zugerechnet.

Qi ist die Lebensenergie im Körper. Sie zirkuliert zwischen den Organen und auch an der Körperoberfläche in dem Leitbahnsystem der Akupunktur. Qi fließt von einem Organ zum anderen – von der Lunge zur Niere, weiter zur Leber, zum Herzen, zur Milz und dann wieder zurück zur Lunge – und versorgt sie mit Energie. Wenn ein Organ ausfällt, ist der Energiefluß zu den anderen Organen beeinträchtigt, und es kann zu einer Funktionsstörung kommen. Nach dieser Theorie ist die Menopause ein Nieren-Yin-Defizit. Die Niere kontrolliert die Eierstöcke und die Gebärmutter; es fehlt uns an Yin, dem weiblichen Element. Weil die Niere zu wenig Yin hat, kommt es auch in der Leber – die von der Niere versorgt wird – zu einem Yin-Mangel. Yin und Yang stehen im Widerstreit zueinander, aber sie ergänzen sich auch gegenseitig. Wir können jetzt also einen Überschuß an Yang-Energie entwickeln. Diese Energie ist heiß und flüchtig und kann sich in Form von – Sie erraten es – Hitzewallungen manifestieren. Ein Yin-Mangel kann auch zu Schlafstörungen führen. Mit dem Anstieg unseres Leber-Yangs steigen unsere Emotionen (die Chinesen bringen Ärger mit der Leber in Verbindung), und wir werden gereizt. Durch diese Zunahme negativer Emotionen kann das Leber-Qi stagnieren und zu Völlegefühl, Blähungen und Gefühlsausbrüchen führen – klingt das bekannt?

Chinesische Heilkräuter werden als Tonikum gegen einen bestimmten Mangelzustand verwendet. Das wichtigste Yin-Tonikum ist Rehmannia glutinosa (genannt Shu Di Huang). Es wird im allgemeinen in Kombination mit anderen Kräutern verabreicht, um die Wirksamkeit zu erhöhen und die Nebenwirkungen zu vermindern. Eine Mischung aus Rehmannia-Kräutern mit sechs anderen Kräutern ist die sogenannte Rehmannia-6-Rezeptur, die nervöse Überreizung reduzieren und die Hormonfunktionen regulieren soll. Nach Zugabe von zwei Beruhigungskräutern ergibt sich ein Tee (»8-Geschmacksrichtungen-Tee«). Zur Behandlung von nächtlichen Schweißausbrüchen wird ein Rehmannia-Yin-Tonikum in Kombination mit drei anderen Kräutern (Da Bu Yin Wan) empfohlen. Schwere Hitzewallungen, Kopfschmerzen und Reizbarkeit werden einem erhöhten Leber-Yang zugeschrieben, und die Chinesen verordnen Chrysanthemum und Lycium (Qi Jeu Di Huang Wan). Eine Abnahme des Leber-Qis soll klimakterische Symptome wie Wut (ich bezweifle dieses Symptom), Reizbarkeit und Brustschmerzen hervorrufen. Dagegen wird das Heilkraut Chai Hu (Hasenohr) verordnet. Libidoverlust soll ein Mangel an Energie oder Kälte sein und wird mit einem Yang-Mangel in der Niere in Verbindung gebracht. Rehmannia wird mit »Teufelszwirn« kombiniert, um die Yang-Energie zu erhöhen (You Gui Wan). Wenn Herz und Niere ihre Energie nicht untereinander austauschen, kann es zu Schlaflosigkeit, Nervosität und Herzklopfen kommen. »Kaisertee«, der ebenfalls aus Rehmannia besteht, soll dieses Energieungleichgewicht korrigieren.

Schließlich möchte ich zwei chinesische Kräuter erwähnen, die viele von uns kennen, Ginseng und Dong Quai (chinesische Angelicawurzel). Ein Tonikum aus diesen beiden Kräutern (Gui Pi Tang) soll die Nerven beruhigen, das Herz stärken und die Energie in der Milz erhöhen. Ginseng hat einige östrogenähnliche Eigenschaften; in großen Mengen aufgenommen, kann er zu Blutungsstörungen oder Eierstockzysten führen. Die traditionelle chinesische Medizin verwendet Ginseng zur Behandlung einer Fülle von Symptomen, wie z. B. Menstruationsstörungen, Depression, Schlaflosigkeit, Anämie, Asthma, Nervenstörungen, sexuelle Funktionsstörungen und alle möglichen Altersbeschwerden. Dong Quai wird auch »Ginseng der Frau« genannt und zur Therapie von Menstruationskrämpfen, Regelstörungen und Hitzewallungen verwendet. Es ist ein Phytoöstrogen, das heißt, es wird aus einer Pflanze mit östrogenartiger Aktivität gewonnen. Phytoöstrogene besitzen weniger als 2 % der Wirksamkeit von synthetischen oder natürlichen Östrogenen, die in Ovulationshemmern oder bei der Hormonersatztherapie verwendet werden. Wenn unsere körpereigene Östrogenaktivität niedrig ist, gleichen die pflanzlichen Östrogene den Mangel aus. Ist unser Östrogen hoch, dann können die Phytoöstrogene die Östrogenrezeptoren besetzen und mit unserem körpereigenen Östrogen in einen Wettstreit treten. Nach dieser Theorie können die pflanzlichen Östrogene exzessive Hormonwirkungen mindern oder ausgleichen. Dieselbe Pflanze kann deshalb sowohl bei einem Östrogenüberschuß als auch bei Östrogenmangel empfohlen werden. Es gibt eine Reihe phytoöstrogenhaltiger Kräuter, die häufig zur Behandlung von Hitzewallungen verabreicht und schon seit Hunderten, ja Tausenden von Jahren in der westlichen und chinesischen Medizin erfolgreich verwendet werden. Allerdings gibt es über die Erfolgsquote keine wissenschaftlich fundierten Ergebnisse. Ich kann nur berichten, daß viele der so behandelten Patientinnen eine deutliche Besserung des klimakterischen Beschwerdebildes angegeben haben.

## Heilkräuter der westlichen Medizin

**Süßholzwurzel.** Seit Tausenden von Jahren wird die Süßholzwurzel in östlichen und westlichen Kulturen zur Behandlung des prämenstruellen Syndroms verwendet. Sie soll das Verhältnis von Östrogen zu Progesteron beeinflussen und klimakterische Beschwerden durch ihre östrogenartige Wirkung lindern.

**Keuschbaumbeere (Vitex agnus castus).** Sie gedeiht im Mittelmeerraum und wurde – wie der Name sagt – zur Unterdrückung der Libido verwendet. Sie wirkt auf die Hypophyse und kann durch Verminderung der Freisetzung von LH und FSH Hitzewallungen lindern.

**Wanzenkraut (Traubensilberkerze) oder Cimicifuga.** Diese nordamerikanische Pflanze wurde von den Indianern zur Behandlung von Menstruationskrämpfen und anderen Menstruationsbeschwerden verwendet. Cimicifuga wirkt entspannend und vermindert die Gebärmutterkontraktionen und damit die Blutungsstärke. Das Kraut soll außerdem schmerzstillend und beruhigend wirken. In Untersuchungen wurde gezeigt, daß es einen östrogenartigen Effekt hat und die FSH-Spiegel senken kann, deshalb kann es Hitzewallungen vermindern und sogar atrophische Veränderungen der Scheide verbessern.

**In Deutschland** ist Cimicifuga-Extrakt z. B. in dem Präparat Klimadynon® enthalten.

**Roter Salbei.** Das Phytoöstrogen dieser Pflanze wird zur Behandlung klimakterischer Symptome verwendet.

**Yamswurzel.** Diese nordamerikanische Pflanze wurde von den Indianern als Tonikum für Frauen verwendet. Nach oraler Aufnahme wird es zu schwach wirkenden Östrogenkomponenten abgebaut.

Ich bin keine Expertin für Naturheilkräuter. Diese Informationen stammen aus verschiedenen Büchern und Artikeln, die von Ernährungswissenschaftlern, Ärzten und Naturheilkundlern geschrieben wurden. Pflanzliche Heilmittel können zu schweren Nebenwirkungen einschließlich Fehlgeburt und Tod führen. Ziehen Sie am besten Bücher zu Rate, die von anerkannten Experten geschrieben wurden, und/oder konsultieren Sie einen Arzt, der in Naturheilkunde oder chinesischer Medizin ausgebildet wurde. Wenn Heilkräuter wirken, dann kann das ein Plazeboeffekt sein; der spielt jedoch auch bei nichthormonellen Mitteln unserer westlichen Medizin eine Rolle.

## *Homöopathie*

Die Homöopathie beruht auf dem Prinzip, daß Ähnliches mit Ähnlichem behandelt wird. Wenn wir Krankheitssymptome haben, die denen ähneln, die durch die toxische Wirkung einer Substanz verursacht werden, können wir eine extreme Verdünnung dieser Substanz zur Behandlung dieses Problems verwenden. Der Grad der Verdünnung (sogenannte Potenzen) soll die Wirksamkeit der Substanz erhöhen.

**Sepia.** Es handelt sich um einen Extrakt aus Tintenfisch. Samuel Hahnemann, der Vater der homöopathischen Medizin, beobachtete, daß einer seiner Patienten krank wurde, Gewicht verlor und keine Energie mehr hatte, nachdem er an seinem Malpinsel geleckt hatte. Der Pinsel war in Sepia getaucht worden. Nach einer Behandlung mit extrem verdünntem Sepia erholte sich der Künstler. Wenn wir also »Sepia-Symptome« entwickeln, d. h. Gewicht verlieren, reizbar sind und uns erschöpft fühlen, dann wäre Sepia die homöopathische Therapie der Wahl.

**Pulsatilla** wird aus Anemonen hergestellt und in der westlichen Naturheilkunde als Beruhigungsmittel verwendet. Es wird für menopausale Frauen vom »Pulsatilla"-Typ verordnet: blond, blauäugig, emotional labil und leicht fröstelnd.

**Vitex agnus castus (Keuschbaumbeere)** wird in der westlichen Naturheilkunde unverdünnt verwendet. In der Homöopathie wird es bei Gedächtnisverlust, Angst, Kopfschmerzen und Muskelschwäche gegeben.

**Salvia (Salbei)** ist bei Hitzewallungen indiziert.

**Lachesis.** Bei diesem Homöopathikum handelt es sich um das Gift einer amerikanischen Schlangenart. Nach homöopathischer Verdünnung hat es keine toxische Wirkung mehr. Es wird bei Hitzewallungen, Herzklopfen und Kopfschmerzen verschrieben.

**Nitroglyzerin und Amylnitrit** sind »konventionelle« Arzneimittel, die nach Verdünnung in der homöopathischen Medizin zur Behandlung von Hitzewallungen, Kopfschmerzen und Herzklopfen verwendet werden.

**Sulfur (Schwefel)** kann gegen Hitzewallungen helfen, und zwar bei übergewichtigen Frauen, die zuviel Zucker und Fett zu sich nehmen.

**Kaliumcarbonat** wird bei morgendlichen Hitzewallungen und Gedächtnisstörungen angewendet.

**Metallisches Gold** wird bei Hitzewallungen verordnet, vor allem bei Frauen, die zusätzlich unter Depressionen und Selbstmordgedanken leiden.

**Belladonna** wird aus der Tollkirsche gewonnen und in extremer Verdünnung bei Verstopfung, Schweißattacken und starker Gesichtsrötung verordnet.

**Bryonia** wird bei Trockenheit und Atrophie der Scheide verschrieben.

**Kalziumcarbonat** wird aus gemahlenen Austernschalen hergestellt und ebenfalls zur Behandlung von Hitzewallungen und Ödembildung bei übergewichtigen Frauen verwendet.

Es gibt viele andere Heilmittel, die je nach den spezifischen Bedürfnissen der Frauen verordnet werden. Nervöse Frauen, die ein starkes Verlangen nach Salz haben, sprechen vielleicht auf **Natriumchlorid** an. Ängstliche, leicht erregbare Frauen, die schlecht schlafen und übermäßig essen oder trinken, werden mit **Nux vomica (Brechnuß)** behandelt.

## *Verhaltenstherapie gegen Hitzewallungen*

Warum müssen wir unbedingt etwas einnehmen, selbst wenn es »alternativ« ist, um unsere Hitzewallungen zu behandeln? Vielleicht sollten wir statt dessen etwas tun. Wenn unser Temperaturregulationszentrum überaktiv ist, dann können wir es vielleicht durch bestimmte Entspannungstechniken normalisieren, z. B. durch langsame, tiefe Atemübungen.

In einer Studie wurde 14 Frauen über einen Zeitraum von 12 Wochen kontrolliertes Atmen beigebracht (6–8 Atemzüge pro Minute unter Betätigung der Bauchmuskulatur), oder sie lernten Entspannungstechniken mit Hilfe von Biofeedback. Durch die Atemübungen konnten die Hitzewallungen um 50 % gesenkt werden. In der Biofeedback-Gruppe ergab sich fast keine Veränderung der Symptome. Die langsame, tiefe Atemtechnik wird beim Yoga und bei der Meditation praktiziert – ein weiteres Beispiel für die Wirksamkeit fernöstlicher Methoden.

## Körperliches Training

Können wir unsere Hitzewallungen wegtrainieren? Die Ergebnisse einer skandinavischen Studie, an der mehr als 1300 Frauen im Alter zwischen 50 und 58 Jahren teilnahmen, bestätigen das. Diejenigen Frauen, die 3 Stunden pro Woche im örtlichen Fitneßzentrum trainierten, hatten signifikant weniger Hitzewallungen als die körperlich inaktiven Frauen. Es ist bekannt, daß durch sportliche Betätigung unsere natürlichen Opioide, die sogenannten Endorphine, im Gehirn ansteigen. Eine Abnahme unserer zentralen Opioidaktivität kann Hitzewallungen hervorrufen. Je mehr unsere Opioide durch körperliches Training ansteigen, desto weniger leiden wir unter Hitzewallungen. Außerdem verbessern wir dadurch unser allgemeines Wohlbefinden und reduzieren Muskelverspannungen, Angst und Schlaflosigkeit – ganz zu schweigen von den günstigen Wirkungen sportlicher Betätigung auf Herz, Muskeln, Knochen und Gewicht!

## Ernährung

Es ist bekannt, daß bestimmte Nahrungsmittel Hitzewallungen auslösen können. Wir sollten sie deshalb vermeiden. Dazu gehören Koffein, Alkohol, scharf gewürzte Speisen und wahrscheinlich Zucker. Gibt es andererseits bestimmte Nahrungsmittel, die unsere klimakterischen Symptome lindern? Können wir durch die richtige Ernährung beschwerdefrei werden?

Wichtige Hinweise kann uns die Ernährung von Frauen geben, die weniger Beschwerden während der Wechseljahre haben. Ein gutes Beispiel sind die Japanerinnen. Eine Studie aus dem Jahr 1988 mit 1141 Frauen im Alter zwischen 45 und 55 Jahren zeigte, daß sie weniger unter Hitzewallungen litten als Frauen in westlichen Kulturkreisen. Es gibt im Japanischen nicht einmal ein Wort für Hitzewallungen (Anm. d. Ü.). Japanische Ärzte und Frauen nennen die Menopause »koneki«, und menopausale Symptome heißen »koneki shogai«. Sie werden als negativ eingestuft und vor allem von den Ärzten als »Luxuskrankheit« von Hausfrauen angesehen, die zuviel Zeit haben. Wenn es in dieser Untersuchung überhaupt zu Symptomen kam, dann äußerten sie sich als Schultersteifigkeit, Kopfschmerzen, Rückenschmerzen, Frösteln, Reizbarkeit und Schlaflosigkeit. Nur 1 % der Frauen klagte über »Blutandrang zum Kopf«. Finnische Wissenschaftler untersuchten die Aufnahme pflanzlicher Östrogene (Phytoöstrogene) bei japanischen Männern und Frauen, deren Ernährung traditionell fettarm war. Diese Studienteilnehmer schieden 1000mal mehr Phytoöstrogene im Urin aus als Frauen, die eine »normale« westliche Mischkost zu sich nahmen. Diese Phytoöstrogenausscheidung wurde auf den reichlichen Verzehr von Sojaprodukten zurückgeführt (Tofu, Miso, Sojabohnen und gekochte Bohnen). Das seltenere Auftreten von Hitzewallungen und anderen klimakterischen Symptomen bei Japanerinnen kann teilweise durch diese hohen Phytoöstrogenspiegel erklärt werden.

Sojaprodukte enthalten das Phytoöstrogen Genistein, welches das Gesamtcholesterin senkt, HDL erhöht und LDL senkt. Es schützt deshalb zusätzlich vor koronarer Herzkrankheit. Außerdem soll es unser Brustkrebsrisiko senken.

Wieviel von diesem gesunden Soja sollen wir also zu uns nehmen? In einer neueren Untersuchung fand man, daß 80 g eines in Flüssigkeit aufgelösten Genisteinpulvers (zweimal täglich) ausreichten, um die Blutfette günstig zu beeinflussen; höhere Dosen verursachten Blähungen und Magenbeschwerden. In über 30 Untersuchungen wurde beobachtet, daß 25–50 g Sojaprotein (anstelle von tierischem Eiweiß) bei Männern und Frauen das Gesamtcholesterin und LDL-Cholesterin signifikant senkten. Wir können Sojamehl anstelle von Weizenmehl zum Backen von Brot, Bagels, Pfannkuchen usw. verwenden. Sojamilch kann Bestandteil von Desserts und Getränken sein (Schokoladensojamilch schmeckt übrigens sehr gut). Durch Zugabe von Kalzium- oder Magnesiumsalzen zur Sojamilch kann Tofu hergestellt werden, der als Käseersatz dienen und dadurch unsere Cholesterinaufnahme senken kann. Tofu kann zu Saucen, Eintopfgerichten, Suppen und Salaten hinzugefügt werden. Wir können auch tiefgefrorene Sojabohnen kaufen, sie 5 Minuten kochen, salzen und wie Erbsenschoten öffnen. Getrocknete Sojabohnen und Sojanüsse sind ebenfalls erhältlich.

Mindestens 300 Pflanzen enthalten Phytoöstrogene; sie sind vielleicht etwas schwächer wirksam als Sojaprodukte, aber sie helfen ebenfalls. Den meisten von uns fällt es nicht leicht, auf eine traditionelle japanische Ernährung überzuwechseln. Zu den phytoöstrogenhaltigen Pflanzen gehören Früchte wie Äpfel, Kirschen, Granatäpfel, ferner Getreide wie Alfalfa, Gerste, Hopfen, Hafer, Reis und Weizen und Gemüse wie mexikanische Süßkartoffeln, Erbsen, Kartoffeln, grüne und rote Bohnen. Fenchel, Knoblauch, Petersilie und Sesamsamen gehören ebenfalls dazu. Aus all den Befunden kann man folgende Schlußfolgerung ziehen: Reichlich Obst, Gemüse und Körner essen und auf Zucker, Fett und möglichst auch Fleisch verzichten. Eine solche Ernährung hat nicht nur eine günstige Wirkung auf unsere klimakterischen Beschwerden, sondern senkt auch unser Risiko für Krebs, Herzerkrankungen und Übergewicht.

## *Andere alternative Methoden – Progesteronhaltige Cremes*

Pro-Gest® ist eine progesteronhaltige Creme aus der mexikanischen Yamswurzel, hergestellt durch Professional and Technical Services, Portland, Oregon, USA. Sie soll gegen das prämenstruelle Syndrom und klimakterische Beschwerden helfen.

## *Wir haben die Wahl*

Es ist unsere Entscheidung, wie wir mit unseren Beschwerden in den frühen und späten Wechseljahren umgehen. Wir können nichts tun, eine Hormonersatztherapie durchführen oder alternative Methoden wählen. Bei einigen der Behandlungsmethoden konnte die Wirksamkeit wissenschaftlich nachgewiesen werden, andere wurden über viele Generationen benutzt, manche über Tausende von Jahren, und haben den Test der Zeit bestanden. Neuere Therapiewege müssen zum Teil noch genauer überprüft werden.

In der Vergangenheit hatten wir genügend Gelegenheit, die Rolle der stillen Dulderin zu übernehmen – wegen unserer Kinder, unserer Familien. Wir müssen nicht auch noch unsere Wechseljahre stumm leidend ertragen. Es gibt viele Alternativen, und eine davon wird auch für Sie die richtige sein!

# TEIL DREI

# GESUNDHEITSPROBLEME ÜBER 40 – WIR SIND MEHR ALS UNSERE FORTPFLANZUNGSORGANE

Sind wir – medizinisch gesprochen – nur die Summe unserer Fortpflanzungsorgane? Wie werden wir von den Gynäkologen gesehen, wenn die fruchtbaren Jahre hinter uns liegen? Frauen über 40 wird von vielen Ärzten leider wenig Interesse entgegengebracht.

Auch die medizinische Forschung vernachlässigt Frauen dieser Altersgruppe. Ein trauriges Beispiel: In der »Physicians' Health Study«, die von 1983 bis 1988 an 22000 Männern im Alter von 40–84 Jahren durchgeführt wurde, ergab sich eine Abnahme der Herzinfarkthäufigkeit um 44 % bei den Teilnehmern, die regelmäßig ein Acetylsalicylsäurepräparat nahmen. Daraufhin wurde Männern dieser Altersgruppe die prophylaktische Einnahme von Acetylsalicylsäure unter ärztlicher Kontrolle empfohlen. In diese wichtige Studie war keine einzige Frau einbezogen worden, eine schockierende Tatsache, vor allem wenn man bedenkt, daß Herz-Kreislauf-Erkrankungen unsere Haupttodesursache sind. Zu lange galt der Mann als das »Maß aller Dinge«.

Leider lassen sich an Männern gewonnene Daten nicht ohne weiteres auf Frauen übertragen. Unsere Körper verarbeiten Medikamente anders als Männer. Es gibt in dieser Hinsicht wirkliche Unterschiede zwischen den Geschlechtern.

Speziell auf Frauen zugeschnittene Untersuchungen werden uns vielleicht in Zukunft dringend benötigte Antworten auf unsere Fragen liefern können. Im Jahre 1992 wurde die »Women's Health Initiative« gegründet, die 163000 Frauen 9–14 Jahre lang beobachten wird, um herauszufinden, wie Hormone, Kalzium, Vitamin D und fettarme Ernährung das Erkrankungsrisiko für Herzinfarkt, Schlaganfall, Brust-, Dickdarm- und Gebärmutterkrebs, Osteoporose sowie die Lebenserwartung beeinflussen.

In Teil III werden die wichtigsten Gesundheitsprobleme besprochen, die uns Frauen betreffen, damit wir uns mit unseren persönlichen Risiken und möglichen präventiven und therapeutischen Maßnahmen vertraut machen können.

# 9. HERZINFARKT – KEINE REINE MÄNNERKRANKHEIT

## Unsere Todesursache Nummer 1

Wenn wir die 40 überschritten haben, sehen wir, wie unsere männlichen Partner Angst vor einem Herzinfarkt entwickeln und schließlich sogar daran sterben. Für die Männer in unserem Leben lernen wir, cholesterinarm zu kochen, kaufen Fitneßgräte und belegen Wiederbelebungskurse, während wir unser eigenes Erkrankungsrisiko vernachlässigen. Das ist ein Fehler. Die Wahrscheinlichkeit, im Laufe unseres Lebens an einem Herzinfarkt zu sterben, beträgt 31 % und ist damit 10mal höher als unser Risiko, an Brustkrebs zu sterben.

In den USA müssen jedes Jahr 2,5 Millionen Frauen wegen einer Herzerkrankung stationär behandelt werden, und 500 000 sterben daran. Ein plötzlicher Herztod bei Frauen wird in 60 % der Fälle durch einen Herzinfarkt verursacht. Wenn wir einen Herzinfarkt bekommen, ist unser Mortalitätsrisiko doppelt so hoch wie bei den Männern. In Deutschland starben 1994 erstmals mehr Frauen als Männer an Herz-Kreislauf-Erkrankungen.

## *Wie können wir diese entmutigende Statistik verbessern?*

Wir müssen unser aktuelles Risikoprofil kennen. Außer den unten geschilderten Risikofaktoren erhöht sich unsere Erkrankungswahrscheinlichkeit durch folgende Faktoren: Diabetes, Postmenopause ohne Östrogentherapie, nahe Verwandte, die vor dem 60. Lebensjahr an einer Herzerkrankung starben, oder vorangegangene Herzbeschwerden (Angina pectoris) in der Eigenanamnese.

# Warum sind wir gefährdet?

Traurig aber wahr:

- 25 % der Frauen rauchen.
- 35 % der Frauen sind übergewichtig.
- 60 % der Frauen über 50 sind körperlich inaktiv (keine sportliche Betätigung).
- 40 % der Frauen über 50 haben hohe Cholesterinspiegel.
- 70 % der Frauen über 65 haben Bluthochdruck (über 140/95 mmHg). Mit zunehmendem Alter sind mehr Frauen als Männer hyperton.

Die im folgenden beschriebenen Faktoren erhöhen unser Risiko für eine Herzgefäßerkrankung (koronare Herzkrankheit).

## *Rauchen*

Fünfundzwanzig Prozent der Frauen rauchen und erhöhen damit ihr Herzinfarktrisiko im Vergleich zu Nichtraucherinnen um das Vierfache. Das Risiko steigt direkt proportional mit der Anzahl der gerauchten Zigaretten. Wenn wir mit dem Rauchen aufhören, bleibt unser Herzinfarktrisiko für 2 Jahre erhöht, nach 4 Jahren ist es jedoch nicht höher als bei Frauen, die niemals geraucht haben (s. Kap. 17).

Ein Fünftel der 1990 aufgetretenen kardiovaskulären Todesfälle wurden durch Rauchen verursacht. Die etwa 4000 im Zigarettenrauch enthaltenen chemischen Stoffe vermindern den Sauerstoffgehalt im Blut, schädigen die Blutgefäße, führen zu einer Blutverdickung, erhöhen die »Klebrigkeit« der Blutplättchen, führen zu einer Zunahme der Blutgerinnungsfaktoren und des Gesamtcholesterins und zu einer Senkung des »guten« HDL-Cholesterins; dadurch wird die Entwicklung von Herzinfarkt und Schlaganfall begünstigt.

## *Übergewicht und/oder »apfelförmige« Fettverteilung*

Selbst geringes bis mäßiges Übergewicht scheint unser Herzinfarktrisiko zu verdoppeln. Nicht nur das absolute Gewicht ist von Bedeutung, sondern die Verteilung unserer Fettpolster. Ein Taillen-Hüft-Quotient von mehr als 0,8 erhöht unser kardiovaskuläres Risiko beträchtlich. Das Verhältnis von Taillenumfang zu Hüftumfang gibt an, bis zu welchem Grad unser Körper den apfelförmigen männlichen Fettsuchttyp angenommen hat. Dieses »Bauchfett« ist nicht nur ein kosmetisches Problem, sondern verändert unsere Insulin- und Fettsäurenproduktion – im Gegensatz zum hüftbetonten, »birnenförmigen« weiblichen Fettsuchttyp – und fördert dadurch die Entwicklung einer koronaren Herzkrankheit.

Sie können Ihren Taillen-Hüft-Quotienten bestimmen, indem Sie ihren Taillenumfang durch den Hüftumfang dividieren. Bei einer Taillenweite von 75 und einer Hüftweite von 100 cm kommen Sie auf einen akzeptablen Quotienten von 0,75.

## *Mangelnde körperliche Betätigung*

Mehr als 70 % von uns sind körperlich inaktiv oder treiben nur sporadisch Sport. Das ist mehr als bedauerlich, weil schon mäßiges körperliches Training sich äußerst günstig auf unser Herz-Kreislauf-System auswirkt: Es senkt den Blutdruck, kräftigt unsere Herzmuskulatur, erleichtert die Gewichtskontrolle, verbessert unsere Gerinnungsfaktoren und senkt unsere Insulinspiegel. All das beeinflußt unseren Blutdruck und die Bildung von Fettsäuren, was sich wiederum günstig auf unsere Herzen auswirkt. Untersuchungen zeigten, daß körperlich aktive Frauen ein 60–75 % niedrigeres Risiko für Herzerkrankungen haben als nicht aktive Frauen.

Sie brauchen kein extravagantes Outfit oder ein ausgefeiltes Aerobicprogramm, um Ihr Herz gesund zu halten. Gehen Sie z. B. 30 Minuten lang in einem flotten Tempo, damit sich Ihr Herzschlag ausreichend beschleunigt und Sie Ihren optimalen Trainingspuls erreichen. Schauen Sie sich nach Möglichkeiten um, im täglichen Leben aktiver zu sein. Parken Sie Ihr Auto in einiger Entfernung vom Einkaufszentrum und laufen Sie die restliche Strecke, benutzen Sie die Treppe anstelle des Aufzugs, arbeiten Sie im Garten usw. Jede Tätigkeit, die uns ein wenig ins Schwitzen bringt, ist geeignet.

## *Hohe Cholesterin- und Triglyzeridspiegel*

Ein hohes Gesamtcholesterin (über 240 Milligramm pro Deziliter, Abk. mg/dl) und schlechte Lipoprotein- und Triglyzeridwerte erhöhen unser Herzinfarktrisiko. Aus den Medien ist uns hinlänglich bekannt, daß Cholesterin unsere Arterien »verstopft«, und darüber vergessen wir manchmal, daß es wichtig für unsere Gesundheit ist. Unser Körper benötigt Cholesterin z. B. für den Zellaufbau und die Hormonproduktion. Die meisten von uns wissen jedoch nicht, daß unsere Leber praktisch das gesamte Cholesterin produziert, das wir brauchen. Aufgrund dieser Tatsache und weil die Durchschnittskost zuviel Cholesterin enthält (Fleisch, Eier, Vollmilchprodukte), ist es kein Wunder, daß 40 % der Frauen über 50 zu hohe Cholesterinspiegel haben.

Cholesterin ist an Lipoproteine gebunden, die in der Leber produziert werden. Man unterscheidet grob gesagt zwei Formen: »gute« Lipoproteine hoher Dichte (HDL = high density lipoproteins) und »schlechte« Lipoproteine niedriger Dichte (LDL = low density lipoproteins). An LDL gebundenes Cholesterin löst sich ab, setzt sich an den Gefäßwänden fest, bildet Plaques und verstopft so die Gefäße. An HDL gebundenes Cholesterin löst sich nicht ab und blockiert deshalb die Gefäße nicht. Es bildet sogar eine Schutzschicht an den Gefäßwänden (sogenannter Teflon-effekt) und verhindert die Ablagerung von LDL.

Ein hoher Cholesterinspiegel allein verursacht noch keinen Herzinfarkt. Das Verhältnis zwischen HDL und LDL ist ausschlaggebend. Je höher unser HDL-Cholesterin, desto niedriger ist unser Risiko einer Herzerkrankung.

Außer niedrigem HDL- und hohem LDL-Cholesterin tragen die Triglyzeride (Blutfette) zur Entstehung einer koronaren Herzkrankheit bei – vor allem bei Frauen.

Diabetes verschlechtert unsere Blutfettwerte, und wiederum sind Frauen stärker betroffen als Männer, das heißt, Diabetikerinnen haben ein größeres Herzinfarktrisiko als Diabetiker.

In Tabelle 4 sind die wünschenswerten und die mit einem hohen Erkrankungsrisiko verbundenen Blutwerte für Gesamtcholesterin, HDL, LDL und Triglyzeride dargestellt.

**Tabelle 4:** Beurteilen Sie Ihre Cholesterin- und Trigylzeridspiegel

| **Parameter** | **Wünschenswert** | **Grenzwertig** | **Hohes Erkrankungsrisiko** |
|---|---|---|---|
| Gesamtcholesterin | unter 200 mg/dl | 200–239 mg/dl | 240 mg/dl und höher |
| LDL-Cholesterin | unter 130 mg/dl | 130–159 mg/dl | 160 mg/dl und höher |
| HDL-Cholesterin | 50 mg/dl oder höher | 35–50 mg/dl | unter 35 mg/dl |
| Triglyzeride | 20–140 mg/dl | 140–190 mg/dl | über 190 mg/dl |

## *Bluthochdruck (Hypertonie)*

Hoher Blutdruck (über 140/95 mmHg) trägt zur Entstehung einer koronaren Herzkrankheit bei. Mindestens 20 Millionen Frauen in den USA leiden an Bluthochdruck, und über ein Drittel von ihnen weiß nichts davon. Bei der Blutdruckmessung bestimmen wir die Kraft, die das Blut auf unsere Arterienwände ausübt, während es vom Herzen durch den Körper gepumpt wird. Bluthochdruck entsteht, wenn diese Kraft ansteigt. Wenn die Arterien durch Fettablagerungen oder arteriosklerotische Plaques verengt oder teilweise blockiert sind, muß das Herz stärker pumpen, um das Blut voranzutreiben. Dieser erhöhte Druck schädigt und schwächt nicht nur die Blutgefäße, sondern zerstört auch die Blutkörperchen; dadurch verklumpen sie leichter, und es kann zur Blutpfropfbildung kommen. Wenn diese Thromben in den Herzkranzgefäßen entstehen und der Herzmuskel nicht mehr ausreichend mit Blut versorgt wird, kommt es zum Herzinfarkt.

Bei der überwiegenden Mehrheit der hypertonen Frauen wird keine körperliche Ursache für den Bluthochdruck gefunden, obwohl wir wissen, daß Hypertonie erblich bedingt sein kann und durch Faktoren wie Gewicht, Salzzufuhr und andere Krankheiten, wie z. B. Diabetes, beeinflußt wird.

Die Wirksamkeit einer Therapie mit blutdrucksenkenden (antihypertensiven) Mitteln wurde in vielen Untersuchungen bestätigt.

## *Was schützte unser Herz, als wir jünger waren?*

Östrogen war und ist der beste Schutzfaktor für unser Herz. Wenn unsere Eierstöcke nach der Menopause kein Östrogen mehr produzieren, verlieren wir unseren weiblichen Herzschutz. Wir bilden mehr Cholesterin, vor allem das »schlechte« LDL-Cholesterin, und verlieren etwas von unserem »guten« HDL-Cholesterin. Nach der Menopause erhöht sich die Klebrigkeit unserer Blutplättchen. Dadurch verklumpen sie miteinander, haften an den Gefäßwänden fest und bilden Thromben, die unsere Herzkranzgefäße blockieren können. Ohne diese erhöhte Klebefähigkeit lösen sich die Blutpfropfe auf oder bilden sich erst gar nicht. Früher, als wir noch unter 50 waren, verhalf uns unser Östrogen zu einem »rohrreinigenden Drano-Effekt«, hielt unsere Gefäße frei von Ablagerungen und ermöglichte einen ungehinderten Blutfluß. Vereinfacht könnte man sagen: »Sobald wir unser Östrogen verlieren, beginnt die Gefäßverstopfung.«

Ohne unser Östrogen verlieren unsere Blutgefäße außerdem ihre Elastizität, werden starr und widersetzen sich dem Blutstrom. Dadurch wird die Entstehung eines Bluthochdrucks begünstigt – ein weiterer Risikofaktor für einen Herzinfarkt.

## *Warnzeichen eines Herzinfarkts*

**Brustschmerzen (Angina pectoris).** Sie sollten Schmerzen, Druck oder ein Engegefühl in der Brust nicht als Verdauungsstörung, Angst, Streß oder Muskelschmerzen abtun. Zu oft wurden Frauen aus der Notaufnahme mit einem Magenpräparat oder Valium wieder nach Hause geschickt, während sie in Wahrheit einen Herzinfarkt entwickelten.

**Kurzatmigkeit.** Geraten Sie schon bei der kleinsten Anstrengung außer Atem, und denken Sie dann, Sie seien nur »nicht in Form«? Das könnte an Ihren Herzkranzgefäßen liegen, die vielleicht lebensbedrohlich verengt sind.

# Diagnose und Behandlung von Herzerkrankungen

Zur Abklärung einer Herzerkrankung sollten folgende Untersuchungen durchgeführt werden: ein EKG (Elektrokardiogramm) und, falls es Veränderungen zeigt, auch ein Belastungs-EKG, bei dem man eine Zeitlang auf einem Fahrrad strampeln oder auf einem Laufband laufen muß. Eventuell kommen eine Echokardiographie (Ultraschalluntersuchung des Herzens) und eine Angiographie (Darstellung der Herzkranzgefäße nach Injektion eines Kontrastmittels) hinzu.

Eine eingehende teure Diagnostik mit den neuesten technischen Möglichkeiten wird bei Frauen übrigens 6,5mal seltener durchgeführt als bei Männern. Frauen erhalten auch seltener eine operative Behandlung (Angioplastie oder Bypass-Operation).

**Angioplastie.** Bei der Angioplastie wird ein Katheter, an dem ein Ballon angebracht ist, bis zur verengten Stelle einer Herzkranzarterie geschoben. Dort wird der Ballon aufgeblasen und wieder zurückgezogen, dabei werden die arteriosklerotischen Ablagerungen entfernt, und das Gefäß wird geweitet.

Für wen wurden diese Ballonkatheter wohl entwickelt? Sie erraten es:

für Männer. Männer haben größere Herzkranzgefäße. Unsere Gefäße sind kleiner und zarter und können leichter durch die zu großen Katheter und Ballons zerrissen werden, deshalb erleiden Frauen bei einer Angioplastie doppelt so häufig tödliche Komplikationen.

**Aortokoronare Bypass-Operation.** Bei diesem Verfahren wird ein Stück Vene aus dem Unterschenkel entnommen und als Umgehung des verengten Herzkranzgefäßabschnitts zwischen Aorta und Koronararterie eingesetzt. Bei diesem immer noch teuren und risikoreichen Eingriff sterben Frauen zweimal häufiger als Männer, wahrscheinlich weil sie später überwiesen werden und die Krankheit schon weiter fortgeschritten ist.

## Gesundheitsvorsorge für unser Herz

Untersuchungen haben gezeigt, daß Übergewicht, Bewegungsmangel und Rauchen nicht nur unser eigenes Risiko für eine Herzerkrankung erhöhen, sondern auch das Erkrankungsrisiko unserer Partner und Kinder, weil sie dieselben schädlichen Verhaltensweisen übernehmen. Frauen sind »herz«-tonangebend. Wenn Sie nicht um Ihrer selbst willen gesundheitsbewußt leben wollen, tun Sie es für die Menschen, die Ihnen etwas bedeuten:

1. Rauchen Sie nicht.
2. Ernähren Sie sich fettarm.
3. Vermeiden Sie Übergewicht.
4. Betreiben Sie körperliches Training.
5. Lassen Sie einen Bluthochdruck behandeln.
6. Lassen Sie sich eine Östrogenersatztherapie verordnen, vor allem wenn Sie kardiale Risikofaktoren haben.

Eine Östrogenersatztherapie senkt die Herzinfarkthäufigkeit bei menopausalen Frauen um 50 %. Keines der auf dem Markt vorhandenen Herzmittel ist so wirksam. Östrogen verhindert nicht nur eine Erkrankung der Herzkranzgefäße, sondern senkt auch die Rezidivrate bei Frauen, die schon einen Herzinfarkt hatten, auch wenn dieser schwer war. Wir sind niemals »zu krank«, »zu dick« oder »zu alt«, um von Östrogen nicht zu profitieren. Andere Faktoren müssen berücksichtigt werden, aber seien Sie auf der Hut vor Ärzten, die Ihnen sagen, Sie als »Risikopatientin« dürften kein Östrogen nehmen. Lesen Sie dazu auch die ausführliche Besprechung der Hormonersatztherapie in Kapitel 7.

## Rezeptfreie Mittel

Es gibt eine Reihe preiswerter, frei verkäuflicher Mittel, die Ihre kardialen Risikofaktoren günstig beeinflussen können.

**Vitamin E.** In einer Dosierung von mindestens 400 bis maximal 800 internationalen Einheiten (IU) pro Tag soll Vitamin E die Erkrankungsrate für Herzinfarkt bei Männern und Frauen um 40 % senken – ja, Frauen wurden auch in diese Studie einbezogen!

**Acetylsalicylsäure.** Nach Verabreichung von 325 mg Acetylsalicylsäure (in Deutschland z. B. Aspirin® oder ASS-ratiopharm®) jeden zweiten Tag – so wurde berichtet – sank die Häufigkeit eines Erstinfarkts bei Männern um 44 % und die Häufigkeit eines Reinfarkts (erneutes Auftreten eines Herzinfarkts) bei Männern und Frauen um 25 %. Schon 80 mg Acetylsalicylsäure reichen aus, um die Verklumpung der Blutplättchen (Thrombozytenaggregation) für 8–10 Tage zu hemmen. Eine Verminderung der Thromboseneigung im Reagenzglas sollte sich auch günstig auf unsere Herzkranzgefäße auswirken. Eine Analyse der Daten aus der Befragung der 120 000 Teilnehmerinnen der »Nurses' Health Study« ergab, daß 325 mg Acetylsalicylsäure pro Woche das relative Risiko, zum ersten Mal einen Herzinfarkt zu entwickeln, um 32 % senkten.

Frauen mit einem erhöhten Risiko für eine Herz-Kreislauf-Erkrankung oder solche, die kein Östrogen substituieren, könnten prophylaktisch kleine Dosen Acetylsalicylsäure nehmen. Nebenwirkungen, wie z. B. Magenbeschwerden und erhöhte Blutungsneigung (selten Magenblutungen und Magengeschwür), können vor allem bei Langzeitanwendung auftreten, deshalb sollten Sie unbedingt vorher Ihren Arzt konsultieren.

**Folsäure.** Bei einer Überprüfung von 27 Studien zeigte sich, daß erhöhte Blutwerte für Homozystein, eine Aminosäure, die am Aufbau von Eiweißen beteiligt ist, zu Läsionen an den Gefäßinnenwänden und arteriosklerotischen Veränderungen führen. Zehn Prozent aller Herzinfarkte lassen sich auf einen erhöhten Homozysteinspiegel zurückführen. Folsäure, ein Vertreter des Vitamin-B-Komplexes, greift in den Homozysteinstoffwechsel ein. Man beobachtete, daß Folsäure die Homozysteinspiegel senkt. In zusätzlichen Studien fand man, daß Folsäuremangel ein auslösender Faktor für 30–40 % aller Herzinfarkte und Schlaganfälle ist. Um einem Folsäuremangel vorzubeugen, können wir entweder täglich 400 µg Folsäure einnehmen oder signifikant mehr Obst, Körner und Gemüse verzehren (vor allem grünes Blattgemüse, Bohnen und Brokkoli).

## Regelmäßige Vorsorgeuntersuchungen und Behandlungsmöglichkeiten

Achten Sie darauf, daß Ihr Arzt folgende Blutuntersuchungen durchführt: Gesamtcholesterin, HDL, LDL und Triglyzeride. Wenn die Werte bei der ersten Untersuchung normal sind, sollten die Tests alle 3 Jahre wiederholt werden – in kürzeren Intervallen, wenn die Blutfettwerte krankhaft verändert sind oder wenn Sie ein erhöhtes Risiko für eine Herzerkrankung haben. Dazu gehören auch die Frauen, die kein Östrogen substituieren und/oder über 65 sind. Die Blutprobe für diesen einfachen Test sollte morgens nüchtern, d. h. bevor Sie etwas zu sich genommen haben, entnommen werden. Wenn Ihre Blutfettwerte außerhalb des Normbereichs liegen (s. Tab. 4) oder wenn Sie andere Risikofaktoren haben, sollte ein Belastungs-EKG gemacht werden. Falls es pathologisch ausfällt, benötigen Sie ein Belastungs-Echokardiogramm oder ein Belastungs-Thallium-Perfusionsszintigramm. Wenn diese Untersuchungen normal ausfallen, können Sie erleichtert aufatmen und sich nach 2–3 Jahren wieder testen lassen. Bei einem krankhaften Befund sollte ein Angiogramm gemacht werden, um die Herzkranzgefäße auf mögliche Verengungen (Stenosen) zu überprüfen.

Eine frühzeitige Diagnose ermöglicht Ihnen und Ihrem Kardiologen – inzwischen haben Sie sicher einen Herzspezialisten aufgesucht – eine wirksame Therapie. Medikamente können Ihren Cholesterinspiegel und damit Ihr Sterberisiko an koronarer Herzkrankheit signifikant senken, wie verschiedene Studien gezeigt haben. Andere Medikamente senken Ihr Erkrankungsrisiko, indem sie die Herzkranzgefäße entspannen oder erweitern, den Blutdruck senken oder die Leistung des Herzmuskels erhöhen. Leider wurden bisher nur sehr wenige Untersuchungen zur »primären Prävention«, d. h. zur vorbeugenden Behandlung, bei Frauen durchgeführt, die noch keine Herzerkrankung haben, und wir wissen noch nicht, ob sich eine Senkung des Cholesterinspiegels bei »gesunden« Frauen auf ihre spätere Mortalität an koronarer Herzkrankheit auswirkt. Wir wissen jedoch, daß eine Senkung des Cholesterinspiegels um 1 % das Herzinfarktrisiko bei Männern um 2–3 % vermindert. Wenn wir schon herzkrank sind und Medikamente nicht ausreichen, kann eine Angioplastie oder eine Bypass-Operation erforderlich sein.

## *Wer kümmert sich um unser Herz?*

Um unser Herz müssen wir uns selbst kümmern. Vielleicht haben wir schon lange vermutet, daß es sich von den »Männerherzen« unterscheidet – jetzt wird das auch durch wissenschaftliche Untersuchungen bestätigt. Leider wirken sich diese geschlechtsspezifischen Unterschiede nicht zu unserem Vorteil aus. Wenn Männer, die ein erhöhtes Risiko für eine Herz-Kreislauf-Erkrankung haben, auf eine extrem fettarme Diät gesetzt werden, ein sportliches Trainingsprogramm durchführen und abnehmen, so kommt es zu einer deutlichen Verbesserung ihres Lipoproteinprofils: Ihr HDL steigt, ihr LDL sinkt, und ihr Herz-Kreislauf-System wird günstig beeinflußt. Unsere Lipoproteine werden durch Diät, Sport und Gewichtsabnahme sehr viel weniger positiv beeinflußt. Hinzu kommt, daß wir bei einer – an sich erstrebenswerten – Gewichtsabnahme unsere Fettpolster, die natürliche postmenopausale Östrogenquelle, verlieren. Fettzellen wandeln Substanzen, die von unseren Nebennieren produziert werden, in schwache Östrogene um, die unser Lipoproteinprofil verbessern. Zwei weitere Risikofaktoren, die vor allem Frauen betreffen, sind hohe Triglyzeridwerte und ein Diabetes.

Gegen diese physiologischen Gegebenheiten können wir nur wenig tun. Um so wichtiger ist es, daß wir auf frühe Warnzeichen unseres Körpers achten und alle notwendigen Tests und wirksamen Behandlungsmöglichkeiten einfordern, die bei Männern sehr viel häufiger routinemäßig durchgeführt werden.

# 10. SCHLAGANFALL – EIN VERHÄNGNISVOLLES EREIGNIS

Schlaganfall ist die dritthäufigste Todesursache für Frauen in den USA; 1990 starben mehr als 87 000 Frauen an einem Schlaganfall, der außerdem die Hauptursache für teilweise schwere Behinderungen ist. Achtundzwanzig Prozent der Schlaganfallopfer sind jünger als 65 Jahre. Männer sind etwas häufiger betroffen.

**In Deutschland** rangiert der Schlaganfall ebenfalls an dritter Stelle in der Todesursachenstatistik. Pro Jahr erkranken etwa 200 000 Menschen neu an einem Schlaganfall, ein Drittel stirbt daran.

## Was passiert bei einem Schlaganfall?

Zum Schlaganfall kommt es, wenn ein Teil des Gehirns nicht mehr ausreichend mit Blut versorgt wird. Die Mediziner sprechen von einem »zerebrovaskulären Insult« oder – in Analogie zum Herzinfarkt – von einem Hirninfarkt. Dem Schlaganfall liegt im allgemeinen ein Gefäßleiden zugrunde, und zwar in der Mehrzahl der Fälle eine Arteriosklerose. Etwa 20 % von uns werden im Laufe des Lebens eine Erkrankung der Hirngefäße (zerebrovaskuläre Erkrankung) entwickeln. Das akute Ereignis wird – vereinfacht gesprochen – entweder durch den Verschluß einer Hirnarterie oder durch eine Blutung aus einem geplatzten Gefäß verursacht.

Im einzelnen können folgende Störungen des Blutversorgungssystems des Gehirns zu einem Schlaganfall führen:

1. Gefäßanomalien, wie z. B. arteriosklerotische Plaques, ein Aneurysma (angeborene oder erworbene Aussackung und Ausdünnung der Blutgefäßwand, die platzen kann) oder andere Gefäßmißbildungen.
2. Ein Embolus, d. h. ein Pfropf aus einem Blutgerinnsel oder anderem Material, der an irgendeinem Ort im Körper gebildet wird, mit dem Blutstrom in eine Hirnarterie gelangt und sie blockiert.
3. Unzureichende Durchblutung des Gehirns, z. B. durch einen Blut-

druckabfall oder Schock, bei dickflüssigem Blut und verlangsamtem Blutstrom.

4. Blutung durch Ruptur eines Hirngefäßes mit nachfolgender Einschränkung der Blutversorgung im umgebenden Gewebe.

Beim Schlaganfall kommt es durch eine der genannten Ursachen zu einer Schädigung des Hirngewebes. Teile des Gehirns werden entweder nicht mehr mit Blut versorgt (Ischämie) oder durch Ruptur eines Gefäßes mit Blut überströmt (Hämorrhagie). Beide Prozesse zerstören das Hirngewebe. Etwa 80 % der Schlaganfälle kommen durch eine Mangeldurchblutung zustande und werden als »ischämischer Hirninfarkt« bezeichnet. Dabei stirbt das Hirngewebe aufgrund von Sauerstoffmangel infolge der Minderdurchblutung. Zwanzig Prozent der Fälle liegt eine Hirnblutung zugrunde.

Von einem Infarkt betroffenes Hirngewebe wird wegen der Mangeldurchblutung anfänglich »blaß«, aber so wie kein Blut in das betroffene Gebiet hineingelangt, kann auch kein Blut abfließen. Im Nervengewebe, der sogenannten grauen Substanz des Gehirns, staut sich das Blut in den blockierten erweiterten Gefäßen, und es kommt zu kleinen Blutungen ins Gewebe: Der Bezirk rötet sich. Wenn die Durchblutung wiederhergestellt wird, etwa durch Absorption des Blutpfropfes, kann die Hirnschädigung noch zunehmen. Blut fließt wieder durch die beschädigten Gefäße, die jetzt zu bluten beginnen, und was als ischämischer (blutleerer) Infarkt begann, wird jetzt zu einem hämorrhagischen Infarkt, d. h. zur Hirnblutung. Dadurch schwillt das Gehirn an und wird durch das knöcherne Schädeldach komprimiert und infolgedessen noch mehr geschädigt.

Das Gehirn ist unser kompliziertestes Organ. Es enthält mehrere Milliarden Nervenzellen, die untereinander vernetzt sind. Jede Zelle hat Tausende von Kontaktstellen, mit deren Hilfe eine unvorstellbar große Anzahl von Informationen pro Sekunde übertragen werden kann. Das Gehirn ist sozusagen der »Zentralcomputer« unseres Körpers, der all unsere Gedanken, Sinneseindrücke, Organfunktionen, Handlungen und Bewegungen steuert. Den einzelnen Hirnbezirken sind jeweils ganz spezifische Aufgaben zugeordnet. Die Ausfälle nach einem Schlaganfall hängen davon ab, welche Hirnregion zerstört wurde und wie groß die Läsion ist. Das beschädigte Hirngewebe heilt in Form einer Narbe. Dieses Narbengewebe kann keine Nervenimpulse mehr übertragen, deshalb kommt es in vielen Fällen zu dauernden Behinderungen.

Um die Funktionsausfälle nach einem Schlaganfall so gering wie möglich zu halten, ist es wichtig, die Ausdehnung des Infarktbereichs zu begrenzen, einen zweiten Schlaganfall zu verhindern und eine Hirnschwellung rasch zu reduzieren. Die beste Therapie ist jedoch die Prävention, das heißt, wir sollten alles tun, damit es erst gar nicht zu einem Schlaganfall kommt!

## Was sind unsere Risikofaktoren?

Die fünf wichtigsten Risikofaktoren, die wir entweder behandeln oder vermeiden können, sind dieselben, die zum Herzinfarkt führen: Bluthochdruck, hohe Cholesterinwerte, Rauchen, Diabetes und Übergewicht (s. Kap. 9). All diese Faktoren führen zur Ablagerung von fetthaltigen Plaques in den Blutgefäßen, die das Gehirn versorgen. Diese arteriosklerotischen Ablagerungen blockieren die Gefäße und erhöhen unser Risiko für einen ischämischen Hirninfarkt.

### *Bluthochdruck (Hypertonie)*

Ein Bluthochdruck ist für 70 % aller Schlaganfälle verantwortlich. Er begünstigt die Ablagerung von arteriosklerotischen Plaques in der Aorta, unserer größten Schlagader. Diese Plaques können sich ablösen und mit dem Blutstrom in die Hirngefäße gelangen. Außerdem können sich arteriosklerotische Ablagerungen direkt in den Hirngefäßen bilden und diese verstopfen. Durch den Druckanstieg in den Blutgefäßen werden die Gefäßwände geschwächt, sie können platzen, und es entsteht ein hämorrhagischer Infarkt. Wenn unser diastolischer Blutdruck – das ist der zweite Wert bei der Blutdruckmessung – über 105 mmHg liegt, erhöht sich unser Schlaganfallrisiko auf das 10- bis 12fache.

## Hohe Cholesterinwerte

Ein Cholesterinspiegel von über 308 mg/dl verdoppelt unser Risiko, in den nächsten 6 Jahren einen Schlaganfall zu bekommen. Dies ist das Ergebnis einer holländischen Studie an mehr als 20 000 Männern und Frauen. In dieser Studie wurde außerdem beobachtet, daß das Schlaganfallrisiko auch bei erhöhten Triglyzeridwerten ansteigt. Die Schlaganfallhäufigkeit sinkt jedoch, wenn unser »gutes« HDL-Cholesterin hoch ist.

## Rauchen

In der schon erwähnten »Nurses' Health Study« an 120 000 Krankenschwestern fand man bei Raucherinnen ein 2,5fach erhöhtes Schlaganfallrisiko im Vergleich zu Nichtraucherinnen. Das Risko steigt mit der Zahl der täglich gerauchten Zigaretten. Rauchen begünstigt die Entstehung eines Hirninfarkts, indem es

- die Gerinnungsfaktoren erhöht,
- die Klebrigkeit der Blutplättchen steigert (Thrombozytenaggregation),
- das gute HDL-Cholesterin senkt,
- die Konzentration der roten Blutkörperchen erhöht,
- die Blutgefäßwände schädigt und
- den Blutdruck erhöht.

Nach so vielen schlechten Nachrichten nun die gute Nachricht: Wenn wir mit dem Rauchen aufhören, haben wir noch 2 Jahre lang ein erhöhtes Risiko, aber nach 4 Jahren sinkt es auf den Wert von Frauen, die niemals geraucht haben.

## Herz-Kreislauf-Probleme

Unser Risiko, einen Schlaganfall durch losgelöste Blutgerinnsel zu bekommen (Hirnembolie), erhöht sich vor allem durch zwei kardiovaskuläre Probleme:

1. Herzrhythmusstörungen und
2. allgemeine Arterienverkalkung (generalisierte Arteriosklerose).

Bei einer Herzrhythmusstörung gerät das Herz aus dem Takt und schlägt abweichend von der normalen Herzschlagfolge unregelmäßig zu schnell oder zu langsam. Das fördert die Bildung und Loslösung von Blutgerinnseln (Thromben), die ins Gehirn geschwemmt werden können, wo es zum Gefäßverschluß (Hirnembolie) kommen kann. Ein Beispiel hierfür ist das Vorhofflimmern. Bei dieser Rhythmusstörung schlagen die Herzvorhöfe extrem rasch und unkoordiniert und geraten in eine Art »Flimmerzustand«. Durch die ungünstigen Strömungsverhältnisse können sich Thromben bilden, und es droht eine Hirnembolie.

Es besteht auch ein enger Zusammenhang zwischen einer Arteriosklerose der Aorta – das ist unsere größte Schlagader, die das Blut vom Herzen weg in den Körper leitet – und einem Schlaganfall. Durch die Ablagerung von Blutfetten und Kalksalzen an der Gefäßinnenwand bilden sich arteriosklerotische Plaques. Daraus können sich Teilchen ablösen, oder es entstehen Blutgerinnsel, die ins Gehirn geschwemmt werden. Durch eine generalisierte Arteriosklerose wird unser Schlaganfallrisiko um das 9,1fache erhöht.

## Diabetes

Eine Zuckerkrankheit begünstigt die Entwicklung einer Arteriosklerose und trägt zu 2–5 % aller Schlaganfälle bei.

## Übergewicht

Unser Schlaganfallrisiko verdoppelt sich, wenn wir übergewichtig sind. Eine Fettansammlung im Bauchbereich kann ebenso schädlich sein wie eine allgemeine Gewichtszunahme, durch die Fettsäuren und Triglyzeride aus den Fettzellen in die Hauptvenen gelangen und sich als Plaques in den Gefäßen anlagern.

# Symptome eines Schlaganfalls

## *Flüchtige »Mini-Schlaganfälle« und was sie bedeuten*

Vorübergehende (transitorische) Symptome eines Schlaganfalls werden als »transitorische ischämische Attacken« (TIA) bezeichnet. Sie warnen uns vor einem drohenden Schlaganfall in 50–75 % der Fälle. Solch ein flüchtiger Insult kann z. B. durch die Verlangsamung des Blutflusses durch ein arteriosklerotisch verengtes Gefäß verursacht werden. Die Symptome sind ähnlich wie bei einem voll ausgebildeten Schlaganfall, jedoch nur von kurzer Dauer – einige Minuten bis einige Stunden. Sie kehren wieder und zeigen je nach der Lokalisation des minderdurchbluteten Hirnareals immer das gleiche Beschwerdemuster. Transitorische ischämische Attacken können auch durch einen kleinen Embolus verursacht werden, der wieder aus der Hirnarterie herausgespült werden kann. Wenn die Symptome länger als 24 Stunden andauern, dann hat sich ein ischämischer Hirninfarkt (mit Absterben von Hirngewebe) entwickelt.

Folgende Warnzeichen kündigen einen Schlaganfall an:

- plötzliches Taubheitsgefühl oder pelziges Gefühl,
- vorübergehende Muskellähmungen an Armen, Beinen, einschließlich Gesichtsmuskellähmungen,
- Tremor (Zittern) oder Muskelspasmen (Krämpfe),
- Sprachstörungen,
- Verwirrtheit, Desorientiertheit oder plötzlicher Gedächtnisverlust,
- Benommenheit,
- Sehstörungen (Doppelbilder, flüchtiger Sehverlust auf einem Auge),
- plötzliche Gangunsicherheit,
- Halluzinationen.

Wenn diese Symptome sich wieder zurückbilden, haben wir es wahrscheinlich »nur« mit transitorischen ischämischen Attacken zu tun, die keine Dauerschäden verursachen. Falls wir diese flüchtigen Störungen jedoch ignorieren, können wir zu einem beliebigen Zeitpunkt einen kompletten Schlaganfall erleiden.

## *Kompletter Schlaganfall*

Ein kompletter Schlaganfall zeigt ähnliche Symptome wie eine transitorische ischämische Attacke. Sie sind jeoch schwerer ausgeprägt und dauern an. Wir können z. B. eine Halbseitenlähmung bekommen, sind vollkommen verwirrt, können nicht mehr sprechen und werden bewußtlos. Wenn lebenswichtige Zentren, z. B. das Atem- und Herz-Kreislauf-Zentrum, an der Hirnbasis betroffen sind, dann kann ein solcher »Hirnstamminsult« tödlich enden. Von den 500 000 Amerikanern, die pro Jahr einen Schlaganfall erleiden, sterben etwa 150 000 daran.

**In Deutschland** erkranken jährlich etwa 200 000 Menschen an einem Schlaganfall, von denen etwa ein Drittel stirbt.

## *Diagnose*

Es wäre ideal, wenn der Arzt verengte Arterien bei Risikopatienten entdecken würde, bevor sie einen Hirninfarkt verursachen. Eine Verengung der Halsschlagadern, die Kopf und Gehirn mit Blut versorgen, behindert den Blutfluß und verursacht ein Geräusch, das der Arzt beim Abhören mit dem Stethoskop hören kann. Wenn ein solches Geräusch entdeckt wird oder wenn Sie leichte TIA-Symptome hatten, besteht ein erhöhtes Schlaganfallrisiko, und eine der folgenden Untersuchungen sollte durchgeführt werden.

**Ultraschalluntersuchung (Doppler-Sonographie).** Mit dieser nichtinvasiven Methode wird die Blutströmung in den großen hirnversorgenden Halsarterien registriert. Dabei bewegt der Arzt einen Schallkopf über das Untersuchungsgebiet am Hals.

**Invasive zerebrale Gefäßangiographie.** Nach der Injektion eines jodhaltigen Kontrastmittels über einen Venenkatheter werden die Hirngefäße röntgenologisch dargestellt und eventuelle Verengungen sichtbar gemacht. Diese invasive, d. h. in den Körper eingreifende Methode führt in

2 % der Fälle zu Komplikationen (Gefäßschädigung, Blutungen, Schlaganfall, sogar der tödliche Ausgang).

Wenn Sie Symptome eines Schlaganfalls entwickeln, ist eine Computertomographie (CT) indiziert. Damit läßt sich abklären, ob der Schlaganfall durch eine Hirnblutung (Hämorrhagie) oder durch einen Blutmangel (Ischämie) verursacht wurde, was ganz entscheidend für die Therapie ist. Mit Hilfe der Magnetresonanztomographie (MRT) können die Lokalisation und Ausdehnung eines Schlaganfalls schon innerhalb einer Stunde nach Eintreten des akuten Ereignisses dargestellt werden. Im Computertomogramm ist ein Hirninfarkt erst nach 48 Stunden sichtbar.

## Behandlung des Schlaganfalls – Je früher, desto besser

Am besten wäre es, den Prozeß im Stadium der transitorischen ischämischen Attacken (TIA) zum Stillstand zu bringen, bevor es zu nicht mehr rückgängig zu machenden (irreversiblen) Schäden gekommen ist. Bei einer hochgradigen Einengung der Halsschlagadern (Karotisstenose) von mehr als 70 % ist eine Gefäßoperation angezeigt (indiziert). Bei dieser sogenannten Endartherektomie werden die einengenden arteriosklerotischen Plaques aus der Gefäßwand entfernt.

Dreißig Prozent der Personen über 50 haben arteriosklerotische Veränderungen der Halsschlagader (Karotis). Müssen sie alle operiert werden? Nein. Eine Operation senkt unser Schlaganfallrisiko nicht signifikant, wenn die Gefäßstenose weniger als 70 % beträgt. Bei einer teilweisen Verengung müssen wir unseren Blutdruck senken, mit dem Rauchen aufhören, unseren Cholesterinspiegel senken und uns regelmäßig ärztlich untersuchen lassen. Wir können vorbeugend täglich 75–300 mg Acetylsalicylsäure nehmen, um die Verklumpung der Blutplättchen (Thrombozytenaggregation) zu hemmen. Neuerdings steht uns auch Ticlopidin (in Deutschland unter dem Handelsnamen Tiklyd® erhältlich) zur Verfügung, dessen prophylaktische Wirkung ebenfalls in Studien nachgewiesen wurde.

Nach Eintritt eines Schlaganfalls sollte die Akutbehandlung so schnell wie möglich eingeleitet werden. Wenn ein Embolus die Ursache war, wird versucht, das Gerinnsel mit Hilfe einer »Lysetherapie« aufzulösen, z. B. mit TPA (Tissue plasminogen activator = Gewebsplasminogenaktivator). Die Hirndurchblutung wird gefördert, die Fließeigenschaften des Blutes werden verbessert, ein erhöhter Hirndruck wird gesenkt, und Medikamente zur Anregung des Hirnstoffwechels werden gegeben, um das benachbarte gesunde Hirngewebe vor Schäden zu schützen.

Wird der Schlaganfall durch eine Blutung verursacht, so hängt die Überlebenschance von der Lokalisation und der Ausdehnung ab. Größere raumfordernde oder tiefliegende Hirnblutungen werden neurochirurgisch behandelt, ebenso Aneurysmen oder arteriovenöse Gefäßmißbildungen.

**In Deutschland** werden seit einigen Jahren spezielle Schlaganfallstationen (sogenannte Stroke Units) eingerichtet, damit Schlaganfallpatienten möglichst innerhalb von 3 bis maximal 6 Stunden nach dem akuten Ereignis optimal behandelt werden können, weil dann die Prognose am besten ist. Jede Minute zählt!

## Schlaganfall-Prävention

Während der letzten 30 Jahre waren wir auf dem richtigen Weg. Vor allem durch Prävention konnte die Schlaganfall-Sterblichkeitsrate um 60 % gesenkt werden. Die folgenden vorbeugenden Maßnahmen senken unser Risiko, an einem Schlaganfall zu sterben oder dadurch schwere Behinderungen zu erleiden:

1. Hören Sie mit dem Rauchen auf, dadurch sinkt Ihr Schlaganfallrisiko nach 2–5 Jahren um 30–40 %.
2. Lassen Sie einen Bluthochdruck behandeln und jedes Jahr kontrollieren. Wenn er höher als 140/95 mmHg ist, erstellen Sie zusammen mit Ihrem Arzt einen Therapieplan (Änderung Ihres Lebensstils, eventuell Medikamente). Durch eine Senkung des diastolischen Drucks um 5–6 mmHg vermindern Sie Ihr Schlaganfallrisiko um 42 %.
3. Durch sportliche Betätigung (es braucht kein exklusiver Sportklub sein) können Sie Ihr Schlaganfallrisiko um 30 % senken.

4. Senken Sie erhöhte Cholesterinwerte, und normalisieren Sie Ihre Blutfette. Erstellen Sie zusammen mit Ihrem Arzt einen Therapieplan, einschließlich Ernährungsumstellung, sportlicher Betätigung, Streßabbau und – falls nötig – Medikamenten.
5. Ziehen Sie eine Östrogenersatztherapie in Erwägung. Östrogen verbessert Ihre Blutfettwerte und Ihre Herz-Kreislauf-Funktion und senkt Ihr Risiko für einen tödlichen Schlaganfall um 60 %.
6. Nehmen Sie Antikoagulanzien wie Heparin zur Gerinnungshemmung, wenn Sie an Herzrhythmusstörungen wie z. B. Vorhofflimmern leiden.
7. Nehmen Sie kleine Dosen Aspirin® (oder Tiklyd®) nach Rücksprache mit Ihrem Arzt, wenn Sie ein erhöhtes Embolierisiko nach vorausgegangenem Herzinfarkt haben oder an einer Arteriosklerose leiden.
8. Lassen Sie jedes Jahr eine Kontrolluntersuchung durchführen, einschließlich Überprüfung der Halsschlagadern, Herzkranzgefäße und Aorta auf arteriosklerotische Veränderungen.
9. Suchen Sie bei vorübergehenden neurologischen Symptomen (TIA) sofort einen Arzt auf.

Wir sollten uns aktiv um eine Prävention und frühzeitige Diagnose eines Schlaganfalls bemühen, bevor er uns unserer Fähigkeiten beraubt.

# 11. OSTEOPOROSE – KNOCHENPFLEGE STATT KNOCHENREPARATUR

## Eine invalidisierende Erkrankung

Osteoporose (»poröser Knochen«) ist eine verheerende Erkrankung, die vermieden werden könnte. In den USA leiden mehr als 20 Millionen Frauen an Knochenschwund, von denen jährlich 1,5 Millionen Knochenbrüche erleiden. In Deutschland dürfte die Erkrankungshäufigkeit bei 6 Millionen liegen. Die Osteoporose ist die vierthäufigste Todesursache in den USA. An einem Oberschenkelhalsbruch sterben genauso viele Frauen wie an Brust-, Gebärmutter- und Eierstockkrebs zusammengenommen.

Abgesehen von den persönlichen Folgeschäden, einschließlich Verkrüppelung und Invalidität, hat die Osteoporose große volkswirtschaftliche und gesellschaftliche Bedeutung. Mehr als die Hälfte der Frauen, die eine Oberschenkelhalsfraktur überleben, kann nicht mehr ohne fremde Hilfe gehen, und 25 % werden für den Rest ihres Lebens pflegebedürftig.

Im Laufe ihres Lebens werden 54 % der Frauen einen osteoporotischen Knochenbruch erleiden; bei den 80jährigen erleidet jede dritte Frau eine Oberschenkelhalsfraktur.

Die Hälfte aller osteoporotischen Frakturen betrifft den oberen Teil der Wirbelsäule, die Kopf und Hals trägt und unser Rückenmark schützt. Es kommt zu sogenannten Kompressionsfrakturen, das heißt, die spröden Wirbelkörper brechen spontan oder bei nur leichtem Druck (Kompression), sie brechen praktisch unter ihrem eigenen Gewicht zusammen. Mehrere durch Brüche zusammengesunkene Wirbelkörper verschieben sich gegeneinander und deformieren die Wirbelsäule. Es entsteht ein Buckel (»Witwenbuckel«), und wir werden dadurch um einige Zentimeter kleiner. Weitaus schlimmer als diese kosmetischen Veränderungen sind jedoch die damit einhergehenden Nervenschäden, die zu Bewegungsunfähigkeit, Lähmung und schweren Schmerzen führen können.

In den USA belaufen sich die Kosten, die durch diese »verkrüppelnde«

Erkrankung verursacht werden, auf 10 Milliarden Dollar pro Jahr. Im Jahr 2050, wenn die Babyboomer-Generation »in die Jahre gekommen sein wird«, steigen sie auf mindestens 60 Milliarden Dollar. Diese Zahlen verdeutlichen, wie wichtig eine Osteoporoseprävention ist – sowohl für unser persönliches Wohlbefinden als auch aus volkswirtschaftlichen Gründen.

## Skelette sind nicht tot

Unsere Knochen sind lebendes Gewebe. Vom Augenblick unserer Zeugung bis zum Tod sind unsere Knochen ständigen Auf- und Abbauprozessen unterworfen. »Knochenfreßzellen«, sogenannte Osteoklasten, finden sich in unserem Knochenmark. In einem kontinuierlichen, über mehrere Wochen dauernden Prozeß lösen diese Osteoklasten die Knochenstrukturen auf und hinterlassen kleine Erosionshöhlen. Diese werden durch knochenaufbauende Zellen, sogenannte Osteoblasten, mit neuer Knochenmasse gefüllt. Um gesunde Knochen zu haben, muß die Aufbaurate die Abbaurate übersteigen. Unsere maximale Knochendichte erreichen wir im Alter von etwa 30 Jahren. Diesen persönlichen Spitzenwert unserer Knochenmasse müssen wir uns durch regelmäßiges Knochentraining erarbeiten. Wir brauchen genügend Kalzium und Vitamin D, vor allem während der Pubertät, in der Schwangerschaft und beim Stillen. Des weiteren sind Belastungs- und Krafttraining erforderlich, außerdem regelmäßige Menstruationszyklen mit ausreichender Östrogenproduktion. Rauchen und »kalziumraubende« Nahrungsmittel sollten wir vermeiden.

Ab Mitte 30 beginnt die »Knochenschlacht«. Mit zunehmendem Alter läßt unsere Osteoblastenproduktion und -funktion nach, die Osteoklasten übernehmen das Kommando, und die Knochenerosion übersteigt die Knochenneubildung: Unsere Knochen werden poröser. Durch Östrogenabnahme in der Menopause werden unsere Knochen weiter geschädigt: Die »schlechten« knochenzerstörenden Osteoklasten nehmen zu, die »guten« Osteoblasten nehmen ab, und wir verlieren Knochenmasse.

# Osteoporose-Prävention – Die Knochen stärken

Gesunde Knochen zu bekommen und zu erhalten, ist eine lebenslange und lebensrettende Aufgabe. Wir wollen die zwei Hauptverbündeten in diesem Kampf für gesunde Knochen näher betrachten: Kalzium und Östrogen.

## *Kalzium, der Knochenaufbauer*

Kalzium ist der »Zement« unserer Knochen. Unsere knochenbildenden Zellen benötigen eine konstante Kalziumzufuhr, um ihre Aufgabe zu erfüllen. Denken Sie daran, daß unser Körper pro Tag 200–300 mg Kalzium im Urin, Stuhl und beim Schwitzen verliert. Die Menge, die wir zu uns nehmen müssen, um diesen Verlust auszugleichen, hängt von unserem Alter und unserem aktuellen Gesundheitsstatus ab (Tabelle 5).

**Tabelle 5:** Minimaler täglicher Kalziumbedarf

| Altersgruppe | Täglicher Mindestbedarf |
|---|---|
| Jugendliche bzw. junge Erwachsene (11–25 Jahre) | 1200–1500 mg |
| Frauen (25–50 Jahre) | 1000 mg |
| Frauen über 50 Jahre (postmenopausal) | |
| – Östrogenersatztherapie | 1000 mg |
| – Kein Östrogen | 1500 mg |
| Frauen über 65 Jahre | 1500 mg |
| Schwangere und Stillende | 1200–1500 mg |

Mit zunehmendem Alter brauchen wir mehr Kalzium – bis zu 1500 mg pro Tag –, um die natürlichen körperlichen Veränderungen auszugleichen, die unsere Knochen beeinträchtigen. Unser Magen-Darm-Trakt wird faul und absorbiert weniger Kalzium, unsere Nieren produzieren weniger Vitamin D. Außerdem produzieren wir weniger Parathormon in den Nebenschilddrüsen. Dieses Hormon reguliert den Kalziumspiegel im Blut. Wenn unser Körper weniger Kalzium absorbiert, wird mehr Parathormon freigesetzt, um Kalzium aus unserem Kalziumspeicher, den Knochen, zu entnehmen – unsere Knochen werden dabei praktisch »aufgegessen«. Durch diesen altersabhängigen Prozeß können wir pro Jahr 0,5 % oder mehr unserer Knochenmasse verlieren, wenn wir die 50 überschritten haben.

Jeder weiß, daß Babys und Kinder im Wachstumsalter Milch und Milchprodukte brauchen, um gesunde Knochen und Zähne zu bekommen. Aber wie steht es damit, wenn wir älter werden? Irgendwann während unserer Teenager-Zeit beginnen wir die »langweilige« Milch zu meiden und wenden uns statt dessen »attraktiveren« – aber knochenauslaugenden – Getränken wie Softdrinks, Kaffee, Eistee und Alkohol zu. Einige von uns geben Milchprodukte wegen einer Laktoseintoleranz oder Allergie auf, andere nehmen fälschlicherweise an, daß alle Milchprodukte dick machen, was wirklich nicht zutrifft. Fettarme Milchprodukte enthalten genausoviel Kalzium wie Vollmilchprodukte, und verschiedene Magermilchprodukte werden zusätzlich mit Kalzium angereichert.

Trotz des reichlichen Kalziumangebots nehmen 25 % aller erwachsener Frauen täglich nur 300 mg oder weniger Kalzium zu sich, und die Hälfte aller menopausalen Frauen hat eine tägliche Kalziumzufuhr von weniger als 500 mg. Wenn wir nicht mindestens 1000 mg Kalzium pro Tag aufnehmen (1500 mg nach der Menopause), verlangen wir von unseren Zellen eine Knochenneubildung trotz »Zementmangel«.

## Wie können wir eine Zufuhr von mehr als 1000 mg Kalzium sicherstellen?

Es ist nicht schwierig, genügend Kalzium mit der Nahrung aufzunehmen, wenn wir »kalziumbewußt« werden. Zuerst müssen wir herausfinden, wieviel Kalzium unsere Nahrung enthält, erst danach sollten wir zusätzlich Kalzium medikamentös ergänzen. Dabei können folgende Richtwerte helfen:

- milchfreie Ernährung = 300 mg Kalzium/Tag,
- eine Portion Milchprodukte = 250–300 mg Kalzium,
- eine Portion mit Kalzium angereicherte Nahrung = 160 mg Kalzium.

Um 1000–1500 mg zu erhalten, substituieren Sie die zusätzlich benötigte Menge Kalzium medikamentös (s. u.).

## Kalzium in der Nahrung

Unsere beste Kalziumquelle sind zweifelsohne Milchprodukte, aber auch Sardinen und Lachs (mit kalziumhaltigen Gräten) und einige Gemüse enthalten Kalzium. In Tabelle 6 sind kalziumreiche Nahrungsmittel aufgeführt.

**Tabelle 6:** Kalziumreiche Nahrungsmittel

| Nahrungsmittel | Portionsgröße | Kalziumgehalt (mg/Portion) |
|---|---|---|
| **Milchprodukte** | | |
| Milch (fettlos) | 1 Tasse | 300 |
| Eiscreme | 1/2 Tasse | 100 |
| Magermilchpulver | 1 Eßlöffel | 50 |
| Joghurtprodukte | | |
| pur | 1 Tasse | 270 |
| pur (fettarm) | 1 Tasse | 415 |
| pur (entrahmt) | 1 Tasse | 450 |
| Fruchtzusatz (fettarm) | 1 Tasse | 314 |
| **Käse** | | |
| Schweizerkäse | 28 g (geschnitten) | 270 |
| Münsterkäse | 28 g (geschnitten) | 200 |
| Feta | 28 g | 140 |
| Hüttenkäse (2 % Fett) | 1/2 Tasse | 80 |
| Parmesan (gerieben) | 1 Eßlöffel | 70 |
| **Andere Nahrungsmittel** | | |
| Sardinen (in Öl, mit Gräten) | 84 g | 370 |
| Lachs (in der Dose, mit Gräten) | 84 g | 200 |
| Schwarze Bohnen (trocken) | 1 Tasse | 270 |
| Kohl | 1 Tasse | 270 |
| Sojabohnenquark (Tofu) | 112 g | 150 |
| Rübenblätter (gekocht) | 1/2 Tasse | 105 |
| Grünkohl (gekocht) | 1/2 Tasse | 90 |
| Ei | mittlere Größe | 55 |

## Kalziumergänzende Mittel

Wer nicht genügend Kalzium mit der Nahrung aufnimmt, muß es medikamentös substituieren. Es gibt Dutzende von Kalziummitteln, die alle »gesunde Knochen« versprechen. Kalziumpräparate bestehen aus Kalzium und einer anderen Komponente, die ein Kalziumsalz bildet. Einige werden im folgenden beschrieben.

### *Kalziumcarbonat*

**Absorption.** Kalziumcarbonat wird gut absorbiert, wenn wir »normale Mengen« Magensäure produzieren. Dies ist bei den meisten von uns im Alter zwischen 40 und 65 Jahren der Fall. Kalziumcarbonat wird noch besser absorbiert, wenn es gekaut wird. Als Alternative können wir eine ganze Tablette mit einem Glas Wasser einnehmen – dadurch wird es aufgelöst und besser aufgenommen.

**Anwendungsempfehlung.** Kalziumcarbonat sollte zusammen mit den Mahlzeiten eingenommen werden und nicht mehr als 500 mg auf einmal.

**Vorteile.** Kalziumcarbonat ist die konzentrierteste Darreichungsform und deshalb am billigsten. Jede Tablette enthält 40 % elementares Kalzium, deshalb benötigen wir nur ein paar Tabletten pro Tag.

**Nachteile.** Kalziumcarbonat kann Verstopfung und Blähungen verursachen. Diese Nebenwirkungen lassen sich verringern, indem Sie es in mehreren kleinen Dosen einnehmen und viel Wasser dazu trinken, was in jedem Fall empfehlenswert ist. Kalziumcarbonat kann die Eisenaufnahme verschlechtern, wenn es zusammen mit Eisen eingenommen wird.

### *Kalziumzitrat*

**Absorption.** Diese Form des Kalziums wird am leichtesten absorbiert, ohne daß hohe Magensäurekonzentrationen notwendig sind. Wenn wir älter werden, läßt unsere Magensäureproduktion etwas nach. Deshalb ist diese Darreichungsform besonders für Frauen über 65 zu empfehlen.

Durch Antazida (magensäureneutralisierende Mittel) wird die Absorption von Kalziumzitrat nicht blockiert.

**Anwendungsempfehlung.** Kalziumzitrat sollte zwischen den Mahlzeiten eingenommen werden. Manche Experten sind der Meinung, daß wir unser Kalzium am besten vor dem Schlafengehen einnehmen, weil der Knochenumsatz und -verlust am größten sind, wenn wir uns hinlegen.

**Vorteile.** Wer Nierensteine hat, kann es in der empfohlenen Dosierung ohne Bedenken nehmen. Diese Art von Kalzium verhindert sogar die Nierensteinbildung. Kalziumzitrat verursacht weniger Blähungen oder Verstopfung als Kalziumcarbonat. Es hemmt ebenfalls die Eisenabsorption.

**Nachteile.** Eine Tablette enthält im Vergleich zu Kalziumcarbonat nur 24 % elementares Kalzium, deshalb müssen wir doppelt so viele Tabletten einnehmen.

### *Kalziumphosphat*

Kalziumphosphat enthält etwa genausoviel elementares Kalzium wie Kalziumcarbonat und ähnelt ihm auch im Hinblick auf seine Absorption und Nebenwirkungen, es ist nur teurer.

### *Kalziumlaktat und Kalziumglukonat*

Kalziumlaktat und Kalziumglukonat enthalten nur wenig elementares Kalzium. Deshalb werden viele Tabletten benötigt, um eine ausreichende Dosis zu erhalten, und der Preis ist ungerechtfertigt hoch.

## Vitamin D, der beste Freund des Kalziums

Unabhängig von unserem Alter müssen wir auf eine ausreichende Zufuhr von Vitamin D achten, ein fettlösliches Vitamin, das die Aufnahme von Kalzium aus dem Darm in das Blut verbessert und den Einbau von Kalzium in die Knochen (Knochenmineralisation) fördert. Bei Abwesenheit von Vitamin D werden nur kümmerliche 10 % des aufgenommenen

Kalziums absorbiert. Vitamin D ensteht in der Haut unter dem Einfluß von UV-Strahlung. Wenn wir zu wenig in die Sonne gehen oder in einem sonnenarmen Klima leben, ist unsere Vitamin-D-Produktion unzureichend. Wir brauchen normalerweise 400 Einheiten Vitamin D pro Tag, mehr bei Sonnenmangel und wahrscheinlich 800 Einheiten, wenn wir älter sind.

In einer Studie wurde die Hälfte der Teilnehmerinnen im Durchschnittsalter von 84 Jahren mit 1200 mg Kalzium und 800 Einheiten Vitamin D behandelt, während die übrigen Frauen keinen Kalziumzusatz zu ihrer üblichen kalziumarmen Ernährung bekamen. Nach 18 Monaten zeigten sich in der Gruppe, die Kalzium und Vitamin D bekam, ein 43prozentiger Rückgang in der Häufigkeit von Oberschenkelhalsfrakturen und ein 32prozentiger Rückgang in der Häufigkeit nichtspinaler Frakturen (Brüche außerhalb der Wirbelsäule). Es ist nie zu spät, unsere Knochen durch adäquate Behandlung zu schützen.

## Magnesium

Magnesium hat eine Reihe wichtiger Aufgaben in unserem Körper, unter anderem hilft es, andere Mineralstoffe und vor allem Kalzium zu absorbieren. Es ist glücklicherweise in vielen Nahrungsmitteln enthalten: in Milch, in frischem grünem Gemüse als Bestandteil des Chlorophylls, ferner in Sojabohnen, Weizenkeimen, Vollkornprodukten, Meeresfrüchten, Feigen, Mais, Äpfeln, Körnern und Nüssen.

Unser Körper braucht wahrscheinlich 250–300 mg Magnesium pro Tag. Da wir nur 50 % des aufgenommenen Magnesiums absorbieren und wenn unsere Nahrung wenig Fisch, Milchprodukte und kein grünes Gemüse oder Körner enthält, sollten wir zusammen mit dem Kalzium auch Magnesium substituieren. Im allgemeinen ist es nicht notwendig, mehr als 500 mg einzunehmen. Eine Überdosierung könnte zu schweren Nebenwirkungen führen.

## Wie können wir die Kalziumabsorption prüfen?

Wir sollten 2–3 mg Kalzium pro Kilogramm Körpergewicht im Urin ausscheiden. Im 24-Stunden-Urin sollten mindestens 50 mg Kalzium enthalten sein. Wenn wir weniger ausscheiden, benötigen wir eine höhere Kalziumdosis oder ein anderes Kalziumpräparat sowie Vitamin D und Magnesium. Andere medizinische Faktoren, wie z. B. Nierenfunktion, Hormonstatus und Knochendichte, sollten abgeklärt werden, wenn unsere Kalziumausscheidung zu gering ist.

### Kaliumbicarbonat

Unsere Knochen haben nicht nur eine Stützfunktion, sondern sie dienen auch als Kalziumreservoir für andere Prozesse. Unser Körper greift z. B. auf dieses Reservoir zurück, um den pH-Wert, d. h. das Säure-Basen-Gleichgewicht, unseres Blutes zu neutralisieren, wenn er – vor allem ernährungsbedingt – zu sauer wird. In einer neueren Studie erhielten postmenopausale Frauen im Alter zwischen 51 und 77 Jahren zu ihren Mahlzeiten eine Kaliumbicarbonatlösung mit 60–120 Millimol pro Tag, abhängig vom Körpergewicht. Dadurch wurde ihre Kalziumbilanz verbessert, der Knochenabbau vermindert und der Knochenaufbau gefördert. Aufgrund dieser vorläufigen Untersuchung könnten wir Kaliumbicarbonat zusätzlich zu unserem Kalzium und Vitamin D einnehmen.

## *Knochenschutz durch Östrogen*

Auf eine einfache Formel gebracht, kann man sagen: Bei fallenden Östrogenspiegeln kommt es zum Verlust an Knochenmasse. Die Osteoklasten werden bei Östrogenmangel aggressiver, fressen größere Erosionshöhlen in den Knochen und zerstören dabei das Gerüst der Knochenbälkchen. Während der ersten 5–10 Jahre nach der Menopause kann der östrogenabhängige Knochenmasseverlust 2–3 % pro Jahr betragen, ab dem 60. Lebensjahr verlangsamt sich die jährliche Knochenabbaurate auf etwa 1 %. Außer diesem östrogenabhängigen Knochenverlust verlieren wir pro Jahr 0,5 % unserer Knochenmasse aufgrund eines normalen Alterungsprozesses. Ganz gleich, wieviel Kalzium wir zu uns nehmen, wir können dadurch nur den altersbedingten Knochenverlust ausgleichen, *nicht jedoch den durch Östrogenmangel verursachten Knochenschwund!*

Durch eine Östrogensubstitution wird die Knochenresorption und -neubildung wieder ins (prämenopausale) Gleichgewicht gebracht. Die Wirkung tritt nach 6- bis 24monatiger Therapie ein und hält für die Dauer der Östrogenbehandlung an (s. Kap. 7 zur Hormonersatztherapie). Wenn wir mit der Östrogentherapie aufhören, gewinnen die aggressiven Osteoklasten die Oberhand, und wir verlieren wieder 2 % unserer Knochenmasse pro Jahr. Nach 5–10 Jahren ohne Östrogen haben wir unseren Bonus verloren, und unsere Knochen sind nicht mehr kräftiger als bei Frauen, die niemals Östrogen genommen haben.

Die Botschaft ist klar: Wenn wir Östrogen als Knochenschutz nehmen, sollten wir möglichst nicht damit aufhören. Unter einer kontinuierlichen Östrogentherapie während der Jahre nach der Menopause verlieren wir nur 16 % unserer Knochendichte zwischen dem 50. und 80. Lebensjahr. Dadurch ist unsere Kochendichte um 22 % höher als bei Frauen, die niemals Östrogen genommen haben, und das bedeutet ein um 73 % niedrigeres Knochenbruchrisiko!

Selbst wenn Sie in Ihren Fünfzigern kein Östrogen genommen haben, können Sie auch von einer später, im 6. oder 7. Lebensjahrzehnt begonnenen Östrogentherapie profitieren, indem sich Ihre Knochendichte anfänglich um 5–10 % erhöht und Ihr zukünftiger Knochenverlust von 1 % auf 0,5 % pro Jahr zurückgeht. Wenn Sie also erst im Alter von 65 Jahren eine Östrogentherapie beginnen, wird sich Ihre Knochendichte bis zum 85. Lebensjahr nur um 18 % verringern (verglichen mit 33 % bei unbehandelten Frauen), und Ihr Knochenbruchrisiko sinkt um 57–69 %. Dieser Knochenschutz ist fast so gut, als ob Sie mit der Östrogentherapie beim Eintritt der Menopause begonnen hätten.

## *Alternativen zur Östrogentherapie bei Osteoporose*

Östrogen ist nicht für jede Frau geeignet und nicht die einzige Behandlungsmöglichkeit. Es gibt einige neue, vielversprechende Präparate, die eine übermäßige Knochenresorption stoppen und die Knochenneubildung fördern.

## Bisphosphonate

Aus der Gruppe der Bisphosphonate ist Etidronat die häufigste Form, die in Europa, Japan und Australien zur Behandlung der Osteoporose verwendet wird. In den USA wurde es jedoch noch nicht für die Osteoporosebehandlung zugelassen, trotzdem wird es von vielen amerikanischen Ärzten verschrieben. Bisphosphonate hemmen die »knochenfressenden« Osteoklasten und damit den Knochenabbau (Knochenresorption).

In Deutschland wurde Anfang 1996 Didronel® als das erste Etidronat-Präparat gegen Osteoporose zugelassen (Anm. d. Ü.).

Eine Neuentwicklung ist Alendronat, das zur Substanzklasse der Amino-Bisphosphonate gehört. Es verhindert den Knochenabbau noch wirksamer als Etidronat. Alendronat wurde vor kurzem von der obersten amerikanischen Arzneimittelbehörde (FDA) zur Behandlung der Osteoporose zugelassen und von der Firma Merck unter dem Namen Fosamax® auf den Markt gebracht.

In Deutschland ist Alendronat seit Anfang 1997 ebenfalls unter dem Namen Fosamax® im Handel.

In klinischen Studien führte eine tägliche Dosis von 10 mg bei postmenopausalen Frauen innerhalb von 3 Jahren zu einer deutlichen Erhöhung der Knochendichte um 6–10 % im Bereich von Wirbelsäule, Hüftgelenken und im gesamten Skelett und bewirkte eine signifikante Abnahme des Frakturrisikos.

Die Einnahme ist jedoch etwas kompliziert. Wie andere Bisphosphonate wird auch Fosamax® nur schlecht resorbiert. Wir müssen es morgens nüchtern nach dem Aufstehen mit einem vollen Glas Leitungswasser mindestens 30 Minuten vor der ersten Aufnahme von Speise oder Flüssigkeit und vor der Einnahme anderer Medikamente einnehmen. Danach dürfen wir uns innerhalb von 30 Minuten nicht wieder hinlegen, wir können also nicht einfach den Wecker stellen, die Tablette nehmen und weiterschlafen. Kontraindikationen sind eine eingeschränkte Nierenfunktion und Störungen des Magen-Darm-Traktes, z. B. ein Magengeschwür oder eine Magenschleimhautentzündung.

Sollten wir Östrogen absetzen und statt dessen Fosamax® nehmen? Nach dem jetzigen Wissensstand lautet die Antwort: »Nein.« Fosamax® schützt uns nicht vor Herz-Kreislauf-Erkrankungen und hat auch nicht die anderen günstigen Östrogenwirkungen (s. Kap. 7).

Wenn wir jedoch Östrogen nicht nehmen können oder wollen und an

Osteoporose leiden, dann sind Fosamax® und andere neuere Bisphosphonate eine wirksame Behandlungsalternative.

## Kalzitonin

Kalzitonin hemmt den Knochenabbau, stimuliert die knochenaufbauenden Osteoblasten und kann allmählich zu einer Zunahme der Knochenmasse um 5–20 % führen. Es hat außerdem eine analgetische (schmerzstillende) Wirkung und ist deshalb besonders bei schmerzhaften Kompressionsfrakturen der Wirbelkörper angezeigt. Wir produzieren Kalzitonin in unserer Schilddrüse, die Menge ist jedoch nicht ausreichend, um unsere Knochen nach der Menopause zu schützen.

Vögel und Fische bilden ebenfalls Kalzitonin. Zu therapeutischen Zwecken wurde das Kalzitonin vom Lachs kopiert und ein synthetisches Kalzitonin hergestellt, das 15mal wirksamer als unser körpereigenes Kalzitonin ist.

Warum ist Kalzitonin nicht das Mittel der ersten Wahl? Es kann zu beträchtlichen Nebenwirkungen wie Übelkeit, Erbrechen, Durchfall, häufigem Wasserlassen und Hitzegefühl führen. Es kann nicht als Tablette eingenommen werden, weil es von unseren Magenenzymen abgebaut wird. Bis vor einiger Zeit war es nur als Injektionslösung erhältlich und mußte vom Arzt gespritzt werden. Es ist jetzt erfreulicherweise auch als Nasenspray erhältlich.

**In Deutschland** gibt es z. B. die Präparate Azucalcit® 50/100, Calci® 50/100, Calcitonin-ratiopharm® 50/100, Cibacalcin® 0,5 mg/0,25 mg, Karil® 50, als Nasenspray z. B. Karil® Nasenspray der Firma Sandoz, bei dem es seltener zu Nebenwirkungen kommt als nach der Injektion.

## Natriumfluorid

Es ist bekannt, daß wir durch Fluoride gute Zähne und starke Knochen bekommen. In den 80er Jahren wurde Fluorid in hoher Dosierung zur Behandlung der Osteoporose verwendet. Es stimuliert zwar den Knochenaufbau, aber im Laufe der Zeit waren wir von den Therapieergebnissen nicht mehr überzeugt. Der durch Fluorid neugebildete Knochen hatte eine schlechtere biomechanische Qualität, und die Frakturrate stieg, anstatt zu fallen. Außerdem führte die Fluoridtherapie zu Nebenwirkungen, wie Magenbeschwerden und schmerzhaften Schwellungen der Sprunggelenke. Zur Verbesserung des Therapieerfolges wurden neue Fluorid-Kalzium-Kombinationspräparate entwickelt, aus denen Fluorid verzögert freigesetzt wird. Diese Präparate sollen die Bildung »gesunder« Knochenmasse in der Wirbelsäule und in den Hüftgelenken begünstigen. Weitere klinische Studien sind notwendig, um die Langzeiteffekte beurteilen zu können.

## Wie gut und stabil sind unsere Knochen?

Unsere Knochen liegen verborgen unter einem Polster aus Haut, Fett- und Muskelgewebe, und deshalb kann man nicht ohne weiteres feststellen, ob sie still und heimlich instabil werden. Es gibt eine Reihe spezifischer Untersuchungen, mit denen wir unseren genauen Knochenstatus bestimmen lassen können (s. u.). Außerdem sagen unsere früheren und jetzigen Risikofaktoren sehr viel über den Zustand unserer Knochen aus.

### *Genetische Risikofaktoren*

Wir können nichts gegen die Risikofaktoren tun, die wir geerbt haben, aber wir sollten sie kennen, um sie durch entsprechende Maßnahmen kompensieren zu können.

**Sind Sie Kaukasierin oder Asiatin?** Je heller und durchscheinender Ihre Haut ist, desto wahrscheinlicher haben Sie »schwache Knochen«. Die Hautdicke und der Kollagengehalt sind ebenfalls Indikatoren für unser Osteoporoserisiko. Die »Transparenz« unserer Haut ist ein Spiegelbild der späteren »Transparenz« unserer Knochen.

**Sind Sie schlank und haben einen zarten Knochenbau?** Ein Mangel an Fettzellen bedeutet weniger knochenschützendes Östrogen. Wenig Muskeln zu haben, bedeutet zu wenig Belastungs- und Krafttraining, was ebenfalls die Knochen stärken würde. Wenn Sie einen zarten Knochenbau haben, dann haben Sie weniger Knochenmasse zu verlieren, und es besteht ein erhöhtes Frakturrisiko.

**Litt Ihre Mutter oder eine andere nahe Verwandte an Osteoporose?** Entwickelte Ihre Mutter oder Großmutter einen Rundrücken oder einen Buckel, oder hatten sie einen Oberschenkelhalsbruch? Falls ja, dann verdoppelt sich Ihr Risiko für einen Oberschenkelhalsbruch. Vor kurzem haben Wissenschaftler ein Osteoporosegen entdeckt. Wenn Sie eine fehlerhafte Version des Gens erben, ist Ihre Knochendichte vermindert. Eines Tages wird man vielleicht das Osteoporoserisiko mit Hilfe eines Gentests bestimmen können.

## Vergangene und jetzige Risikofaktoren

Sie werden feststellen, daß einige der unten genannten Risikofaktoren vielleicht in Ihrer Teenagerzeit oder in Ihren Zwanzigern zutrafen, andere möglicherweise während Ihres ganzen Lebens bis zum heutigen Tag bestehen.

**Kalziummangel.** Ihr Körper braucht täglich mindestens 1000 mg Kalzium seit Ihrer Jugendzeit. Der Bedarf steigt, wenn Sie schwanger sind oder stillen. Wird weniger Kalzium zugeführt, dann erreicht Ihr Skelett nicht seine »Spitzenknochenmasse« bis zum 30. Lebensjahr und Sie haben für Ihr weiteres Leben ein Knochenmassedefizit.

**Östrogenmangel.** Eine frühe Menopause oder eine Postmenopause ohne Östrogentherapie sind Risikofaktoren. Je früher es zu einem Östrogenmangel kommt, entweder durch operative Entfernung der Eierstöcke oder durch eine frühzeitige Menopause, um so eher nimmt Ihre Knochendichte ab, und um so höher ist Ihr Osteoporoserisiko.

**Sonnenmangel.** Eine 10- bis 15minütige Sonnenbestrahlung ist für eine adäquate Vitamin-D-Produktion notwendig. Wenn wir nicht aus dem

Haus gehen oder in einem sonnenarmen Klima leben, kann es zu einem Vitamin-D-Mangel und schlechter Kalziumabsorption kommen.

**Mangel an körperlichem Training.** Streß mag in vielerlei Hinsicht »belastend« und schädlich für uns sein, aber mechanische Belastung tut uns gut: Sie stimuliert unsere knochenaufbauenden Zellen. Durch Immobilisierung, z. B. aufgrund längerer Bettlägrigkeit oder Lähmungen, fehlt der Bewegungsreiz der Muskulatur auf unsere Knochen, der zur Knochenneubildung notwendig ist, und es entsteht innerhalb kürzester Zeit eine Osteoporose.

Körperliches Belastungstraining – flottes Gehen, Rennen, Joggen, Treppensteigen – übt einen mechanischen Belastungsreiz auf unsere Knochen aus. Es hilft uns, unsere maximale Knochendichte bis zum 30. Lebensjahr zu erreichen, und reduziert den Knochenmasseverlust nach der Menopause.

Durch Krafttraining (Gewichte stemmen oder Kraftmaschinentraining im Fitneß-Studio), bei dem die Muskulatur stark belastet wird, werden die Kontraktionskräfte der betätigten Muskeln auf dic Knochen übertragen, dic dadurch komprimiert werden. Diese mechanische Belastung stimuliert den Knochenaufbau, und die Knochenmasse nimmt zu. Sportliche Betätigung hat noch andere günstige Auswirkungen. Frauen, die regelmäßig Sport treiben, haben bessere körperliche Fitneß und eine größere Koordinationsfähigkeit. Deshalb können sie leichter die Balance halten, stürzen seltener oder können Stürze besser abfangen.

**Rauchen.** Frauen, die rauchen, setzen einen Dominoeffekt in Gang: Ihre Eierstöcke produzieren weniger Östrogen, und ihre Knochendichte ist vermindert. Ihre Menopause setzt früher ein, wodurch ihre herabgesetzte Östrogenproduktion weiter reduziert wird. Und nach der Menopause kommt es zu einem schnelleren Knochenmasseverlust. Frauen, die während ihres ganzen Erwachsenenlebens täglich eine Packung Zigaretten rauchen – so wurde in einer Studie festgestellt –, haben beim Eintritt der Menopause einen Knochenmasseverlust von 5–10 % und damit ein 40–45 % höheres Risiko für einen Oberschenkelhalsbruch.

**Übermäßiger Alkoholkonsum.** Alkohol kann die Aufnahme von Kalzium und Vitamin D hemmen. Frauen, die 2–6 alkoholische Drinks pro

Woche zu sich nehmen, haben ein erhöhtes Risiko für einen Oberschenkelhalsbruch.

**Zuviel Koffein.** Koffein erhöht die Kalziumausscheidung im Urin. Außerdem reduziert es den Knochenaufbau und den Kalziumumsatz. In der »Nurses' Health Study« fand sich ein 3fach erhöhtes Oberschenkelfrakturrisiko bei Frauen, die täglich mehr als 4 Tassen Kaffee tranken. In einer anderen Studie ergab sich, daß Frauen, die nur 2 Tassen Kaffee zu sich nahmen und täglich mindestens ein Glas Milch tranken, eine normale Knochendichte hatten.

**Übermäßiger Konsum von Softdrinks und anderen phosphathaltigen Getränken und Nahrungsmitteln.** Softdrinks (Colagetränke und andere Limonaden) enthalten Phosphorsäure, die die Kalziumaufnahme hemmt. Kohlensäurehaltige Mineralwässer und einige natürliche Fruchtsäfte sind keine Kalziumräuber. Noch besser ist ein Glas Milch!

**Zu starke Gewichtsabnahme oder extremes Training mit Ausbleiben der Menstruation.** Wenn wir schnell mehr als 10 % unseres Idealgewichts verlieren oder die kritische Grenze unseres Körperfettgehalts unterschreiten, schaltet unser Körper auf Sparflamme, und das Gehirn sendet keine Signale mehr an unsere Eierstöcke, um keine Energie für die Ovulation und Östrogenproduktion zu verschwenden. Als Zeichen des Östrogenmangels bleibt unsere Regelblutung aus (Amenorrhö) oder wird unregelmäßig. Unsere Knochen – die nicht wissen, wie alt wir sind – reagieren auf jeden dramatischen Östrogenabfall so, als ob wir schon die Menopause hinter uns hätten, und es kommt zu einem vorzeitigen menopausalen Knochenmasseverlust.

**Langzeitbehandlung mit bestimmten Medikamenten.** Bestimmte Medikamente hemmen die Kalziumabsorption. Dazu gehören aluminiumhaltige Antazida (säurebindende Magenmittel), harntreibende Mittel (Diuretika wie Furosemid), Kortikoide, hochdosierte Antiepileptika, Lithium und Schilddrüsenhormone. Das Antibiotikum Tetracyclin reduziert die Kalziumabsorption, und umgekehrt senkt Kalzium die Tetracyclinaufnahme.

# Mit welchen Methoden lassen sich unsere Knochen untersuchen?

Sollten bei Ihnen Risikofaktoren für eine Osteoporose bestehen, können Sie zweierlei tun: sofort eine aggressive Therapie beginnen, die die Demineralisierung der Knochen hemmt, oder zuerst Ihre Knochendichte bestimmen lassen. Zur Knochendichtemessung stehen zwei verschiedene Arten radiologischer Verfahren zur Verfügung: die absorptiometrischen oder Durchstrahlverfahren und die computertomographischen Verfahren. Bei der Absorptiometrie wird der Körper durchstrahlt und die nicht absorbierte Strahlung auf der anderen Seite gemessen. Die Methode der Wahl bei den absorptiometrischen Verfahren ist heute die Methode der Dual energy X-ray absorptiometry (DEXA).

## *Dual energy X-ray absorptiometry (DEXA)*

Mittels DEXA kann die Knochendichte der Wirbelsäule, der Hüfte und des Körpers insgesamt mit einer Genauigkeit von 1–2 % bestimmt werden. Die Maschine druckt Bilder unserer Knochen aus. Schattierungen von schwarz und weiß oder in Farbe zeigen die Dichte an, und ein Computer liefert die genauen Werte. Die Strahlenbelastung ist sehr gering.

Ihre Knochendichte wird hierbei in Gramm Kalzium pro Quadratzentimeter gemessen. Diese Werte werden dann mit den »durchschnittlichen Idealwerten« einer 30jährigen Frau verglichen, die ihre höchste Knochenmasse erreicht hat. Der Arzt kann Ihnen sagen, um wieviel Prozent Ihre Knochenmasse unter diesem Idealwert liegt und ob Ihr Wert ein erhöhtes Knochenbruchrisiko bedeutet. Wenn Sie im Alter von 50 Jahren 10 % Ihrer Knochenmasse verloren haben, besteht für Sie ein lebenslanges Knochenbruchrisiko von 30 %. Wenn Sie 20 % verloren haben, verdoppelt sich Ihr Frakturrisiko usw. Das Risiko wird also als Standardabweichung vom Normwert im Alter von 30 Jahren berechnet.

Ihre DEXA-Werte können Ihnen als Entscheidungshilfe für eine eventuell notwendige Therapie dienen, und im Laufe der Behandlung sind sie eine gute Therapiekontrolle.

### *Ultraschall*

Eine einfachere Methode ist die Messung der Knochendichte mittels Ultraschall, die vor kurzem entwickelt wurde. Bei dieser sogenannten Ultraschall-Osteodensitometrie wird die Dichte des Fersenbeins (Calcaneus) bestimmt, die – wie in Untersuchungen gezeigt wurde – gut mit der Knochendichte in Hüfte und Wirbelsäule übereinstimmt.

### *Chemische Tests*

Es gibt eine Reihe chemischer Tests, mit deren Hilfe Sie einen Knochenmasseverlust bestimmen können. Die Kalziumausscheidung im Urin gibt an, ob Sie Kalzium absorbieren. Die Konzentrationen bestimmter chemischer Marker des Knochenauf- und -abbaus können ebenfalls im Blut oder Urin gemessen werden.

## Eine Botschaft an unsere Töchter

Unsere Mütter hatten recht, auch wenn wir uns während unserer Babyboomer-Rebellion nicht immer überzeugen ließen. Vielleicht können wir es besser machen. Unsere Töchter sollten wissen, daß Milchprodukte absolut notwendig sind. Kräftigung der Muskulatur durch sportliche Betätigung ist unerläßlich. Wir sollten darauf achten, daß unsere Töchter regelmäßig ihre Periode haben. Beim Ausbleiben der Menstruation sollte ein Arzt konsultiert werden. Die Einnahme niedrigdosierter oraler Kontrazeptiva könnte ratsam sein, nicht nur zur Empfängnisverhütung, sondern auch, um genügend knochenschützendes Östrogen zu bekommen. Wenn sie sich nicht vernünftig ernähren, sollten wir ihnen die Einnahme von Kalziumpräparaten und Vitaminen nahelegen. Wir sollten sie möglichst vom Rauchen abhalten und ihnen die damit verbundenen Risiken eindringlich schildern. Anstelle von Kaffee, Tee, Colagetränken, Limonade und Alkohol können wir Milch, Mineralwasser und Fruchtsäfte bereithalten.

# 12. KREBS – UNSERE GRÖSSTE ANGST, ABER MUSS DAS SEIN?

Viele Frauen haben am meisten Angst vor einer Krebserkrankung – mehr als vor jeder anderen Krankheit. In den letzten Jahren hat die medizinische Forschung im Hinblick auf die Ursachen, Früherkennung, Vorbeugung und Behandlung von Krebs jedoch große Fortschritte gemacht. Wir sollten versuchen, die Angst vor dieser unheimlichen »Geißel der Menschheit« zu verlieren und uns statt dessen so umfassend wie möglich darüber zu informieren.

## Warum bekommen wir Krebs?

Jede einzelne unserer Zellen hat eine bestimmte genetische Struktur bzw. einen Bauplan. Dieser innere Plan kontrolliert die Funktion der Zelle, ihre Fähigkeit, sich zu teilen, und ihre Lebensdauer. Im Laufe der Jahre sind unsere Zellen Abnutzungsprozessen unterworfen. Sie sind all den ungesunden Substanzen, die wir unserem Körper zumuten, und den Schadstoffen, mit denen wir unsere Umwelt vergiftet haben, ausgesetzt. Dadurch kann es zu Änderungen im Erbgefüge der Zellen, sogenannten Mutationen, kommen. Bestimmte Mutationen führen zur Bildung krebserzeugender Gene. Die Ursache kann genetisch bedingt sein, das heißt, wir wurden mit diesem Defekt geboren, oder auf einem Zusammenspiel genetischer und umweltbedingter Einflüsse beruhen. Bei der Geburt sind vielleicht keine krebserzeugenden Gene vorhanden, aber wir können eine »erhöhte Empfindlichkeit« erben oder entwickeln, das heißt, ihr Wachstum wird durch schädliche Einflüsse, wie Strahlung, Chemikalien oder den Alterungsprozeß, begünstigt. Wenn der innere Bauplan der Zelle zerstört wird, dann fehlen die normalen Instruktionen, und die zuvor »zivilisierten« Zellen werden rebellisch. Sie beginnen, unkontrolliert zu wuchern, und wachsen in normales Gewebe und Nachbarorgane hinein. Entartete Krebszellen können ihre normalen Funktionen nicht mehr ausüben, und unser Körper wird krank. Ohne Behandlung können wir sterben.

# Brustkrebs (Mammakarzinom) – Angriff auf unsere Weiblichkeit

## *Was sagt die Statistik?*

Die Zunahme der Erkrankungsrate ist alarmierend. Aktuelle Schätzungen besagen, daß eine von acht Frauen im Laufe ihres Lebens an Brustkrebs erkranken wird. Das ist eine Zunahme um 52 % seit 1950. Zur Zeit erkranken in den USA 182 000 Frauen an Brustkrebs und etwa 46 000 sterben jährlich daran.

In Deutschland erkranken jährlich etwa 43 000 Frauen an einem Brustkrebs. Haben wir es mit einer Epidemie zu tun?

Diese Zahlen müssen genauer betrachtet werden. Die oben erwähnte Erkrankungsrate von 1:8 bezieht sich auf die Brustkrebswahrscheinlichkeit im Alter von 85 Jahren. Bei 40jährigen Frauen ist die Rate recht niedrig, nämlich 1:223, und erhöht sich mit zunehmendem Alter. Etwa die Hälfte der Zunahme des im Laufe des Lebens zu erwartenden Brustkrebsrisikos seit 1950 kann der höheren Lebenserwartung zugeschrieben werden. Die zu beobachtende Zunahme der Inzidenz, d. h. der Anzahl der Neuerkrankungen, scheint ebenfalls vor allem ältere Frauen zu betreffen. Die Brustkrebsraten bei Frauen unter 56 blieben seit 1950 nahezu unverändert. Wenn wir mit Bekannten oder mit unserem Arzt sprechen, haben wir den Eindruck, daß heute mehr junge Frauen Brustkrebs bekommen als früher. Das hat damit zu tun, daß die Frauen der geburtenstarken Babyboom-Generation die Lebensmitte erreichen. Wir sind eben zahlenmäßig eine sehr große Gruppe. Selbst bei gleichbleibender Brustkrebsrate (200 von 100 000 Frauen) erkranken deshalb zahlenmäßig mehr Frauen.

# *Wodurch wird Brustkrebs verursacht?*

## Wirken Chemikalien krebserregend?

Fast alle modernen landwirtschaftlichen und industriellen Produkte werden angeschuldigt, Chemikalien zu enthalten, die krebsauslösende Zellmutationen verursachen können. Eigentlich wurde uns ein besseres Leben durch all die Chemie versprochen. Der erzielte Fortschritt hat jedoch auch Schattenseiten. Boden, Wasser, Nutztiere und Nahrungsmittel sind mit Pestiziden (chemische Mittel zur Bekämpfung schädlicher Tiere und Pflanzen) und anderen Schadstoffen vergiftet. Nebenprodukte von DDT (ein Kontaktinsektizid) und PCB (polychlorierte Biphenyle) finden sich in hoher Konzentration im Fettgewebe von Tieren und im Milchfett. Sie ähneln Östrogen und können nach Aufnahme in den Körper unsere Östrogenrezeptoren besetzen. Unsere Brüste enthalten eine große Anzahl dieser Rezeptoren. Untersuchungen haben gezeigt, daß bei Frauen mit den höchsten Konzentrationen von Pestizidrückständen in ihren Brüsten eine vierfach höhere Wahrscheinlichkeit besteht, an Brustkrebs zu erkranken, als bei Frauen mit »pestizidfreien« Brüsten. Frauen, die in der Landwirtschaft arbeiten und diesen Schadstoffen stark ausgesetzt sind, zeigen eine unverhältnismäßig hohe Brustkrebsinzidenz. Industrieabgase vergiften die Atmosphäre und unsere Nutztiere. Chlor ist ein Bestandteil vieler östrogenbindender Chemikalien. Durch strengere Umweltbestimmungen versucht die Regierung gegenzusteuern, was jedoch häufig mit den Interessen der Industrie kollidiert und dadurch zunichte gemacht wird.

## Verursachen Hormone Brustkrebs?

### Ovulationshemmer und Brustkrebs

Die meisten Wissenschaftler sind der Ansicht, daß die Einnahme oraler Kontrazeptiva das Brustkrebsrisiko nicht erhöht. Nach den Ergebnissen einiger Studien gibt es dabei zwei mögliche Ausnahmen: erstens Frauen, die lange Zeit sehr hoch dosierte Pillen eingenommen haben, und zweitens Frauen, die vor dem 45. Lebensjahr Brustkrebs bekamen und die

Pille viele Jahre lang vor der Geburt ihres ersten Kindes nahmen. Falls in diesen Fällen ein erhöhtes Risiko besteht, könnte es auch durch Progesteron, die zweite Komponente in der Pille, und nicht durch Östrogen verursacht werden.

## Hormonersatztherapie und Brustkrebs

Am umstrittensten ist das Östrogen, das wir nach der Menopause zur Hormonersatztherapie verwenden. Es unterscheidet sich von dem synthetischen Östrogen in oralen Kontrazeptiva, es ist konjugiert oder natürlich und ähnelt dem Östrogen, das unsere Eierstöcke produzieren. Die verwendete Dosis ist nur ein Viertel so stark wie der niedrigstdosierte Ovulationshemmer. Es handelt sich um einen »Hormonersatz«, der der Östrogenmenge, die von unseren Eierstöcken vor der Menopause produziert wird, so genau wie möglich entspricht. Es gibt eine Reihe möglicher Faktoren, die einen eventuellen Zusammenhang zwischen Östrogenersatztherapie und Brustkrebs befürchten läßt. Sie werden im folgenden beschrieben.

**Brustkrebs mit Östrogenrezeptoren.** Bisweilen ist ein Brustkrebs »differenziert«, das heißt, die Krebszellen sind nicht in totale Anarchie verfallen und »erinnern« sich noch, wie sich das Brustgewebe früher verhielt. Sie bewahren ihre Fähigkeit, sich mit Östrogen zu verbinden und dadurch beeinflußt zu werden. Es könnte möglich sein, daß diese östrogensensiblen Tumoren in einer östrogenreichen Umgebung schneller wachsen. Eine Östrogenersatztherapie könnte bei dieser Hypothese nicht zu einer krebsartigen Entartung normaler Zellen führen, sondern unter bestimmten Umständen das Wachstum schon vorhandener Krebszellen verstärken. Was bedeutet das? Ein Tumor, der vielleicht 7–9 Jahre brauchen würde, um zu einer nachweisbaren Größe heranzuwachsen, könnte diese Größe einige Jahre früher erreichen. Aber er würde in jedem Fall dort entstehen! Wir können diesen Tumor nach wie vor frühzeitig entdecken und behandeln. Die »gute« Nachricht ist, daß diese »abhängigen« Tumoren am besten auf eine Therapie ansprechen. Und Frauen, die unter der Einnahme von Östrogen einen Brustkrebs entwickeln, haben eine niedrigere Sterberate als Frauen, die keine Hormone einnehmen und an Brustkrebs erkranken.

**Langjährige Östrogenersatztherapie.** Die Folgen einer Langzeitbehandlung oder einer lebenslangen Therapie sind schwer abzuschätzen, da wir Tausende von Frauen bis an ihr Lebensende untersuchen müssen.

**Östrogenersatztherapie in einem Alter mit erhöhtem Brustkrebsrisiko.** Wir bringen unser Brustkrebsrisiko eher mit einer Hormontherapie als mit unserem Alter in Verbindung. Aus psychologischen – nicht aus wissenschaftlichen – Gründen wollen wir einen Sündenbock finden, und oft schuldigen wir die Östrogentherapie an.

**Verwirrende Daten verschiedener Studien.** In mehr als 50 Studien wurde nach einem eventuellen Zusammenhang zwischen Östrogentherapie und Brustkrebsrisiko gesucht. Die Ergebnisse sind äußerst verwirrend (s. Kap. 7)!

Die Vereinigung amerikanischer Gynäkologen und Geburtshelfer (American College of Obstetricians and Gynecologists) äußerte sich zu diesem Problem 1994 folgendermaßen:

*»Mehr als 50 epidemiologische Studien konnten nicht übereinstimmend oder eindeutig nachweisen, daß eine Östrogenersatztherapie einen schädlichen Einfluß auf die Brustkrebsrate hat.«*

Außerdem wiesen diese Experten auf folgendes hin: Obwohl aktuelle Studien (bis 1994) keine erhöhte Brustkrebsrate durch Östrogen nachweisen konnten, *»darf – wegen vieler Untersuchungsmängel und des Fehlens von Langzeitbeobachtungen ausreichend großer Fallzahlen – nicht der Schluß gezogen werden, daß eine Östrogenersatztherapie bei diesen Frauen (im Hinblick auf das Brustkrebsrisiko) sicher ist«.*

Es gibt keine eindeutige Antwort. Die Entscheidung für oder gegen eine Östrogensubstitution sollte nicht allein vom Brustkrebsrisiko abhängig gemacht werden. Wir müssen ein fragliches Risiko gegen viele weniger fragliche Vorteile abwägen und dann auf der Basis unserer individuellen gesundheitlichen Erfordernisse und Probleme zu einer Entscheidung kommen.

## Risikofaktoren für Brustkrebs

Läßt sich vorhersagen, wer von uns die »eine von acht« Frauen ist, die an Brustkrebs erkranken wird? In Tabelle 7 sind Risikofaktoren und das sich daraus ergebende relative Brustkrebsrisiko aufgeführt. Jede Zahl über 1 repräsentiert die Risikozunahme (in Prozent) für diesen Faktor. Wenn Sie z. B. keine an Brustkrebs erkrankten Verwandten ersten Grades haben, dann beträgt Ihr Risiko 1 (= kein Risiko). Wenn Ihre Mutter vor dem 60. Lebensjahr Brustkrebs bekam, ist Ihr relatives Risiko 2 – eine Zunahme um 100 %. In anderen Worten: Ihr Risiko verdoppelt sich.

**Tabelle 7:** Wahrscheinliches Brustkrebsrisiko.
Was die Hormone angeht siehe Kapitel 7. Dieser Faktor ist zu komplex, um das Risiko in Zahlen angeben zu können.

| | **Risiko = 1 (Vergleichswert)** | **Risikofaktor** | **Relatives Risiko** |
|---|---|---|---|
| Familienanamnese | keine betroffenen Verwandten 1. Grades | Mutter erkrankte vor dem 60. Lebensjahr an Brustkrebs | 2,0 |
| | | Mutter erkrankte nach dem 60. Lebensjahr an Brustkrebs | 1,4 |
| Alter bei der ersten Regelblutung | 16 | unter 14 | 1,3 |
| Alter bei Geburt des 1. Kindes | unter 20 | 20–24 | 1,3 |
| | | 25–29 | 1,6 |
| | | über 30 | 1,9 |
| | | keine Kinder | 1,9 |
| Alter bei Eintritt der Menopause | 45–54 | über 55 | 1,5 |
| | | unter 45 | 0,7 |
| | | Entfernung der Eierstöcke vor dem 35. Lebensjahr | 0,4 |
| Gutartige Brusterkrankung | keine Gewebeentnahme | Gewebe entnommen: gutartig | 1,5 |
| | | Gewebe entnommen: Wucherung des Drüsengewebes | 2,0 |
| | | atypische Drüsen | 4,0 |
| Übergewicht | dünn | deutliches Übergewicht | 1,2 |
| Alkoholkonsum | kein Alkohol | 1 Drink/Tag | 1,4 |
| | | 2 Drinks/Tag | 1,7 |
| | | 3 Drinks/Tag | 2,0 |

(Nach Jay R. Harris, Margo E. Lippman, Umberto Veronesi und Walter Willet)

## Alter

Unser Alter ist der wichtigste Risikofaktor für die Entwicklung von Brustkrebs. Die Erkrankungswahrscheinlichkeit steigt mit zunehmendem Alter (Tabelle 8).

**Tabelle 8:** Wahrscheinlichkeit einer Brustkrebserkrankung in Abhängigkeit vom Alter

| Alter | Wahrscheinlichkeit |
|---|---|
| 25 | 1:19608 |
| 35 | 1:622 |
| 45 | 1:93 |
| 55 | 1:33 |
| 65 | 1:17 |
| 75 | 1:11 |
| 85 | 1:8 |

## Familienanamnese

Mehr als 90 % der Fälle von Brustkrebs entwickeln sich spontan, das heißt, sie bilden sich bei Frauen ohne erbliche Veranlagung. Auch wenn Sie keine genetische Prädisposition haben, sollten Sie äußerst wachsam bleiben. Wenn in Ihrer Familiengeschichte Brustkrebs mütterlicherseits vorkam, vor allem, wenn er sich vor der Menopause entwickelte, tragen Sie ein erhöhtes Risiko. Wenn zwei oder mehr Verwandte (Mutter, Tante, Schwestern oder Großmutter) Brustkrebs hatten, besteht für Sie ein »familiäres« Brustkrebsrisiko. Es wurde nachgewiesen, daß verschiedene Brustkrebsformen vererbt werden. Ursache sind wahrscheinlich genetische Defekte, die krebserzeugende Gene aktivieren und krebshemmende Gene blockieren. Frauen, die einen genetisch bedingten Brustkrebs entwickeln, sind jünger, und bei ihnen kommt es häufiger zu einem Befall beider Brüste als bei Frauen, die einen – häufiger vorkommenden – spontanen Brustkrebs entwickeln.

Bislang konnten zwei Brustkrebsgene identifiziert werden, und zwar BRCA-1 und BRCA-2. BRCA-1 findet sich auf Chromosom 17. Mutationen dieses Gens prädisponieren eine Frau für Brust- und Eierstockkrebs. Wenn eine Frau mit einer starken familiären Brustkrebsbelastung ein mutiertes BRCA-1-Gen hat, dann besteht ein lebenslanges Brustkrebsrisiko von 80–85 % und ein Risiko für Eierstockkrebs von 50 %. Dieses mutierte Gen wird dominant vererbt, das heißt, die Wahrscheinlichkeit, dieses Gen zu erben, beträgt für die Kinder 50:50. Bei Jungen erhöht dieses Gen ihr Risiko für Prostata- und Dickdarmkrebs. Außerdem können sie später das Brustkrebsrisiko an ihre Töchter weitergeben.

Mehr als 100 Mutationen wurden in dem BRCA-1-Gen nachgewiesen, und nicht alle verursachen Brustkrebs. Wir wissen noch nicht genau, ob alle Frauen mit einem »anomalen« BRCA-1-Gen Brustkrebs entwickeln werden. Wenn bei Ihnen keine familiäre Belastung besteht, könnten Sie möglicherweise »schützende« Gene besitzen, die den Folgen dieser Mutation entgegenwirken oder sie blockieren.

Ein zweites Gen, BRCA-2, wurde auf Chromosom 13 lokalisiert. Seine Mutationen sind für ein Drittel der genetisch bedingten Formen von Brustkrebs verantwortlich. Es ist ebenfalls mit einem lebenslangen Brustkrebsrisiko von 80 % verbunden, aber es wirkt schwächer auf unsere Eierstöcke. Frauen mit einer defekten Form dieses Gens haben »nur« eine Wahrscheinlichkeit von 20 % im Hinblick auf die Entwicklung eines Eierstockkrebses. Männer sind nicht nur Träger dieses Gens, sondern haben ein Risiko von 20 %, einen Tumor der Brustdrüse zu entwickeln. Außerdem findet sich eine Zunahme von Prostata- und Dickdarmkrebs. Ein Mann entwickelt nur sehr selten einen spontan auftretenden Brustkrebs; es ist wahrscheinlicher, daß er ein mutiertes BRCA-2-Gen hat, das er an seine Kinder vererben kann. Die Botschaft ist klar und deutlich: Zur Abklärung einer familiären Belastung für Brustkrebs sowie für Eierstockkrebs und wahrscheinlich auch für Dickdarm- und Prostatakrebs müssen wir die Familienanamnese mütterlicherseits und väterlicherseits berücksichtigen.

## Gefahr bei »offenem Östrogenfenster« – vulnerable Phasen

Vor der Pubertät und in der Perimenopause sind wir dem Einfluß von Östrogen ohne die Schutzwirkung von Progesteron ausgesetzt. In den

Jahren vor der Pubertät steigen unsere Östrogenspiegel und können 4 oder 5 Jahre lang erhöht bleiben, bevor es zu Zyklen mit normalem, regelmäßigem Eisprung (Ovulation) kommt. Wenn wir ovulieren und dem Progesteroneinfluß ausgesetzt sind oder wenn wir schwanger werden, schließen wir unser Östrogenfenster. Wenn wir eine lange Perimenopause mit unregelmäßigen Ovulationen durchmachen oder wenn die Menopause spät eintritt, öffnen wir das Östrogenfenster wieder. Es gibt andere Faktoren, die die Dauer des »offenen Fensters« verlängern und mit einem erhöhten Brustkrebsrisiko einhergehen:

- Unfruchtbarkeit wegen fehlendem Eisprung;
- Übergewicht (mehr als 20 % über Ihrem Normalgewicht); mehr Fett produziert mehr Östrogen;
- späte Schwangerschaft (Geburt des ersten Kindes nach dem 30. Lebensjahr);
- frühe Menarche (Auftreten der ersten Regelblutung vor dem 12. Lebensjahr);
- späte Menopause (letzte Regelblutung nach dem 53. Lebensjahr).

Stillen über mindestens 6 Monate lang trägt zur Senkung des Brustkrebsrisikos bei, vielleicht, weil dadurch weniger Östrogen produziert und das »Fenster« geschlossen wird.

## Rauchen

Rauchen verstärkt Ihr Lungenkrebsrisiko, aber wußten Sie, daß es auch Ihr Brustkrebsrisiko erhöht? Die vielen toxischen Substanzen im Zigarettenrauch werden zunehmend mit der Auslösung krebsartiger Mutationen in Zusammenhang gebracht. Wir machen uns Sorgen über die Vergiftung unserer Umwelt, aber beim Rauchen schicken wir hochtoxische Schadstoffe direkt in unser empfindliches Brustgewebe.

## Fettreiche Ernährung und Überwicht

Je mehr Übergewicht wir haben, desto größer ist unser Brustkrebsrisiko, vor allem bei einer »apfelförmigen«, eher männlichen Fettverteilung. Übergewichtige Frauen produzieren mehr Insulin und mehr IGF-1. Ersteres erschwert eine Gewichtsabnahme – ein Teufelskreis –, IGF-1 ist ein insulinähnlicher Wachstumsfaktor, der den Wachstumsfaktoren ähnelt, welche die Entwicklung eines Brustkrebses fördern. Wenn Sie übergewichtig sind, hängt das vielleicht mit einer fettreichen Ernährung zusammen. Selbst wenn Sie nicht dick sind, nehmen Sie mit unserer typischen amerikanischen Kost mit fettreichen Hamburgern, Pommes frites, Eiscreme usw. eine konzentrierte Dosis von Pestiziden auf, die im Tier- und Milchfett gespeichert sind. Außerdem wurde nachgewiesen, daß eine erhöhte Fettzufuhr den Feinbau der Brustzellen schädigen und dadurch zur Entwicklung von Brustkrebs führen kann. Bei Frauen mit einer hohen Zufuhr gesättigter Fettsäuren fand sich in neueren Studien eine Erhöhung des Brustkrebsrisikos um 50 %.

Wir wissen, daß japanische Frauen, die sich tradionell fettarm ernähren, nur ein Viertel unserer Brustkrebsrate zeigen. Wenn Japanerinnen in westliche Länder wie die USA auswandern und unsere typische westliche Kost übernehmen, verschwindet dieser Unterschied innerhalb einer Generation. Dr. Peter Greenwald, Direktor des »Nationalen Krebsinstitutes« (National Cancer Institute, Division of Cancer Prevention and Control) erklärte:

*»Wenn die amerikanische Kost so fettarm wäre wie die japanische bis vor kurzem (10–20 % Fett), dann könnte die Brustkrebs-Sterblichkeitsrate von jährlich 46 000 möglicherweise auf 11 000 Todesfälle sinken.«*

Durch unsere reichhaltige Wohlstandsernährung werden wir größer und bekommen unsere Periode früher als Frauen in nichtwestlichen Kulturkreisen oder Ländern der dritten Welt. Sowohl Körpergröße als auch frühe Pubertät können Risikofaktoren für Brustkrebs sein.

## Zu wenig körperliches Training

Ein Mangel an sportlicher Betätigung kann nicht nur zu Übergewicht führen, sondern wir verzichten damit auch auf eine gute Möglichkeit, Brustkrebs vorzubeugen. Wenn wir uns einige Stunden pro Woche sportlich betätigen, können wir unser prämenopausales Brustkrebsrisiko um bis zu 50 % senken. Untersuchungen ergaben, daß Frauen mit dem niedrigsten Brustkrebsrisiko sich in ihrer Jugend regelmäßig sportlich betätigten und auch später 4 Stunden pro Woche trainierten.

Wir sollten unsere Töchter dazu anhalten, zur Brustkrebsprophylaxe

Sport zu treiben, und wir sollten mitmachen – ein guter Grund für ein »Mutter-und-Tochter-Trainingsprogramm«.

## Alkohol

Alkoholkonsum wird schon seit längerer Zeit als Risikofaktor für Brustkrebs diskutiert. 1987 wurden zwei Studien im »New England Journal of Medicine« veröffentlicht, die für große Aufregung sorgten. Nach den Ergebnissen der »Nurses' Health Study« ergab sich eine Zunahme des Brustkrebsrisikos von 30–60 % bei einer täglichen Zufuhr von nur 5 g Alkohol oder etwa 3 Drinks pro Woche. Bei Frauen unter 55, die keine Risikofaktoren für Brustkrebs hatten und einen oder mehr Drinks pro Tag nahmen, lag das Risiko noch höher, nämlich bei 250 %. Aus einer anderen Studie ergab sich, daß Alkohol in jeder Menge das Risiko für Brustkrebs um 50–100 % erhöht.

Eine vor kurzem durchgeführte Analyse von 38 Studien kam zu weniger alarmierenden Ergebnissen: Ein alkoholischer Drink pro Tag erhöhte das Brustkrebsrisiko um 11 % – es stieg auf 24 % bei täglich 2 Drinks und auf 38 % bei 3 Drinks. Warum Alkohol unser Brustkrebsrisiko erhöht, konnte noch nicht geklärt werden. Verschiedene Theorien wurden diskutiert, so z. B. der negative Einfluß von Alkohol auf die Leber, Östrogenspiegel, DNS (Nukleinsäure, die das Erbmaterial bestimmt) und das Immunsystem.

## Zysten im Brustgewebe und Brustbiopsien mit anomalen Ergebnissen

Frauen mit multiplen (vielfachen) Zysten in der Brust, vor allem mit Zysten, die wiederholt auftreten und zur Ableitung der Flüssigkeit drainiert werden müssen, tragen ein erhöhtes Brustkrebsrisiko. Wenn sich bei Entnahme einer Gewebeprobe (Biopsie) eine Vermehrung oder Vergrößerung von Zellen des Brustgewebes zeigt (Hyperplasie) und die Zellen unregelmäßig sind (Atypie), dann besteht ebenfalls ein erhöhtes Brustkrebsrisiko.

## DES (Diethylstilbestrol)

Diese östrogenartige Substanz wurde in den späten 50er und 60er Jahren zur Vorbeugung einer Fehlgeburt verabreicht. Es zeigte sich später, daß sie keinen Einfluß auf die Fehlgeburtsrate hat, sondern unglücklicherweise die Brustkrebsrate bei den damit behandelten Frauen erhöhen kann. Die Töchter dieser Frauen werden zur Zeit 40. Nur die Zeit wird zeigen, ob sie ebenfalls ein erhöhtes Brustkrebsrisiko haben.

# *Methoden zur Früherkennung von Brustkrebs*

## Mammographie – ein Röntgenbild, das Leben retten kann

Unsere beste Waffe gegen den Brustkrebs ist die Früherkennung. Als Standardmethode hat sich die Mammographie durchgesetzt. Wird ein bösartiger Tumor entdeckt, der unter 1 cm groß ist und sich noch nicht in die Lymphknoten ausgebreitet hat, haben wir eine Überlebenschance von 95 %. Die bei der Selbstuntersuchung entdeckten Knoten sind meistens größer als 2,5 cm, mit der Mammographie können jedoch schon Tumoren von weniger als einem Viertel dieser Größe nachgewiesen werden. Trotz dieses deutlichen diagnostischen Unterschieds zwischen Hand und Maschine lassen nur 29 % der amerikanischen Frauen regelmäßig eine Mammographie durchführen. Das bedeutet, daß in den USA gegenwärtig 2,6 Millionen Frauen einen Brustkrebs haben, von denen eine Million nichts davon weiß. Ohne den mammographischen Nachweis verlieren wir wertvolle Zeit und Leben!

Das Mammographiegerät preßt unsere Brüste in zwei Ebenen zwischen zwei Platten (erst von oben nach unten und dann zu beiden Seiten) fest zusammen und sendet dabei Röntgenstrahlen durch das Brustgewebe. Angesichts dieser Verfahrensweise könnte man annehmen, daß das Gerät von einem Mann erfunden wurde. Ich muß jedoch zugeben, daß es eine Frau war, die auf die Bedeutung dieser starken Kompression für die Bildqualität hingewiesen hat! Die Röntgenbilder, die nach dieser unangenehmen Prozedur gewonnen werden, zeigen unsere Brüste mit Drüsen, Fettgewebe, Blutgefäßen und außerdem jede Änderung der Dichte zwischen diesen Strukturen. Vor allem aber können sie Tumoren sichtbar machen. Diese können in vielen Variationen vorkommen: klein, rund, selbst opake Gebiete (wahrscheinlich gutartig) bis unscharf begrenzte, spinnenartige Veränderungen, die sich als auffallend weiße Stellen von dem dunklen Brustfett abheben. Je älter wir sind, desto mehr Fettgewebe haben unsere Brüste und desto leichter können wir diese unregelmäßigen Muster erkennen. Im Frühstadium enthalten viele Formen von Brustkrebs Kalzium. Das ist gut für die Diagnose, weil kleinste »Kalkspritzer« im Röntgenbild deutlich sichtbar sind. Ein erfahrener Radiologe kann im allgemeinen gutartige von bösartigen Kalzifizierungen (Kalkablagerungen) unterscheiden.

Unser erstes Mammogramm wird als Screening-Mammogramm bezeichnet. Als Basismammogramm zur Darstellung der Brüste und eventueller Veränderungen sollte es aufgehoben werden und zur Kontrolle späterer Mammogramme dienen, um Abweichungen oder neue Kalzifizierungen nachzuweisen.

Neunzig Prozent der Mammogramme zeigen »keine signifikanten Anomalien«, und wir müssen unsere Brüste nur in regelmäßigen Abständen wieder untersuchen lassen. In 10 % der Fälle finden sich Veränderungen, die den Arzt veranlassen, weitere Untersuchungen mit noch stärkerer Kompression der Brüste und stärkerer Vergrößerung, Zielaufnahmen oder Ultraschall durchzuführen. Bei 1 % dieser fraglichen Befunde ist eine gezielte Gewebeentnahme (Biopsie) erforderlich, um mit Sicherheit abzuklären, ob es sich um einen Brustkrebs handelt. Aus Angst vor der Strahlenbelastung zögern viele Frauen, regelmäßig, d. h. jährlich ab dem 50. Lebensjahr, zur Mammographie zu gehen. Wir sollten dazu folgendes wissen: Die »natürliche« Hintergrundstrahlung, verursacht durch die kosmische Höhenstrahlung und die Strahlung aus unserer Umwelt, der wir ständig ausgesetzt sind, beträgt in Meereshöhe 0,06 rad. Ein jährliches Mammogramm verursacht eine durchschnittliche Dosis von 0,2 rad pro Brust. Das ist weniger als die Strahlenbelastung bei einem Langstreckenflug.

## Selbstuntersuchung der Brust

Nur wenige Frauen über 40 wurden je ermutigt, ihren Körper selbst zu untersuchen. Aber spätestens jetzt sollten wir unsere Scheu verlieren und unsere Brüste befühlen, abtasten, drücken und inspizieren (Abb. 2).

**Abb. 2:** Sechs einfache Schritte zur monatlichen Selbstuntersuchung der Brust

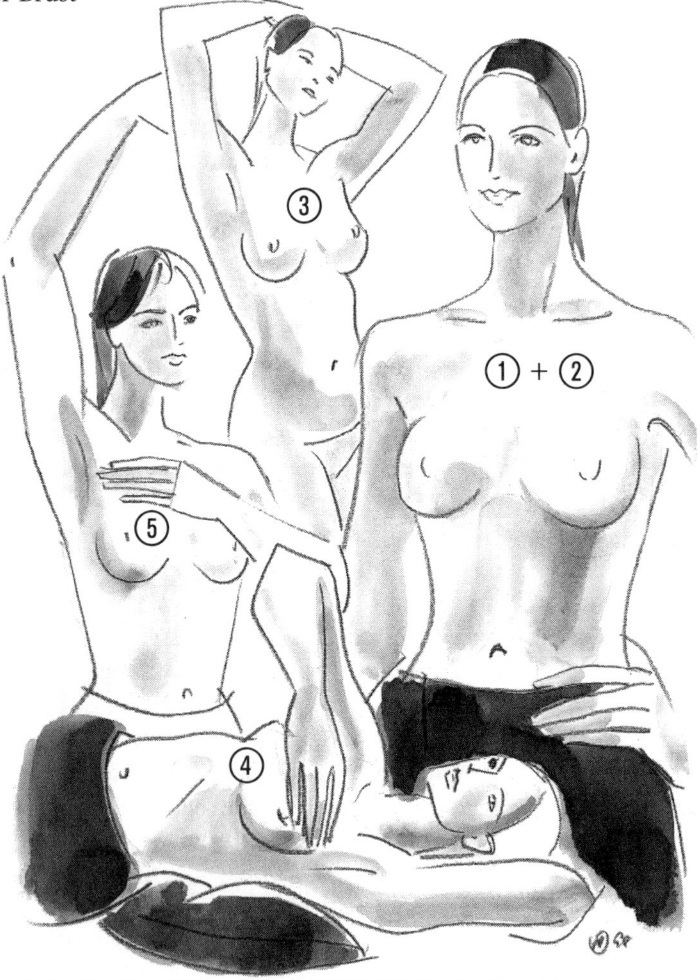

1. Stellen Sie sich vor einen Spiegel, und betrachten Sie jede Brust sorgfältig. Achten Sie darauf, ob ein Knoten, eine Vertiefung, ein Unterschied in der Hautbeschaffenheit oder andere Veränderungen zu sehen sind.
2. Machen Sie sich vertraut mit der Beschaffenheit Ihrer Brüste, und achten Sie besonders auf Veränderungen der Brustwarzen.
3. Heben Sie die Arme über den Kopf, und achten Sie auf Veränderungen der Brustsilhouette sowie auf Vorwölbungen oder Einziehungen der Haut.
4. Legen Sie sich nieder, legen Sie ein Kissen unter Ihre rechte Schulter, und führen Sie den rechten Arm abgewinkelt hinter den Kopf. Beginnen Sie nun mit der manuellen Abtastung der Brust. Teilen Sie (in Gedanken) Ihre Brust in 4 imaginäre Quadranten, wobei die Brustwarze das Zentrum bildet.
5. Vollführen Sie mit den flach aufgelegten Fingerspitzen Ihrer linken Hand kleine kreisende Bewegungen über jeden der 4 Quadranten. Tasten Sie dabei nach ungewöhnlichen Knoten oder druckempfindlichen Gebieten, und untersuchen Sie auf diese Weise systematisch die ganze Brust. Wenn Sie den oberen äußeren Quadranten erreichen, tasten Sie außerdem die gesamte Innenseite der Achselhöhle ab.
6. Tasten Sie Ihre Brustwarze nach etwaigen Veränderungen der Form oder Größe ab. Pressen Sie die Brustwarze zusammen, um zu sehen, ob es dabei zu einer Sekretabsonderung kommt. Wiederholen Sie die Untersuchung von Schritt 4 an, indem Sie die Seite wechseln und die andere Brust abtasten.

Die beste Zeit zur Selbstuntersuchung der Brüste ist unmittelbar nach der Periode, wenn die Brustdrüsen weniger geschwollen und druckempfindlich sind. Wenn wir die Menopause hinter uns haben, sollten wir für die Untersuchung einen bestimmten Tag festsetzen, den wir uns gut merken können, z. B. den ersten Tag jedes neuen Monats.

Sie brauchen nicht in Panik zu geraten, wenn Sie »etwas« in der Brust fühlen. Beobachten Sie, ob sich der Tastbefund nach 1–2 Monaten ändert. Wenn sich ein neuer Knoten entwickelt, bestehenbleibt oder wächst, sollten Sie einen Arzt konsultieren.

## Sind wir jemals zu jung oder zu alt für ein Mammogramm?

Je jünger wir sind, desto dichter und fester sind unsere Brüste, und desto schwieriger ist es, Veränderungen röntgenologisch festzustellen. Experten sind übereinstimmend der Meinung, daß eine Mammographie bei Frauen unter 30 keinen Nutzen bringt. Zwischen 30 und 40 bildet sich mehr Fettgewebe in den Brüsten, das Brustgewebe ist weniger dicht, und kritische Stellen können allmählich im Mammogramm erkannt werden.

In der Vergangenheit hatten viele Frauen ihre erste Basismammographie zwischen 35 und 40. Das National Cancer Institute empfahl, daß Frauen zwischen 40 und 49 alle 1–2 Jahre und nach dem 50. Lebensjahr jedes Jahr eine Mammographie durchführen lassen sollten. Die Empfehlungen für Frauen zwischen 40 und 50 wurden angezweifelt, nachdem in mehreren Studien gezeigt wurde, daß durch regelmäßige mammographische Untersuchungen bei Frauen im 4. Lebensjahrzehnt deren Sterblichkeitsrate an Brustkrebs nicht gesenkt wurde. Ein weiteres Problem war die große Zahl falsch positiver Befunde bei jüngeren Frauen, bei denen deshalb viermal häufiger eine Biopsie durchgeführt wurde als bei Frauen über 50. Dadurch stiegen natürlich auch die Kosten. Das National Cancer Institute empfiehlt deshalb zur Zeit keine Routinemammographien mehr für Frauen unter 50.

Die Kontroverse ist noch nicht beendet. Wie sollen wir uns angesichts der widersprüchlichen Expertenmeinungen verhalten? Wenn wir Risikofaktoren haben, sollten wir auf jeden Fall ab 40 jedes Jahr ein Mammogramm anfertigen lassen. Wenn wir kein erhöhtes Risiko haben (aber vielleicht zu den 80–90 % der Frauen gehören, die »spontan« einen Brustkrebs entwickeln und damit wieder zu einer Risikogruppe gehören), sollten wir dennoch eine frühe Basisuntersuchung in unseren 40ern in Erwägung ziehen, jedoch bedenken, daß wir eventuell eine Biopsie benötigen, um einen Brustkrebs sicher auszuschließen.

Wenn wir 40 Jahre als die unterste Grenze für eine Mammographie festsetzen, gibt es dann auch eine Obergrenze, ab der wir endgültig damit aufhören können? Die Antwort lautet: Nein. Je älter wir sind, desto höher ist unser Risiko. Es ist eine Tatsache, daß der 30prozentige Rückgang der Brustkrebssterblichkeit der Früherkennung zu verdanken ist. Für die über 70- oder 80jährigen, die bei guter Gesundheit sind, gibt es keinen Grund, die jährliche Mammographie auszulassen. Selbst eine 85jährige Frau kann erwarten, noch weitere 5, 6 Jahre zu leben.

## Untersuchung der Brust durch den Arzt

Während der Ausbildung wird uns Ärzten beigebracht, wie eine Brustuntersuchung durchzuführen ist. Natürlich sind wir nicht alle gleich gut. Aber wir entdecken neue oder noch nicht nachgewiesene Tumoren, und wir sind objektive Beobachter. Bei jeder gynäkologischen Untersuchung sollten auch immer die Brüste gründlich untersucht werden. Wenn eine Frau sich fürchtet, ihre Brüste selbst zu untersuchen, weil sie immer irgend etwas tastet, das ihr verdächtig vorkommt, sollte sie sich nicht scheuen, ihren Arzt öfter zu einer Kontrolluntersuchung aufzusuchen. Eine meiner Patientinnen kommt alle 3 Monate, um sich zu vergewissern, daß alles in Ordnung ist. Dadurch – und durch die jährliche Mammographie – gelingt es ihr, ihre Angst vor Brustkrebs in Schach zu halten.

## Ultraschalluntersuchung der Brust

Bei der Ultraschalluntersuchung der Brust gibt es keine Strahlenbelastung – warum kann sie nicht als Standardmethode zur Krebsfrüherkennung verwendet werden? Bei diesem Verfahren werden Hochfrequenzschallwellen in die Brust geschickt. Wenn das Gewebe hauptsächlich aus Wasser besteht, wie im Fall von Fett, gehen die Schallwellen hindurch, und es wird auf dem Bildschirm »schwarz« wiedergegeben. Wenn die Schallwellen auf etwas Festes treffen, werden sie zurückgeworfen (reflektiert) und »weiß« aufgezeichnet. In einer neueren Studie wurden mit diesem Verfahren nur 23 % der Fälle von Brustkrebs im Frühstadium entdeckt. Kleinere Tumoren von weniger als 1–2 cm Durchmesser stellen sich nicht dar und ebensowenig winzige Kalkablagerungen (Mikrokalzifikationen), die in vielen Fällen ein Frühzeichen für einen Brustkrebs sind.

Mit Hilfe der Ultraschalluntersuchung können wir aber einen auffälligen mammographischen Befund näher abklären und z. B. zwischen flüssigkeitsgefüllten Zysten und soliden Tumoren unterscheiden. Dadurch können unnötige Biopsien vermieden werden. Ergibt sich eine Zyste, so kann sie mit einer dünnen Nadel abgesaugt werden. Wenn ein solider Knoten gefunden wird, sollte eine Gewebeprobe zur Krebsabklärung entnommen werden.

# *Sind teure Verfahren besser? Neue Methoden zur Brustkrebsdiagnostik*

## Magnetresonanzverfahren

Bei diesem teuren Verfahren müssen Sie 30–60 Minuten lang in einer engen Röhre liegen. Diese Methode arbeitet ohne Röntgenstrahlen. Wir können damit bei der Mammographie entdeckte, »fragliche Veränderungen« abklären und bestimmen, ob sie gutartig oder bösartig sind. Außerdem ist dieses Verfahren zur Zeit die beste Methode, um Brustimplantate aus Silikon auf undichte Stellen zu untersuchen. Es wird befürchtet, daß austretendes Silikon bei bestimmten Frauen Autoimmunkrankheiten hervorruft.

Die Magnetresonanz-Tomographie kann bei Hochrisikopatientinnen zusätzlich zur Mammographie durchgeführt werden. Sie ist zu teuer, um zur allgemeinen Krebsfrüherkennung eingesetzt zu werden.

## Positronen-Emissions-Tomographie (PET)

Bei diesem noch kostspieligeren Verfahren wird die Aufnahme von radioaktiv markiertem Zucker (Glukose) in das Krebsgewebe bestimmt. Krebszellen sind aktiver und verbrauchen für ihren Stoffwechsel mehr Zucker als normale Zellen. Eine Stunde vor der Untersuchung wird radioaktiver Zucker in eine Vene injiziert. Je mehr davon aufgenommen wird, desto intensiver erscheinen die entsprechenden Bezirke auf den gewonnenen Bildern gefärbt. Intensiv gefärbte Flecken weisen auf einen Krebs hin, und die Intensität der Färbung kann mit dem Grad der Bösartigkeit übereinstimmen.

# Brustimplantate – Ist eine Mammographie möglich, oder besteht ein erhöhtes Krebsrisiko?

Über 1–2 Millionen amerikanische Frauen ließen ihre Brüste durch Silikonimplantate vergrößern. Es konnte bisher nicht nachgewiesen werden, daß Silikon Brustkrebs auslöst. Aber die Implantate können eine Früherkennung von Brustkrebs behindern. Bei Trägerinnen von Brustimplantaten wird Krebs oft erst in fortgeschritteneren Stadien diagnostiziert. Vernarbungen in der Umgebung des Implantats und eine Verhärtung des Implantats erschweren die Mammographie und deren Beurteilung. Um eine Ruptur des Implantats zu verhindern, pressen wir die Brust nicht so stark zusammen und erhalten dadurch vielleicht eine schlechtere Bildqualität.

Wenn Sie Brustimplantate haben, sollten Sie auf jeden Fall zur Mammographie gehen, und zwar zu einem besonders erfahrenen, technisch gut ausgerüsteten Radiologen.

## Genetische Untersuchung

Tests zum Nachweis von Defekten des BRCA-1-Gens können in speziellen Forschungszentren und kommerziellen Laboratorien durchgeführt werden. Es handelt sich um einen sehr laborintensiven und extrem teuren Test. Zur Untersuchung wird entweder Blut oder Gewebe verwendet. Sollte dieser Test allen Frauen zur Verfügung stehen, die eine familiäre Belastung für Brust- oder Eierstockkrebs haben? Einige Forscher sind der Ansicht, daß der Test auf diejenigen Frauen beschränkt werden sollte, bei denen schon ein Brust- oder Eierstockkrebs diagnostiziert wurde, um zu sehen, ob sie diese Genmutation haben. Nur wenn dies der Fall ist, sollten auch die Familienangehörigen getestet werden. Sie sollten jedoch folgendes bedenken: Wenn wir getestet wurden und keine BRCA-1-Mutation besitzen, besteht immer noch eine Wahrscheinlichkeit von 1:8, im Laufe unseres Lebens an Brustkrebs zu erkranken. Dieses Risiko könnte größer sein, wenn eine andere Mutation vorliegt, die mit dem jetzigen Test nicht nachgewiesen werden kann. Und was sollen wir bei einem positiven Testergebnis tun? Mögliche Optionen sind häufige Mammographien, Magnetresonanz-Tomographien und andere neue, wissenschaftlich noch nicht bewiesene Testverfahren sowie vielleicht – in extremen Fällen – die Entfernung beider Brüste (bilaterale Mastektomie). Selbst nach dieser radikalen Methode können einige Brustzellen im Körper verbleiben und entarten! Bei einem positiven Testergebnis tragen wir außerdem ein stark erhöhtes Risiko für Eierstockkrebs. Eventuell müssen, wenn wir Mitte oder Ende 30 sind oder nach der Geburt unserer Kinder, beide Eierstöcke entfernt werden. Eine Garantie gibt es auch in diesem

Fall nicht. Bei einigen Frauen kam es zu Krebsrezidiven nach prophylaktischer Entfernung der Eierstöcke.

## *Diagnose Brustkrebs – Unser Dilemma, unsere Optionen, unser Kampf*

Jedes Jahr wird bei mehr als 180 000 Frauen in den USA Brustkrebs diagnostiziert. Plötzlich befinden wir uns in einer furchterregenden, feindlichen Welt und werden bombardiert mit medizinischen Fachausdrücken, wie z. B. Tylektomie versus Mastektomie, Tumorresektion, positiver Tumor, negativer Tumor, Radiotherapie, Chemotherapie und Knochenmarktransplantation. Im Rahmen dieses Buches können die verschiedenen Behandlungsmöglichkeiten nicht ausführlich diskutiert werden. Ich möchte jedoch jede Frau ermutigen, alles zu lesen, was der Arzt, das Krankenhaus oder Krebsforschungsinstitute zur Verfügung stellen. Sprechen Sie ausführlich mit Ihrem Chirurgen, Ihrem Radiologen und Onkologen, bis Sie all Ihre therapeutischen Optionen vollkommen verstanden haben. Früher konnte es vorkommen, daß wir auf dem Op-Tisch landeten und nicht wußten, ob wir mit oder ohne Brust aufwachen würden. Diese Zeiten sind vorbei. In fast 70 % der Fälle ist es möglich, brusterhaltend (Tylektomie) zu operieren. Wenn die Brust entfernt werden muß (Mastektomie), gibt es verschiedene Verfahren zu ihrer Rekonstruktion. Durch Strahlen- und Chemotherapie konnten die Rezidivrate und die Sterblichkeitsrate signifikant gesenkt werden. Neue Medikamente zur Bekämpfung von Brustkrebs wurden entwickelt, weil die betroffenen Frauen sich Gehör verschafften und ihre Forderungen publik machten. Die meisten von uns, die an Brustkrebs erkrankt sind, werden weiterleben, ohne daß es zu einem Rezidiv kommt. Die Möglichkeiten zur Früherkennung und Behandlung wurden verbessert, wenn auch noch nicht ausreichend. Wir sollten das Thema Brustkrebs nicht aus Angst verdrängen, sondern versuchen, konstruktiv damit umzugehen und so viel wie möglich über die Krankheit in Erfahrung zu bringen. Wir brauchen mehr Forschungsgelder, eine bessere Öffentlichkeits- und Aufklärungsarbeit, damit alle Frauen sich aktiv an dem Kampf gegen Brustkrebs beteiligen können.

# Lungenkrebs – Ein trauriger Rekord

Lungenkrebs (Bronchialkarzinom) ist für Frauen in den USA die häufigste zum Tode führende Krebserkrankung. Die Zigarettenwerbung, die sich speziell an Frauen wendet, war wirklich erfolgreich. Seit 1987 sterben mehr Frauen an Lungen- als an Brustkrebs, 1995 waren es schätzungsweise 62 000 – verglichen mit 46 000 Brustkrebstodesfällen.

## *Unsere Einstellung gegenüber Lungenkrebs*

Warum fürchten sich Frauen vor Lungenkrebs weniger als vor Brustkrebs? Die Heilungsaussichten für Lungenkrebs sind auf jeden Fall geringer. Die Früherkennung ist schlecht, weil die Symptome nicht sehr spezifisch sind (Husten, Atemnot, Müdigkeit, Schmerzen und Schlafstörungen) und sich zu spät bemerkbar machen, wenn die Krankheit schon weit fortgeschritten ist. Die Überlebensraten sind entsetzlich gering, trotz verzweifelter Bemühungen, den Krebs »in letzter Minute« mit Hilfe von Operationen, Strahlenbehandlung und Chemotherapie zu besiegen. Die 5-Jahres-Überlebensrate liegt bei nur 13 % für alle Stadien der Erkrankung, und selbst wenn der Lungenkrebs früh erkannt wird, beträgt sie nur 37 %.

Für die meisten anderen Krebserkrankungen gibt es Screening-Programme, aber es gibt keine Richtlinien für die Früherkennung von Lungenkrebs bei Frauen. Eine Möglichkeit wären jährliche Röntgenuntersuchungen bei Raucherinnen, aber dadurch kann im allgemeinen zu selten ein positiver Krebsnachweis geführt werden, weil Karzinome unter 1 cm Durchmesser nur mit großen Schwierigkeiten röntgenologisch erfaßt werden können.

## *Lungenkrebs und Rauchen*

Trotz heftiger Proteste der Zigarettenindustrie stimmen die medizinischen Experten darin überein, daß Zigarettenrauchen für 85 % aller Fälle von Lungenkrebs verantwortlich ist. Anders ausgedrückt – wir könnten mindestens 85 % unseres Risikos für Lungenkrebs eliminieren, wenn wir den Rauch dieser elegant eingewickelten, ansprechend präsentierten, krebserzeugenden Tabakblätter nicht mehr inhalieren würden. Wenn wir mit dem Rauchen aufhören, können wir unser Risiko senken, aber leider nicht völlig zum Verschwinden bringen. Selbst wenn wir mehr als 15 Jahre nicht mehr geraucht haben, haben wir als Ex-Raucherinnen immer noch ein 2,2fach höheres Lungenkrebsrisiko, verglichen mit Frauen, die nie geraucht haben. Das ist jedoch immer noch besser als das 35fach erhöhte Risiko für Langzeitraucherinnen.

Weil es 20–30 Jahre dauert, bis wir an den Folgen des Rauchens sterben, haben Teenager und junge Frauen keine Angst. Sie wollen ihre aktuellen Bedürfnisse befriedigen und denken nicht an die Spätfolgen. Das veranlaßt uns, die Mütter, darüber nachzudenken, was wir falsch gemacht haben. Dabei vergessen wir manchmal, daß wir in unseren jungen Jahren ebenso rücksichtslos mit unserer Gesundheit umgegangen sind: Wir rauchten, tranken, rebellierten, genossen unsere »Highs«, die wir mit Marihuana und vielleicht sogar LSD oder anderen Drogen erzielten. Zu unserer Entschuldigung können wir sagen, daß wir damals unser jetziges medizinisches Wissen nicht hatten. Ich gebe nicht vor, zu wissen, wie junge Frauen davon abgebracht werden können, der Zigarettenwerbung zu erliegen. Untersuchungen haben gezeigt, daß – wenn Angstkampagnen nicht helfen – eine Verteuerung der Zigaretten sehr wirksam ist. Hohe Tabaksteuern in Kombination mit der »Häßlichkeits«-Kampagne (Raucher haben gelbe Zähne, faltige Haut und riechen unangenehm) könnten unsere wirksamste Waffe sein.

## *Wie steht es mit Lungenkrebs bei Nichtrauchern?*

Ja, auch Nichtraucher können Lungenkrebs bekommen. Mehr als 3800 Passivraucher sterben jedes Jahr an Lungenkrebs. Das Risiko verdoppelt sich bei Frauen, die 40 oder mehr Jahre im Haushalt Rauch ausgesetzt waren. Nichtrauchende Frauen, die mit Rauchern verheiratet sind, haben ein 1,5mal höheres Risiko für alle Krebserkrankungen, verglichen mit Nichtraucherinnen, die mit nichtrauchenden Männern verheiratet sind. In einer Studie wurde gezeigt, daß Lungenkrebs bei Nichtrauchern zu 17 % auf einen Kontakt mit hohen Konzentrationen von Tabakrauch seit frühester Kindheit und im Jugendalter zurückzuführen ist. Dadurch bekommt der Begriff »Passivrauchen« eine neue Bedeutung: Wer hat wohl weniger Kontrolle über seine Umgebung als ein Kind?

Chronische Lungenerkrankungen wie Tuberkulose, Bronchitis, Emphysem und Asthma sind wahrscheinlich für 16 % aller Fälle von Lungenkrebs bei Nichtraucherinnen verantwortlich. Es könnte ein Zusammenhang zwischen dem Konsum von Alkohol, vor allem Bier, und Lungenkrebs bestehen. In einer Studie wurde beobachtet, daß Frauen, die ein bis mehrere Gläser Bier pro Woche tranken, ein zweifach erhöhtes Lungenkrebsrisiko hatten. Ich würde hierzu gern wissen, ob das Bier in einer »verräucherten« Kneipe getrunken wurde.

Lungenkrebs kann auch durch Umwelt- oder Wohngifte, wie z. B. Radon und Asbest, begünstigt werden. Wir sollten darauf achten, daß unsere Wohnung frei von toxischen Substanzen ist. Luftverschmutzung allein führt wahrscheinlich nicht zu einer signifikanten Erhöhung des Lungenkrebsrisikos, aber in Kombination mit Rauchen werden wir doppelt geschädigt.

## *Wie können wir uns schützen?*

Durch Umstellung unserer Ernährung können wir unser Lungenkrebsrisiko senken. Das National Cancer Institute hat Ergebnisse veröffentlicht, die zeigen, daß das relative Lungenkrebsrisiko bei nichtrauchenden

Frauen durch eine hohe – im Gegensatz zu einer sehr niedrigen – Zufuhr gesättigter Fettsäuren um das 6fache anstieg. In einer neueren Studie aus Florida ergab sich eine deutliche Schutzwirkung durch den Verzehr von reichlich Gemüse und die Zufuhr von Beta-Karotin, einem zellschützenden Antioxidans, in seiner natürlichen Form: Möhren, Zucchini, Kürbis, Aprikosen, Mangos und Pfirsiche.

## Dickdarmkrebs – Eine Erkrankung, die wir am liebsten verschweigen

Viele von uns nehmen an, daß Dickdarmkrebs – auch Kolonkarzinom oder kolorektales Karzinom genannt – wie der Herzinfarkt eine Männerkrankheit ist. Wir wissen, daß den Männern in unserem Leben ab dem 50. Lebensjahr unangenehme Untersuchungen bevorstehen; dazu gehören die Untersuchung von Stuhlproben auf Blut, die Austastung des Enddarms oder eine Darmspiegelung. Wir sind jedoch genauso betroffen und sollten diese Prozeduren ebenfalls auf uns nehmen.

Dickdarmkrebs ist nach Lungen- und Brustkrebs die dritthäufigste Krebserkrankung bei Frauen. Dabei haben Frauen und Männer etwa die gleiche Erkrankungs- (6–7 %) und Sterblichkeitsrate (3 %). In den USA wurde 1994 bei 74 000 Frauen ein Dickdarmkrebs nachgewiesen, und 1995 starben 28 000 Frauen. Bei mehr als der Hälfte von uns wird die Diagnose erst in einem fortgeschrittenen Stadium gestellt, wenn der Krebs sich in Nachbarorgane ausgebreitet hat oder sich Fernmetastasen gebildet haben. Bei frühzeitiger Diagnose ist Dickdarmkrebs therapierbar, und das Tumorwachstum kann gestoppt werden. Wir haben eine 5-Jahres-Überlebensrate von 90 %, wenn der Tumor örtlich begrenzt ist, aber die Überlebensrate fällt auf 6 %, wenn es zur Absiedlung von Tochtergeschwülsten (Metastasen) gekommen ist.

In den meisten Fällen beginnt Dickdarmkrebs als Polyp, der 5–10 Jahre lang in einem »prämalignen« Stadium schlummert, also noch nicht bösartig ist. Wenn wir ihn während dieses präkanzerösen Winterschlafs, d. h. bevor er entartet, entfernen, können wir die Entwicklung eines Krebses verhindern. Polypen sind harmlose, weiche Ausstülpungen der

Dickdarmschleimhaut. Sie kommen bei einem Drittel bis zu 50% der Frauen über 50 vor. Glücklicherweise entarten nur etwa 5% der Polypen krebsartig, aber je mehr wir davon haben, desto größer ist das Risiko.

Durch rechtzeitige diagnostische Maßnahmen sind wir in der glücklichen Lage, ein Krebsvorstadium entdecken, entfernen und dadurch die Erkrankung verhindern zu können. Doch nur wenige Ärzte und Frauen nutzen diese Möglichkeit. Wenn wir das gleiche zur Vorbeugung von Brustkrebs tun könnten, wer würde das ablehnen? Es erstaunt mich immer wieder, wie bereitwillig meine Patientinnen die meisten Screening-Tests akzeptieren, die ich anbiete – Zervix-Abstrich, Bluttests, Mammographie und Knochendichtebestimmungen. Aber sobald ich auf Untersuchungen zur Abklärung von Dickdarmkrebs zu sprechen komme, stoße ich auf Ablehnung. Schon die Ablieferung einer Stuhlprobe wird als ekelhaft empfunden, und eine Mastdarmspiegelung (Rektoskopie) ruft Entsetzen hervor. Die Betroffenen sollten dabei jedoch bedenken, daß sie viel eingreifendere Prozeduren erdulden werden müssen, wenn sie Dickdarmkrebs bekommen.

## *Zeichen und Symptome*

Sind wir nicht zu jung, um uns über unsere Stuhlgewohnheiten Sorgen zu machen? Wir machen uns über alte Leute lustig, die ständig auf ihren Stuhlgang fixiert sind. Es gibt jedoch einige Symptome, die wir nicht ignorieren sollten:

1. Bauchschmerzen.
2. Schwarzfärbung des Stuhls. Achten Sie jedoch darauf, ob Sie ein Eisen- oder Wismutpräparat nehmen: Beide Mittel können den Stuhl schwarz färben.
3. Reduziertes Stuhlkaliber, d. h. dünn geformte Stuhlstränge.
4. Hellrotes Blut aus dem Enddarm. Dies könnte auf Hämorrhoiden hinweisen, jedoch auch aus einer »höhergelegenen Quelle« stammen, deshalb sollten Sie unbedingt einen Test machen.
5. Änderungen der Stuhlgewohnheiten.

Leider enthält unsere Nahrung viele Schadstoffe, ob wir nun im Restaurant essen oder zu Hause kochen. Das kann zu einer vorübergehenden bakteriellen oder viralen Magen-Darm-Verstimmung führen. Besonders Frauen leiden häufig unter chronischer Verstopfung. Wir können die Darmentleerung erleichtern, indem wir faserreiche Kost mit viel Ballaststoffen zu uns nehmen, täglich 8 Gläser Wasser trinken und uns regelmäßig sportlich betätigen. Wenn sich unsere Stuhlgewohnheiten jedoch ohne erkennbaren Grund plötzlich ändern oder wir abwechselnd unter Verstopfung und Durchfall leiden, sollten wir uns ärztlich untersuchen lassen. Wir sollten auf keinen Fall längere Zeit Abführmittel oder andere Präparate zur Darmregulierung nehmen, weil dadurch wertvolle Zeit verstreichen könnte, bevor ein ernsthaftes Problem diagnostiziert wird.

## *Risikofaktoren*

Tragen einige von uns ein erhöhtes Risiko für Dickdarmkrebs? Wie bei vielen anderen Krebsformen lautet die Antwort: Ja. Wieder einmal spielen Erbfaktoren eine Rolle. Ihr Risiko steigt, wenn in Ihrer Familie gehäuft Kolonkarzinome vorkommen. Je mehr Verwandte ersten Grades an Dickdarmkrebs litten, desto höher ist Ihr Erkrankungsrisiko. Frauen, die einen genetisch bedingten Dickdarmkrebs entwickeln, sind in der Regel jünger (im 3. und 4. Lebensjahrzehnt) als solche, die einen »spontanen« Dickdarmkrebs bekommen. Es gibt ein seltenes, familiär auftretendes Syndrom, die sogenannte Polyposis familiaris oder familiäre Adenomatosis coli, bei dem es zum Auftreten zahlreicher Polypen kommt und das für 1 % der Dickdarmkarzinome verantwortlich ist. Das Gen, das diese Störung verursacht, wurde identifiziert und hilft uns vielleicht, ähnliche »fehlerhafte« Gene zu isolieren, die mutieren können und unser Risiko erhöhen. Frauen mit einer chronisch entzündlichen Darmerkrankung – Morbus Crohn oder Colitis ulcerosa – haben ein erhöhtes Krebsrisiko, wahrscheinlich wegen der Langzeiteffekte dieser Krankheit auf die Darmschleimhaut. Auch Frauen, die Brust-, Eierstock- oder Gebärmutterkrebs hatten oder Verwandte ersten Grades mit solchen Krebsformen haben, tragen ein erhöhtes Risiko für Dickdarmkrebs. Wenn wir eine Krebsart entwickeln, steigt auch unser Risiko für einen anderen Krebs.

Der Hauptrisikofaktor für Dickdarmkrebs ist unser Alter. Die jährliche Erkrankungsrate pro 100 000 Frauen steigt von 0,39 im Alter von 50 Jahren auf 4,52 im Alter von 80. Wir alle sind gefährdet und sollten unsere schamhafte Abneigung gegen eine regelmäßige Darmuntersuchung überwinden.

## *Vorsorgeuntersuchung auf Dickdarmkrebs – Nicht so schlimm, wie Sie befürchten!*

### Digitale rektale Untersuchung

Jede Frau über 40 sollte bei ihrer jährlichen gynäkologischen Untersuchung auch rektal (Rektum = Mastdarm, Teil des Enddarms) untersucht werden.

Bei der gynäkologischen Vorsorgeuntersuchung liegen wir mit gespreizten Beinen auf dem Untersuchungsstuhl, entblößen unseren Intimbereich, und der Arzt führt ein Spekulum in die Scheide ein und nimmt einen Zervixabstrich, d. h. einen Abstrich vom Muttermund und Gebärmutterhals (Pap-Test). Das ist der richtige Zeitpunkt, um auch die unangenehme Austastung des Enddarms hinter uns zu bringen. Ihr Gynäkologe kann dabei Polypen, Tumoren oder Hämorrhoiden in den unteren 7–10 cm des Enddarms mit dem Finger ertasten.

Eine gynäkologische Untersuchung ist ohne eine solche rektale Untersuchung unvollständig. Ich habe mindestens drei präkanzeröse Polypen (Krebsvorstufen) und einen bösartigen Tumor allein im vergangenen Jahr entdeckt. All diese Frauen wurden behandelt, und es geht ihnen gut, weil ihr Darm mit dem Finger untersucht wurde!

### Test auf okkultes Blut im Stuhl

Mit diesem zweiten einfachen Test wird okkultes (nicht sichtbares) Blut im Stuhl nachgewiesen. Polypen und Tumoren können bluten, wenn der Nahrungsbrei durch den Darmtrakt befördert wird. Die Blutmenge ist so gering, daß sie normalerweise nicht mit bloßem Auge entdeckt werden kann. Der am häufigsten verwendete Test ist der Hämoccult®-Test, den Sie zu Hause durchführen können. Sie sollten 2 Tage lang kein rotes Fleisch, rohes Obst und Gemüse, Vitamin C, Acetylsalicylsäure und andere entzündungshemmende Medikamente – sogenannte nichtsteroidale Antirheumatika wie Ibuprofen – zu sich nehmen, weil sie alle den Test beeinflussen und zu einem falsch positiven Ergebnis führen können. Auch bei vaginaler Blutung sollten Sie den Test nicht durchführen. Mit einem Holzspatel, der der Testpackung beiliegt, streichen Sie eine kleine Stuhlprobe auf einem Teststreifen aus. Entnehmen Sie Stuhl bei drei verschiedenen Darmentleerungen, für den Fall, daß der kleine Polyp nicht jedesmal blutet. Dann schicken Sie die Teststreifen im Originalbehälter sofort zur Untersuchung zurück an das Labor oder Ihren Arzt. Wenn der Test positiv ausfällt, läßt Ihr Arzt zur Bestätigung vielleicht einen spezifischeren Test durchführen.

Bei einem positiven Testergebnis müssen Sie eingehender untersucht werden. Die Blutung könnte an irgendeiner Stelle im Verdauungstrakt vorliegen und z. B. durch ein Magengeschwür, Polypen in oberen Darmabschnitten, Tumoren im Dickdarm oder einfach Hämorrhoiden verursacht werden. Mit diesem Test auf okkultes Blut können 26–97 % der kolorektalen Karzinome – nicht alle bluten – sowie 13 % der Polypen nachgewiesen werden, die größer als 1 cm sind. In einer neueren Studie aus Minnesota mit mehr als 21000 Teilnehmern ergab sich ein Rückgang der Sterblichkeit an Dickdarmkrebs um 33 %, wenn dieser Test durchgeführt wurde und wenn bei positivem Testergebnis eine Dickdarmspiegelung erfolgte und Polypen entfernt wurden. Gegenwärtig empfiehlt die American Cancer Society, daß Männer und Frauen über 50 diesen Test auf okkultes Blut im Stuhl jährlich durchführen lassen sollten.

## Flexible Sigmoidoskopie – Was ist das?

Bei der flexiblen Sigmoidoskopie wird ein biegsames Instrument mit einer Lichtquelle durch den After 60 cm in den Dickdarm vorgeschoben. Als Sigmoid bezeichnet man den s-förmig gekrümmten Teil des Dickdarms. Dieser Dickdarmabschnitt wird »gespiegelt« und in Farbe auf einem Bildschirm dargestellt. Verdächtige Wucherungen können dabei biopsiert und sofort diagnostiziert werden. Frauen scheinen mehr Polypen und Tumoren im rechts, d. h. weiter oben liegenden Dickdarmabschnitt zu haben, etwa 50 % davon werden mit dem flexiblen Sigmoidoskop erreicht.

Wie belastend ist diese Untersuchung? Sie ist viel weniger unangenehm als eine Erweiterung des Gebärmutterhalses (Zervixkanaldilatation) und Gebärmutterausschabung (Kürettage) oder eine Zervixbiopsie. Eine Behandlung beim Zahnarzt kann schmerzhafter sein! Man benötigt dabei keine Spritze, keine scharfen Instrumente, und der untere Darmtrakt ist sehr dehnungsfähig. Sie müssen nur Ihren Darm vorher durch einen Einlauf entleeren und reinigen. Bei der Untersuchung liegen Sie auf der Seite – das ist sicherlich eleganter als mit gespreizten Beinen auf dem gynäkologischen Stuhl. Sie spüren einen leichten Druck und fühlen sich wie »aufgeblasen«, weil der Arzt während der Untersuchung Luft in den Darm bläst. Als bei mir eine Darmspiegelung durchgeführt wurde, war meine erste Reaktion: »Ist das alles?« Die Untersuchung dauerte 5 Minuten und gab mir Jahre der Gewißheit, daß alles in Ordnung ist. Eine alle 3–5 Jahre durchgeführte Sigmoidoskopie kann uns zuverlässig vor Krebs schützen. Wenn wir bei der Darmspiegelung diese »schlafenden« Polypen entfernen, können sie sich nicht in Krebs verwandeln. Durch diese Prozedur können wir unsere Sterblichkeitsrate für Dickdarmkrebs um 60–70 % senken.

## Koloskopie – Manchmal müssen wir höher gehen

Mit der Koloskopie wird der Dickdarm (Kolon) in seiner gesamten Länge von etwa 2 Metern untersucht. Dadurch können Polypen und Geschwülste, die sich im oberen Dickdarmabschnitt und auf der rechten Seite befinden, entdeckt werden. Die Koloskopie ist ein aufwendigeres Verfahren und erfordert einige vorbereitende Maßnahmen. Wir müssen Abführmittel nehmen und dürfen 2–3 Tage nur Flüssiges zu uns nehmen, um den Dickdarm so sauber wie möglich zu bekommen. Die Untersuchung erfolgt ambulant. Wir erhalten ein Beruhigungsmittel, damit wir uns nicht verkrampfen und der Darm sich entspannt. Mit der Koloskopie lassen sich 95 % aller Gewebswucherungen entdecken, eine Gewebeprobe entnehmen und verdächtige Wucherungen entfernen. Dieses Verfahren, das erhebliche Anforderungen an Erfahrung und Können des Arztes stellt, wird bei Hochrisikopatienten oder bei solchen Personen durchgeführt, die ein positives Ergebnis beim Hämoccult®-Test oder bei der Sigmoidoskopie haben. Wenn wir Polypen hatten, sollten wir uns alle 3 Jahre koloskopisch untersuchen lassen. Die American Cancer Society empfiehlt eine Koloskopie alle 5 Jahre für Personen ab dem 35.–40. Lebensjahr mit Verwandten ersten Grades, die vor dem 55. Lebensjahr einen Dickdarmkrebs entwickelten.

### Bariumeinlauf – Kostengünstigere Screening-Alternative

Wir haben zur Zeit nicht genügend Ärzte, die ausreichend Erfahrung in der Technik der Koloskopie haben. Mit einem Bariumeinlauf können die Wände des Rektums und des gesamten Kolons röntgenologisch dargestellt werden. Das Verfahren erfordert keine Sedierung und ist 50 % billiger als eine Koloskopie. Damit können 72 % der Tumoren nachgewiesen werden, die größer als 1 cm sind. Bei einem positiven Testergebnis wird zusätzlich eine Dickdarmspiegelung durchgeführt, um den Tumor direkt darzustellen und eine Gewebeprobe zu entnehmen.

## *Prävention – Eine Frage von Wissen und Einstellung*

Was immer wir essen geht durch unseren Dick- und Enddarm. Welche Rolle spielt also unsere Ernährung im Hinblick auf unser Dickdarmkrebsrisiko? Wieder einmal wirkt sich eine hohe Fettzufuhr – vor allem tierisches Fett – ungünstig aus. Je mehr Fett wir zu uns nehmen, desto höher ist unser Risiko für ein Kolon- und Rektumkarzinom. Das läßt sich dadurch erklären, daß unsere Gallenblase das Fett »attackieren« und abbauen muß. Zu diesem Zweck werden Gallensäuren produziert, die dann den Darm passieren. Es wurde nachgewiesen, daß eine hohe Konzentration dieser Säuren die Zellen der Darmschleimhaut schädigt und krebsartige Veränderungen hervorrufen kann.

In einer Studie an 90 000 Krankenschwestern, die von 1980 bis 1986 beobachtet wurden, hatten Frauen, die rotes Fleisch aßen, ein 249 % höheres Dickdarmkrebsrisiko im Vergleich zu denjenigen, die Fisch oder Geflügel ohne Haut aßen. Interessanterweise hatte der Verzehr von tierischem Fett in Milchprodukten keinen Einfluß auf das Dickdarmkrebsrisiko. Seit ich von dieser Studie erfuhr, esse ich kein rotes Fleisch mehr.

Eine Verminderung unserer Fettzufuhr auf 20 % der Gesamtkalorien senkt unser Kolonkarzinomrisiko nachgewiesenermaßen um zwei Drittel und unser Rektumkarzinomrisiko um ein Drittel. Bestimmte Vitamine und Mineralien, wie z. B. Beta-Karotin und in geringerem Ausmaß Vitamin E und Selen, haben möglicherweise auch eine Schutzwirkung gegen diese Krebsformen. Durch eine hohe Zufuhr von Nahrungsmitteln, die Beta-Karotin enthalten (Karotten, Broccoli, Spinat, Fenchel, Aprikosen), können wir unser Dickdarmkrebsrisiko um 38 % senken.

Eine ballaststoffreiche Ernährung führte in mehreren Studien zu einer Senkung des Erkrankungsrisikos für Dickdarmkrebs um mehr als 40 %.

Körperliches Training scheint sich ebenfalls günstig auszuwirken. Aus Untersuchungen an Männern ergab sich, daß Studienteilnehmer, die mehr als 4 Stunden pro Woche intensiv Sport trieben, ihr Dickdarmkrebsrisiko um 50 % senken konnten. Schon durch flottes Gehen (2–3 Stunden pro Woche) konnte das Risiko um 30 % vermindert werden. Die positive Wirkung läßt sich wahrscheinlich dadurch erklären, daß sportliche Betätigung zu chemischen Veränderungen im Körper und einer Zunahme der Prostaglandine führt, die die Darmpassage von Schadstoffen beschleunigen. Je kürzer die Kontaktzeit der Darmwand mit krebsauslösenden Substanzen, die wir mit der Nahrung aufnehmen, desto geringer ist die Chance, daß sich ein Krebs entwickelt.

Durch die Einnahme von Acetylsalicylsäure (in Deutschland z. B. Aspirin® oder ASS-ratiopharm®) können wir ebenfalls die Produktion von Prostaglandinen im Dickdarm beeinflussen. In der Nurses' Health Study zeigte sich, daß das Dickdarmkrebsrisiko durch Langzeiteinnahme (20 Jahre!) von 4–6 Tabletten Acetylsalicylsäure pro Woche um fast 50 % gesenkt werden konnte.

Wir sollten auf einen regelmäßigen Stuhlgang achten und nicht aus Scham, Unwissenheit oder Angst auf die verfügbaren ausgezeichneten Vorsorgeuntersuchungen verzichten. Schließlich haben wir ein höheres Risiko, ein Kolon- oder Rektumkarzinom zu entwickeln als einen Krebs im Bereich unseres Genitaltraktes.

## *Gebärmutterkrebs (Endometriumkarzinom)*

Gebärmutterkrebs, auch Gebärmutterschleimhautkrebs, Endometriumkarzinom oder Korpuskarzinom genannt, ist der häufigste Krebs im Genitaltrakt und hat ausgezeichnete Heilungschancen. In den USA erkranken daran jährlich etwa 33 000 Frauen. Weil diese Krebsform deutliche Frühsymptome in Form ungewöhnlicher vaginaler Blutungen verursacht, und weil wir wissen, welche Frauen ein erhöhtes Risiko haben, sterben »nur« 5900 Frauen an Gebärmutterkrebs.

## *Unsere Hormone und Gebärmutterkrebs*

Unsere Gebärmutter (Uterus) besteht aus dem Gebärmutterkörper (Corpus uteri, kurz Korpus genannt) und dem Gebärmutterhals (Cervix uteri, kurz Zervix genannt), der in die Scheide hineinragt. Im Inneren des Gebärmutterkörpers befindet sich die Gebärmutterhöhle, deren Wand von der Gebärmutterschleimhaut (Endometrium) ausgekleidet ist. Während unserer fruchtbaren Jahre reagieren die Drüsen der Gebärmutterschleimhaut in der ersten Phase des Menstruationszyklus auf Östrogen und nach dem Eisprung – in Vorbereitung auf eine Schwangerschaft – auf Progesteron. Falls es nicht zur Befruchtung kommt, löst sich die Gebärmutterschleimhaut auf, Blut tritt aus, und wir bekommen unsere Periode. Um gesund zu bleiben, benötigt das Endometrium die Zufuhr von Östrogen und Progesteron in einem bestimmten Rhythmus. Wenn die endometrialen Drüsen nicht adäquat stimuliert und regelmäßig ausgestoßen werden, »blähen« sie sich auf und bilden Zysten, die Gebärmutterschleimhaut verdickt sich, und man spricht von einer Hyperplasie. Mit der Zeit können die Zellen nach übermäßiger Stimulierung vergessen, richtige Drüsen zu bilden, und es entwickelt sich eine »atypische Hyperplasie«, eine sogenannte Präkanzerose (Krebsvorstufe). Im nächsten Stadium werden die endometrialen Drüsenzellen durch eine unangemessene hormonale Stimulation so fehlgeleitet, daß sie krebsartig entarten und sich ein Endometriumkarzinom bildet.

## *Risikofaktoren*

Ein Gebärmutterkrebs kann entstehen, wenn die empfindlichen endometrialen Drüsenzellen einem zu starken Östrogeneinfluß ausgesetzt sind, oder durch alleinige Östrogenstimulation ohne angemessene Progesteroneinwirkung. Wenn wir diesen Mechanismus verstanden haben, können wir die Risikofaktoren leicht identifizieren.

### Übergewicht

Übergewicht scheint unser Risiko für die meisten Krebsformen zu erhöhen, ganz besonders jedoch für das Endometriumkarzinom. Unsere Fettzellen produzieren ein schwaches Östrogen, das keinen zyklischen Veränderungen unterworfen ist, sondern konstant bleibt und von den ovulatorischen und ovariellen Schwankungen nicht beeinflußt wird. Jahrelanges Übergewicht bedeutet kontinuierliche Östrogen-»Bombardierung«, die letztendlich zum Gebärmutterkrebs führen kann. Die Erkrankungsrate erhöht sich mit zunehmendem Alter und steigendem Gewicht.

### Unfruchtbarkeit und unregelmäßige Periode

Wenn wir einen Eisprung haben, produzieren wir Progesteron, das eine Schutzwirkung auf die östrogenstimulierten Endometriumdrüsen ausübt. Wenn wir während der etwa 35 Jahre, in denen wir menstruieren sollten, keinen Eisprung und keine normalen Zyklen haben, es sei denn, wir sind schwanger, dann kann es vielleicht jahrelang zu einer alleinigen Östrogenstimulation ohne Progesteronschutz kommen. Dadurch steigt unser Risiko für Gebärmutterkrebs.

Wenn eine Frau aus hormonellen Gründen unfruchtbar ist und anovulatorische Zyklen (ohne Eisprung) hat, kann es ebenfalls zu einer anomalen Stimulierung der Gebärmutterschleimhaut kommen. Ein weiterer Risikofaktor ist das »Syndrom der polyzystischen Ovarien«, d. h. durch Zystenbildung vergrößerte, funktionsgestörte Eierstöcke. Es wird durch anomale Östrogenproduktion, Zunahme des männlichen Geschlechtshormons und unzureichende oder ausbleibende Ovulation verursacht. Frauen mit diesem Krankheitsbild sind oft übergewichtig, übermäßig behaart und haben unregelmäßige Zyklen. Wenn die Eierstöcke dieser Frauen nicht stillgelegt werden, z. B. durch Ovulationshemmer, oder wenn sie nicht mit Progesteron behandelt werden, haben sie ein erhöhtes Gebärmutterkrebsrisiko.

Selbst fruchtbare Frauen haben nicht immer perfekte Östrogen- und Progesteronzyklen. In der Pubertät und in unserer Teenagerzeit kann die Periode ausbleiben, und vor der Menopause haben wir Ovulationsstörungen und unregelmäßige Zyklen. In dieser späten Übergangsphase kann sich ein relativer Progesteronmangel entwickeln, der das Gleichgewicht unserer Gebärmutterschleimhaut beeinträchtigt und zur Hyperplasie (Krebsvorstufe) oder zum Krebs führt.

## Bluthochdruck und Diabetes

Sowohl ein Bluthochdruck als auch Diabetes gehen oft mit Übergewicht einher, und man könnte annehmen, daß ein erhöhtes Gebärmutterkrebsrisiko durch die zusätzliche Östrogenproduktion im Fettgewebe verursacht wird. Aber auch normalgewichtige Frauen, die an Bluthochdruck und Diabetes leiden, haben ein erhöhtes Endometriumkarzinomrisiko und sollten sich regelmäßig gynäkologisch untersuchen lassen.

## Blutungsstörungen unbedingt abklären lassen!

Wir müssen dankbar sein, wenn sich eine Erkrankung durch deutliche Warnsymptome ankündigt. Frühzeichen für einen Gebärmutterkrebs sind vaginale Blutungen. Wenn wir die Menopause hinter uns haben und keine Hormone nehmen, sollten wir keine Blutungen mehr bekommen. Selbst Schmierblutungen müssen ernst genommen und sofort ärztlich abgeklärt werden.

Wenn wir eine Hormonersatztherapie durchführen, sollten wir nur bluten, wenn wir Östrogen und Progesteron absetzen. Die ersten 4–6 Behandlungsmonate zählen nicht, weil unser Körper und Uterus Zeit brauchen, um sich an die Hormone zu gewöhnen. Nach dieser Zeit sollte jede unregelmäßige Blutung vom Arzt abgeklärt werden.

Blutungen vor der Menopause werden durch Hormonschwankungen und unregelmäßige Ovulationen aufgrund der nachlassenden Eierstockfunktion verursacht. Unglücklicherweise können wir nie ganz sicher sein. Wenn wir in den Vierzigern sind und häufig Durchbruch- oder Schmierblutungen haben, müssen wir untersucht und behandelt werden. Wenn wir alle Blutungsstörungen einfach als prämenopausal abtun, lassen wir uns die Chance einer Krebsfrüherkennung entgehen.

## Alleinige Östrogentherapie

In den 60er und 70er Jahren wurde unseren Müttern empfohlen, Östrogentabletten zu nehmen, um jung, gesund und glücklich zu bleiben. Dann, 1975, wurde bekannt, daß es einen Zusammenhang zwischen Gebärmutterkrebs und alleiniger Östrogenersatztherapie in der Postmenopause gibt.

Wir wissen heute, daß eine Substitution mit Östrogen allein nur bei Frauen ohne Uterus durchgeführt werden darf. Wenn wir unsere Gebärmutter noch haben, müssen wir zum Östrogen kleine Dosen Progesteron hinzufügen, entweder zyklisch oder kontinuierlich, 10–12 Tage pro Monat oder alle 14 Tage bis alle 3 Monate, um eine östrogenbedingte Hyperplasie und einen Gebärmutterkrebs zu verhindern.

## Tamoxifen – Brustkrebsrezidive verhüten und gleichzeitig Gebärmutterkrebs verursachen?

Tamoxifen ist ein Antiöstrogen, das zur Chemotherapie eines Brustkrebsrezidivs verwendet wird, vor allem, wenn der Brustkrebs Östrogenrezeptoren besitzt. Es hat eine »anti«-östrogene Wirkung auf unser Brustgewebe, aber eine positive Östrogenwirkung auf unsere Knochen sowie unseren Cholesterin- und Lipoproteinspiegel. Dieser förderliche östrogene Effekt wirkt sich negativ auf unseren Uterus aus, weil dadurch die Rezeptoren der Drüsen in der Gebärmutterschleimhaut stimuliert werden und es zur Hyperplasie und einem erhöhten Gebärmutterkrebsrisiko kommt. Es ist etwa 5- bis 7mal höher im Vergleich zu Frauen, die kein Tamoxifen nehmen. Die Abschätzung des tamoxifen-bedingten Risikos für ein Endometriumkarzinom wird erschwert durch die Tatsache, daß Brustkrebspatientinnen gleichzeitig ein erhöhtes Gebärmutterkrebsrisiko haben: 1,7 % im Vergleich zu Frauen ohne Brustkrebs mit 1,0 %.

Frauen, die Tamoxifen nehmen, können zum Schutz ihres Endometriums Progesteron erhalten. Außerdem werden regelmäßige Ultraschalluntersuchungen zur Messung der Dicke der Gebärmutterschleimhaut oder eine jährliche Ausschabung der Gebärmutter empfohlen, um die Drüsenzellen auf krebsartige Veränderungen zu untersuchen.

Tamoxifen ist nicht ohne Risiken, aber während einer fünfjährigen Tamoxifenbehandlung – dieser Zeitraum wird gegenwärtig empfohlen – senkt es die Rezidivrate von Brustkrebs um 25–35 %. Außerdem reduziert es das Risiko für Herzinfarkt und Osteoporose.

## *Vorsorgeuntersuchungen gegen Gebärmutterkrebs*

### *Ultraschall*

Abnormes Wachstum der Gebärmutterschleimhautdrüsen führt zu einer Verdickung des Endometriums, die durch eine Ultraschalluntersuchung bestimmt werden kann. Bei einer Schleimhautdicke von 4 Millimetern oder weniger besteht bei menopausalen Frauen keine Krebsgefahr. Liegt ein dickeres Endometrium vor, wird eine Gewebeprobe entnommen.

### Methoden zur Gewinnung von Gebärmutterschleimhautgewebe

Es gibt verschiedene Möglichkeiten zur Gewinnung einer Gewebeprobe aus dem Endometrium:

1. Endometriumbiopsie.
2. Ausschabung der Gebärmutter (Kürettage) nach Dehnung des Gebärmutterhalskanals (Dilatation). Bis in die späten 70er Jahre war diese

Methode (s. S. 341) das am häufigsten angewandte gynäkologische Verfahren. Heute wird sie weitgehend durch die Ultraschalluntersuchung und einfache Endometriumbiopise ersetzt.
3. Entfernung der Gebärmutter oder Hysterektomie (s. S. 324 ff.).

## *Schutz und Prävention durch hormonelle Vorsorge*

Je weniger wir von der Pubertät bis zur Menopause einer alleinigen Östrogeneinwirkung ausgesetzt sind, desto geringer ist die Wahrscheinlichkeit, daß wir einen Gebärmutterkrebs entwickeln. Orale Kontrazeptiva enthalten kleine Mengen Östrogen und Gestagen (synthetisches Progesteron). Sie unterdrücken die Funktion unserer Eierstöcke und hemmen den Eisprung (Ovulation), damit wir nicht schwanger werden. Außerdem halten sie unsere Eierstöcke in Schach und verhindern dadurch, daß Östrogen und Progesteron in einem falschen Mengenverhältnis gebildet werden. Aufgrund dieser Wirkungen schützt uns die Pille vor Gebärmutterkrebs. Untersuchungen haben gezeigt, daß das Risiko von Gebärmutterkrebs bei Anwenderinnen der Pille auf 0,4 sinkt – verglichen mit 1 für Frauen, die niemals Ovulationshemmer eingenommen haben. Bei Langzeiteinnahme über 10 oder mehr Jahre ist es mit 0,2 noch niedriger. Zwanzig Jahre nach Absetzen der Pille ist das Risiko mit einem Wert von 0,7 immer noch vermindert. Pillen, die nur Progesteron enthalten, oder Progesteron-Injektionen (Depo-Provera®) scheinen einen ähnlichen Schutz zu verleihen. Wenn wir übergewichtig sind, an Bluthochdruck oder Diabetes leiden oder unregelmäßige Zyklen haben, brauchen wir einen Schutz für die Gebärmutter. Wenn wir keine Ovulationshemmer nehmen dürfen, können wir während der letzten 10 Tage vor jeder Periode ein synthetisches oder natürliches Progesteron einnehmen. Dadurch wird ebenfalls eine Hyperplasie der Gebärmutterschleimhautdrüsen verhindert.

## Behandlungsmöglichkeiten

Ja, wir können sowohl eine Präkanzerose (Krebsvorstufe) als auch einen Gebärmutterkrebs heilen. Es dauert Jahre, bevor aus einer Endometriumhyperplasie (Gebärmutterschleimhautverdickung) oder aus atypischen Drüsenzellveränderungen ein Gebärmutterschleimhautkrebs entsteht. Eine einfache Verdickung der Gebärmutterschleimhaut (Hyperplasie) kann mit Progesteron behandelt werden, z. B. mit Megace®, einem hochdosierten synthetischen Progesteronpräparat (in Deutschland z. B. Megestat®). Nach einer dreimonatigen Therapie wird eine Endometriumbiopsie durchgeführt, um sicherzugehen, daß sich die Drüsenzellen der Gebärmutterschleimhaut normalisiert haben. Frauen, die eine Endometriumhyperplasie hatten, sollten in kurzen Abständen kontrolliert und eventuell intermittierend mit Progesteron oder mit Ovulationshemmern behandelt werden, falls sie noch nicht menopausal sind.

Frauen mit einer vom Normalen abweichenden Veränderung der Gebärmutterschleimhautdrüsen (Atypie) können ebenfalls zunächst mit Progesteron behandelt werden. Falls es zu keiner Normalisierung des Endometriums kommt, sollte eine Entfernung der Gebärmutter (Hysterektomie) erwogen werden. Eine Operation in diesem frühen Stadium, bevor sich ein Krebs entwickelt hat, kann vaginal (durch die Scheide) erfolgen. Eine vaginale Hysterektomie ist weniger belastend als eine abdominale Operation mit Eröffnung des Bauchraums.

Wenn sich ein Gebärmutterkrebs gebildet hat, ist eine Hysterektomie unerläßlich. Dabei werden auch die Lymphknoten im Beckenraum entfernt, und je nach der Ausbreitung des Karzinoms erfolgen eine Radio- und Chemotherapie und eine anschließende Progesteronbehandlung.

Die 5-Jahres-Überlebensrate für alle Stadien des Endometriumkarzinoms liegt bei 90 %. Sie beträgt 98 %, wenn der Krebs auf den Gebärmutterkörper beschränkt ist (Stadium I). Eine frühzeitige Diagnose bedeutet Heilung!

# Gebärmutterhalskrebs (Zervixkarzinom)

## *Die Bedeutung des Zervixabstrichs (Pap-Test)*

Die Tatsache, daß wir 40 geworden sind, ohne bisher ernste Zervixprobleme zu entwickeln, bedeutet nicht, daß wir nachlässig werden dürfen. Wir müssen weiterhin regelmäßig zur gynäkologischen Krebsvorsorgeuntersuchung gehen und einen Zervixabstrich (Abstrich aus dem Gebärmutterhalskanal) machen lassen. Jedes Jahr wird in den USA bei mehr als 15 000 Frauen ein weit fortgeschrittenes, invasives Zervixkarzinom festgestellt, und 4800 dieser Frauen sterben daran, weil sie keinen Zervixabstrich machen ließen. Zervixkarzinome dürften bei den heutigen Möglichkeiten der Vorsorge eigentlich nicht mehr vorkommen, da man schon die Frühstadien erkennen und behandeln kann. Der wichtigste Test zur Erkennung des Zervixkarzinoms ist der Zervixabstrich, der uns seit mehr als 50 Jahren zur Verfügung steht. Nach seinem Erfinder, Dr. George Papanicolaou, wird er auch kurz als Pap-Test bezeichnet.

In Deutschland sind die gesetzlichen Krankenkassen verpflichtet, für eine jährliche gynäkologische Krebsvorsorgeuntersuchung, zu der auch ein Pap-Test gehört, aufzukommen (Anm. d. Ü.).

Die meisten Zervixkarzinome brauchen Jahre, um sich zu entwickeln. Der Pap-Test ist allerdings nicht perfekt. In einigen Studien fanden sich 20–50 % falsch negative Befunde, d. h. Krebsvorstufen, die nicht entdeckt wurden. Bei regelmäßiger Durchführung erhöht sich jedoch die »Trefferquote«. Trotz dieser Unzulänglichkeiten ist die Sterblichkeit am Zervixkarzinom seit 1950 um 70 % gesunken.

Der Pap-Test ist kostengünstig und leicht durchzuführen. Ein Spekulum wird in die Scheide eingeführt, und die Scheidenwände werden voneinander abgehoben. Eine kleine Bürste oder ein Watteträger wird in den Zervixkanal eingeführt, und mit einer drehenden Bewegung um 180 Grad werden Zellen und Schleim entnommen und auf einem Objektträger ausgestrichen. Ein Holzspatel wird dann über die gesamte Oberfläche des Gebärmuttermundes geführt, das dabei gewonnene Material ebenfalls auf einem Objektträger ausgestrichen und mit einem alkoholhaltigen Spray fixiert. Die Objektträger werden an ein Labor geschickt, nach der von Papanicolaou angegebenen Methode gefärbt und von einem Zytologen auf das Vorhandensein atypischer, präkanzeröser oder bösartiger Zellen untersucht. Normalerweise entwickelt sich ein Zervixkarzinom langsam – ausgehend von einer leichten Dyplasie (Abweichung vom normalen Zellbild), über eine mittelschwere und schwere Dyplasie bis zu einem Carcinoma in situ. »In situ« heißt wörtlich ein Karzinom »am Ort«, das bedeutet, die frühen krebsartigen Veränderungen sind in den Zellen lokalisiert, haben die Zellmembranen noch nicht überwunden und sind ins Nachbargewebe vorgedrungen. Das Endstadium ist der invasive Krebs, der sich entweder nur wenig (Mikroinvasion) oder stark ausgebreitet hat (Makroinvasion). Ein invasiver Krebs wird in Stadien von I bis IV eingeteilt, wobei IV das schwerste Stadium mit starker Metastasierung (Entstehung von Tochtergeschwülsten) bedeutet.

Mit Hilfe des sogenannten Bethesda-Systems können die Pap-Testergebnisse genauer definiert werden. Dabei werden die im folgenden beschriebenen vier Aspekte berücksichtigt.

## Zellzahl

Ist eine ausreichende Anzahl von Zellen vorhanden, oder muß der Pap-Test wiederholt werden?

## Allgemeine Kategorisierung

Liegt das Zellbild im Normbereich, bestehen gutartige Zellveränderungen, die z. B. bei Infektionen vorkommen können, oder »Epithelzellanomalien« (s. u.)?

## Deskriptive Diagnostik

Beschrieben werden folgende Zellveränderungen.

**Gutartige Zellveränderungen,** die entweder durch eine Infektion (Trichomonaden, Pilze, Bakterien oder Herpes-Viren) oder durch reaktive Veränderungen, z. B. infolge einer Verletzung oder einer Atrophie aufgrund von Östrogenmangel, verursacht werden.

**Anomalien der Epithelzellen,** das sind die Zellen, die die Zervixoberfläche bedecken.

Genau klassifiziert werden die Veränderungen der **Plattenepithelzellen,** die die Zervix außen und teilweise innen bedecken, einschließlich atypischer Veränderungen, geringgradiger Plattenepithelläsionen und hochgradiger Plattenepithelläsionen bis hin zum Plattenepithelkarzinom.

Außerdem werden die Veränderungen der **Drüsenzellen** beschrieben, die sich tief im Gebärmutterhals oder in der Gebärmutterschleimhaut (Endometrium) befinden, einschließlich atypischer Veränderungen bis hin zum Karzinom des Drüsenzellgewebes.

### Beurteilung des Hormonstatus

Bei der Durchführung des Zervixabstrichs können wir auch Zellen von der Scheidenwand entnehmen. Am Aussehen der Vaginalzellen können wir erkennen, ob das Hormonmuster unserem Alter und Menstruationszyklus oder der Krankengeschichte (Hormontherapie) entspricht.

Die Auswertung eines Zervixabstrichs mag kompliziert klingen. Lassen Sie sich dadurch nicht verwirren. Sind die Ergebnisse Ihres Pap-Tests auffällig, lassen Sie sich den Befund und eventuell notwendige Maßnahmen von Ihrem Arzt genau erklären.

## *Wie oft sollten wir einen Pap-Test durchführen lassen?*

Die Experten sind sich nicht einig, wie oft ein Pap-Test nötig ist. Die American Cancer Society empfiehlt, daß Frauen ab 18 oder, falls sie sexuell aktiv sind, schon früher einen Pap-Test machen lassen. Wenn bei diesem ersten Screening alles normal ist, werden jährliche Zervixabstriche während der nächsten 3 Jahre empfohlen; danach – wenn alles vollkommen normal ist – einmal alle 3 Jahre. Dadurch können wir die Sterblichkeitsrate des Zervixkarzinoms um 90 % senken. Weil – wie eine englische Studie zeigte – 40 % aller tödlichen Fälle von Zervixkarzinom bei Frauen über 65 vorkommen, gibt es keinen Grund, mit den Pap-Tests aufzuhören, wenn wir älter sind. Die deutschen Krankenkassen empfehlen allen sexuell aktiven Frauen ab 20, jährlich einen Zervixabstrich machen zu lassen.

## *Genauere Testauswertung mit Computern*

Selbst für einen erfahrenen Zytologen, d. h. einen Spezialisten der Zelldiagnostik, ist es schwierig, aus Tausenden von normalen Zellen anomale Zellen herauszufinden. Irren ist menschlich! Mit Hilfe von Computern kann der Zervixabstrich zuverlässiger beurteilt werden. Einige Laboratorien bieten eine Computerauswertung zusätzlich zur üblichen Pap-Testbeurteilung an.

## *Welche Frauen haben ein erhöhtes Zervixkarzinomrisiko?*

Je früher wir sexuell aktiv werden und je häufiger wir ungeschützten Geschlechtsverkehr mit wechselnden Partnern haben, desto größer ist unser Risiko für Geschlechtskrankheiten, aber auch für ein Zervixkarzinom. Das Herpes-Virus und das Humanpapillomavirus (HPV), die beim Geschlechtsverkehr übertragen werden, können in die Zervixzellen eindringen, den genetischen Code ändern und das Risiko für ein Zervixkarzinom erhöhen. In einer weltweit durchgeführten Studie konnte HPV in 92,9 % aller Zervixkarzinome nachgewiesen werden! Es gibt mehr als 70 verschiedene HPV-Typen, von denen 23 im männlichen und weiblichen Genitaltrakt vorkommen können. Sie werden beim ungeschützten Geschlechtsverkehr übertragen und können auch Warzen im Genitalbereich oder »stumme« Zervixveränderungen hervorrufen. Eine HPV-Infektion erhöht unser Risiko für mäßige bis schwere Dysplasien um 25 %. Die HPV-Typen 16, 18 und 31 sind gefährlicher und gehen – im Vergleich zu anderen HPV-Typen – mit einem 4- bis 5fach höherem Risiko für eine Zervixpräkanzerose (Krebsvorstufe) einher.

Raucherinnen haben ein zweifach erhöhtes Risiko für ein Zervixkarzinom und sollten jährlich einen Pap-Test machen lassen. Passivrauchen kann unser Risiko ebenfalls erhöhen.

## *Diagnose und Behandlung einer Präkanzerose (Vorstufe des Zervixkarzinoms)*

Unser Ziel ist es, Zellveränderungen zu erkennen und zu zerstören.

### Früherkennung

Die wichtigste Nachweismethode ist der Pap-Test, mit dem wir das Zellbild beurteilen können. Für eine vollständige Diagnose müssen wir eine Gewebeprobe entnehmen. Wir können Zellanomalien leider nicht mit bloßem Auge sehen, wenn wir ein Spekulum in die Scheide einführen. Deshalb untersuchen wir bei einem verdächtigen Pap-Test die Zervix mit Hilfe eines Kolposkops, einem speziellen Mikroskop, das die Zervix um das 10- bis 40fache vergrößert. Während der Kolposkopie können wir eine endozervikale Kürettage durchführen, das heißt, wir schaben Gewebe aus dem inneren Zervixkanal und senden es zur Untersuchung an ein Labor. Wenn präkanzeröse Veränderungen bestätigt werden, gehen wir zur Behandlung über.

### Behandlung

Wenn wir anomale Zellen und verdächtiges Gewebe entfernen, können normale Zellen nachwachsen, und Krebs läßt sich verhindern. Präkanzeröses Gewebe kann durch Ablation (Abtragung, Zerstörung) oder Exzision (Ausschneidung) entfernt werden.

## Ablative Methoden

**Kryochirurgie (»Kältechirurgie«).** Mit Hilfe einer Kältesonde zerstören wir abnormes Zervixgewebe. Extreme Kälte zerstört Zellen genauso wie extreme Hitze. Diese Methode wird vor allem bei leichteren Dysplasien oder geringgradigen Läsionen verwendet.

Beurteilung: Die Kryobehandlung kann in der ärztlichen Praxis erfolgen. Sie ist leicht durchzuführen, erfordert keine Anästhesie und ist kostengünstig.

**Laserbehandlung.** Das Gewebe wird durch spezielle Laserstrahlen verdampft. Dieses Verfahren wird bei weiter fortgeschrittenen Dysplasien oder hochgradigen Läsionen angewendet.

Beurteilung: Die Laserbehandlung kann in der ärztlichen Praxis unter örtlicher Betäubung durchgeführt werden. Viele Ärzte haben jedoch kein eigenes Lasergerät und überweisen ihre Patientinnen deshalb an ein Krankenhaus, das mit dieser recht teuren Apparatur ausgestattet ist.

## Exzision

Bei der Exzision wird abnormes Gewebe nicht nur zerstört, sondern herausgeschnitten. Das Verfahren hat den Vorteil, daß der Pathologe das entfernte Gewebestück untersucht und feststellen kann, ob die Ränder frei von verdächtigen Zellen sind.

**Schlingenexzision mit Elektrokauterisation.** Mit einer speziellen Drahtschlinge, durch die elektrischer Strom geschickt wird, kann man einen krankhaft veränderten Teil der Zervix entfernen, wobei es nur zu einem geringen Blutverlust kommt.

Beurteilung: Die Schlinge schneidet durch die Zervix »wie Butter«, ohne Schmerzen zu verursachen. Die dazu benötigte Ausrüstung ist nicht teuer. Das Verfahren kann in der ärztlichen Praxis unter örtlicher Betäubung durchgeführt werden.

**Chirurgische Konisation.** Dieses Verfahren wird im Krankenhaus durchgeführt. Dabei wird mit dem Skalpell oder dem Laser ein konusförmiges (kegelförmiges) Gewebsstück aus der Zervix entnommen. Häufig ist eine Naht erforderlich, um die Blutung zu stoppen. Diese Methode sollte angewandt werden, wenn der Pap-Test eine fortgeschrittene Erkrankung erkennen läßt und der Verdacht auf ein invasives Karzinom besteht. Falls kein Krebs vorliegt, ist die Behandlung damit abgeschlossen. Liegt ein invasives Karzinom vor, ist abhängig vom Krebsstadium eventuell eine Hysterektomie mit Bestrahlungstherapie und Lymphknotenentfernung erforderlich.

Beurteilung: Es handelt sich um ein eingreifendes Verfahren, das nur nach sorgfältiger Indikationsstellung angewandt werden sollte. Es wird in Vollnarkose im Krankenhaus durchgeführt und ist unsere kostspieligste Option.

## Eierstockkrebs (Ovarialkarzinom)

Das Ovarialkarzinom gehört zu den schwersten gynäkologischen Krebserkrankungen und steht an vierter Stelle der krebsbedingten Todesfälle bei Frauen. Die meisten von uns haben nur eine Wahrscheinlichkeit von 1,4 %, ein Ovarialkarzinom zu entwickeln, erkranken wir jedoch daran, beträgt die 5-Jahres-Überlebensrate weniger als 40 %. Jedes Jahr sterben in den USA mehr als 14 000 Frauen an Eierstockkrebs.

In Deutschland starben 1995 etwa 6500 Frauen an bösartigen Tumoren der Eierstöcke.

Diese traurige Statistik ist darauf zurückzuführen, daß das Ovarialkarzinom schwierig zu diagnostizieren ist und deshalb meist erst in einem weit fortgeschrittenen Stadium entdeckt wird. Der Eierstockkrebs verursacht im Frühstadium kaum Symptome, und es gibt keine effektiven Screening-Programme. Bei 70 % der Frauen wird die Diagnose folglich zu spät gestellt, wenn sich schon Metastasen außerhalb des Beckenraums gebildet haben.

Etwa 5 % von uns sind genetisch vorbelastet. Man geht heute davon aus, daß zwei genetische Mutationen notwendig sind, um ein Ovarialkarzinom zu erzeugen. Die »genetisch vorprogrammierten« Frauen, die mit einem gestörten Genfaktor geboren werden, benötigen nur eine weitere Mutation, um an Krebs zu erkranken. Sie können dann 10–15 Jahre früher als Frauen ohne diese erblich bedingte Mutation ein Ovarialkarzinom entwickeln. Die Analyse dieser Gene ist sinnvoll zur Abschätzung des Risikos bei Hochrisikopatientinnen, nicht aber zum Screening der Bevölkerung. Bei den anderen Frauen dauert es viele Jahre, bis sie diese zweifache Mutation entwickeln. Dabei spielt wahrscheinlich der Langzeitreiz häufiger Ovulationen eine Rolle. Die meisten spontanen Ovarialkarzinome entstehen nach der Menopause bei Frauen über 70.

Wir sind heute in der Lage, unser genetisches Risiko zu quantifizieren. Wenn eine Familienangehörige ein Ovarialkarzinom hat, haben Sie selbst eine lebenslange Erkrankungswahrscheinlichkeit von 5 %. Wenn zwei Familienangehörige betroffen sind, kann sich das Erkrankungsrisiko auf 7 % erhöhen. Die Risikoabschätzung wird noch komplizierter, weil es verschiedene Arten von familiär gehäuftem Eierstockkrebs gibt. Eines dieser dominant vererbten Syndrome ist durch eine Neigung zu Brust- und Eierstockkrebs gekennzeichnet. Das zweite Syndrom wird ebenfalls dominant vererbt, das heißt, Sie haben eine Chance von 50 %, dieses Gen zu erben. Wenn Sie es erben, haben Sie eine Erkrankungswahrscheinlichkeit von mehr als 50 %. Trägerinnen dieser Mutation sind prädisponiert für Eierstock-, Gebärmutter- und Dickdarmkrebs.

Abgesehen von einer genetischen Vorbelastung wird unser Eierstockkrebsrisiko auch durch andere Faktoren beeinflußt, die im folgenden beschrieben werden.

## *Weitere Faktoren, die Eierstockkrebs fördern*

### Asbest und Talkum

Die Kosmetikindustrie will uns mit ihrer Werbung einreden, daß wir auch im Intimbereich gut riechen und uns »frisch und trocken« fühlen müssen. Puder – den wir in unsere Höschen, auf Slipeinlagen oder direkt auf Schamlippen und Scheideneingang geben – kann uns ein angenehm trockenes Gefühl verleihen, aber mit der Zeit kann er sich seinen Weg durch die Scheide und den Gebärmutterhals in den Uterus und über die Eileiter bis zu unseren Eierstöcken bahnen. Bis vor kurzem enthielten die meisten Talkumpuder Asbest. Dieses krebserregende Material kann in den Eierstöcken ein Ovarialkarzinom auslösen. Frauen, die viele Jahre Talkumpuder im Intimbereich anwendeten, haben ein 2- oder 3fach erhöhtes Eierstockkrebsrisiko.

## Ernährung

Frauen in westlichen Ländern, die sich fettreich ernähren, tragen ein erhöhtes Risiko für Eierstockkrebs. Japanische Frauen, die sich traditionell fettarm ernähren, haben weltweit die niedrigste Ovarialkarzinomrate – bis sie in die USA und andere westliche Länder übersiedeln und unsere Eßgewohnheiten übernehmen. Untersuchungen haben ergeben, daß mit der Aufnahme von jeweils 10 g gesättigten Fettsäuren pro Tag das Erkrankungsrisiko für Eierstockkrebs um jeweils 20 % steigt, während mit jeder Zufuhr von 10 g Gemüse (pflanzliche Ballaststoffe) das Risiko um 37 % sinkt.

## Fruchtbarkeit, Unfruchtbarkeit und Empfängnisverhütung

Eisprünge sind eine Belastung für unsere Eierstöcke. Je größer die Zahl der Ovulationen, desto mehr Streß erleiden unsere Ovarien, und desto größer ist die Wahrscheinlichkeit, daß es zu Zellmutationen und schließlich zum Krebs kommt. Alle Faktoren, die unsere Eierstöcke stillegen und in ihrer Funktion hemmen, sollten deshalb das Risiko für ein Ovarialkarzinom senken.

Eine Schutzwirkung haben:

- Schwangerschaften,
- Stillen,
- orale Kontrazeptiva.

Risikofaktoren sind:

- Ovulationen über mehr als 40 Jahre,
- Unfruchtbarkeit,

- Erstschwangerschaft nach dem 30. Lebensjahr,
- späte Menopause,
- Behandlung der Unfruchtbarkeit mit Ovulationsauslösern wie Clomiphen.

## Diagnose des Ovarialkarzinoms

Für das Ovarialkarzinom gibt es bis heute keine zuverlässige Früherkennungsmethode. Es reicht nicht, eine »gute Patientin« zu sein und jährlich zur gynäkologischen Vorsorgeuntersuchung zu gehen. Bis Ihr Arzt »etwas« fühlt, kann schon ein fortgeschrittenes Ovarialkarzinom mit Metastasen vorliegen. Man schätzt, daß Ärzte 10 000 körperliche Untersuchungen pro Jahr durchführen müßten, um ein Ovarialkarzinom im Frühstadium zu erkennen.

Wie steht es mit Bluttests oder Tumormarkern, die z. B. bei Männern routinemäßig zur Früherkennung des Prostatakarzinoms angewandt werden? Man kann mit solchen Tests ein vom Tumor erzeugtes Protein nachweisen. Es konnte ein Protein isoliert werden, das sogenannte Ca-125, dessen Blutspiegel bei 80 % der Frauen mit Ovarialkarzinom erhöht ist. Im Frühstadium findet man eine solche Erhöhung leider nur bei weniger als der Hälfte der Patientinnen. Die Sensitivität des Tests ist damit gering. Außerdem ist er nicht sehr spezifisch, da Ca-125 bei vielen gutartigen Prozessen, z. B. bei Endometriose, Myomen, Zysten und in der Schwangerschaft, ebenfalls erhöht ist, vor allem bei Frauen unter 50. Darüber hinaus kann eine Erhöhung auch durch bösartige Erkrankungen im Magen-Darm-Trakt, in der Lunge und der Brust sowie im Blut oder durch eine Leberzirrhose verursacht werden. Der Test eignet sich nicht als Screening-Methode für Frauen vor der Menopause. In der Postmenopause liegt die Spezifität allerdings bei 99 %, das heißt, eine Ca-125-Erhöhung zeigt zuverlässig ein Ovarialkarzinom an.

Durch eine Ultraschalluntersuchung (Sonographie) der Beckenregion oder mittels der Transvaginalsonographie, bei der der Schallkopf in die Scheide eingeführt wird, können wir die Eierstöcke darstellen, jedoch nicht immer zwischen gutartigen und bösartigen Prozessen unterscheiden. Spezifischer und sehr viel teurer ist die transvaginale Farb-Doppler-

Untersuchung, eine neue Methode, mit deren Hilfe wir den Blutfluß im Becken bestimmen können. Bösartige Tumoren neigen zu Blutgefäßneubildungen mit einem erniedrigten Gefäßwiderstand, der mit dem Farbdoppler gemessen wird.

Durch eine Farb-Doppler-Untersuchung in Kombination mit einer Bestimmung der Ca-125-Konzentrationen können wir bei Frauen vor der Menopause weniger als 40 % der Ovarialkarzinome nachweisen, jedoch 94 % bei postmenopausalen Frauen. Aus wirtschaftlichen Gründen ist ein solches Screening-Programm jedoch nicht durchführbar. Wenn wir mehr als 43 Millionen Frauen in den USA auf diese Weise untersuchen würden, beliefen sich die jährlichen Kosten auf nahezu 14 Milliarden Dollar. Sinnvoll erscheint ein solches Screening jedoch für die weitaus kleinere Anzahl von Hochrisikopatientinnen, die erblich vorbelastet sind.

## *Warum nicht einfach die Eierstöcke entfernen?*

Für die erblich Vorbelasteten unter uns stellt sich diese Frage mit besonderer Dringlichkeit.

Hochrisikopatientinnen können eine prophylaktische Entfernung der Eierstöcke (Oophorektomie) nach dem 35. Lebensjahr oder wenn kein Kinderwunsch mehr besteht in Erwägung ziehen. Die Eierstöcke können durch einen kleinen laparoskopischen Eingriff ohne große Eröffnung des Bauchraums entfernt werden. Frauen mit geringer genetischer Belastung, d. h. ohne eine Familienangehörige mit Eierstockkrebs, sollten auf jeden Fall zum Schutz ihrer Eierstöcke Ovulationshemmer nehmen. Mit zunehmender familiärer Prädisposition erscheint eine Oophorektomie ratsamer, garantiert jedoch nicht immer eine lebenslange Heilung. In seltenen Fällen kam es bei Hochrisikopatientinnen Jahre nach einer prophylaktischen Oophorektomie zu Metastasen in der Bauchhöhle.

## *Behandlung des Ovarialkarzinoms*

Nach der Diagnose wird eine ausgedehnte Operation durchgeführt. Dabei muß möglichst viel Tumormasse entfernt werden. Je nach dem Grad der Bösartigkeit und dem Krebsstadium wird eventuell folgendes entfernt: Uterus, beide Eileiter, beide Eierstöcke, das Omentum (Fettschicht über den Baucheingeweiden), die Lymphknoten im Becken- und Bauchraum. Alle Metastasen müssen sorgfältig exzidiert werden. Danach benötigen wir eine Chemotherapie. Als Therapie der Wahl bei Frauen mit fortgeschrittenem Ovarialkarzinom gilt eine platinhaltige Kombinationstherapie, z. B. Cisplatin oder Carboplatin plus Cyclophosphamid. Ein kürzlich eingeführter Wirkstoff ist Taxol, der aus der Rinde von Eiben gewonnen wird. Außerdem wird die Wirksamkeit monoklonaler Antikörper gegen Ca-125 überprüft. Weitere Möglichkeiten bilden die Radioimmuntherapie oder die intraperitoneale Applikation des Tumornekrosefaktors. Außerdem kann man eine Strahlenbehandlung durchführen – entweder von außen (perkutan) oder durch Einbringen einer radioaktiven Lösung in die Bauchhöhle (intraperitoneal).

Trotz aller Neuentwicklungen beträgt die 5-Jahres-Überlebensrate bei Ovarialkarzinomen in Deutschland nur 20–30 %.

# Vulvakarzinom

Eine Krebserkrankung der Haut der äußeren weiblichen Geschlechtsteile (Vulva) geht meist von den Schamlippen aus. Das Vulvakarzinom stellt nur 5 % der Genitalkarzinome. Es kann in seltenen Fällen bei Frauen zwischen 40 und 50 und jünger vorkommen, vor allem in Verbindung mit einer Humanpapillomavirus-Infektion. Typischerweise ist es jedoch eine Erkrankung des höheren Lebensalters. Das Durchschnittsalter zum Zeitpunkt der Diagnose liegt bei 65 Jahren. Bei frühzeitiger Diagnose ist die Behandlung einfach, aber leider wird das Vulvakarzinom nur selten frühzeitig diagnostiziert. Es manifestiert sich als Knoten oder offene Stelle im Vulvabereich und könnte leicht gesehen und ertastet werden. Viele von uns ignorieren jedoch eine solche Hautveränderung, und selbst Ärzte halten diese juckenden, brennenden Stellen häufig für Entzündungen, die durch Bakterien oder Pilze verursacht werden, und verschreiben antibakterielle, antifungale oder kortisonhaltige Cremes.

Jede fleckige oder warzenähnliche Vulvaveränderung, jede Verhärtung, Knotenbildung oder nicht innerhalb eines Monats abheilende Wunde ist krebsverdächtig und sollte durch einen Spezialisten abgeklärt werden. Der Arzt muß die verdächtige Stelle biopsieren, um einen Krebs frühzeitig diagnostizieren zu können.

Wenn wir den Krebs noch »in situ« erwischen, das heißt, wenn das abnorme Zellwachstum noch örtlich begrenzt ist, oder wenn die Tumorinfiltration weniger als 1 mm beträgt, ist eine lokale Exzision des Tumors ausreichend. Ist er tiefer ins Gewebe vorgedrungen, schneiden wir den Tumor großzügig im Gesunden heraus und entfernen die Leistenlymphknoten der betroffenen Seite. Ist mehr als ein Lymphknoten positiv, d. h. vom Krebs befallen, benötigen wir normalerweise eine Strahlenbehandlung. Bei einer Tumorgröße von mehr als 2 cm ist eine radikalere und für die Patientin entstellendere Operation erforderlich. Dabei werden Schamlippen, Klitoris, ein Teil der Scheide und die Leistenlymphknoten auf beiden Seiten entfernt. Hinzu kommt eine Strahlenbehandlung, wenn die Lymphknoten positiv sind. Die Heilungsaussicht hängt von der Größe und dem Ausbreitungsstadium des Primärtumors ab. Sind die Lymphknoten nicht befallen (negativ), beträgt die 5-Jahres-Überlebensrate nach radikaler Operation über 70 %.

## Hautkrebs

Viele von uns sehen unsere Haut vor allem unter kosmetischen Gesichtspunkten. Als Teenager dachten wir, nur eine reine Haut würde uns beliebt und glücklich machen. Aber es genügte nicht, keine Pickel zu haben, wir mußten schön gebräunt sein – blaß war unattraktiv und langweilig. Also schmierten wir uns mit Babyöl ein (selbstverständlich ohne Lichtschutzfilter) und schmorten ausgiebig in der Sonne, um den begehrten tiefen Bronzeton zu erzielen. Später machten wir uns um die ersten Falten Sorgen, setzten unsere Haut aber weiterhin der Sonne aus, um »frisch und gesund« auszusehen.

Ab 40 wurden wir etwas klüger. Wir wissen jetzt, daß Sonnenlicht für unsere Haut schädlich ist. Es fördert die Bildung von Falten und braunen Flecken, vor allem aber – und das sollte unsere größte Sorge sein – führt es zu Hautkrebs.

Es gibt zwei Arten von Hautkrebs, Nichtmelanome und Melanome. Der Hautkrebs vom Nichtmelanomtyp ist der häufigste Krebs in den USA und befällt etwa 600 000 Frauen und Männer pro Jahr. Die Neuerkrankungsrate (Inzidenz) ist seit 1980 um 65 % gestiegen. Obwohl er bei rechtzeitiger Behandlung nur selten tödlich verläuft, kann er zu schwerer Entstellung und zum Funktionsverlust führen. Das maligne Melanom gilt als besonders bösartig und führt auch heute noch fast immer zum Tode. In den vergangenen 40 Jahren stieg die Inzidenz um 300 %!

## *Malignes Melanom*

Das maligne Melanom nimmt seinen Ausgang von den pigmentbildenden Zellen (Melanozyten) der Haut, seltener der Schleimhaut. Die Melanozyten produzieren das Pigment Melanin, das unserer Haut Farbe verleiht und vor ultravioletter Bestrahlung schützt. Diese Zellen können abnorm wachsen und maligne (bösartig) werden.

Die Ursache für die Entstehung eines malignen Melanoms ist noch nicht geklärt, doch die Zunahme der Erkrankungszahlen läßt darauf schließen, daß es etwas mit unserem veränderten Freizeitverhalten bei abwechselnd hoher UV-Strahlenbelastung zu tun hat. Unser Melanomrisiko beginnt in der Jugend. So gilt heute als gesichert, daß starke Sonnenbrände mit Blasenbildung vor dem fünften Lebensjahr, besonders bei hellhäutigen Kindern mit Sommersprossen, blauen Augen und blondem oder rotem Haar, das Melanomrisiko signifikant erhöhen. Sonnenbrände begünstigen die Bildung pigmentierter Hautflecken (Pigmentnaevi). Mehr als jedes dritte Melanom entsteht aus einem schon vorbestehenden Pigmentfleck.

Zehn Prozent von uns sind genetisch vorbelastet. Ein Chromosom mit einem defekten Melanozyten-Gen reicht aus, um die Bildung atypischer Hautflecken (dysplastische Naevi) zu fördern, die zur Entartung neigen. Mit Hilfe eines neuen Tests können wir dieses Melanozyten-Gen aus Zellen der Wangenschleimhaut (Abstrich) gewinnen. Wenn wir solche atypischen Naevi haben und zwei Familienangehörige ein Melanom bekamen, haben wir ein lebenslanges Risiko von 50 %, ein Melanom zu entwickeln.

Die übrigen 90 % von uns können spontan atypische Hautflecken entwickeln und sind dadurch gefährdet. Angeborene Muttermale, vor allem großflächige, können sich ebenfalls in einen Krebs verwandeln. Viele von uns haben kleinere Pigmentmale, die braun, behaart und erhaben sein können. Viele Hautärzte empfehlen, sie im Kindesalter zu entfernen, um eine Entartung zu verhindern.

Siebzig Prozent der frühen malignen Melanome breiten sich oberflächlich oder radiär aus, ohne in das Gewebe einzudringen, deshalb werden ihre Ränder unregelmäßig, die Farbe verändert sich, und sie vergrößern sich. Das ist der Zeitpunkt, an dem wir durch einfaches Entfernen eine Heilung erzielen können. Dreißig Prozent der malignen Melanome sind nodulär, das heißt, sie wachsen von vornherein vertikal und dringen frühzeitig in tiefere Hautschichten ein. Sie manifestieren sich als dunkelbraune, schwarze oder blauschwarze Knoten. Weil sie nach unten wachsen, ist ihr Rand ebenmäßig geformt, und sie wirken glatt und harmlos. Im allgemeinen gilt: Je mehr Pigmentmale wir haben, desto höher ist unser Melanomrisiko. Ab 40 Pigmentmalen ist das Melanomrisiko um das 15fache erhöht.

## Die ABCD-Regel zur Diagnose

Als wichtigste Maßnahme sollten wir darauf achten, ob sich Pigmentmale bilden oder verändern, und im Verdachtsfall sollten wir zur Abklärung sofort einen Hautarzt aufsuchen. Die ABCD-Regel gilt für alle Pigmentflecke oder Muttermale:

A = Asymmetrie
B = Begrenzung: Randunregelmäßigkeit
C = Farbschattierungen (engl. color): Farbänderungen innerhalb des Pigmentmals
D = Durchmesser von mehr als 0,6 cm und/oder tiefschwarze Farbe.

Wir könnten noch »G« hinzufügen, und zwar für das Größerwerden einer vorhandenen Läsion oder das Wachstum eines neuen Pigmentflecks, außerdem ein zweites »C« für »Change«, d. h. jegliche Veränderungen im Hinblick auf Größe, Farbe, Form und Oberfläche – vor allem Unebenheiten, Schuppen-, Krusten- und Geschwürbildung oder Blutung. »CA« steht für »Carcinom« (Krebs). Gehen Sie sofort zum Arzt!

## Therapie und Prognose

Jede verdächtige Läsion sollte vollständig entfernt werden. Wird bei der Gewebeuntersuchung ein Melanom diagnostiziert, muß zunächst das Tumorstadium bestimmt werden. Es handelt sich entweder um einen Primärtumor ohne Lymphknotenbefall, mit Ausbreitung in die regionalen Lymphknoten oder mit Fernmetastasen. Achtzig Prozent der Melanome werden entdeckt, bevor es zu einem Lymphknotenbefall kommt, aber das bedeutet nicht, daß auch 80 % geheilt werden. Die Prognose hängt davon ab, wie groß der Tumor und wie weit er in tiefere Hautschichten eingedrungen ist. Bei einer sehr dünnflächigen Läsion haben wir eine 5-Jahres-Überlebensrate von 96 %. Beträgt die Tumordicke mehr als 4 mm, fällt die Überlebenschance auf unter 50 %. Ist nur ein regionaler Lymphknoten betroffen, beträgt sie ebenfalls 50 %. Bei einem Tumorbefall von 4 oder mehr Lymphknoten sinkt unsere Überlebenschance auf 15–20 %. Haben sich Fernmetastasen gebildet, beträgt unsere 5-Jahres-Überlebensrate weniger als 5 %.

Der Tumor muß großzügig im gesunden Gewebe entfernt werden, damit die Schnittränder absolut frei von mikroskopisch nicht sichtbaren Tumorzellen sind. Häufig werden auch die nahe gelegenen regionalen Lymphknoten entfernt. Liegen Lymphknotenmetastasen vor, können verschiedene Formen der Chemo- und Immuntherapie versucht werden, z. B. Interferon-alpha in Kombination mit Interleukin-2 und klassischen Zytostatika. Eine Verbesserung der noch unbefriedigenden Therapiemöglichkeiten erhoffen sich die Forscher von der Gentherapie und der Tumorvakzinierung (Impfung). Mit der Vakzinierungstherapie wird nicht wie bei anderen Impfungen das Auftreten der Erkrankung verhindert, sondern man versucht, die körpereigene Tumorabwehr anzuregen.

## Prävention

Wir sollten uns regelmäßig – optimal wäre einmal pro Jahr – von einem Dermatologen auf Pigmentfleckneubildungen oder -veränderungen untersuchen lassen, einschließlich der Haut im Bereich von Vagina und Anus, wo eine Selbstkontrolle schwierig ist. Manchmal wird der Arzt bestimmte Stellen photographieren, um kleinste Veränderungen bei der nächsten Untersuchung erkennen zu können.

Schwieriger ist unser persönlicher Beitrag zur Melanomvorbeugung. Es folgt eine kurze Zusammenstellung der wichtigsten Maßnahmen zum Schutz vor Hautkrebs:

Versuchen Sie nicht, in kurzer Zeit knackig braun zu werden, vor allem, wenn Sie eine helle, empfindliche Haut haben, die nur schwer bräunt und leicht einen Sonnenbrand bekommt.

Denken Sie daran, daß Ihre Kinder am meisten gefährdet sind. Schwere Sonnenbrände erhöhen ihr Risiko für ein metastasierendes Melanom im späteren Leben. Halten Sie sich im Schatten auf, oder schützen Sie sich und Ihre Kinder durch entsprechende Kleidung (lange Hosen, lange Ärmel, Sonnenhut) und eine UV-absorbierende Sonnenbrille.

Tragen Sie immer ein Sonnenschutzmittel mit einem Lichtschutzfaktor von mindestens 15 auf, wenn Sie sich im Freien aufhalten. Halten Sie sich an die Gebrauchsanweisung. Bedenken Sie jedoch, daß Sie auch durch wiederholtes Auftragen Ihren Aufenthalt in der Sonne nicht unbegrenzt ausdehnen dürfen.

Untersuchen Sie Ihre Haut von Kopf bis Fuß – und zwischen den Zehen. Lassen Sie verdächtige, wachsende oder sich verändernde Pigmentflecken oder Knoten vom Arzt kontrollieren.

Das Melanom ist kein »verborgener« Krebs, er macht sich durch Pigmentierung bemerkbar. Wir müssen nur darauf achten.

# *Hautkrebs vom Nichtmelanomtyp*

Hautkrebs vom Nichtmelanomtyp ist sehr viel häufiger, aber weniger sichtbar als das metastasierende Melanom. Mehr als ein Drittel aller Krebsfälle in den USA sind nichtmelanomartig. Sie gehen von den Hautzellen selbst und nicht von den Pigmentzellen aus wie das Melanom. Die Erkrankungszahlen haben während der letzten 20 Jahre stark zugenommen, vor allem bei Frauen, die früher weniger betroffen waren als Männer. Die Hauptursache ist wiederum übermäßige Sonneneinwirkung, aber nicht intermittierende schwere Sonnenbrände, wie beim Melanom, sondern eine konstante oder Langzeitbelastung durch UV-B-Strahlung. Am meisten betroffen sind sonnenexponierte Körperstellen wie Gesicht, Hände und Arme. Je älter wir sind und je mehr Jahre wir dem Sonnenlicht ausgesetzt waren, desto höher ist die Erkrankungsrate.

UV-B-Strahlung schädigt das genetische Material unserer Haut und ihr Reparatursystem und verändert unser Immunsystem. Langwellige UV-A-Strahlen, eine Komponente des Sonnenlichts, können ähnliche Schäden verursachen und wirken im Tierversuch krebsauslösend. Beide Strahlentypen führen zu Mutationen und beeinflussen die Tumor-Suppressor-Gene.

Seltenere Ursachen für Hautkrebs sind eine Strahlentherapie, chronische Hautgeschwüre oder -infektionen, Immunschwäche und bestimmte Hautkrankheiten, die zur Narbenbildung führen. Arsen, das immer noch in Insektiziden enthalten ist, kann Hautkrebs verursachen. Es ist bekannt, daß Rauchen Lippenkrebs hervorruft. Es wird außerdem mit einem erhöhten Hautkrebsrisiko an anderen Körperstellen in Verbindung gebracht. Das Humanpapillomavirus führt zur Warzenbildung und kann manchmal prämaligne oder maligne Hauttumoren hervorrufen.

Es gibt zwei Arten von nichtmelanomartigem Hautkrebs: Basaliome, die 70–80 % ausmachen, und Plattenepithelkarzinome, die weniger häufig vorkommen (20 %), aber gefährlicher sind, weil sie schneller wachsen und metastasieren. Plattenepithelkarzinome sind für 1500 Todesfälle pro Jahr in den USA verantwortlich.

## Basaliome

Wie der Name sagt, entsteht dieser Krebs aus den Basalzellen, die die unterste Zellschicht der Epidermis (Oberhaut) bilden. Über 80 % der Basaliome entwickeln sich im Gesicht oder Nacken. Sie beginnen als rötliche, wächsern glänzende Knötchen, die oft feine Blutgefäße an der Oberfläche aufweisen. Sie nehmen an Größe zu und bilden kleine Geschwüre. Andere oberflächliche Basaliome beginnen als rötliche, relativ flache, schuppenbedeckte Läsionen, die oft an Armen, Beinen oder am Rumpf vorkommen. Ein dritter Basaliomtyp manifestiert sich als flache oder leicht erhabene, grau-gelbliche, derbe Läsionen, die mit zunehmendem Wachstum wie Narben aussehen.

Die Behandlung besteht im Entfernen oder Zerstören des befallenen Gewebes durch Kauterisation (elektrochirurgisch), Exzision mit dem Skalpell, Kryotherapie (Kältetherapie), Laserchirurgie, örtliche Chemotherapie oder Injektion von Interferon in die Läsion. Die Rezidivrate liegt zwischen 1 % und 39 %. Die Basaliome im Gesicht rezidivieren am häufigsten, und wenn wir eine zweite Operation benötigen, kann es zu Narbenbildung und Entstellung kommen.

## Plattenepithelkarzinom

Dieser Krebstyp entsteht aus den oberflächlichen Zellen unserer Epidermis. Achtzig Prozent der Plattenepithelkarzinome kommen an den Armen, am Kopf und im Nacken vor. Sie beginnen im allgemeinen als rötliches, derbes Knötchen mit einem zentralen Geschwür oder als flache, schuppende Läsion mit Krustenbildung. Der Tumor wächst rasch in tiefere Hautschichten und kann in Muskelgewebe und Knochen eindringen. Basaliome können in Blutgefäße und Lymphbahnen vordringen und auf diese Weise Metastasen bilden.

Je nach Größe und Lokalisation sollte ein Plattenepithelkarzinom total exzidiert oder durch Radio-, Kryo- oder Lasertherapie zerstört werden. Die Metastasierungsrate beträgt 0,3–3,7 %, aber 11 % der Karzinome, die an der Unterlippe vorkommen, bilden Metastasen. Die Rezidivrate beträgt 1–20 %.

## Prävention – Blaß ist schön

Wir sollten extreme Sonnenbestrahlung meiden, Sonnenschutzmittel mit einem Lichtschutzfaktor von mindestens 15 benutzen und uns durch angemessene Kleidung schützen.

Sind Solarien sicherer im Hinblick auf das Hautkrebsrisiko? Die meisten Sonnenstudios verwenden UV-A-Licht. In Untersuchungen an Tieren erwies sich UV-A als ebenso karzinogen wie UV-B. Es stimmt nicht, daß uns eine Vorbräunung im Solarium vor einem Sonnenbrand im Urlaub schützt. Jede Art von Bräunung ist gefährlich!

# 13. »UNSERE« KRANKHEITEN – WARUM WISSEN WIR NICHT MEHR DARÜBER?

Es gibt eine Reihe von Krankheiten, die vor allem bei Frauen vorkommen. Dabei handelt es sich überwiegend um Autoimmunkrankheiten, bei denen sich der Körper durch die Bildung von Antikörpern gegen körpereigenes Gewebe selbst angreift. Diese Autoimmunprozesse richten sich insbesondere gegen das Nervensystem, die Schilddrüse sowie gegen Gelenke, Muskeln und lebenswichtige Organe. Etwa eine von 10 Frauen wird im Laufe ihres Lebens eine Autoimmunkrankheit entwickeln, und die Erkrankungsrate scheint zuzunehmen.

Diesen Erkrankungen liegt wahrscheinlich ein ähnlicher immunologischer Defekt zugrunde. Die T-Zellen (»Killer«-Zellen) unseres Abwehrsystems erhalten nicht die richtigen »Selbst«-Antigene (Antigene sind Substanzen, die im Körper eine Immunreaktion auslösen) und können deshalb körpereigenes Gewebe nicht erkennen. Diese falsch programmierten T-Zellen attackieren dann bestimmte normale, gesunde Gewebe, als ob sie körperfremde Eindringlinge wären. Im folgenden werden die wichtigsten Autoimmunkrankheiten beschrieben.

## Systemischer Lupus erythematodes (SLE)

SLE ist eine breitgefächerte Multisystemkrankheit, die uns in 80 % der Fälle schon in jungen Jahren, d. h. im gebärfähigen Alter befällt. SLE kommt bei 0,1 % der Frauen vor. Die Krankheit wird durch Antikörper verursacht, die eine oder mehrere Komponenten des Zellkerns (Nukleus) angreifen. Diese sogenannten antinukleären Antikörper (ANA) finden sich bei 90 % der Frauen mit SLE und bei den meisten anderen rheumatischen oder Gelenkerkrankungen. ANA kommen in kleinen Mengen auch bei etwa 2 % der Normalbevölkerung vor. Geraten Sie deshalb nicht in Panik, wenn Ihr Bluttest schwach positiv ausfallen sollte. Experten sind der Ansicht, daß diese multiplen Antikörper gebildet werden, wenn normale Körpersubstanzen oder Antigene sich infolge einer Schädigung durch Sonnenlicht, Infektion oder gewebstoxische Umwelteinflüsse minimal verändern. Dadurch kann eine Immunreaktion ausgelöst werden. Denkbar wären auch Veränderungen eines spezifischen Gens oder von Gengruppen, die die Immunerkennung unmöglich machen. Wenn wir unsere eigenen Zellkomponenten nicht »kennen«, attackieren wir sie. Dieser Angriff gegen uns selbst liegt unseren Autoimmunkrankheiten zugrunde.

Weil Lupus erythematodes während unserer gebärfähigen Jahre auftritt, wenn die Östrogenspiegel hoch sind, könnte man annehmen, daß er durch unsere Geschlechtshormone beeinflußt wird. Es ist jedoch noch nicht bekannt, wie sich Östrogen auf SLE auswirkt oder ob es den Krankheitsverlauf beeinflussen kann. Wir wissen jedoch, daß Antibabypillen mit einem hohen Östrogengehalt einen aktiven SLE verschlimmern können. Sie sollten deshalb vermieden werden.

## *Symptome des systemischen Lupus erythematodes*

Die Diagnose eines SLE wird gestellt, wenn wir drei oder vier typische Symptome der Krankheit haben. Dazu gehören:

1. ein charakteristischer »Schmetterlingsausschlag« mit Rötung der Wangen oder ein Hautausschlag am Rumpf oder an Handflächen und Fußsohlen;
2. Arthritis mit Gelenkschmerzen, Schwellungen und Morgensteifigkeit, vor allem an den Fingern;
3. Blutbildveränderungen mit erniedrigten Werten für weiße Blutkörperchen und Blutplättchen;
4. Nierenentzündung (Nephritis);
5. Antikörper gegen Zellkerne (ANA).

Die Krankheitsverläufe variieren stark und entwickeln sich nicht immer »lehrbuchmäßig«.

Die Symptome sind recht unspezifisch, und oft sind zu Beginn der Erkrankung keine charakteristischen Symptome vorhanden, die eine Diagnose ermöglichen. Der Verlauf der Erkrankung wird durch den Befall innerer Organe bestimmt. Beim Befall der Nieren kann es zum gefürchteten Nierenversagen kommen. Eine »Attacke« auf das Zentralnervensystem kann zu Krampfanfällen, Psychosen und Migräne führen. Sind die großen Blutgefäße im Gehirn betroffen, können wir einen Schlaganfall oder eine Hirnblutung erleiden. Bei einem Drittel aller Frauen kommt es zu einer Entzündung von Lunge, Herzbeutel und Brustfell. Außerdem können wir eine Entzündung der Bauchspeicheldrüse und Leberfunktionsstörungen entwickeln.

Diese Auflistung klingt schrecklich, aber sie enthält alle schlimmstmöglichen Entwicklungen. Die 10-Jahres-Überlebensrate beträgt fast 90 %. Je jünger wir bei Ausbruch der Krankheit sind, desto ungünstiger ist die Prognose. Diese scheint sich zu verbessern, wenn wir 5 Jahre überstanden haben und die Nieren nicht betroffen sind. Während eines akuten Krankheitsschubs mit Nierenentzündung und Bluthochdruck sollte eine Schwangerschaft vermieden werden, weil sie den Krankheitsverlauf verschlimmern könnte und – umgekehrt – die Erkrankung zu Fehl-, Früh- oder Totgeburt führen könnte. Wenn es klinische Hinweise für eine Rückbildung der Erkrankung gibt und seit mindestens 4–6 Monaten eine Remission erreicht wurde, kann unsere Schwangerschaft vollkommen normal verlaufen.

Entwickeln wir SLE nach dem 60. Lebensjahr, verläuft die Erkrankung leichter.

## *Behandlung des systemischen Lupus erythematodes*

Die Behandlung richtet sich nach der Schwere und dem Verlauf der Erkrankung.

Bei akutem SLE mit Organbeteiligung erfolgt eine hochdosierte Therapie mit Kortison und Immunsuppressiva – bei Nierenbeteiligung oder Befall des Zentralnervensystems kann zusätzlich Cyclophosphamid (in Deutschland z. B. Endoxan®; Anm. d. Ü.) verabreicht werden. Gelenkbeschwerden können mit Acetylsalicylsäure (in Deutschland z. B. Aspirin® oder ASS-ratiopharm®; Anm. d. Ü.) oder mit anderen nichtsteroidalen

Entzündungshemmern behandelt werden. Wichtig sind auch der Schutz vor Sonnenlicht und das Vermeiden von Überanstrengung.

## Rheumatoide Arthritis

Die rheumatoide Arthritis betrifft unsere Gelenke, insbesondere die Gelenkflüssigkeit und die darumliegenden Weichteile. Auf einen unbekannten Reiz, z. B. durch Viren oder Bakterien, hin findet eine Immunreaktion an der Innenschicht der Gelenkkapsel (Synovialis) statt, die zu einer Entzündung und Schwellung des Gelenks führt. Letztendlich wird das benachbarte Knochen- und Knorpelgewebe zerstört, und es kommt zu dauernden Gelenkdeformationen mit Funktionseinbußen. Typisch für das Krankheitsbild ist ein symmetrischer Gelenkbefall.

Etwa 1 % der Bevölkerung leidet an rheumatoider Arthritis. Frauen erkranken dreimal häufiger als Männer, und zwar meist im 4. und 5. Lebensjahrzehnt. Es besteht eine genetische Prädisposition. Wir haben ein vierfach erhöhtes Erkrankungsrisiko, wenn eine Verwandte ersten Grades (Mutter oder Schwester) an rheumatoider Arthritis erkrankt ist.

### *Symptome der rheumatoiden Arthritis*

Die rheumatoide Arthritis beginnt mit Müdigkeit und Appetitlosigkeit. Erst Wochen oder Monate später entwickeln sich die typischen Gelenksymptome. Charakteristische Zeichen im Frühstadium sind die Morgensteifigkeit, schmerzhafte Schwellung und Rötung. Das Spätstadium ist durch schwere Gelenkdeformationen gekennzeichnet. Sogenannte Rheumaknoten können sich unter der Haut an Stellen bilden, die vermehrtem mechanischem Druck ausgesetzt sind.

Auch wenn die rheumatoide Arthritis als Gelenkerkrankung angesehen wird, kann der Autoimmunprozeß auf die Blutgefäße übergreifen (Vaskulitis). Dadurch werden die Organe betroffen, die von diesen Blutgefäßen versorgt werden. Lunge und Herzbeutel können sich entzünden.

Bei der chronischen rheumatoiden Arthritis kommt es zu einer Verminderung der roten und weißen Blutkörperchen und der Blutplättchen, wodurch sich die Infektionsanfälligkeit erhöht. Darüber hinaus kann die rheumatoide Arthritis eine Osteoporose verursachen, zum einen direkt durch Verminderung der Knochenmasse, zum anderen indirekt aufgrund der Kortisonbehandlung.

Die Diagnose einer rheumatoiden Arthritis erfolgt durch Bluttests, die das Vorhandensein spezieller Autoantikörper, sogenannter Rheumafaktoren, bei 65 % der Patienten nachweisen. Aber etwa 5 % der gesunden Frauen haben ebenfalls diesen Rheumafaktor, und die Zahl steigt auf 20 % bei Frauen über 65.

## *Verlauf der rheumatoiden Arthritis*

Wie bei anderen Autoimmunkrankheiten kann der Krankheitsverlauf variieren. Zwanzig Prozent der Patienten haben nach 10jähriger Krankheitsdauer nur geringe oder keine Gelenkdeformitäten, aber 80 % leiden darunter. Bei Remissionen (Rückbildung der Krankheitserscheinungen) im ersten Jahr ist die Prognose besser. Eine rheumatoide Arthritis kann unsere mittlere Lebenserwartung um 3–7 Jahre verkürzen, weil wir empfänglicher werden für Infektionen, Blutungen, Knochenbrüche und Komplikationen durch Medikamente.

## *Behandlung der rheumatoiden Arthritis*

Derzeit gibt es für die rheumatoide Arthritis keine Heilung. Es wird versucht, die Schmerzen zu kontrollieren, die Gelenkentzündung zu reduzieren und die Funktionsfähigkeit der Gelenke zu erhalten. Zur Linderung der Symptome geben wir Acetylsalicylsäure (in Deutschland z. B. Aspirin® oder ASS-ratiopharm®; Anm. d. Ü.) und andere nichtsteroidale entzündungshemmende Medikamente, Schmerzmittel und niedrige Dosen Kortison. Zur längerfristigen Beeinflussung des rheumatischen

Grundprozesses werden Immunsuppressiva und Chemotherapeutika verabreicht, die die zerstörerische Wirkung der rheumatoiden Arthritis reduzieren sollen. Zur Verbesserung der Gelenkfunktion werden krankengymnastische Übungen empfohlen. In speziellen Fällen sind operative Eingriffe erforderlich, um Schmerzen zu lindern und die Funktion zu verbessern.

## Sklerodermie

Die Sklerodermie ist eine generalisierte Erkrankung des Bindegewebes. Sie wird zu den Kollagenosen gerechnet. Kollagen gehört zu den Gerüsteiweißen des Körpers und findet sich als kollagene Fasern beispielsweise im Bindegewebe. Wir fürchten uns aus kosmetischen und gesundheitlichen Gründen, wenn wir mit zunehmendem Alter Kollagen verlieren. Schönheitschirurgen spritzen Kollagen in unsere Falten, um sie auszugleichen. Die Sklerodermie verhält sich etwa wie ein verrückt gewordener Monster-Schönheitschirurg, der mit riesigen Kollagenspritzen Unheil anrichtet. Der Erkrankung liegt wahrscheinlich eine Überproduktion von Kollagen zugrunde, die zur Sklerosierung (Verhärtung) der Haut vor allem im Bereich der Hände, Füße und des Gesichts führt, aber auch den Magen-Darm-Trakt, die Lunge, das Herz und die Nieren betreffen kann.

### *Symptome der Sklerodermie*

Frauen sind dreimal häufiger als Männer von Sklerodermie betroffen. Die Erkrankung beginnt meist im Alter zwischen 30 und 50 Jahren. Ein häufiges Frühsymptom ist das Raynaud-Syndrom. Durch Kälteeinwirkung oder Streß verkrampfen sich die kleinen Blutgefäße in den Fingern oder Zehen, es kommt zu einer Durchblutungsstörung, und die Finger oder Zehen verfärben sich weißblau. Beim Aufwärmen werden sie rot und können schmerzen. Mit zunehmender Progression wird das Bindegewebe von Haut und Organen angegriffen. Flüssigkeit sammelt sich unter der Haut an, die ödematös verdickt wird – typisch sind die »Wurstfinger«. Die Gesichtshaut verliert ihre mimische Beweglichkeit (Maskengesicht). Bei Befall des Magen-Darm-Trakts atrophieren die Muskeln, und der Nahrungstransport ist eingeschränkt. Der Lungenbefall äußert sich in Kurzatmigkeit und trockenem Husten, und es besteht ein erhöhtes Risiko für Lungenentzündung oder Krebs. Die typische Erscheinungsform am Herz ist die Myokardfibrose, die zu eingeschränkter Pumpfunktion und Rhythmusstörungen führt. Die Niere wird erst im Spätstadium befallen: Es kann zu Bluthochdruck und Nierenversagen kommen.

## *Verlauf der Sklerodermie*

Bei 95 % der Patienten mit Sklerodermie lassen sich antinukleäre Antikörper im Blut nachweisen. Die Erkrankung kann örtlich begrenzt (Sclerodermia circumscripta) oder diffus auftreten. Patienten mit örtlich begrenzter Sklerodermie bleiben zu 95 % der Fälle bis zu 20 Jahren stabil. Bei der diffusen Sklerodermie mit Organbefall beträgt die 10-Jahres-Überlebensrate zwischen 30 und 70 %.

## *Behandlung der Sklerodermie*

Es gibt derzeit keine Heilung. Die Behandlung soll hauptsächlich Symptome lindern und Funktionen verbessern. Immunsuppressive Substanzen sollen die Vernarbung an Haut und Organen reduzieren. Kleine Dosen Acetylsalicylsäure (in Deutschland z. B. Aspirin® oder ASS-ratiopharm®; Anm. d. Ü.) verbessern die Fließeigenschaften des Blutes und verhindern eine Thrombosebildung. Kortison wird zur Entzündungshemmung eingesetzt. Die einzige gute Nachricht ist, daß sich die Verdickung der Haut nach einigen Jahren aus unbekannten Gründen zurückbilden kann. Dies ist wahrscheinlich das einzige Mal, daß wir uns über einen Kollagenverlust freuen.

# Sjögren-Syndrom

Beim Sjögren-Syndrom, einer Autoimmunkrankheit, werden unsere Drüsen durch die Infiltration von Lymphozyten (kleinste weiße Blutkörperchen) zerstört.

## *Symptome des Sjögren-Syndroms*

Beim Sjögren-Syndrom werden die Speicheldrüsen betroffen. Sie atrophieren, und durch den Rückgang der Speichelbildung werden Mund, Zunge und Lippen extrem trocken – wir können sogar unseren Geschmackssinn verlieren. Das Sjögren-Syndrom befällt auch die Tränendrüsen, und durch Versiegen der Tränensekretion kommt es zum »trockenen Auge«. Es rötet und entzündet sich, und durch Schädigung der Hornhaut kann es zu Sehstörungen kommen. Das Sjögren-Symptom befällt außerdem bevorzugt die Drüsen und Schleimhäute in Mund, Hals, Nase, Bronchien und Vagina. Die Patientinnen klagen über Heiserkeit, Reizhusten und häufig auch über starke Trockenheit der Scheide und Schmerzen beim Geschlechtsverkehr. Abgesehen vom Urogenitaltrakt können die Lymphozyten praktisch jedes andere Organsystem infiltrieren, einschließlich Magen, Bauchspeicheldrüse, Gallenblase, Herz, Gehirn, Blutgefäße, Muskeln und Gelenke. Betroffen sind vorwiegend Frauen nach Eintritt der Menopause. Das Verhältnis zum männlichen Geschlecht beträgt etwa 9:1. In den USA leidet eine von 1250 Frauen am Sjögren-Syndrom.

Antinukleäre Antikörper finden sich bei 75 % der Patienten mit Sjögren-Syndrom, und bei 50 % von ihnen können Rheumafaktoren nachgewiesen werden, aber es gibt keinen spezifischen Bluttest zum Nachweis eines Sjögren-Syndroms.

## *Behandlung des Sjögren-Syndroms*

Auch beim Sjögren-Syndrom beschränken sich die therapeutischen Möglichkeiten auf eine Linderung der Symptome: Tränenersatzmittel (in Deutschland Oculotect®- oder Liquifilm®-Augentropfen) zur Behandlung der Augentrockenheit, Speichelersatzmittel gegen Mundtrockenheit, Gleitmittel und Östrogencremes gegen vaginale Trockenheit, nichtsteroidale entzündungshemmende Mittel bei Befall von Muskeln und Gelenken, Kortison und Immunsuppressiva bei schwerer Organbeteiligung.

# Polymyositis

Bei der Polymyositis werden unsere Muskeln durch Autoimmunprozesse und Lymphozyteninfiltration angegriffen, und es kommt zu entzündlichen Reaktionen. Bei einem gleichzeitigen Befall der Haut entwickeln sich typische Hautveränderungen (Dermatomyositis) mit entzündlichen Reaktionen im Bereich der Gesichtshaut und der Hände. Frauen sind zweimal so häufig betroffen wie Männer.

## *Symptome der Polymyositis*

Die ersten Symptome bestehen häufig in schmerzloser Muskelschwäche. Später atrophieren die Muskeln. Den Patienten fällt es zunehmend schwer, zu schlucken, zu atmen oder zu gehen. Eine Beteiligung des Herzmuskels kann tödlich sein. Wenn wir nach dem 50. Lebensjahr erkranken, kann in 8 % der Fälle ein bösartiger Tumor der auslösende Faktor sein, und es sollte deshalb eine gründliche Untersuchung im Hinblick auf einen Brust-, Dickdarm-, Mastdarm-, Knochen- und Blutkrebs durchgeführt werden.

Weil die Muskeln entzündet sind (Myositis), werden Muskelenzyme freigesetzt, die man im Blut nachweisen kann. Bei 50 % der Patienten finden sich im Blut Rheumafaktoren und bei 75 % antinukleäre Antikörper.

### *Behandlung der Polymyositis*

Zur Behandlung der Muskel- und Hautentzündungen wird Kortison gegeben. Eine Chemotherapie erfolgt in fortgeschrittenen Stadien.

## Erkrankungen der Schilddrüse

Die Schilddrüse als endokrine Drüse liegt unterhalb des Kehlkopfs. Ihre Hormone beeinflussen das Wachstum und die Entwicklung aller Körperzellen, den Sauerstoffverbrauch unserer Zellen und unseren Energieverbrauch. Außerdem regulieren sie alle unsere Stoffwechselprozesse. Ich würde die Schilddrüse als die »Herrin aller Drüsen« bezeichnen. Diese Herrin kann faul werden und zu wenig arbeiten (Hypothyreose), zu viel arbeiten (Hyperthyreose) oder – gutartige oder bösartige – Knoten bilden.

Frauen sind für Schilddrüsenerkrankungen etwa 4- bis 5mal anfälliger als Männer.

### *Hypothyreose – Unterfunktion von Drüse und Körper*

Drei Prozent von uns entwickeln eine klinische Hypothyreose mit deutlichen Symptomen, und weitere 10 % bekommen zwischen dem 40. und 60. Lebensjahr eine subklinische Hypothyreose, das heißt, einige Schilddrüsenwerte sind verändert, ohne daß es zu klinischen Symptomen kommt. Frauen sind etwa fünfmal häufiger betroffen als Männer. Unsere

Östrogenproduktion scheint dabei eine Rolle zu spielen, weil folgende Faktoren unser Risiko erhöhen: eine frühe erste Regelblutung (Menarche), späte Menopause, viele Schwangerschaften und Gewichtszunahme.

## *Symptome einer Hypothyreose*

Häufig anzutreffende Symptome sind Müdigkeit, Apathie, Depression, Reizbarkeit, Gedächtnisschwäche, Verstopfung, trockene, schuppige Haut, Haarausfall, Muskelschmerzen, Kälteempfindlichkeit und Gewichtszunahme. In der Prämenopause können unsere Zyklen unregelmäßig werden. Das klingt wie ein Alptraum, und interessanterweise gehören Alpträume ebenfalls zu den Symptomen! Autoimmunprozesse mit Zerstörung des Schilddrüsengewebes durch antithyroide Antikörper liegen der Erkrankung zugrunde. Oft geht sie einher mit anderen Autoimmunkrankheiten wie SLE, rheumatoide Arthritis, Sjögren-Syndrom und Diabetes. Bei gleichzeitiger Lymphozyteninfiltration (Entzündung) und Vergrößerung oder Knotenbildung der Schilddrüse (Struma, Kropf) spricht man von einer Hashimoto-Thyreoiditis. Der Nachweis erfolgt anhand erniedrigter Schilddrüsenhormonwerte und eines erhöhten TSH-Wertes. TSH ist das übergeordnete thyreoidea-stimulierende Hormon aus der Hypophyse, das die Schilddrüse zur Hormonbildung anregt. Eine Autoimmunthyreoiditis kann durch das Vorhandensein von Schilddrüsenantikörpern bestätigt werden.

### Behandlung der Hypothyreose

Die Therapie der Hypothyreose erfolgt mit synthetischen Schilddrüsenhormonen in Form von Levothyroxin ($T_4$). Die Dosierung ist abhängig vom Lebensalter und Körpergewicht und wird an unsere TSH-Spiegel angepaßt. Wenn wir zuviel Schilddrüsenhormon erhalten und unser TSH zu stark gehemmt wird, haben wir ein erhöhtes Osteoporoserisiko.

# *Hyperthyreose – Zuviel Schilddrüsenhormon*

Etwa 2 % von uns entwickeln eine Überfunktion der Schilddrüse. Die häufigste Form dieser Störung ist die Basedow-Krankheit. Dabei werden abnorme Immunproteine, sogenannte thyreoidea-stimulierende Immunglobuline (TSI), gebildet, die sich an die TSH-Rezeptoren in der Schilddrüse binden. Die Schilddrüse reagiert darauf mit einer überschießenden Hormonproduktion.

## Symptome der Hyperthyreose

Ein typisches Symptom sind die hervorquellenden Augäpfel (Exophthalmus, »Glotz- oder Froschaugen«). Es kommt zustande, indem sich die Muskeln hinter den Augäpfeln entzünden und anschwellen.

Die klassischen Symptome einer Schilddrüsenüberfunktion sind reduzierter Kräftezustand, Nervosität, Schlaflosigkeit, Fingerzittern (Tremor), Herzklopfen, Pulsbeschleunigung, Kurzatmigkeit, warme und feuchte Haut, übermäßiges Schwitzen und Hitzeunverträglichkeit. Wir können Gewicht verlieren (allerdings auch zunehmen durch einen gesteigerten Appetit). Bei prämenopausalen Frauen kann die Periode unregelmäßig werden oder aufhören. Wegen der beschleunigten Herzfrequenz (Tachykardie) kann es bei älteren Frauen mit einer Erkrankung der Herzkranzgefäße zu Angina pectoris oder Herzinfarkt kommen.

## *Behandlung der Hyperthyreose*

Die Diagnose einer Hyperthyreose wird durch den Nachweis erhöhter Schilddrüsenhormon- und TSI-Konzentrationen gesichert, während TSH sehr niedrig oder nicht nachweisbar ist. Ziel der Therapie ist es, die übermäßige Produktion von Schilddrüsenhormon einzudämmen. Das geschieht entweder durch die Gabe von antithyreoidalen Substanzen (Thyreostatika, Schilddrüsenhemmer) wie Propylthiouracil oder durch Zerstörung des Schilddrüsengewebes durch Behandlung mit Radiojod.

Eine Radiojodtherapie bewirkt eine permanente Hypothyreose, und die Betroffenen müssen für den Rest ihres Lebens Schilddrüsenhormone einnehmen.

## *Schilddrüsenknoten (Struma) und Schilddrüsenkrebs*

Eine Vergrößerung der Schilddrüse (Struma, Kropf) läßt sich bei 5 % der Frauen tasten, und durch Ultraschall lassen sich kleine Knoten bei mehr als 30 % nachweisen. Achtzig Prozent davon sind gutartig. Um ein Karzinom auszuschließen, kann der Arzt eine Feinnadelpunktion durchführen.

Wenn die Struma mit einer Hypo- oder Hyperthyreose einhergeht, sollte sie sich durch eine entsprechende Hormontherapie zurückbilden.

Frauen, bei denen in der Vergangenheit eine Bestrahlungstherapie am Hals oder im Gesicht durchgeführt wurde, tragen ein erhöhtes Risiko für ein Schilddrüsenkarzinom. Es gibt auch eine genetische Prädisposition für einen Schilddrüsenkrebs: Er findet sich gehäuft in Familien, bei denen andere Drüsen, einschließlich der Hypophyse und Bauchspeicheldrüse, einen Krebs entwickelten.

### Behandlung

Von den Schilddrüsenkarzinomen wachsen 75 % langsam und sind heilbar, wenn sie bei der Diagnosestellung kleiner als 4 cm sind. Je nach Art und Größe des Tumors wird ein Teil der Schilddrüse oder die gesamte Schilddrüse entfernt. Manchmal wird Radiojod verwendet, um noch verbliebene Tumorzellen zu zerstören.

# Multiple Sklerose

Bis heute ist nicht gesichert, ob es sich bei der multiplen Sklerose (MS) um eine echte Autoimmunkrankheit handelt. Immunologische Prozesse spielen im Krankheitsverlauf eine wichtige Rolle, aber ihr fehlen eine Reihe von Merkmalen, die für Autoimmunkrankheiten typisch sind. Genau wie diese kommt sie jedoch ebenfalls häufiger bei Frauen vor. Wir sind im Vergleich zu Männern mindestens doppelt so häufig betroffen. Es ist denkbar, daß unsere Östrogen- und Progesteronspiegel einen Einfluß auf Erb- und Umweltfaktoren haben, die den Ausbruch der Krankheit beschleunigen. In der Regel beginnt die Erkrankung zwischen dem 20. und 40. Lebensjahr. Unsere Empfänglichkeit für multiple Sklerose wird teilweise genetisch bestimmt. Ein erhöhtes Risiko herrscht in Familien, in denen Eltern, Geschwister und Großeltern, selbst Onkel, Tanten und Cousinen erkrankt sind. Als Verwandte ersten Grades eines MS-Kranken haben wir ein Risiko von 2–5 %, im Laufe unseres Lebens an multipler Sklerose zu erkranken. Kommt sie bei eineiigen Zwillingen vor, hat der zweite ein Erkrankungsrisiko von 30 %.

Multiple Sklerose gilt als multifaktorielle Krankheit, weil wir ihre genaue Ursache nicht kennen. Man nimmt an, daß mehrere Faktoren zur Entwicklung beitragen können: Weiße sind häufiger betroffen als Schwarze. Die Erkrankungshäufigkeit nimmt auf der nördlichen Halbkugel mit wachsender Entfernung vom Äquator zu, das heißt, die Krankheit tritt in kälteren Regionen häufiger als in tropischen Ländern auf. Es gibt Hinweise auf ein Virus als auslösenden Faktor, jedoch konnte noch kein spezifisches Virus identifiziert werden. Immunologische Faktoren scheinen ebenfalls eine Rolle zu spielen. T-Zellen (lymphozytäre Killer-Zellen) greifen die Umhüllung der Nervenfasern, die sogenannten Myelin- oder Markscheiden, an. Diese entzünden sich und degenerieren, und es kommt schließlich zu einer Auflösung der Markscheiden (Demyelinisierung). Antikörper gegen Nervengewebe sind ebenfalls vorhanden.

## Symptome der multiplen Sklerose

Die Auflösung der Markscheiden führt zu Entmarkungsherden, die vernarben und harte Plaques bilden. Ohne Markscheiden, die das »Isoliermaterial« um die »Nachrichtenkabel« der Nervenbahnen bilden, ist keine Informationsübertragung in den Nervenfasern möglich. Je nach der Lokalisation und Größe der Plaques kommt es zu unterschiedlichen Funktionsstörungen. Der Krankheitsverlauf ist unvorhersehbar und variiert von Fall zu Fall. Vereinfacht lassen sich zwei Verlaufsformen unterscheiden:

1. schubweise mit wechselnden Symptomen und
2. chronisch progredient mit kontinuierlich sich verschlechternder Symptomatik.

Die Symptomatik variiert ebenfalls stark. Anfänglich kann es zu folgenden Symptomen kommen: Schwäche, leichte Ermüdbarkeit (Treppensteigen wird schwierig), Ungeschicklichkeit, Kribbeln oder Taubheitsgefühl in einem oder beiden Beinen, Schwindelgefühl, Verschwommensehen (durch Entzündung der Sehnerven) und Sehverlust. Mit Fortschreiten der Erkrankung kann es zu Gedächtnisverlust, psychischen Störungen, Lähmungen, Schluckstörungen, Blasen- und Mastdarmproblemen bis zur Inkontinenz kommen. Die Diagnose einer multiplen Sklerose ist besonders im Anfangsstadium schwierig, wenn es sich z. B. um Symptome wie Kribbeln oder Schwindel handelt, die sich wieder zurückbilden. In der Computer- und Kernspintomographie lassen sich Plaques im Gehirn und Rückenmark nachweisen. Durch eine Lumbalpunktion lassen sich im Nervenwasser (Liquor) typische Zellen, Antikörper, Eiweiße und Myelinabbauprodukte finden, durch die andere entzündliche Erkrankungen ausgeschlossen werden können. Eine Prognose des Krankheitsverlaufs ist nicht möglich.

## Behandlung der multiplen Sklerose

Eine Heilung ist derzeit nicht möglich. Die verschiedenen Behandlungsmethoden sind in ihrem Wert für den Einzelfall schwer zu beurteilen, da der Verlauf der multiplen Sklerose stark variiert und spontane Rückbildungen leicht therapeutische Erfolge vortäuschen können. Ziele der Behandlung sind:

1. die Behandlung der Symptome im akuten Schub und die Verkürzung der Schubdauer,
2. die Vorbeugung von Schüben und ein Aufhalten des Krankheitsprozesses.

Die symptomatische Behandlung von spastisch versteiften Muskeln erfolgt durch Muskelrelaxanzien, Schmerzmittel und – besonders wichtig – durch regelmäßige Krankengymnastik. Weitere Maßnahmen sind die Behandlung von Blasen- und Mastdarmstörungen sowie die Vermeidung körperlicher und psychischer Belastungen und großer Hitze.

Kortison ist das Mittel der Wahl im akuten Schub. Zur Vorbeugung von Schüben und zur Verbesserung des Langzeitverlaufs können immunsuppressive Substanzen wie Azathioprin (in Deutschland z. B. Imurek®; Anm. d. Ü.) gegeben werden, außerdem neue Substanzen, die immunmodulierend wirken, und zwar beta-Interferon-1a (in Deutschland z. B. Avonex®, Rebif®; Anm. d. Ü.), beta-Interferon-1b (in Deutschland z. B. Betaferon®; Anm. d. Ü.) und Copolymer-1 (in Deutschland z. B. Copaxone®; Anm. d. Ü.). Bei raschem Fortschreiten der Erkrankung mit oder ohne Schübe werden stark immunsuppressiv wirkende Substanzen wie Cyclophosphamid (in Deutschland z. B. Endoxan®; Anm. d. Ü.) oder Mitoxantron (in Deutschland z. B. Novantron®; Anm. d. Ü.) eingesetzt, die sonst bei verschiedenen Krebserkrankungen verwendet werden.

## Myasthenia gravis

Bei der Myasthenia gravis handelt es sich um eine weitere Autoimmunkrankheit, die Frauen häufiger betrifft als Männer. Sie manifestiert sich meistens zwischen dem 20. und 40. Lebensjahr. Bei dieser Erkrankung werden spezifische Antikörper gegen die Bindungsstellen (Rezeptoren) an der Muskelzellmembran für Acetylcholin gebildet. Acetylcholin ist ein Neurotransmitter, also ein Stoff, der Impulse von den Nervenendigungen an die Muskelzellen überträgt. Muskeln kontrahieren sich nur, wenn sie durch einen solchen Impuls dazu »aufgefordert« werden. Wenn die

Rezeptoren zerstört sind und ihre Zahl abnimmt, werden weniger Signale weitergeleitet. Der Muskel erhält vielleicht genügend Impulse für einige Kontraktionen, denn es handelt sich nicht um eine vollständige Lähmung, aber dann herrscht eine »Übertragungspause«. Wir fordern die Muskeln auf, sich zu kontrahieren, doch der auslösende Impuls fehlt: Sie können nicht reagieren.

## *Symptome der Myasthenia gravis*

Die charakteristischen Symptome der Myasthenia gravis sind Schwäche und vorzeitige Ermüdbarkeit der Skelettmuskulatur unter Belastung. Die Oberlider ermüden und hängen herab. Die Funktion der Augenmuskeln ist gestört, und es kommt zu Doppelbildern. Die mimische Gesichtsmuskulatur erschlafft. Pfeifen und Aufblasen der Backen sind erschwert, weil der Mundschluß kraftlos wird. Kauen und Schlucken können ebenfalls gestört sein. In weiter fortgeschrittenen Stadien breitet sich die Schwäche auf die Rumpf- und Extremitätenmuskulatur aus: Das Aufrichten aus dem Liegen, Gehen und Stehen sind stark erschwert, Treppensteigen wird unmöglich. In schweren Fällen besteht die Gefahr einer Atemlähmung, wenn Zwerchfell und Atemmuskulatur betroffen sind.

Zur Diagnose kann eine Substanz gespritzt werden, die den Abbau von Acetylcholin hemmt. Eine Myasthenia gravis liegt vor, wenn sich innerhalb von Sekunden eine dramatische Verbesserung der Muskelkontraktion zeigt. Die Methode mit der größten Spezifität ist der Nachweis von Antikörpern gegen den Acetylcholinrezeptor. Sie finden sich bei 80 % der Patienten.

Da es sich um eine echte Autoimmunkrankheit handelt, können auch andere »fehlerhafte« Antikörper vorhanden sein, wie z. B. Rheumafaktoren und antinukleäre Faktoren. In 3–8 % der Fälle kann gleichzeitig eine Hyperthyreose vorliegen, und die Thymusdrüse – sie liegt hinter dem Brustbein und steuert die Bildung von Immunzellen – kann vergrößert sein und Tumoren bilden.

## *Behandlung der Myasthenia gravis*

Die Krankheitsursache läßt sich mit Cholinesterasehemmern wie Pyridostigmin (in Deutschland z. B. Mestinon®; Anm. d. Ü.) behandeln. Sie verhindern den enzymatischen Abbau von Acetylcholin und verbessern dadurch die neuromuskuläre Übertragung. Eine frühzeitige operative Entfernung der Thymusdrüse (Thymektomie) wird heute generell empfohlen, selbst wenn kein Tumor vorhanden ist; 85 % der Patientinnen zeigen danach eine deutliche Besserung. Außerdem werden immunsuppressive Substanzen wie Kortison und Azathioprin (in Deutschland z. B. Imurek®) verwendet, um ein Fortschreiten der Erkrankung zu verhindern.

# 14. HARNINKONTINENZ – DAS VERSCHÄMT VERSCHWIEGENE THEMA

Wir beginnen unser Leben in Windeln, dann wickeln wir unsere Kinder und vielleicht unsere Enkelkinder in Windeln. Das ist genug! Wir sollten im Alter nicht wieder zum Windelstadium zurückkehren müssen. Inkontinenz ist ein Tabu-Thema. Nur wenige von uns geben zu, ein Problem mit der Blase zu haben.

Etwa 40 % der amerikanischen Frauen im Alter von 46 bis 64 Jahren leiden zu einem gewissen Grad an Inkontinenz. Weniger als die Hälfte dieser Frauen konsultiert einen Arzt. Entweder sie schämen sich, dieses Problem beim Arztbesuch zu erwähnen, oder sie halten es für ein normales Symptom älterer Frauen, mit dem man sich abfinden muß. Die persönlichen und gesellschaftlichen Folgen sind enorm. Frauen, die an Inkontinenz leiden, ziehen sich zurück und vermeiden es, auszugehen. Sie haben Angst vor dem Geschlechtsverkehr. Was könnte peinlicher sein, als dabei Urin zu verlieren. Die schlimmste Demütigung – vollständiger Verlust der Blasenkontrolle – ist einer der häufigsten Gründe für die Einweisung in ein Pflegeheim.

## Blasenkontrolle

Der einzige »Stöpsel«, den unsere Blase hat, ist die 3–4 cm lange Harnröhre (Urethra), die in einem bestimmten Winkel vom Blasenhals abgehen muß, um einen festen Verschluß gewährleisten zu können. Die Urethra wird durch einen ringförmigen Schließmuskel geschlossen gehalten und sollte sich nur bei Kontraktion der Harnblase zur Blasenentleerung öffnen. Der untere Teil der Blase und die Harnröhre werden durch das Beckenbindegewebe und die Beckenbodenmuskulatur gehalten. Eine Inkontinenz wird begünstigt, wenn die Elastizität des Schließmuskels abnimmt, der Halteapparat erschlafft und der Winkel zwischen Blase und Urethra zunimmt. Auch wenn sich die Blase unwillkürlich zusammenzieht oder wenn sie sich nicht kontrahieren kann und überdehnt wird, kann die Kontrolle über die Blase verlorengehen. Man kann vier Haupttypen von Inkontinenz unterscheiden.

## *Streß- oder Belastungsinkontinenz*

Bei Streß- oder Belastungsinkontinenz kommt es zum Abgang von Urin, wenn sich der Druck innerhalb des Bauchraums beim Husten, Niesen, Lachen oder bei körperlicher Belastung erhöht, wobei der Blasendruck den Harnröhrendruck übersteigt. Dieser passive Druckanstieg müßte eigentlich von einer angemessenen Steigerung des urethralen Verschlußdrucks begleitet sein. Mit zunehmendem Alter kann der Verschlußapparat der Harnröhre insuffizient werden, und der unwillkürliche Abfluß kleiner Urinmengen ist nicht mehr zu verhindern. Folgende Ursachen können die Wirksamkeit des Verschlußmechanismus beeinträchtigen: Operationen, häufige Schwangerschaften und vaginale Entbindungen, absinkende Östrogenbildung in höherem Alter, die Verlagerung von Blase und Harnröhre durch eine Schwäche des Beckenbodens und schließlich Übergewicht.

## *Dranginkontinenz*

Bei der Dranginkontinenz verkrampft sich die Blase, es entsteht ein nicht unterdrückbarer Harndrang, und der Urin kann bis zum Erreichen der Toilette nicht vollständig gehalten werden. Es kommt dabei zu unwillkürlichem Harnverlust infolge eines gesteigerten Harndrangs bei intaktem Harnröhrenverschlußmechanismus. Jede Frau, die schon einmal eine Blasenentzündung hatte, weiß, wie schrecklich ein solcher Harndrang sein kann. Ursachen sind Entzündungen der Blase, Blasenkrebs, Östrogenmangel, Schädigung der Nerven, die die Blase stimulieren, oder Rückenmarkverletzungen. In vielen Fällen ist die Ursache unbekannt. Es könnte sein, daß es auch durch einen konditionierten Reflex zum Harndrang kommen kann. Sie kennen sicher das Phänomen: Den ganzen Tag mußten Sie aus irgendwelchen Gründen Ihre volle Blase ignorieren, weil sich keine Gelegenheit zur Entleerung ergab. Sobald Sie nach Hause kommen und vor der Toilette stehen, verkrampft sich Ihre Blase, und es entsteht ein nicht mehr zu unterdrückender Harndrang. Das Problem ist, daß bei manchen von uns dieser Harndrang im Laufe der Zeit schon kurz nach Entleerung der Blase erneut auftreten und durch alle möglichen Reize, wie z. B. das Geräusch laufenden Wassers oder den Anblick einer Toilette, ausgelöst werden kann, ohne daß die Blase übervoll ist.

### *Mischform*

Bei etwa 40 % der Frauen liegt eine Kombination von Streß- und Dranginkontinenz vor.

### *Überlaufinkontinenz*

Der unwillkürliche Harndrang entsteht hierbei durch die Unfähigkeit, die Blase völlig zu entleeren. Infolgedessen ist die Blase übervoll und überdehnt, ihr Innendruck steigt, und sie »läuft über«, teils ständig, teils nur bei bestimmten Anlässen oder Bewegungen. Diabetes kann ebenfalls zu einer Überlaufproblematik führen, indem die Nervenversorgung der Blase und damit ihre Kontraktions- und Entleerungsfähigkeit beeinträchtigt wird.

## Diagnose

Eine genaue Erhebung der Vorgeschichte ist besonders wichtig für die Diagnose. Hatten Sie mehrere Schwangerschaften, schwierige Vaginalentbindungen oder große Babys? Hatten Sie häufig Blasenentzündungen, neurologische Probleme, Diabetes oder Operationen im Urogenitalbereich? Nehmen Sie Medikamente, die den Muskeltonus der Blase oder des Harnröhrenschließmuskels herabsetzen, wie z. B. Blutdruckmittel, Muskelrelaxanzien oder Diazepam (in Deutschland z. B. Valium®; Anm. d. Ü.)? Diuretika, die den Körper entwässern, können die Blase überschwemmen.

Sie sollten mindestens 2 Tage lang folgendes aufschreiben: Wann und wieviel Flüssigkeit haben Sie zu sich genommen? Wann und wie oft wurde die Blase entleert, und wieviel wurde entleert? Sind Sie inkontinent? Wieviel Urin geht dabei unwillkürlich ab, und wie kam es dazu? Spürten Sie einen Drang, oder tröpfelte es einfach?

Bei der körperlichen Untersuchung wird der Zustand der Scheide beurteilt, die z. B. wegen Östrogenmangel atrophisch sein kann. Ferner wird der allgemeine Zustand des Halteapparats von Uterus, Blase und Rektum betrachtet. Wichtig sind z. B. die Weite der Vagina, der Tonus der Beckenbodenmuskulatur und entzündliche Veränderungen nach vorangegangenen Operationen. Beim Streßtest wird die Patientin aufgefordert, mit voller Harnblase bei leicht abgewinkelten Beinen stehend mehrfach zu husten. Kommt es dabei gleichzeitig zu einem Harnabgang, so handelt es sich um eine Streßinkontinenz. Bei einer Dranginkontinenz sollte immer eine Spiegelung der Harnröhre und der Blase (Urethrozystoskopie) durchgeführt werden, um chronische Entzündungen, Defekte und Tumoren auszuschließen. Der Urin sollte auf Blut, weiße Blutkörperchen, Bakterien und abnorme Zellen untersucht werden. Nach der Blasenentleerung wird mit einem Katheter der Restharn bestimmt. Der Blaseninnendruck wird bei steigender Füllung und Provokation (Husten, Pressen) gemessen. Durch eine Röntgenkontrastdarstellung der zuvor entleerten Blase und der Harnröhre (Urethrozystographie) werden Bilder der Blase, des Blasenhalses und der Harnröhre in Ruhe und beim Pressen gemacht. Dabei können u. a. Lageveränderungen und der urethrovesikale Winkel beurteilt werden. Durch die Kombination der Krankengeschichte, des Blasenentleerungstagebuchs und verschiedener Spezialuntersuchungen kann die Ursache einer Blasenstörung gefunden werden, und es besteht eine gute Heilungschance.

# Behandlung

Durch die richtige Therapie kann bei 50 % der Betroffenen eine Heilung, bei 35 % eine deutliche Besserung und bei 15 % eine leichte Besserung erreicht werden.

## *Verhaltenstraining*

Ihren Tagebuchaufzeichnungen können Sie entnehmen, wann es zur Inkontinenz kommt. Verlieren Sie z. B. nach 3 Stunden die Kontrolle über die Blase, sollten Sie den Rhythmus Ihrer Blasenentleerung ändern und die Blase alle 2 Stunden entleeren und dies etwa 2 Wochen lang beibehalten. Bleiben Sie dabei »trocken«, können Sie durch weiteres Blasentraining das Intervall zwischen den Blasenentleerungen verlängern. Anzustreben sind ein tägliches Miktionsvolumen von 1500–1800 ml und ein Miktionsintervall von 3 Stunden. Außerdem müssen Sie lernen, sich zu entspannen, wenn Sie Harndrang verspüren. Manchmal genügt es schon, dreimal langsam und tief durchzuatmen, um diese kurzdauernde Blasenkontraktion zu überwinden. Wenn die Inkontinenz nachts im Bett auftritt, sollten Sie tagsüber Ihren Flüssigkeitsbedarf decken und einige Stunden vor dem Schlafengehen nichts mehr trinken. Sie sollten etwa 6–8 Gläser Wasser pro Tag trinken. Durch eine zu geringe Flüssigkeitsaufnahme wird der Urin zu stark konzentriert, und es kommt zur Blasenreizung und Dranginkontinenz. Sie sollten bestimmte Nahrungsmittel vermeiden, die die Blase reizen und zu Harndrang und zum Verlust der Blasenkontrolle führen. Dazu gehören stark gewürzte Speisen, säurehaltige Nahrungsmittel wie Zitrusfrüchte und Tomaten, Alkohol, Koffein, Nutra-Sweet (Süßstoff) und Schokolade. Eine meiner Patientinnen litt unter einer so starken Dranginkontinenz, daß sie eine Operation in Erwägung zog. Ihre Blasensymptome verschwanden fast vollständig, als sie von süßstoffhaltigen Soft Drinks auf Wasser überwechselte. Wir feierten ihre wiedergewonnene Blasenkontrolle mit einer Flasche Evian-Tafelwasser.

Als nächste Maßnahme sollten Sie den Tonus der erschlafften Beckenbodenmuskeln mit Hilfe sogenannter Kegelübungen trainieren. Dabei müssen Sie die Muskeln kontrahieren, die die Scheide und die Harnröhre umgeben. Weil die meisten von uns anfänglich die Gesäßmuskeln, den Anus oder die Bauchmuskeln kontrahieren, müssen Sie zuerst lernen, sich die Beckenbodenmuskeln bewußt zu machen. Das kann unter Zuhilfenahme eines Konus geschehen, den Sie in die Scheide stecken und mehrmals täglich unter verschiedenen Bedingungen festhalten, indem Sie die richtigen Muskeln kontrahieren. Sie können auch einen Finger in die Scheide stecken, um zu spüren, ob die richtigen Muskeln angespannt werden. Viele Ärzte sind der Ansicht, daß die Kegelübungen nicht ausreichen. Die Muskeln, die die Harnröhre umgeben, haben schnelle und langsame Fasern. Es ist bekannt, daß schnelle Kontraktionen die schnellen Muskelfasern und langsame Kontraktionen die langsamen Muskelfasern kräftigen. Diese Ärzte raten den Frauen deshalb, anstelle der gleichförmigen Kegelübungen drei Übungseinheiten mit schnellen Kontraktionen, gefolgt von drei Übungseinheiten mit langsamen Kontraktionen durchzuführen. Sie sollten die Übungseinheiten allmählich auf bis zu 200 Wiederholungen pro Tag ausdehnen. Mindestens 2 Monate lang müssen Sie die Übungen regelmäßig durchführen, bevor Sie einen Erfolg beobachten können. Jeder Fitneßtrainer wird Ihnen sagen, daß Muskeln ein kurzes Gedächtnis haben. Ich versuche, meine Muskelkontraktionen durchzuführen, während ich hier sitze und schreibe. Ich wippe dabei im Stuhl auf und ab, ein sicheres Zeichen dafür, daß ich die falschen Muskeln betätige. Wer sagt, es wäre leicht? Wenn Sie Ihre Kegelübungen richtig machen, wird nicht einmal Ihr Frisör etwas davon bemerken.

Biofeedback kann ebenfalls eingesetzt werden, um diese Muskeln zu trainieren. Außerdem kann die Beckenbodenmuskulatur mit Hilfe einer intravaginalen Elektrostimulation zur Kontraktion angeregt werden. Sollten all diese Methoden nicht ausreichen, kann durch eine medikamentöse oder operative Therapie geholfen werden.

## *Medikamentöse Behandlung*

Durch Östrogen (Östrogenersatztherapie oder Östrogen-Vaginalcreme) kommt es bei 40–70 % der Frauen mit atrophischem Scheiden- und Blasengewebe zu einer Verbesserung der Symptome einer Streßinkontinenz.

Bei einer Dranginkontinenz aufgrund inadäquater Blasenkontraktionen können Spasmolytika gegeben werden, die die Blasenmuskulatur entspannen. Durch sogenannte Sympathomimetika (in Deutschland z. B. Spiropent®; Anm. d. Ü.) kann der Tonus des Harnröhrenschließmuskels und damit der Verschluß der Harnröhre verbessert werden. Diese Mittel sind jedoch kontraindiziert, wenn Sie Bluthochdruck oder Herzprobleme haben.

## *Operative Behandlung*

Vor jeder Operation ist eine genaue Abklärung der Ursachen notwendig. Eine Dranginkontinenz kann nicht operativ korrigiert werden. Der Grundpfeiler der Therapie ist ein Blasentraining. Eine falsche Operation kann nicht nur nutzlos sein, sondern könnte eine Drang- oder Überlaufinkontinenz noch verschlimmern. Es ist ebenfalls nicht sinnvoll, einen normalen Uterus während einer Operation zur Behebung einer Streßinkontinenz zu entfernen. Liegt jedoch ein Gebärmuttervorfall (Uterusprolaps) vor oder ist die Gebärmutter durch Myome stark vergrößert und drückt auf die Blase, dann kann eine gleichzeitige Hysterektomie indiziert sein. Wenn Sie aber nicht sorgfältig untersucht worden sind und man Ihnen nur sagt, das Problem müsse operativ angegangen werden, sollten Sie vorsorglich eine zweite Meinung einholen. Vorsicht ist angebracht, auch wenn die Erfolgsrate eines angemessenen chirurgischen Eingriffs 50–75 % beträgt.

Eine Zystozele (Blasenvorfall in den Scheidenkanal), die zu einer Streß- und Überlaufinkontinenz beiträgt, kann operativ korrigiert werden. Dabei wird die Scheide eröffnet, die Blase nach oben geschoben und an ihrer normalen Position angenäht. Das ist nur ein Beispiel für die über 100 verschiedenen Inkontinenzoperationen, die in der Literatur beschrieben werden. Ziel jeder Inkontinenzoperation ist die Verbesserung der Druckübertragung vom Bauchraum auf den Blasenhals. Die Indikation zur Operation ist bei abgeschlossener Familienplanung, bei schwerer Streßinkontinenz, bei großem Leidensdruck, bei einer starken Beckenbodensenkung und nach erfolgloser konservativer Behandlung gegeben.

## Andere Hilfsmittel

Wir müssen nicht immer operieren, um die Blase nach oben zu schieben oder die Lage der Harnröhre zu korrigieren. Durch Einführung eines Pessars (ein Ring aus Kunststoff) in die Scheide kann bei inoperablen Patientinnen ein Blasen- oder Scheidenvorfall korrigiert werden.

## Kollagentherapie

Mit zunehmendem Alter kommt es zu einem Kollagenverlust, der ebenfalls unsere Blasenkontrolle beeinträchtigt. Wir verwenden Kollagen, um unsere Falten zu bekämpfen. Könnten wir damit nicht auch einen insuffizienten Schließmuskel auffüllen und funktionstüchtig machen? Das ist tatsächlich möglich. Kollageninjektionen in die Harnröhre wurden 1993 von der amerikanischen Arzneimittelbehörde (FDA) genehmigt. Bei Frauen mit nachgewiesener Insuffizienz des Harnröhrenschließmuskels, die mit Kollageninjektionen behandelt wurden, konnte in 96 % der Fälle die Inkontinenz behoben werden. Diese Injektionen sind eine wirksame Alternative zu einer risikoreicheren operativen Behandlung. Sie können Sie davor bewahren, mehrmals erfolglos operiert zu werden, Windeln tragen zu müssen oder in ein Pflegeheim eingewiesen zu werden.

Sie müssen weder still und verschämt unter einer Inkontinenz leiden, noch sollten Sie Windeln oder absorbierende Slipeinlagen tragen müssen. Wenn Sie Ihre Blasenentleerungsgewohnheiten analysieren, die richtigen Muskeln trainieren, geeignete Medikamente einnehmen und andere therapeutische Möglichkeiten ausnutzen, können Sie die vor Ihnen liegenden Jahre – durch zuverlässige Blasenkontrolle – mit einem guten, sicheren und »trockenen« Gefühl verbringen.

# TEIL VIER

# GESUNDHEITSVORSORGE FÜR UNSERE ZWEITE LEBENSHÄLFTE

# 15. GYNÄKOLOGISCHE OPERATIONEN – WELCHE SIND WIRKLICH NOTWENDIG?

Früher nahmen wir es passiv hin, wenn uns gesagt wurde: »Sie brauchen diese Organe nicht mehr.« Heute reagieren wir aggressiv, wenn der Arzt eine Operation empfiehlt: »Unterstehen Sie sich, irgendwas herauszuschneiden, bevor ich nicht eine dritte Meinung eingeholt habe!« Es gibt natürlich Störungen, die operativ behandelt werden müssen. Aber in welchen Fällen ist eine Operation indiziert, welche sollten wir durchführen lassen? Sind die neuen minimal invasiven endoskopischen »Schlüssellochoperationen«, bei denen ein optisches Instrument durch einen kleinen Schnitt in den Bauchraum oder in die Scheide eingeführt wird, besser als die früher üblichen invasiveren Operationstechniken mit Eröffnung des Bauchraums? Jede Operationsmethode hat ihre speziellen Indikationen und Komplikationen. Erst wenn wir genau verstanden haben, wie, weshalb und warum wir operiert werden sollen, können wir eine kompetente Entscheidung treffen. Wir sind die Hüterinnen unserer Beckenorgane, und wir bestimmen letztendlich, welche Organe nicht angetastet werden dürfen und welche korrigiert oder entfernt werden sollen.

## Hysterektomie (Gebärmutterentfernung)

### *Die Zahlen*

Früher war die Hysterektomie, d. h. die chirurgische Entfernung der Gebärmutter, die häufigste Operation, die bei Frauen durchgeführt wurde. Seit 1981 ist der Kaiserschnitt die Nummer 1, und die Hysterektomie rangert an zweiter Stelle.

Mehr als 600 000 Hysterektomien werden jährlich in den USA durchgeführt. Die Kosten dafür belaufen sich auf 5 Milliarden Dollar. Bei mehr als einem Drittel der Frauen über 60 wurde die Gebärmutter entfernt – das Durchschnittsalter bei der Hysterektomie liegt bei 42,7 Jahren.

In Deutschland lassen sich jährlich ca. 150 000 Frauen die Gebärmutter entfernen.

## *Indikationen*

Es gibt drei Gründe, warum wir einen großen chirurgischen Eingriff in Erwägung ziehen sollten: um unser Leben zu retten, um eine gravierende Störung zu beheben, die unsere Körperfunktionen beeinträchtigt, und um ein unerträgliches Leiden zu beenden. Als nicht mehr akzeptabel gilt eine prophylaktische Entfernung der Gebärmutter, um zu verhindern, daß ein Problem entstehen könnte. Wenn bei allen Frauen über 35 Hysterektomien durchgeführt würden, um die Bildung eines Endometrium- oder Zervixkarzinoms zu verhindern, würde sich unsere Lebenserwartung nur um 2,4 Monate erhöhen. Bei diesen Zahlen sind Vorsorgeuntersuchungen und Zervixabstriche nicht berücksichtigt; durch diese beiden Maßnahmen könnten diese Krebsformen wahrscheinlich früh erkannt und geheilt werden.

Ein Klassifizierungssystem für operative Indikationen ist erforderlich. Das ist nicht einfach, und es gibt unterschiedliche Auffassungen. Ich empfehle das folgende Bewertungssystem.

### Absolute Indikationen

#### Invasives Zervixkarzinom (Gebärmutterhalskrebs)

Diese Indikation umfaßt nicht die Krebsvorstufen (CIN I, II oder III) oder einen nichtinvasiven, oberflächlichen Krebs (Carcinoma in situ).

## Endometriumkarzinom (Gebärmutterkrebs)

Die Hysterektomie – plus Entfernung beider Eileiter und Eierstöcke – ist die Therapie der Wahl bei Endometriumkarzinom. Eine Strahlenbehandlung kann vorher oder nacher durchgeführt werden.

## Andere Krebserkrankungen des Uterus

Andere Krebserkrankungen des Uterus bilden sich in der Gebärmutterwand, nicht in der Gebärmutterschleimhaut. Sie sind selten. Die häufigste Form ist das Leiomyosarkom.

## Eierstock- oder Eileiterkrebs

Da sich bei Eierstock- oder Eileiterkrebs häufig Metastasen in der Gebärmutter finden, wird sie entfernt – vor allem bei Frauen über 40.

## Zusätzliche Hysterektomie bei schweren Krebserkrankungen im Beckenraum

Eine zusätzliche Hysterektomie kann erforderlich sein, um ein invasives Kolon-, Rektum- oder Blasenkarzinom zu behandeln.

# Akzeptable Indikationen

## Große oder schnell wachsende Myome

Wenn Myome medizinische Probleme oder starke Beschwerden verursachen, kann eine Hysterektomie sinnvoll sein. Myome finden sich bei 20–30 % aller Frauen über 30, und 30 % aller Hysterektomien werden wegen eines Myoms durchgeführt. Die meisten Myome verursachen keinerlei Beschwerden. Myome sind gutartige Gewächse der glatten Muskulatur in der Gebärmutterwand. Wenn sie sich zur Bauchhöhle hin entwickeln, spricht man von *subserösen Myomen.* Sie sind leicht tastbar und können sehr groß werden. *Intramurale Myome* wachsen in den Muskelschichten der Gebärmutterwand. Wenn sie direkt unter der Gebärmutterschleimlaut liegen und in die Gebärmutterhöhle vorwachsen, spricht man von *submukösen Myomen,* die sehr starke Blutungen verursachen können.

Zwei von drei Kriterien muß ein Myom erfüllen, damit eine Hysterektomie erwogen werden kann: Es muß sehr groß und schnell wachsend sein sowie Schmerzen und/oder Blutungen verursachen. Wann ist ein Myom groß? Gynäkologen definieren die Größe des Uterus häufig nach der Größenzunahme in der Schwangerschaft. Groß im Hinblick auf eine Hysterektomie wäre ein Uterus, der in seinen Ausmaßen einer Gebärmutter in der 12.–14. Schwangerschaftswoche entspricht, das heißt, der etwa dreimal größer als eine nichtschwangere Gebärmutter ist. Zur Verdeutlichung können wir den vergrößerten Uterus mit einer Grapefruit oder – sportlicher – mit einem Softball vergleichen. Die Größe allein ist jedoch kein ausreichendes Kriterium, da viele Myome schrumpfen, wenn es nach der Menopause zum Östrogenabfall kommt.

Myome scheinen schubweise zu wachsen. Wenn also eine Gebärmutter innerhalb eines Jahres von der Größe einer 8wöchigen Schwangerschaft bis zur Größe einer 12wöchigen Schwangerschaft heranwächst, dann hat das keine große Bedeutung. Die Annahme, daß schnelles Wachstum einen Krebs begünstigen könnte und deshalb eine Operation indiziert sei, ist nicht gerechtfertigt. Myome entarten fast nie!

Größe und Wachstum sind keine ausreichenden Kriterien. Es muß noch ein weiteres Symptom hinzukommen, wie z. B. Schmerzen oder starke Beschwerden. Selbst sehr große Myome bewirken allerdings kaum Schmerzen. Schließlich verursacht auch ein Baby, das im Uterus 9 Monate lang heranwächst, keine Schmerzen – bevor es zu Wehen kommt. Warum sollte eine gutartige Muskelfasergeschwulst zu Schmerzen führen? Eine seltene Ausnahme bildet die »rote Degeneration«. Dabei kommt es bei schnellwachsenden Myomen zu Einblutungen in das Tumorgewebe und zu Schmerzen. Eine »weiße Degeneration« kann sich entwickeln, wenn ein gestielt wachsendes subseröses Myom durch Stieldrehung von der Blutversorgung abgeschnitten und nekrotisch wird. Dies kann zu plötzlichen, schneidenden Schmerzen im Bauchraum führen und eine Blinddarmentzündung vortäuschen.

Größere Myome können auf die Blase drücken und einen ständigen

Harndrang hervorrufen. Hinterwandmyome können auf den Enddarm drücken und Beschwerden bei der Defäkation (Stuhlentleerung) verursachen. In seltenen Fällen können Myome auf den Harnleiter drücken. Kommt es dadurch zu einer teilweisen Harnleiterblockade, können die Nieren schmerzhaft anschwellen. Letztendlich kann es zu einer Nierenschädigung kommen.

Dreißig Prozent der Hysterektomien werden wegen starker Blutungen durchgeführt. Starke, verlängerte Regelblutungen (Menorrhagie) sind schwer zu quantifizieren. Wenn Sie jedoch Handtücher zwischen die Beine pressen müssen und nicht aus dem Bett oder von der Toilette kommen, dann sind die Blutungen sicher schwer. Auch wenn Sie extralange, ultra-absorbierende Binden oder Tampons jede Stunde wechseln müssen und anämisch werden, leiden Sie an Menorrhagie. Die schlimmsten Blutungen kommen bei submukösen Myomen vor.

Es muß abgeklärt werden, ob die abnormen Blutungen »nur« durch Myome verursacht werden. Zur Beurteilung und Lokalisation der Myome sollte eine Ultraschalluntersuchung durchgeführt werden. Mit Hilfe der Hysteroskopie können submuköse Myome von Polypen oder Karzinomen abgegrenzt werden. Falls ein submuköses Myom vorliegt, kann es herausgeschnitten werden. Gleichzeitig sollte – nach Erweiterung der Zervix – eine Ausschabung der Gebärmutter durchgeführt werden, um sicherzugehen, daß es sich nicht um einen Gebärmutterkrebs und »zufällig gleichzeitig vorhandene« Myome handelt.

Wenn der Uterus größer als »in der 12.–14. Schwangerschaftswoche« ist und Sie so starke Beschwerden haben, daß Ihre Lebensqualität sehr beeinträchtigt ist, oder wenn Sie so stark bluten, daß Sie kein normales Leben führen können, dann kann eine Hysterektomie indiziert sein, aber es ist nicht die einzige Möglichkeit. Man kann Medikamente (GnRH-Agonisten) verabreichen und dadurch die Myome zum Schrumpfen bringen. Die Myome können herausgeschält (Enukleation) oder bei der Hysteroskopie herausgeschnitten werden (Resektion).

## Schwere Endometriose

Eine schwere, schmerzhafte Endometriose, die sich durch Medikamente oder weniger eingreifende operative Maßnahmen nicht beheben läßt und zu unerträglichen Schmerzen führt, kann eine Hysterektomie rechtfertigen. Zwanzig Prozent aller Hysterektomien werden wegen einer Endometriose durchgeführt. Die Endometriose wird durch das Vorkommen von Gebärmutterschleimhaut (Endometrium) außerhalb der Gebärmutterhöhle verursacht. Diese Erkrankung führt zu schweren Menstruationskrämpfen, Ovulationsschmerzen, Schmerzen beim Geschlechtsverkehr und bei der Stuhlentleerung, zu chronischen Unterleibsschmerzen, Blutungsstörungen und zur Bildung von großen, blutgefüllten Eierstockzysten. Eine schreckliche Krankheit! Die Behandlung hängt von der Schwere der Symptome ab. Die medikamentöse Therapie umfaßt Ovulationshemmer, GnRH-Agonisten, die unsere Hormonproduktion drosseln, oder Antiöstrogene wie Danazol, die eine Ausdehnung der Krankheit verhindern, vorhandene Läsionen reduzieren und die Symptome lindern.

Sollten diese Maßnahmen nicht ausreichen, können wir operative Techniken in Erwägung ziehen. Wir beginnen mit der Laparoskopie. Dabei lassen sich z. B. mit Hilfe der Elektro- oder Laserkoagulation Endometrioseherde und Narbengewebe entfernen. Sollten die Läsionen wieder auftreten, kann die Gebärmutter entfernt werden. Wird dabei ein Eierstock belassen, was häufig bei Frauen im Alter von Anfang 40 getan wird, können »multipotente« Zellen oder genauer: Zellen mit »schlechtem« Potential wieder eine Endometriose auslösen.

Eine Sonderform der Endometriose kann innerhalb des Uterus auftreten. Bei dieser sogenannten Adenomyosis uteri wachsen die Gebärmutterschleimhautdrüsen in die Uterusmuskulatur und führen zu einer Gebärmuttervergrößerung, starken Regelblutungen und unerträglichen Menstruationskrämpfen. Die Diagnose ist schwierig und kann meist erst nach Entfernen des Uterus gestellt werden. Wenn Sie unter starken Blutungen und Krämpfen leiden, sollten Sie nicht sofort die Gebärmutter entfernen lassen, sondern zunächst eine medikamentöse Therapie mit Ovulationshemmern und GnRH-Agonisten versuchen. Lassen sich die Beschwerden dadurch nicht beheben, kann es mit einer hysteroskopischen Abtragung der Gebärmutterschleimhaut versucht werden.

## Schwere chronische Schmerzen im Beckenbereich

Zehn Prozent aller Hysterektomien werden wegen schweren chronischen Schmerzen im Beckenbereich durchgeführt. Nicht jede Frau mit Unterleibsschmerzen leidet an einer Endometriose. Schmerzen können hervorgerufen werden durch Vernarbungen aufgrund vorangegangener Entzündungen im kleinen Becken, durch Operationen oder durch Erweiterung der Blutgefäße, die die Beckenorgane versorgen.

Schmerzen im Beckenbereich haben nicht immer eine gynäkologische Ursache. Andere Organe und Strukturen im kleinen Becken, wie z. B. Blase, Dick- oder Dünndarm, Muskeln, Nerven, Lendenwirbelsäule und Beckenknochen, können ebenfalls zu Beschwerden führen. Es wäre ein großer Fehler anzunehmen, daß eine Hysterektomie das Allheilmittel für sämtliche Rückenschmerzen, Darmbeschwerden, Nervenschmerzen und Blasenbeschwerden sei. Auf jeden Fall sollten die anderen Organe im kleinen Becken ebenfalls genau untersucht werden.

Schließlich sollten wir daran denken, daß auch psychosomatische Faktoren eine Rolle spielen können.

## Beckenbodensenkung

Eine schwere Senkung des Beckenbodens kann zum Verlust der Blasen- und Mastdarmkontrolle führen und eine Hysterektomie rechtfertigen. Diese Indikation macht 15 % aller Hysterektomien aus. Je nach dem Grad der Senkung kann es zu einem subtotalen oder totalen Prolaps des Uterus kommen. Durch die strukturelle Verbindung von Uterus und Vagina mit der Blase und dem Rektum kann sich ein Blasen- und Enddarmprolaps bilden. Bevor an ein Entfernen der Gebärmutter gedacht wird, sollten zunächst alle konservativen Maßnahmen ausgeschöpft werden, wie z. B. die Beckenbodengymnastik (Kegelübungen) und die Östrogensubstitution.

Eine weitere Alternative zur Operation ist die Einführung eines ringförmigen Pessars in die Scheide, wodurch ein Subtotal- oder Totalprolaps des Uterus behoben werden kann. Eine Östrogencreme sollte dabei immer appliziert werden, um Entzündungen zu vermeiden. Einige meiner Patientinnen sind sehr zufrieden mit ihrem Pessar. Sie spüren es nicht und kommen lieber alle 3 Monate zum Pessarwechsel in die Praxis, als sich operieren zu lassen. Diejenigen Frauen, die sexuell aktiv sind, bevorzugen meist die Operation. Sie empfinden das Pessar als störenden Fremdkörper beim Geschlechtsverkehr.

## Fragwürdige Indikationen für eine Hysterektomie

### Stumme Myome

Wenn sie kleiner sind als ein Uterus in der 12.–14. Schwangerschaftswoche und keine übermäßigen Blutungen und Schmerzen verursachen, gibt es keinen Grund, die Myome oder die Gebärmutter zu entfernen. Es wurde schon darauf hingewiesen, daß die prophylaktische Entfernung keinen Sinn macht, weil Myome nur sehr selten entarten. Manchen Frauen wird geraten, sie sollten ihren Uterus myomatosus entfernen lassen, damit sie ohne Bedenken eine Hormonersatztherapie durchführen können. Auch das ist kein ausreichender Grund. Es konnte bisher nicht nachgewiesen werden, daß eine Hormonersatztherapie das Myomwachstum stimuliert.

Schließlich wird uns häufig geraten, eine vaginale Hysterektomie prophylaktisch durchführen zu lassen, bevor die Myome so groß sind, daß eine abdominale Gebärmutterentfernung mit Eröffnen des Bauchraums notwendig wird. Wir können jedoch nicht vorhersagen, ob die Myome weiterwachsen (nach der Menopause schrumpfen sie meist), und selbst wenn sie größer werden, könnten sie durch eine dreimonatige medikamentöse Therapie mit GnRH-Agonisten um 50 % reduziert werden. Dadurch wäre wiederum eine vaginale Hysterektomie möglich.

### Gutartige Eierstockzysten

Bei Frauen über 40 werden bei der Ultraschalluntersuchung oder der Laparoskopie häufig einfache, flüssigkeitsgefüllte Zysten beobachtet, die oft »funktionell« sind, vor allem, wenn sie kleiner als 5 cm sind. Funktionell bedeutet, daß sich eine Zyste während einer anomalen Ovulation gebildet hat und wahrscheinlich im Laufe des nächsten oder übernächsten Zyklus verschwinden wird. Wir können also abwarten. Eine andere Möglichkeit ist die Einnahme von Ovulationshemmern oder GnRH-Agonisten, um die Eierstöcke stillzulegen.

Postmenopausale Zysten sind bedenklicher. Sie könnten in Zusammenhang mit dem gefürchteten Eierstockkrebs stehen und weitere Untersuchungen erforderlich machen. Wir können eventuell eine Laparoskopie durchführen und – falls nötig – den Eierstock mit der Zyste entfernen und im Labor untersuchen lassen. Wird die Zyste als gutartig eingestuft, sollte der andere Eierstock ebenfalls entfernt werden, da die Wahrscheinlichkeit, daß sich dort in Zukunft ebenfalls gutartige Zysten bilden, 15–20 % beträgt. Die Gebärmutter hat allerdings nichts mit diesen Zysten zu tun, und es besteht kein Grund für eine Hysterektomie.

### Präkanzeröse Zervixveränderungen

Präkanzeröse Veränderungen am Gebärmutterhals sind keine Indikation für eine Hysterektomie. Sie sollten mittels Kolposkopie (Lupenuntersuchung) und Biopsie genau diagnostiziert und entsprechend behandelt werden, etwa durch Kälte- oder Lasertherapie, Schlingenexzision mit Elektrokauterisation oder chirurgische Konisation.

### Präkanzeröse Veränderungen an der Gebärmutterschleimhaut (Endometrium)

Atypische Wucherungen der Gebärmutterschleimhautdrüsen (atypische adenomatöse Hyperplasie) können durch eine hochdosierte Progesterongabe (Megace®, Provera®) behandelt werden. Nach dreimonatiger Therapie wird erneut eine Ausschabung der Gebärmutter (Kürettage) durchgeführt. Wenn es zu keiner Besserung gekommen ist oder wenn kein Progesteron eingenommen werden darf, ist eine Hysterektomie angezeigt, weil eine Wahrscheinlichkeit von 30 % besteht, daß sich diese Krebsvorstufen innerhalb von 5 Jahren in einen Krebs verwandeln können.

## Vermeidbare Indikationen

### Dysfunktionelle uterine Blutungen

Es erstaunt mich immer wieder, bei wie vielen Patientinnen die Gebärmutter entfernt wurde, um starke Blutungen in der Perimenopause unter Kontrolle zu bringen. Zwanzig Prozent aller Hysterektomien werden wegen dysfunktioneller oder anomaler, nicht durch Myome ausgelöster uteriner Blutungen durchgeführt. Die nachlassende Eierstockfunktion und Hormonschwankungen, die zu typischen Blutungsstörungen vor der Menopause führen, sind kein Grund für eine Hysterektomie. Die Zyklusstörungen lassen sich in der Mehrheit der Fälle sehr gut durch niedrigdosierte orale Kontrazeptiva, Medroxyprogesteronacetat oder GnRH-Agonisten behandeln. Falls sich die Blutungsstörungen nicht medikamentös beheben lassen, sollte eine Gebärmutterspiegelung (Hysteroskopie) durchgeführt werden, um der Ursache auf den Grund zu gehen. Eventuell lassen sich gutartige Polypen oder submuköse Myome finden, die reseziert werden können. Wenn wir dabei gleichzeitig eine Endometriumablation durchführen, bei der die Gebärmutterschleimhaut mit dem Laser oder elektrochirurgisch abgetragen wird, sollten unsere Regelblutungen schwächer werden oder aufhören, aber wir haben immer noch unseren Uterus.

## Blutungsstörungen bei einer Hormonersatztherapie

Eine meiner Patientinnen rief mich 2 Monate nach Beginn einer kontinuierlichen Hormontherapie mit kleinen täglichen Dosen Östrogen und Gestagen ohne Unterbrechung ganz aufgeregt an. Sie hatte Blutungen bekommen und war sich sicher, daß sie 1. Krebs habe und 2. eine Hysterektomie benötige. Bei 40 % der Frauen kommt es während der ersten 4 Monate einer kontinuierlichen Hormontherapie zu Blutungen, weil sich der Uterus erst an die Hormone »gewöhnen« muß, und im allgemeinen ist alles in Ordnung. Wenn es nach 4 Monaten immer noch zu Blutungen kommt oder wenn sie außerhalb der einnahmefreien Tage bei einer zyklischen Hormontherapie auftreten, sollte eine gründliche Untersuchung durchgeführt werden, aber das muß nicht bedeuten, daß ein Krebs vorhanden ist. Liegen keine krankhaften Veränderungen der Gebärmutterschleimhaut vor, dann kann der Arzt ein anderes Hormonpräparat ausprobieren und die Dosierung ändern.

Bei anhaltenden Blutungen sollte eine Hysterektomie durchgeführt werden. In 90 % der Fälle wird die Blutungsstörung durch einen Polypen oder ein Myom verursacht, die durch operative Hysteroskopie entfernt werden können. Selbst wenn keine eindeutige Blutungsursache gefunden wird, kann durch eine Endometriumablation die Gebärmutterschleimhaut vernarben und die Blutung gestoppt werden – ohne daß der Uterus entfernt werden muß.

### Einfache Endometriumhyperplasie ohne Atypien

Sechs Prozent der Hysterektomien werden überflüssigerweise wegen einer gutartigen Verdickung der Gebärmutterschleimhaut durchgeführt, ohne daß verdächtige Zellkernveränderungen (Atypien) vorliegen. Dieses übermäßige Wachstum des Endometriums wird am wahrscheinlichsten durch zu viel Östrogen und zu wenig Progesteron verursacht. Ein solches hormonelles Ungleichgewicht wird häufig in der Perimenopause beobachtet. Das Wort »Hyperplasie« (abnorme Zellvermehrung) macht Ärzten und Patientinnen Angst, ohne daß dafür ein Grund besteht. Weniger als 1 % der Frauen mit unbehandelter einfacher Hyperplasie und 3 % der Frauen mit komplexer Hyperplasie (unregelmäßig geformte Drüsen und dicht gepackte Zellen) entwickeln einen Krebs. Wenn sie das fehlende Progesteron erhalten, sollte es zu keiner krebsartigen Entartung kommen!

### Sterilisation

Eine laparoskopische Unterbindung der Eileiter (Tubenligatur) ist ein einfaches, wirksames Verfahren zur Empfängnisverhütung. Es ist nicht notwendig, zusätzlich die Gebärmutter zu entfernen.

## *Methoden der Hysterektomie*

Die Gebärmutter kann auf abdominalem oder vaginalem Wege entfernt werden – außerdem durch eine Kombination dieser beiden Verfahren, die sogenannte laparoskopisch assistierte vaginale Hysterektomie. Wenn eine Hysterektomie durchgeführt wird, spricht man meistens von einer totalen Hysterektomie (Totaloperation), das heißt, daß der Uterus zusammen mit der Zervix entfernt wird. Es bedeutet nicht, daß die Eileiter oder die Eierstöcke gleichzeitig entfernt werden. Bei einer subtotalen Hysterektomie wird der Uterus oberhalb der Zervix amputiert, und der Gebärmutterhals wird stehengelassen.

## Abdominale Hysterektomie

Auf abdominalem Wege erfolgen 75 % der Hysterektomien. Der Bauchraum wird dabei durch einen quer in der Bikinizone liegenden oder einen längsgerichteten Schnitt eröffnet. Es handelt sich um eine größere Operation, bei der alle Schichten der Bauchwand durchtrennt werden. Meistens müssen wir 3 Tage im Krankenhaus bleiben und uns danach noch etwa 4–6 Wochen zu Hause erholen. Im folgenden werden die Gründe für das Entfernen der Gebärmutter auf abdominalem Wege beschrieben:

1. Es liegt ein Gebärmutter-, Eierstock- oder Eileiterkrebs vor, oder der Chirurg muß das umgebende Gewebe und die Lymphknoten entfernen.
2. Es bestehen sehr große Myome, die durch eine Therapie mit GnRH-Agonisten nicht zum Schrumpfen gebracht werden und auf vaginalem Wege nur mit großen Schwierigkeiten entfernt werden können.
3. Die Patientin leidet an einer schweren Endometriose, Entzündungen oder Verwachsungen im Beckenraum aufgrund früherer Operationen.
4. Der Operateur hat keine große Erfahrung mit der vaginalen oder laparoskopisch assistierten vaginalen Hysterektomie, und es gibt keine Möglichkeit, ein anderes Krankenhaus aufzusuchen.

## Komplikationen einer abdominalen Hysterektomie

Die Sterblichkeitsrate der abdominalen Hysterektomie betrug 1990 0,06–0,11 %, wenn die Gebärmutter nicht wegen einer Krebserkrankung entfernt wurde. Die Mortalitätsrate steigt auf 0,7–2 %, wenn der Uterus im Rahmen einer Krebsoperation entfernt wurde – das Verfahren ist radikaler, und die Patientinnen sind meist älter und kränker.

Die Wahrscheinlichkeitsrate für andere Komplikationen kann 43 % betragen. Dazu gehören Fieber, Blasenentzündungen, Wundinfektionen und Lungenentzündungen. Die häufigsten Komplikationen sind Blutungen, die eine Bluttransfusion erforderlich machen, eine zweite Operation wegen Nachblutungen oder Verletzungen anderer Organe, lebensbedrohliche Lungenembolie und Herzinfarkt. Die Häufigkeitsrate dieser schweren Komplikationen beträgt 4 %.

Wir müssen außerdem die Langzeiteffekte einer Gebärmutterentfernung berücksichtigen. Die meisten Frauen fühlen sich besser, wenn die Operation aus angemessenen Gründen erfolgte, d. h. wegen Krebs, großen Tumoren, starken Schmerzen oder Prolaps. Schlecht beurteilt werden vor allem Hysterektomien, bei denen gleichzeitig beide Eierstöcke entfernt wurden – in 68 % der Fälle sind Frauen um die 45 betroffen.

Vor der Menopause führt die gleichzeitige Entfernung beider Eierstöcke zu einem raschen Abfall von Östrogen, Progesteron und Testosteron und damit zur vorzeitigen Menopause. Dies läßt sich verhindern, wenn diese Hormone sofort nach der Operation substituiert werden. Meine Patientinnen bekommen sofort nach der Operation von der OP-Schwester ein Östrogenpflaster aufgeklebt und erhalten umgehend Testosteron.

Über die psychologischen Folgen einer Hysterektomie wurde viel geschrieben. Wir würden uns erbärmlich fühlen – so wurde uns gesagt –, wenn das Herzstück unserer Weiblichkeit herausgeschnitten würde, und wir würden über den Verlust unseres Uterus nicht hinwegkommen. Die Wirklichkeit sieht jedoch anders aus. Frauen, denen wegen wichtiger Gründe die Gebärmutter entfernt wurde, zeigten während einer mehrjährigen Kontrolle keine Depressionen oder andere schwere seelische Probleme.

Welche Rolle spielt der Uterus – oder sein Fehlen – für unsere Sexualität? Vierhundert Frauen im Alter zwischen 25 und 50 Jahren wurden vor, während und ein Jahr nach dem Entfernen der Gebärmutter untersucht. Die meisten gaben an, daß sich ihr Sexualleben nach der Hysterektomie verbesserte oder gleich blieb. Nur 7 % der Untersuchten klagten über eine Abnahme der Libido. Frauen, die vor der Operation ein gutes Sexualleben hatten, beobachteten auch nach der Hysterektomie keine Verschlechterung. Im allgemeinen klagten weniger als 20 % der Frauen über sexuelle Störungen nach der Operation. Östrogenmangel und Scheidenatrophie (bei gleichzeitiger Entfernung beider Eierstöcke) wirkten sich in einigen Fällen negativ aus. Auch wenn die überwiegende Mehrheit nicht über den Verlust ihres Uterus trauert, so kann die Entfernung der Gebärmutter bei einigen Frauen eine Veränderung ihres Körperbildes und ihrer sexuellen Identität bewirken.

## Vaginale Hysterektomie

Der vaginale Zugang wird vor allem gewählt, wenn die Gebärmutter zur operativen Korrektur eines Scheidenvorfalls entfernt wird. Der Operateur macht einen Schnitt in der Scheidenwand nahe der Zervix und gelangt zwischen Rektum und unterem Teil der Gebärmutter in den Beckenraum. Die Blase wird von der Vorderwand des Uterus abgehoben, Bänder und Blutgefäße werden zu beiden Seiten abgeklemmt. Anhaftende Strukturen werden sorgfältig abgetrennt, und die Gebärmutter kann durch die Scheide entfernt werden. Das entstandene Loch in der oberen Scheidenwand wird verschlossen und das neue Scheidendach beidseits an Ligamenten fixiert. Da eine Scheidensenkung häufig mit einem Blasen- und Enddarmvorfall (Zysto- und Rektozele) einhergeht, können diese Defekte gleichzeitig behoben werden, und zwar durch eine Raffung und Stützung der vorderen (Blase) und hinteren (Rektum) Scheidenwand (sog. Kolporrhaphia anterior und posterior).

Der Hauptvorteil dieser Methode ist offensichtlich: Es gibt keine Narbe! Die Bauchwand mußte nicht durchtrennt werden, die Eingeweide wurden nicht angetastet, Faszien und Muskeln bleiben intakt. Sie können kurz nach dem Eingriff wieder essen, die Schmerzen sind nicht sehr stark. Sie können laufen, sich bücken, sogar lachen. Viele Frauen können noch am selben oder am nächsten Tag nach Hause entlassen werden. Es gibt weniger postoperative Komplikationen. Die meisten Frauen sind in weniger als 3 Wochen wieder arbeitsfähig.

Für die Patientin ist der vaginale Zugang zweifellos am schonendsten. Für den Operateur ist die vaginale Hysterektomie schwieriger und erfordert große Erfahrung. Er muß vertraut sein mit den Lagebeziehungen der Nachbarorgane zum Uterus – insbesondere mit dem Verlauf der Harnleiter bei vorgezogenem Uterus. Er muß in einem kleinen Operationsfeld bei begrenzter Sicht arbeiten: Die Gefäße sind schwierig zu sehen, Narbengewebe kann das Herauspräparieren von Bändern und anderen Strukturen erschweren usw. In manchen Fällen wird der Eingriff vaginal begonnen, aber wegen auftretender Schwierigkeiten abdominal beendet. Die folgenden Kriterien sollten erfüllt sein, um die Gebärmutter auf vaginalem Weg zu entfernen:

1. Der Uterus sollte kleiner sein als eine Gebärmutter in der 12.–14. Schwangerschaftswoche.
2. Es sollten keine früheren Infektionen, Krankheiten oder Operationen bekannt sein, die zu einer starken Narbenbildung geführt haben.
3. Der Operateur sollte mit der Methode gut vertraut sein und schon viele vaginale Hysterektomien erfolgreich durchgeführt haben.

### Laparoskopisch assistierte vaginale Hysterektomie

Bei dieser Methode wird die vaginale Hysterektomie mit einer Laparoskopie kombiniert. Ein Laparoskop, das wir von der Bauchspiegelung kennen, wird durch einen kleinen Schnitt in die Bauchhöhle geschoben und ermöglicht es, von oben das kleine Operationsfeld im Blick zu haben, zu dem man auf vaginalem Wege gelangt. Man sieht dabei direkt, was und wo man schneidet, ohne vorher den Bauchraum radikal eröffnen zu müssen wie bei der abdominalen Hysterektomie.

Diese Methode ist sehr neu, und es gibt nur wenige Experten, die sie gut beherrschen. Viele Chirurgen wenden das Verfahren noch nicht an oder sind noch beim »Üben«.

## Alternativen zur Hysterektomie

### *Medikamentöse Therapie*

Myome können durch die Behandlung mit GnRH-Agonisten, auch als GnRH-Analoga bezeichnet, zum Schrumpfen gebracht werden. Diese Medikamente wirken wie unser körpereigenes Gonadotroprin-Releasing-Hormon, das im Zwischenhirn gebildet wird und die Hirnanhangdrüse zur Bildung von FSH (follikelstimulierendes Hormon) und LH (luteinisierendes Hormon) anregt. FSH stimuliert das Wachstum von Eifollikeln, und LH ist zuständig für den Eisprung und die Bildung von

Östrogen und Progesteron. Die GnRH-Agonisten können als Spritze oder Nasenspray verabreicht werden (in Deutschland z. B. Enantone® Gyn Monats-Depot oder Synarella® Nasenspray; Anm. d. Ü.). Sie »überlisten« unser Gehirn, indem sie unser körpereigenes GnRH daran hindern, die Hypophyse zur Freisetzung von FSH und LH anzuregen. Ohne FSH und LH werden die Eierstöcke nicht stimuliert, und es wird kein Östrogen oder Progesteron produziert, das heißt, wir erreichen damit eine temporäre Menopause. Bei Östrogenmangel schrumpfen die Myome um bis zu 50 % innerhalb von 3 Monaten.

Diese Therapie ist mit einigen Problemen verbunden:

1. Wir fühlen uns wie in der Menopause und können starke Hitzewallungen bekommen.
2. Die Größenreduktion der Myome ist nicht von Dauer. Innerhalb von 3 Monaten nach Beendigung der Therapie können sie wieder nachwachsen.
3. Der Östrogenmangel kann zu ernsten Langzeitproblemen führen, wie z. B. Osteoporose und erhöhtes Herzinfarktrisiko.

Wir sterben nicht an Myomen, aber Osteoporose und Herzinfarkt können tödlich sein. Wir beschränken die Therapie deshalb auf 6 Monate.

Was sind die Vorteile einer vorübergehenden Myomschrumpfung? Eine Blutarmut infolge verlängerter und verstärkter Blutungen durch die Myome kann behoben werden, und unser Blutbild kann sich vor einer eventuell geplanten Operation erholen. Durch Reduzierung der Myomgröße können wir eine vaginale Hysterektomie anstelle der eingreifenderen abdominalen Gebärmutterentfernung durchführen lassen.

Die oben erwähnten menopausalen Nebenwirkungen können durch die gleichzeitige Durchführung einer Hormonersatztherapie während einer GnRH-Behandlung vermieden werden.

## *Alternative operative Verfahren*

### Myomektomie oder -enukleation

Bei der Myomektomie oder -enukleation werden die Myome herausgeschält, und die Gebärmutter bleibt erhalten. Die meisten Ärzte empfehlen eine Myomenukleation nur, wenn noch Kinderwunsch besteht.

In den meisten Fällen wird das Myom über einen Bauchschnitt mittels Elektrokauterisation oder Laser entfernt. Operationsdauer, Krankenhausaufenthalt und Erholungszeit sind ähnlich wie bei der abdominalen Hysterektomie.

Die Myomausschälung führt in 80 % der Fälle zu einer wirksamen Verminderung von schweren Blutungsstörungen, Schmerzen und Druckgefühl. In 20 % der Fälle wachsen Myome nach, vor allem bei jungen Frauen.

### Myomkoagulation

Die Myomkoagulation als Methode wurde 1990 entwickelt und ist noch als experimentell zu betrachten. Man bedient sich dabei der Laparoskopie. Jedes Myom wird mittels Elektrokauterisationsnadeln oder Laserstrahlen durchlöchert. Dadurch wird die Blutzufuhr zerstört, und das Myom schrumpft auf etwa die Hälfte seiner ursprünglichen Größe. Bei einer 2 Jahre später durchgeführten Nachuntersuchung hatten sich keine neuen Blutgefäße gebildet, und die durchlöcherten Myome waren nicht nachgewachsen. Wir können noch nicht sagen, welche Auswirkungen die Myomkoagulation auf unsere spätere Fruchtbarkeit und Schwangerschaft haben wird, aber es handelt sich um eine vielversprechende Alternative zu aggressiveren operativen Eingriffen.

## *Alternative Behandlungsmöglichkeiten bei schweren Blutungen*

Jedes Jahr werden etwa 200 000 Hysterektomien wegen schwerer Blutungen durchgeführt. Falls eine medikamentöse Therapie nicht ausreicht, können wir eine große Operation vermeiden, indem wir eine operative Hysteroskopie durchführen, bei der wir die Gebärmutterschleimhaut entweder resezieren (hysteroskopische Resektion) oder mittels Laser abtragen und vernarben (hysteroskopische Ablation).

## Andere gynäkologische Operationen

### Operationen bei Erkrankung der Eierstöcke

An den Eierstöcken lassen sich drei verschiedene Arten von Operationen durchführen:

1. Oophorektomie – die Ovarien entfernen (vor allem bei Krebserkrankungen);
2. Ovarielle Zystektomie – Zysten entfernen;
3. Laser- oder Elektrochirurgie der Ovarien – Endometrioseherde oder Narbengewebe entfernen.

### Dilatation und Kürettage (D&C)

Die Erweiterung (Dilatation) des Gebärmutterhalses und anschließende Ausschabung (Kürettage) des Gebärmutterkörpers wurden früher häufig bei Blutungsstörungen durchgeführt. Heute gilt diese Methode in mehrfacher Hinsicht als veraltet.

Der Hauptnachteil ist, daß »blind« gearbeitet wird. Nach Einführung eines scharfen Löffels (Kürette) in die Gebärmutter wird »nach Gefühl« die Gebärmutterschleimhaut abgekratzt. Auf diese Weise können uns Polypen oder krebsverdächtige Stellen entgehen.

Heute verwenden wir zusätzlich ein Hysteroskop, das ist ein spezielles optisches Gerät, das in die Gebärmutterhöhle vorgeschoben wird. Dadurch können wir alle verdächtigen Stellen genau sehen und gezielt Gewebe entfernen.

# Aufklärung vor der Operation, Einwilligung und zweite Meinung

Vor jedem operativen Eingriff sollten wir unserem Arzt folgende Fragen stellen:

1. Wie hoch ist die Todesrate?
2. Wie hoch ist die Risikorate für ernste Komplikationen, die unser zukünftiges Leben beeinträchtigen könnten? Dazu gehören unter anderem: Blutungen und die Notwendigkeit vieler Bluttransfusionen, Schock, mögliche Nieren- oder Gehirnschädigung, Herzinfarkt, Schlaganfall, Lungen- und Narkosekomplikationen und Nervenschäden.
3. Wie lange dauert die Operation, wie lange muß ich in der Praxis oder im Krankenhaus bleiben?
4. Wann bin ich wieder arbeitsfähig, wann kann ich meine normalen Aktivitäten wieder aufnehmen, Sport treiben oder Geschlechtsverkehr haben?
5. Wie hoch sind die Kosten? Was wird von der Versicherung übernommen?
6. Werden meine Beschwerden und Probleme durch die Operation behoben?
7. Gibt es weniger aggressive operative Alternativen oder nichtchirurgische Methoden, die die Notwendigkeit für eine Operation hinausschieben oder sie für eine gewisse Zeit überflüssig machen?
8. Was sind die psychologischen Folgen, die eventuell bei dieser Art von Operation auftreten können?
9. Wie beurteilen andere Ärzte meinen Fall? Bestätigt eine zweite oder dritte Meinung die Notwendigkeit dieses Eingriffs? Untersuchungen haben gezeigt, daß 7–40 % weniger Operationen durchgeführt werden, wenn eine zweite Meinung eingeholt wird.
10. Sind unsere Krankheitssymptome schlimm genug, und sind wir bereit, die unter Punkt 1 bis 8 angegebenen Risiken einzugehen, um unser Ziel – ein in Zukunft beschwerdefreies Leben – zu erreichen? Falls ja, dann ist die Operation notwendig.

# 16. DIE PSYCHE DER REIFEN FRAU – SEX, HORMONE UND ROCK N' ROLL

»Bist du sexuell aktiv?« Eine einfache, klare Frage, doch wir wissen aus Erfahrung, wie schwer es ist, darauf freimütig und ehrlich zu antworten. Unsere Ehrlichkeit wurde auf eine harte Probe gestellt, als unsere Mutter diese Frage stellte. Wie sehr hofften wir auf eine verneinende Antwort, als wir unsere halbwüchsige Tochter danach fragten. Und was für sexuelle Erwartungen haben wir im Hinblick auf unsere zweite Lebenshälfte? Je nachdem, in welcher Phase unseres Lebens wir uns befinden, beschäftigen uns unterschiedliche Fragen. Als Kinder denken wir darüber nach, wie es wohl gemacht wird. Frischverliebte fragen sich, ob jemals zwei andere Menschen sich so innig verbunden fühlten. Jungverheiratete mit kleinen Kindern fragen sich, ob sie jemals wieder Zeit und Energie haben werden, sexuelle Lust zu empfinden. Und wir alle fragen uns, ob »alte« Menschen »es auch tun«. Mit »alt« meinen wir natürlich die Generation vor uns.

Etwa 70 % der Frauen im Alter zwischen 45 und 55 Jahren sind sexuell aktiv, und mindestens 60 % der Frauen zwischen 60 und 70 sind ebenfalls noch sexuell aktiv. Das Sexualleben von Frauen über 70 wurde bisher nur wenig erforscht. Untersuchungen beschäftigen sich mehr mit der Impotenz älterer Männer als mit der sexuellen »Kompetenz« älterer Frauen. Eine Studie kam zu dem Ergebnis, daß 55 % der Männer über 60 mindestens einmal pro Woche Geschlechtsverkehr hatten. Bei Frauen im Alter zwischen 60 und 91 betrug die Häufigkeit des Geschlechtsverkehrs 1,4mal pro Woche. Daraus läßt sich schließen, daß die Frauen häufiger Sex hatten als die Männer – ich bin mir nicht ganz sicher, mit wem.

In einer anderen Untersuchung an gesunden Frauen über 80 hatten 30 % impotente Partner, und 20 % hatten nicht genügend Gelegenheiten für sexuelle Kontakte. Nur 23 % klagten über Libidoverlust, während 50 % über eine verminderte Gleitfähigkeit der Scheide klagten, die zu Schmerzen beim Geschlechtsverkehr führte. Dreißig Prozent litten unter Orgasmusschwierigkeiten. Aus diesen Ergebnissen läßt sich schließen, daß diese Frauen ein erfüllteres Sexualleben gehabt hätten, wenn ihre Partner potent gewesen wären und sie ihre trockene Scheide behandelt hätten.

# Das Sexualleben von Frauen zwischen 40 und 50

## *Haben wir den Gipfel erreicht?*

In Filmen und im Fernsehen kommt es heute manchmal vor, daß Frauen über 40 eine Liebesromanze und sogar Geschlechtsverkehr haben. Natürlich sehen die Darstellerinnen besser aus als die meisten von uns mit 30, aber Hollywood dachte niemals daran, daß wir von einer Frau mit Gewichtsproblemen, grauen Haaren oder Falten sexuell repräsentiert werden könnten. Wenn unsere Körper nicht mehr perfekt sind, wird dann »er« oder – falls wir lesbisch sind – »sie« uns nicht mehr attraktiv finden? Entsprechen wir noch unseren eigenen sexuellen Phantasien? Auf die männlichen Phantasien werde ich nicht eingehen – dazu würde das Kapitel nicht ausreichen. Ich möchte nur erwähnen, daß mit den Jahren die meisten Männer weniger durch visuelle Reize und mehr durch Berührung stimuliert werden. Da viele von uns nach unseren Partnern das 40. Lebensjahr erreichen, wurden wir schon mit deren körperlichen Veränderungen konfrontiert – faltige Haut, Glatze, graue Haare, Gewichtsprobleme, Bierbauch und medizinische Probleme wie Bluthochdruck und Herz-Kreislauf-Erkrankungen. Sie passen nicht mehr in die Kategorie »Sexprotz«, auch wenn altersgleiche Schauspieler immer noch unwiderstehliche Frauenhelden darstellen. Unser sexuelles Selbstbildnis und die physische Anwesenheit unseres Partners prägen unser sexuelles Verlangen. Wenn wir nicht verstehen lernen, daß Sexualität mehr ist als die äußere Erscheinung, dann entwerten wir eine unserer stärksten Ausdrucksmöglichkeiten von Liebe und Lust.

Es gibt natürlich andere psychologische Faktoren außer der körperlichen Wahrnehmung, die unsere sexuelle Harmonie im vierten Lebensjahrzehnt stören können. Paare mühen sich jahrelang ab, um mit familiären und beruflichen Herausforderungen fertigzuwerden – sie kaufen ein Haus und richten es ein, ziehen Kinder groß und arbeiten an ihrer beruflichen Karriere. Nach dem 40. Lebensjahr sind viele dieser Probleme gelöst – das Haus ist schön, die Kinder sind herangewachsen und möchten ihr eigenes Leben führen, und die Eltern haben den Gipfel ihrer Karriere erreicht.

Wenn wir uns nicht wirklich mögen, miteinander kommunizieren und gern zusammen sind, beginnen wir uns wie in einer Sackgasse zu fühlen, sind frustriert und langweilen uns. Es macht keinen Spaß mehr, miteinander zu schlafen, und unser Sexualleben wird eine ermüdende Pflicht. Einige Frauen reagieren auf diese Leere in ihrer Ehe, indem sie ihre Sexualität verleugnen und vorgeben, Sex sei nicht wichtig. Sie machen das prämenstruelle Syndrom, die Perimenopause und die Hormone für ihren Libidoverlust verantwortlich. Andere schauen sich nach einem neuen Partner um oder masturbieren. Frauen, die diesen Weg wählen, entwickeln häufig Angst- und Schuldgefühle. Für viele Frauen ist der mittlere Lebensabschnitt jedoch eine Zeit, in der sie und ihr Partner eine neue innige Verbundenheit entwickeln und ihr Leben, so wie es ist, akzeptieren. Sie fühlen sich erleichtert, daß sie in ihrer Rolle als Eltern nicht mehr so gefordert werden, und freuen sich auf die gemeinsamen Jahre, die vor ihnen liegen.

Wir, aus den Jahren des Babybooms, die in die Jahre kommen, werden nicht auf unsere harterkämpfte Sexualität verzichten, und zwar weder wegen Partner- noch wegen Eheproblemen – ebensowenig aufgrund gesellschaftlicher Zwänge oder wegen unserer Hormone.

## *Hormonelle Faktoren und Sexualität bei Frauen im vierten Lebensjahrzehnt*

Lassen Sie uns konkreter werden. Wir wissen, daß unsere Hormone Veränderungen unterworfen sind. Was bedeutet das für unser Sexualleben? Vor der Menopause kommt es zu einer allgemeinen Abnahme der Östrogenproduktion mit nachfolgender Minderdurchblutung der Scheide und verminderter Scheidensekretproduktion. Die Scheide wird bei sexueller Stimulierung nicht mehr ausreichend feucht oder es dauert länger, bevor genügend Vaginalschleim gebildet wird und der Penis problemlos eindringen kann. Die Austrocknung der Scheide und die damit einhergehenden Beschwerden können zu einer Verkrampfung der Scheidenmuskulatur führen, und die Penetration wird noch schwieriger. Anstelle von

Lust verspüren wir Schmerz. Darauf reagieren wir und unser Partner verständlicherweise negativ. Wir fühlen, daß unsere sexuelle Vitalität abnimmt, und unsere Partner spüren, daß ihre sexuelle »Leistungsfähigkeit« nachläßt und sie uns nicht erregen können. Sexuelles Verlangen wird durch Erwartungen und Erinnerungen geprägt: Wenn wir an negative sexuelle Erlebnisse denken, können wir unser sexuelles Verlangen verlieren – und erneut versagen.

Östrogen wirkt sich nicht nur auf unsere Genitalien aus. Es beeinflußt auch unsere sinnliche Wahrnehmung. Östrogen wirkt auf Gebiete im zentralen und peripheren Nervensystem, die mit unserer sexuellen Reaktionsfähigkeit zusammenhängen. Mit abnehmenden Östrogenspiegeln entwickeln manche Frauen eine neuronale »Apathie«. Sie klagen über ein verstärktes Taubheitsgefühl, Juckreiz und Abneigung gegen Berührung. Liebkosungen und zärtliches Streicheln werden als unangenehm empfunden. Außerdem können niedrige Östrogenspiegel zu einer Verschlimmerung des prämenstruellen Syndroms (PMS) führen. Sie können sich denken, daß Depressionen, Völlegefühl und berührungsempfindliche Brüste unser sexuelles Verlangen nicht gerade erhöhen. Bekommen wir Hitzewallungen, dann möchten wir eventuell jeglichen Körperkontakt vermeiden, und stören diese unseren REM-Schlaf, so sind wir wahrscheinlich einfach zu müde!

Die Libido an sich wird von abnehmenden Östrogenkonzentrationen wahrscheinlich nicht beeinflußt. Aber unser Sexualtrieb ist nicht »hormonfrei«. Unsere körpereigenen männlichen Geschlechtshormone (Androgene) scheinen unseren Sexualtrieb zu begünstigen. Höhere Androgenspiegel gehen einher mit verstärktem sexuellem Verlangen, häufigeren sexuellen Phantasien und größerer sexueller Erregbarkeit. Bei Frauen um die 40 sollten theoretisch die männlichen Geschlechtshormone nicht in demselben Ausmaß abnehmen wie das Östrogen. Unsere Androgenproduktion bleibt normalerweise bis zum Eintritt der Menopause unverändert.

Aus hormoneller Sicht sollten also unser sexuelles Verlangen und unsere sexuellen Phantasien im vierten Lebensjahrzehnt nicht beeinflußt werden. Unsere einzigen wirklich hormonbedingten Beschwerden sind die Austrocknung der Scheide und die Überempfindlichkeit der Haut. Beide Symptome lassen sich gut behandeln. Gleitmittel verhelfen uns zu einem lustvollen, schmerzfreien Geschlechtsverkehr. Wenn niedrige Östrogenspiegel unser Wohlbefinden beeinträchtigen und wir nicht rauchen, sollten wir die Einnahme niedrigdosierter oraler Kontrazeptiva in Erwägung ziehen. Sie verbessern die vaginale Schleimbildung, helfen bei der Aufrechterhaltung eines normalen sauren Milieus in der Scheide und verhindern die natürliche kontinuierliche Abnahme unserer Östrogenspiegel. Noch eine Anmerkung zu Ovulationshemmern: In seltenen Fällen bemerken Frauen, die die Pille nehmen, daß ihr Sexualverlangen geringer wird. Wir wissen, daß orale Kontrazeptiva die Funktion unserer Hirnanhangdrüse (Hypophyse) unterdrücken und FSH und LH nicht gebildet werden. Infolgedessen können die Eierstöcke eventuell zu einer geringeren Androgenproduktion angeregt werden. Ich verschreibe in solchen Fällen eine 2 %ige Testosteroncreme, die vor dem Schlafengehen auf Klitoris und Schamlippen aufgetragen wird. Die Wirkungsweise ist nicht geklärt, es kommt jedoch zu einer Verdickung der Schamlippenhaut und dadurch vielleicht zu einer verbesserten Durchblutung der Klitoris. Falls das nicht hilft, lasse ich die Pille absetzen und verordne eine Östrogenersatztherapie.

## Das Sexualleben während und nach der Menopause

### *Erlischt das Feuer?*

Wir haben uns damit beschäftigt, was es bedeutet, 50 Jahre und älter zu werden, aber Hollywood und die Medien ignorieren das Problem. Sie haben uns aufgegeben! Die Sexualität von Frauen über 50 wird selten dargestellt oder diskutiert. Wenn das Thema zur Sprache kommt, wird es abschätzig behandelt. Denken Sie z. B. an die Bücher von älteren Feministinnen, die darin ihre neuentdeckte Befreiung von der Sexualität feiern. Sie vertreten die Ansicht, daß wir von unserem Bedürfnis nach Sexualität befreit werden oder uns weiterhin »einer männlichen Verschwörung« beugen müßten. Das kann ich nicht akzeptieren. Die meisten Frauen, die lustvollen Sex ohne Orgasmusschwierigkeiten hatten, möchten nicht aus dem »Verkehr« gezogen werden, weder im wörtlichen noch im übertragenen Sinne. Wenn wir es einfach hinnehmen, daß mit dem Absinken unserer Hormonspiegel unweigerlich auch unser sexuelles Verlangen abnimmt, oder wenn wir uns von den Medien einreden lassen, wir seien nicht sexy, also sollten wir keinen Sex haben oder haben wollen, dann werden wir Opfer einer viel größeren Verschwörung, die auf Fehlinformationen basiert und unser menschliches Bedürfnis nach Bindung, Zuneigung und sexueller Lust ignoriert.

## *Tatsachen und Mythen über die Menopause und unsere sexuelle Reaktionsfähigkeit*

### Tatsachen

**Der Gesundheitszustand der Scheide läßt nach und beeinträchtigt unser Reaktionsvermögen auf genitale Stimulierung und Geschlechtsverkehr.** Eine verminderte vaginale Durchblutung durch Östrogenmangel führt möglicherweise zu einer Verdünnung der Schamhaare, Verlust von Fettgewebe im Bereich der Schamlippen – leider verlieren wir an anderen Stellen unsere Fettpolster nicht – und Schrumpfung der Klitoris. Die durch Östrogenmangel bedingten vaginalen Veränderungen wurden bereits ausführlich beschrieben. Im vierten Lebensjahrzehnt war unser Hauptproblem die unzureichende vaginale Schleimbildung, während wir es jetzt mit einer allgemeinen Scheidenatrophie zu tun haben. Wenn sie nicht behandelt wird, kann es zu einer starken Austrocknung der Scheide und Schmerzen beim Geschlechtsverkehr kommen, der Scheideneingang verengt sich, die Scheide wird kürzer, schrumpft und erschwert dadurch die Penetration des Penis. Die Elastizität der Scheide nimmt ab, so daß sich die Scheidenwände – selbst nach erfolgter Penetration – nicht ausdehnen können.

**Das sexuelle Verlangen verringert sich mit Absinken der Östrogenkonzentration.** Die durch Östrogenmangel bedingte Abnahme des sexuellen Verlangens wird vor allem durch den reduzierten Gesundheitszustand der Scheide verursacht. Wegen der resultierenden Schmerzen und Erschwerung der Penetration vermeiden wir sexuellen Kontakt. Nach erfolgreicher Behandlung der Scheide stellt sich auch das sexuelle Verlangen wieder ein.

**Das sexuelle Verlangen verringert sich mit Absinken der Testosteronkonzentration.** Bei Eintritt der Menopause verlieren wir nahezu unser gesamtes ovarielles Östrogen und 30–50 % unseres männlichen Geschlechtshormons, wobei die Androgenabnahme langsamer erfolgt und sich über Jahre hinziehen kann. Die männlichen Geschlechtshormone stimulieren unsere sexuellen Wünsche, Phantasien und Erregungsfähigkeit. Bei Frauen, die bis ins hohe Alter sexuell aktiv waren, wurden höhere Androgenspiegel gefunden. Frauen, die nach operativ herbeigeführter Menopause männliche Geschlechtshormone in Kombination mit Östrogen erhielten, hatten einen stärkeren Sexualtrieb und häufiger Geschlechtsverkehr im Vergleich zu Frauen, die nur Östrogen bekamen oder keine Hormontherapie durchführten.

## Mythen

**Die Orgasmusfähigkeit nimmt aufgrund von Hormonmangel ab.** Untersuchungen haben gezeigt, daß die Orgasmusfähigkeit nach der Menopause nicht abnimmt. Frauen, die weiterhin sexuell aktiv sind, haben nur eine geringfügige oder gar keine Abnahme der Orgasmusrate und können auch in Zukunft mehrere Orgasmen hintereinander bekommen. Im Janus Report aus dem Jahr 1993 wurde gefunden, daß 85 % der befragten Frauen im Alter zwischen 27 und 38 Jahren mindestens »manchmal während des Geschlechtsverkehrs« einen Orgasmus hatten. Diese Zahl erhöhte sich auf 87 % bei Frauen über 51 und blieb auch bei Frauen über 65 gleich hoch. Im Alter zwischen 27 und 38 Jahren hatten 51 % der Frauen »oft« einen Orgasmus, und die Zahl sank nur leicht – auf 44 und 42 % für die höheren Altersgruppen. Wenn wir die Intensität der orgasmischen und rektalen Kontraktionen tatsächlich messen, können wir »wissenschaftlich« nachweisen, daß sie etwas reduziert sind, aber nur wenige von uns werden das spüren. In psychischer Hinsicht empfinden wir eine gleichbleibend starke sexuelle Befriedigung, die nur gemindert wird, wenn die Penetration oder die Bewegungen des Penis in der Scheide Schmerzen bereiten.

**Der Grund, warum die meisten Frauen nach der Menopause keinen Geschlechtsverkehr mehr haben, ist die Menopause.** Mindestens 35 % der Männer über 60 haben Erektionsprobleme: Das ist der Hauptgrund für unseren Mangel an sexueller Aktivität! Wir wagen nicht, mit unseren Partnern darüber zu sprechen – sie sind zu verletzlich. Und um nicht zu riskieren, daß sie wieder versagen, verleugnen wir lieber unsere eigenen sexuellen Bedürfnisse oder versuchen uns einzureden, daß sie zusammen mit unseren Hormonen verschwunden sind.

## *Psychologische Faktoren und Sex nach der Menopause*

Ob wir weiterhin sexuell aktiv sind oder darauf verzichten, wird davon abhängen, wie wir uns fühlen, nachdem wir unsere Gebärfähigkeit verloren haben, die fälschlicherweise mit sexueller Attraktivität gleichgesetzt wurde. Wenn wir in der Vergangenheit Spaß am Sex hatten, ist es wahrscheinlicher, daß wir positiv darüber denken und auch in Zukunft Geschlechtsverkehr haben. Wenn Sex nie eine große Rolle gespielt hat, sind wir froh über die nachlassenden sexuellen Bedürfnisse unseres Partners. Aber nicht alle Frauen mit unbefriedigendem Sexualleben in der Vergangenheit begrüßen diese asexuelle Freiheit nach der Menopause. Vor kurzem suchte mich eine Frau auf, die etwa Ende 50 war. Sie hatte aus medizinischen Gründen eine Östrogenersatztherapie begonnen. Nach einigen Kontrollterminen vertraute sie mir an, daß sie noch nie in ihrem Leben einen Orgasmus hatte – das trifft auf 10 % der Frauen zu –, und wollte nun wissen, ob die Hormontherapie das Problem beseitigen würde. Die Hormone können zwar den Geschlechtsverkehr erleichtern, aber eine lebenslange sexuelle Störung läßt sich dadurch nicht beheben und erfordert eine intensive psychologische Untersuchung und Betreuung. Ich überwies die Frau an einen ausgezeichneten Psychologen, der große Erfahrung in der Sexualtherapie hat. Diese Patientin möchte die sexuellen Erfahrungen machen, die sie bisher im Leben vermißte – und ihr Alter sollte dabei keine Rolle spielen. Die meisten Ärzte würden eine 30jährige ohne zu zögern an einen Sexualtherapeuten überweisen. Was spricht dagegen, dies auch älteren Frauen zu ermöglichen?

## Gesellschaftliche Aspekte unserer Sexualität

Der Hauptfaktor, der unsere Sexualfunktion beeinflußt, ist unser Partner. Viele von uns verlieren ihren Partner durch Scheidung und Tod oder aber durch mangelndes Interesse. Fünfundsechzig Prozent aller Erst-Ehen und 55 % aller Zweit-Ehen werden im mittleren oder späten Erwachsenenalter geschieden. Wir überleben unsere Männer um durchschnittlich 10 Jahre, und wenn wir ältere Partner haben, können wir erwarten, etwa 15–20 Jahre lang Witwe zu sein. Die meisten von uns werden etwas dagegen tun. Von den geschiedenen Frauen im Alter zwischen 40 und 60 Jahren heiraten 65 % wieder, 50 % innerhalb von 3 Jahren nach der Scheidung. Mehr als 40 % der verwitweten Frauen werden wieder sexuell aktiv, die meisten innerhalb eines Jahres nach dem Tod des Partners.

Das Desinteresse kann gegenseitig sein, es kommt jedoch häufiger bei Männern über 45 vor. Die sexuelle Reaktionsfähigkeit scheint bei Männern dieser Altersgruppe abzunehmen, obwohl einige Studien zeigen, daß Männer im Alter von 18 Jahren ihren sexuellen Gipfel erreichen – in diesem Alter führt jeder Reiz zu einer sofortigen Erektion –; wahrscheinlich ist es besser, daß diese ständige sexuelle Übererregbarkeit abnimmt. Sie müssen im Beruf und in der Gesellschaft funktionieren und – wer weiß – vielleicht in die Politik gehen. Zwanzig Prozent der Männer fühlen sich in ihrer Lebensmitte sexuell ausgebrannt, bei Frauen wird dieses Phänomen seltener beobachtet. Libido und erotische Leidenschaft sind nicht wirklich ausgebrannt, nur verlorengegangen. Männer und Frauen versuchen, ihr sexuelles Verlangen wiederzugewinnen, indem sie ihre Sexualpartner wechseln – manche Männer versuchen es zuerst mit einem neuen Auto. Aber viele Paare erkennen, daß eine Änderung ihrer langweiligen sexuellen Mann-oben-Frau-unten-Routine Wunder wirken kann und den ersehnten »Kick« bringt.

# Körperliche Erkrankungen und Sexualfunktion

In jedem Alter können medizinische Probleme auftreten, die dazu beitragen, daß wir Geschlechtsverkehr in bestimmten Stellungen nicht mehr durchführen können. Viele von uns leiden unter Rückenproblemen, von denen manche vielleicht sogar durch Akrobatik beim Geschlechtsverkehr verursacht wurden, und wir können vielleicht nur in bestimmten Positionen – und unterstützt durch Kissen – miteinander schlafen. Unsere Gelenke und Knochen sind mit zunehmendem Alter degenerativen Prozessen unterworfen. Die rheumatoide Arthritis verursacht Gelenksteifigkeit und Schmerzen. Ein heißes, entspannendes Bad wirkt Wunder bei Gelenkbeschwerden, und besonders intim ist ein gemeinsames Bad. Die Schmerzen, die durch degenerative Gelenkveränderungen (Osteoarthritis) verursacht werden, können uns jede Lust am Sex nehmen. In solchen Fällen kann die Einnahme von 2 Tabletten eines Acetylsalicylsäurepräparates (in Deutschland z. B. Aspirin® oder ASS-ratiopharm®) oder anderen Entzündungshemmern empfohlen werden.

Autoimmunkrankheiten können Blutgefäße und Nerven an den verschiedensten Stellen im Körper schädigen. Bei Läsionen im Genitalbereich können die Schleimbildung der Scheide, die vaginale Reizempfindlichkeit und unsere Orgasmusfähigkeit beeinträchtigt werden. Eine meiner Freundinnen, die nach Chicago umzog, ging jahrelang von einem Spezialisten zum nächsten, um die Ursache für ihre trockene Scheide und vaginale Empfindungsstörung zu finden. Sie klagte außerdem über trockene Augen, Mundtrockenheit und Gelenkschmerzen. Schließlich wurde ein Sjögren-Syndrom festgestellt, aber erst nachdem ihr gesagt worden war, daß ihre sexuellen Beschwerden psychisch bedingt seien. Die Hypothyreose (Schilddrüsenunterfunktion), eine andere Autoimmunkrankheit, kann zu Erschöpfung, Depressionen und Gewichtszunahme führen. Libido und Orgasmusfähigkeit können ebenfalls beeinträchtigt werden. Durch die Einnahme von Schilddrüsenhormonen kann eine solche krankheitsbedingte sexuelle Störung »geheilt« werden.

Vier Prozent der Bevölkerung entwickeln einen Diabetes. Die Auswirkungen der Zuckerkrankheit auf die männliche Sexualfunktion wurden gründlich untersucht. Die sexuellen Probleme von Diabetikerinnen wurden bis 1970 in der medizinischen Literatur nicht einmal erwähnt. Die traurige Wahrheit ist, daß etwa ein Drittel aller zuckerkranken Frauen ihre Orgasmusfähigkeit 4–6 Jahre vor der Diagnose eines Diabetes verlieren.

Chronische Herz- und Lungenerkrankungen und andere Krankheiten, die unsere körperliche Leistungsfähigkeit beeinträchtigen, können dazu führen, daß wir Sex vermeiden, aus Furcht, der Geschlechtsverkehr könnte unseren Zustand verschlimmern, indem er z. B. einen Herzinfarkt auslöst. In solchen Fällen sollten wir unseren Arzt fragen, was wir tun dürfen und was wir vermeiden sollten. Wenn wir zur Verbesserung unserer körperlichen Leistungsfähigkeit an einem kardialen Rehabilitationsprogramm teilnehmen, warum können wir nicht auch den Geschlechtsverkehr einbeziehen? Beim Geschlechtsverkehr verbrauchen wir etwa genausoviel Energie wie beim Treppensteigen, aber wir haben mehr Spaß dabei! Wenn aus körperlichen Gründen ein Geschlechtsverkehr nicht möglich ist, können wir durch gegenseitiges Streicheln und Berühren lustvolle Intimität genießen.

Operationen können unseren Körper radikal verändern, aber mit einigen Ausnahmen, wie z. B. radikale Beckenoperationen, bei denen die Scheide verkürzt und entfernt wird, hindern sie uns im allgemeinen nicht, weiterhin unsere Sexualität auszuleben. Das wirkliche Problem sind die psychischen Auswirkungen einer Operation und wie wir und unser Partner mit dem veränderten Körperbild fertigwerden. Wir können die körperliche Entstellung durch eine Mastektomie (Brustentfernung) oder eine Kolostomie (Anlegen eines künstlichen Darmausgangs) nicht einfach abtun. Nach einer Mastektomie haben 22–30 % der Frauen seltener Geschlechtsverkehr, und ihre Orgasmusfähigkeit nimmt ab. Viele dieser Frauen entwickeln auch eine Scheidenatrophie, weil sie Östrogen abgesetzt haben. Heute wird in vielen Fällen eine Brustrekonstruktion durchgeführt. Außerdem gibt es weniger eingreifende Methoden, wie z. B. spezielle Büstenhalter oder Prothesen. Eine Austrocknung der Scheide kann mit einer Östrogen- oder Feuchtigkeitscreme behandelt werden.

Bis zum 60. Lebensjahr wird bei einem Drittel von uns die Gebärmutter entfernt. Eine Hysterektomie sollte unsere sexuelle Erlebnisfähigkeit nicht beeinträchtigen, es sei denn, wir – und unsere Partner – halten die Gebärmutter für die Quelle weiblicher Kompetenz. Unsere postoperative Sexualfunktion hängt davon ab, ob die Eierstöcke ebenfalls entfernt wurden – ohne entsprechenden Ausgleich des Hormonverlusts. Außerdem davon, ob der medizinische Eingriff notwendig war und was wir über die Funktion der Gebärmutter wissen. Es gibt Anhaltspunkte dafür, daß der Gebärmutterhals eine Rolle bei der Auslösung des vaginalen Orgasmus spielt und daß sich der Uterus während des Orgasmus kontrahiert, aber die meisten Frauen, die vor der Hysterektomie ein befriedigendes Sexualleben hatten, empfanden den Geschlechtsverkehr auch nach der Operation als befriedigend. Die Ergebnisse einer neuseeländischen Studie zeigten, daß 42 % der Frauen nach einer Hysterektomie eine Verbesserung ihres Sexuallebens erlebten und 52 % keine Veränderung beobachteten.

## Medikamente, Alkohol und Drogen – Wie beeinflussen sie unser Sexualleben?

Herzkrankheiten und Bluthochdruck werden häufig mit Beta-Blockern behandelt. Abhängig von der Dosierung kommt es bei 50 % der Frauen und Männer unter dieser Therapie zu einer Abnahme der Libido, und außerdem vermindern sich die sexuelle Erregbarkeit und die Orgasmusfähigkeit. Wenn es dazu kommt, kann eine Änderung der Dosis oder ein Präparatewechsel die Symptome lindern.

Beruhigungsmittel (Tranquilizer) und Antidepressiva können uns helfen, Krisensituationen im Leben zu bewältigen, aber sie können auch unseren Sexualtrieb hemmen.

Antihistaminika »trocknen uns aus«, und zwar sowohl die oberen Luftwege als auch die Scheide. Sie verhindern das Feuchtwerden der Scheide und machen uns schläfrig. Chronische Nasennebenhöhlenprobleme und der Langzeitgebrauch von Antihistaminika beeinträchtigen unsere sexuelle Reaktionsfähigkeit.

Wir trinken Alkohol, um Streß und Hemmungen abzubauen und den Sex besonders genießen zu können. Das Gegenteil ist oft der Fall: Bei 40 % von uns kommt es unter dem Einfluß von Alkohol zu einer Abnahme der sexuellen Erregbarkeit und Leistungsfähigkeit.

# Verbesserung mit zunehmendem Alter

Altern ist ein biologischer Prozeß. Es bedeutet nicht, daß unser emotionales Bedürfnis nach Intimität und sexueller Lust erlischt. Viele der seelischen und körperlichen Veränderungen, die angeblich unser Sexualleben beeinträchtigen können, sind entweder nicht vorhanden oder heilbar. Wir müssen nicht auf Sex verzichten, weil wir älter werden. Im folgenden wird beschrieben, was wir tun können, um auch in Zukunft ein befriedigendes Sexualleben zu haben.

## *Die richtige seelische Einstellung*

Wir sind fähig, bis ins hohe Alter Liebe zu schenken und zu empfangen. Es ist nun an der Zeit, daß wir – entsprechend der Reife unserer Körperzellen – auch eine reife Einstellung zum Sex finden. Haben wir einen Partner, dann sollten wir vielleicht die Initiative ergreifen und ihn zum Sex ermutigen. Sind wir ohne Partner, so können wir uns sexuelle Lust durch Selbstbefriedigung verschaffen. Wir sollten die Masturbation als etwas Natürliches ansehen und uns nicht dafür schämen. Verschiedene Studien haben gezeigt, daß mehr als 70 % der amerikanischen Frauen masturbieren und 37 % der Frauen über 60 immer noch masturbieren oder damit beginnen. Genau wie der Geschlechtsverkehr trägt auch die Masturbation zur Gesunderhaltung unseres äußeren und inneren Genitalbereichs bei.

## *Positive Einstellung zu familiären Veränderungen*

Wir haben es geschafft. Die Kinder sind aus dem Haus, und wir haben jetzt endlich Zeit und Gelegenheit, die Beziehung mit unserem Partner neu zu beleben oder eine neue Partnerschaft einzugehen. Das »Leere-

Nest-Syndrom« schenkt den meisten von uns Frieden und Zufriedenheit. Wir brauchen uns keine Sorgen mehr zu machen, ob die Schlafzimmertür verschlossen ist, wir können zärtliche Musik anhören oder Sex-Videos anschauen und dabei neue Formen der Intimität kennenlernen, wozu wir früher keine Zeit hatten. Wir sollten uns diese neue sexuelle Lust gönnen!

## *Verbesserung der Scheidenatrophie und sexuellen Gesundheit mit Hormonen*

Mit einer Östrogentherapie lassen sich atrophische Veränderungen der Scheide in der Menopause verhindern oder beheben. Der Geschlechtsverkehr wird erleichtert und – viel wichtiger – als lustvoll empfunden, weil unsere sexuelle Reaktionsfähigkeit durch die verbesserte vaginale Durchblutung zunimmt. Schamlippen und Klitoris schwellen leichter an, die vaginale Schleimbildung nimmt zu, und die Scheide wird bei sexueller Stimulierung schneller feucht. Östrogen erhöht die Empfindsamkeit unserer Haut und verstärkt unsere sexuelle Reaktionsfähigkeit auf Streicheln und Berührungen.

Eine östrogenhaltige Vaginalcreme wirkt ausgezeichnet an der Scheidenhaut. Sie kann in Kombination mit Östrogenpillen oder Östrogenpflastern angewendet werden, vor allem, wenn wir relativ spät mit einer Hormontherapie beginnen und die Durchblutung des Genitalbereichs schon stark reduziert ist. Diese sehr niedrig dosierte Östrogencreme verbessert den Gesundheitszustand unserer Scheide signifikant, auch wenn wir eine systemische Östrogenbehandlung nicht durchführen können oder möchten.

Bei manchen Frauen kommt es nach Eintritt der Menopause zu einer plötzlichen Abnahme, etwa durch operative Gebärmutterentfernung, oder zu einem langsamen, mit zunehmendem Alter steigenden Rückgang ihres sexuellen Verlangens, ihrer sexuellen Phantasien und ihres Lustgefühls. Durch zusätzliche Gabe von männlichen Geschlechtshormonen zur Östrogentherapie können diese sexuellen Probleme beseitigt werden, was durch die Ergebnisse verschiedener Studien bestätigt werden konnte.

## *Feuchtigkeitscreme und Gleitmittel*

Selbst wenn wir eine orale Östrogentherapie durchführen und vor allem, wenn wir kein Östrogen nehmen, müssen wir unserer Scheide zusätzlich Feuchtigkeit zuführen. Im Handel ist eine große Anzahl von Gleitmitteln erhältlich – ich bevorzuge Gleitmittel auf Wasserbasis. Wenn wir keine Östrogencreme verwenden möchten, sollten wir auf jeden Fall eine Feuchtigkeitscreme benutzen. Wir cremen regelmäßig unseren übrigen Körper ein. Warum sollten wir unsere empfindlichste Körperregion vernachlässigen?

## *Den richtigen Zeitpunkt zum Sex wählen*

Als wir jünger waren, machte es Spaß, lange aufzubleiben und sich miteinander zu vergnügen. Aber jetzt gehen die meisten von uns wahrscheinlich lieber früher zu Bett und schlafen sofort ein. Wenn wir müde sind, spät am Abend eine große Mahlzeit zu uns genommen oder Alkohol getrunken haben, sind wir und unsere Partner sexuell nicht sehr reaktionsfähig, und die Wahrscheinlichkeit ist groß, daß wir im Bett »versagen«. Sex am Morgen – nachdem wir gut ausgeruht sind – ist sehr empfehlenswert, wenn wir älter werden. Eine Siesta zu Mittag oder am späten Nachmittag (»Komm, wir gehen ins Bett und schmusen«) ermöglicht es uns, unsere sexuellen Energien auszuleben, bevor wir zu müde dazu sind.

## *Einstimmung auf Sex*

Ein heißes Bad kann Gelenkbeschwerden lindern, uns entspannen und unser sexuelles Verlangen wecken.

## *Neue Wege finden, um sexuelles Verlangen auszudrücken*

Bei vielen Paaren spielt sich der Geschlechtsverkehr routinemäßig ab, und es kann sich Langeweile einstellen. Probieren Sie neue Liebestechniken und Stellungen aus. Lassen Sie sich von einschlägigen Büchern oder Videos inspirieren, wenn Ihre Phantasie Sie im Stich läßt. Versuchen Sie es mit Cunnilingus – die gegenseitige oral-genitale Stimulierung der Geschlechtsorgane mit dem Mund ist eine sehr beliebte Methode bei älteren Paaren. In einer neueren Studie wurde beobachtet, daß in den USA 56 % der Männer über 50 und 49 % der Frauen orale Stimulierung praktizierten. Noch wichtiger: 95 % der Männer und 82 % der Frauen gaben an, daß sie diese Liebestechnik genossen.

## *Körperliche Nähe und Zuneigung*

Wir brauchen in jedem Alter die Möglichkeit, menschliche Nähe und Zärtlichkeit zu spüren. In Krankenhäusern, Pflege- und Altenheimen werden alte Menschen getrennt untergebracht und daran gehindert, körperlichen Kontakt aufzunehmen. Wir sollten darauf drängen, daß die Heimregeln für unsere Großeltern und Eltern geändert werden, damit wir nicht selbst in späteren Jahren unter einer ähnlichen Isolierung zu leiden haben.

## *Korrektur krankhafter Veränderungen im Beckenbereich*

Eine Beckenbodensenkung, die zur Harninkontinenz führt, muß eventuell medikamentös oder operativ behandelt werden, um einen befriedigenden Geschlechtsverkehr haben zu können. Der Wunsch nach Verbesserung des Sexuallebens sollte als Indikation für eine angemessene Behandlung genügen.

## *Das Recht auf angemessene Sexualtherapie*

Hormone, Musik, Gleitmittel – selbst der richtige Partner – helfen nicht in allen Fällen. Es ist niemals zu spät für uns, um professionelle Hilfe für unsere Sexualprobleme zu erhalten.

Sexuelle Betätigung und Freude am Sex sind menschliche Erfahrungen, die uns ein Leben lang begleiten. Sie ermöglichen es uns, Emotionen und unser innerstes Wesen auszudrücken. Die Musik des Lebens drückt sich in vielen Melodien aus. Wir brauchen vielleicht nicht ein Orchester oder eine Rockband, um sie zu spielen, aber wir sollten in der Lage sein, so lange zu singen, wie wir es wünschen...

# 17. PRÄVENTION – WIR SIND ZU JUNG, UM KRANK ZU WERDEN

Fernsehen, Presse und Internet überfluten uns tagtäglich mit so vielen Informationen, daß wir überzeugt sind, wir wüßten alles über die richtige Ernährung, Vitamine, körperliches Training und das Vermeiden von Exzessen, um gesund zu bleiben. Institute und Gesundheitsbehörden versorgen uns mit Richtlinien, Diagrammen und Tabellen – meistens keine sehr aufregende Lektüre. Interessanter zu lesen sind die Bestseller von »Experten«, die uns mitteilen, daß diese Richtlinien alle falsch seien und daß sie allein die wahre Lösung gefunden hätten: Nur wenn wir ihren einfachen 10-Punkte-Plan befolgten, der ausschließlich in ihrem Buch oder Seminar beschrieben wird, könnten wir abnehmen, gesund bleiben und lange leben. Andere Autoren stützen sich auf die Ergebnisse einer einzigen Studie und präsentieren diese als die absolute Wahrheit: Haferkleie schützt vor Herzinfarkt. Butter ist schlecht, Margarine ist besser – nein, das stimmt nicht: Bei einer extrem fettarmen Diät fehlen uns die essentiellen Fettsäuren, und dadurch haben wir ein erhöhtes Risiko für Herzerkrankungen usw. Zu dieser Informationsflut kommt die ständige Werbung im Fernsehen für die verschiedensten Produkte – Vitamine sollen uns jung und fit halten (achten Sie auf die flotten grauhaarigen Senioren auf ihren Fahrrädern), mit Hilfe von Diät-Schokoriegeln können wir unser Gewicht kontrollieren usw.

Hoffentlich lassen wir uns durch die Werbung in den Medien nicht für dumm verkaufen. Es gibt keine einfache Lösung, weder durch den Kauf eines Produktes noch durch eine bestimmte Heilslehre. Wir müssen unseren Lebensstil ändern und jeden Tag gesundheitsbewußt leben. Die folgenden Hinweise sollen Ihnen dabei helfen. Was wir jetzt tun oder lassen, wird eine entscheidende Rolle dabei spielen, ob wir in späteren Jahren schwere Krankheiten wie Diabetes, Bluthochdruck, Herzinfarkt, Schlaganfall, Osteoporose und Krebs bekommen werden.

# Die richtige Ernährung – Wieviel, was und wann

Durch die tägliche Nahrungsaufnahme versorgen wir unseren Körper mit der notwendigen Energie, außerdem bedeutet Essen für uns Genuß, Geselligkeit und Schuldgefühle. Es gibt keine verbindlichen Richtlinien. Unser ganzes Leben lang müssen wir uns jeden Tag alle paar Stunden entscheiden, was wir zu uns nehmen. Einige dieser Entscheidungen bereuen wir vielleicht, aber wir haben immer noch genügend Zeit, nämlich die zweite Hälfte unseres Lebens, uns zu ändern.

## Die richtige Menge

Ideal wäre: Was hineingeht wird verbrannt. Unser Körper reagiert sehr sensibel auf die Energiezufuhr, d. h. unsere Nahrung, und bemüht sich, ein einmal erreichtes Gewicht aufrechtzuerhalten. Wenn wir während der letzten 10 Jahre ein bestimmtes Gewicht gehalten oder nach dem 18. Lebensjahr zugenommen haben, sind wir vielleicht nicht sehr glücklich damit, aber unser Gewichtskontrollzentrum im Gehirn hat sich darauf eingestellt und weist den Körper an, die zugeführte Nahrung so zu verwerten, daß dieses Gewicht gehalten wird. Wenn wir also zu viel zu uns nehmen, wird der Körper mehr Energie verbrauchen, um die Kalorien zu verbrennen. Reduzieren wir andererseits unsere Energie- oder Nahrungszufuhr, so wird unser Körper die Kalorien effizienter verbrennen. Die meisten von uns wissen ungefähr, was unser Körper braucht, um unser gegenwärtiges Gewicht aufrechtzuerhalten. Frauen haben einen Kalorienbedarf von etwa 1600–2200 kcal – abhängig von Größe, Körperbau, Anteil der Muskelmasse, Aktivitätsniveau und Alter. Das Alter ist ein sehr wichtiger Faktor. Mit 65 Jahren benötigen wir nur noch 1600 kcal, um unser Körpergewicht aufrechtzuerhalten. Mehrere Faktoren sind dafür verantwortlich: Unser Stoffwechsel verlangsamt sich mit zunehmendem Alter (etwa 2 % mit jedem Jahrzehnt), Muskelgewebe wird durch Fett ersetzt, und wir sind körperlich weniger aktiv – wir sprechen hier von Durchschnittswerten.

Um unseren individuellen Kalorienbedarf festzustellen, müssen wir unseren Grundumsatz, d. h. den Kalorienverbrauch in Ruhe, bestimmen und die Kalorien hinzuzählen, die wir bei körperlicher Betätigung verbrennen. Der Arzt kann Ihren Grundumsatz indirekt über die eingeatmete Sauerstoffmenge und die ausgeatmete Kohlendioxidmenge bestimmen. Die Untersuchung erfolgt 12–14 Stunden nach der letzten Mahlzeit und bei völliger körperlicher Ruhe. Er kann Ihren basalen Energiebedarf auch mit Hilfe der Harris-Benedict-Gleichung errechnen.

Nicht alle Kalorien sind gleich. Ein Gramm Eiweiß oder Kohlenhydrate liefert 4 Kalorien, während 1 g Fett 9 Kalorien liefert. Die Lebensmittelhersteller sind verpflichtet, auf allen Packungen Nährwertinformationen über Zusammensetzung und Kaloriengehalt anzugeben.

## Fett, Eiweiß und Kohlenhydrate – Wie wenig, wieviel und warum

Wir wollen mit dem Fett beginnen, dem Bestandteil unserer Nahrung, der besonders »schlecht« für uns ist. Die Experten stimmen darin überein, daß Fett die Entstehung von Herz-Kreislauf-Erkrankungen begünstigt und sogar zur Entwicklung bestimmter Krebserkrankungen beitragen kann.

### *Fett – Wichtiger Nahrungsbestandteil und Gesundheitsrisiko*

Fett ist ein wichtiger Bestandteil unserer Nahrung, der für viele Körperfunktionen notwendig ist. Gramm für Gramm sind Fette unsere konzentrierteste Energiequelle. Sie transportieren die fettlöslichen Vitamine A, D, E und K, sie helfen bei der Absorption von Vitamin D und bei der Umwandlung von Karotin in Vitamin A. Fette verlangsamen den Verdauungsprozeß, indem sie die Magensäuresekretion reduzieren. Dadurch kann die Nahrung besser verdaut und absorbiert werden. Nach einer Mahlzeit verleihen uns Fette ein Sättigungsgefühl, und – ganz besonders wichtig – sie schmecken gut. Geschmack, Konsistenz und Schmelzpunkt eines Fettes werden durch seinen Gehalt an Fettsäuren bestimmt. Es lassen sich zwei Haupttypen unterscheiden: gesättigte und ungesättigte Fettsäuren.

## Gesättigte Fettsäuren

Gesättigte Fettsäuren sind bei Raumtemperatur fest. Sie sind in tierischen Nahrungsmitteln wie Fleisch, Eiern und Vollmilchprodukten enthalten, aber auch in einigen tropischen Pflanzenölen: Kokosnußöl, Palmöl und Kakaobutter.

## Ungesättigte Fettsäuren

Ungesättigte Fettsäuren sind normalerweise bei Zimmertemperatur flüssig und stammen aus pflanzlichen Quellen. Man unterscheidet zwei Typen:

1. Mehrfach ungesättigte Fettsäuren sind in pflanzlichen Ölen (Saflor-, Sesam-, Sonnenblumenkern-, Mais- und Sojaöl), in deren Samen oder Kernen und in vielen Nüssen enthalten.
2. Einfach ungesättigte Fettsäuren kommen im Oliven-, Erdnuß- und Avocadoöl vor, außerdem in bestimmten Fischölen.

Viele dieser Öle erhalten eine festere Konsistenz, wenn sie in einem als Hydrierung bezeichneten Prozeß gehärtet werden. Auf diese Weise entstehen neue synthetische Fette, die sogenannten Trans-Fette. Mittels Hydrierung werden flüssige Öle in ein streichfähiges oder festes Produkt, z. B. Margarine, umgewandelt. Diese synthetischen Trans-Fette können unser schlechtes Cholesterin (LDL) genauso erhöhen wie die als schädlich angesehenen gesättigten Fettsäuren. Im Gegensatz zu den »natürlichen« gesättigten Fettsäuren senken sie außerdem unser »gutes« HDL-Cholesterin. Trans-Fette machen schätzungsweise 2 % unserer täglichen Kalorienaufnahme aus.

Diese in vielen Studien nachgewiesenen schädlichen Wirkungen der

Trans-Fette haben die Butter-oder-Margarine-Kontroverse verschärft. Was ist schädlicher? Ein Eßlöffel Margarine kann bis zu 2 g gesättigte Fettsäuren und bis zu 2 g Trans-Fettsäuren enthalten, insgesamt 4 g »schlechtes« Fett. Das ist nicht gut, aber immer noch besser als die 7 g gesättigte Fettsäuren, die in einem Eßlöffel Butter enthalten sind. Unsere beste Wahl sind wahrscheinlich fettreduzierte Diätmargarinen. Ihre Konsistenz sollte möglichst weich sein, und wir sollten sie nur sparsam verwenden. Außerdem sollten wir auf die vielen versteckten Trans-Fette in Produkten achten, die mit gehärteten oder teilweise gehärteten Pflanzenfetten hergestellt werden, z. B. tiefgefrorene Produkte, Backwaren, Kekse, Schokoriegel und andere Snacks. Viele Produkte, die als cholesterinarm oder -frei angepriesen werden, enthalten Trans-Fette, die schlimmer als Cholesterin sein können. Lesen Sie deshalb immer sorgfältig die Angaben des Herstellers zum Inhalt und Nährwert, und achten Sie dabei besonders auf den Hinweis »gehärtete« oder »teilweise gehärtete« Fettsäuren.

Einige Fettsäuren werden als »essentiell« bezeichnet, weil unser Körper sie nicht herstellen kann. Fettsäuren helfen beim Transport und Abbau von Cholesterin, einer anderen fettähnlichen Substanz (Lipid). Cholesterin wird ebenfalls von unserem Körper benötigt. Es ist ein Bestandteil der meisten Gewebe und Organe und der Grundstoff zur Synthese der Hormone, die von den Eierstöcken und den Nebennieren gebildet werden. Cholesterin produziert Vitamin D, das zur Absorption von Kalzium benötigt wird, und es ist der Hauptbestandteil der Galle, die die Fette verdaubar macht. Das Cholesterin, das wir mit der Nahrung aufnehmen, findet sich in tierischen Fetten wie Fleisch, Fisch, Geflügel und Milchprodukten, denselben Nahrungsmitteln, die gesättigte Fettsäuren enthalten. Besonders cholesterinreich sind Eigelb und innere Organe wie Leber und Niere.

Normalerweise leiden wir nicht an Fettmangel – abgesehen von extremen Hungerzuständen oder bestimmten seltenen Krankheiten. Die meisten von uns sind wegen einer chronisch übermäßigen Fettzufuhr übergewichtig – mit erschreckenden Folgen für unsere Gesundheit.

Die meisten Amerikaner (und Europäer; Anm. d. Ü.) nehmen 37 % ihrer gesamten Kalorien als Fett zu sich. Wirkt es sich positiv auf unsere Gesundheit aus, wenn wir den Fettanteil in unserer Nahrung reduzieren? Ja, das stimmt.

# Fett und Krebs

## Brustkrebs (Mammakarzinom)

Einige Studien kamen zu dem Ergebnis, daß Frauen, die große Mengen gesättigte Fettsäuren zu sich nehmen, ein um 50 % erhöhtes Erkrankungsrisiko für Brustkrebs haben, verglichen mit Frauen, die sich fettarm ernähren. Eine Studie kam zu dem Ergebnis, daß mit jeder Aufnahme von 77 g Fett pro Tag unser Erkrankungsrisiko um 35 % steigt!

Aus diesen Ergebnissen und den Daten anderer Studien könnte man den Schluß ziehen, daß wir den Fettanteil in unserer Nahrung auf weniger als 20 % senken müßten, um unser Brustkrebsrisiko deutlich zu senken. Das wäre auch für diejenigen Frauen von Vorteil, die schon wegen Brustkrebs behandelt wurden. Eine Analyse der Ernährung von Frauen (aus westlichen Ländern) mit östrogenrezeptor-positivem Brustkrebs ergab, daß diejenigen, die schlecht auf die Behandlung ansprachen, sich fettreicher ernährten als die erfolgreich therapierten Frauen. Mit jeder Zunahme der Gesamtfettmenge um 1 % erhöht sich das Risiko für eine erfolglose Behandlung um 8 %.

Eine ballaststoffreiche, fettarme Ernährung, basierend auf den Richtlinien der American Cancer Society, kann die Funktionen des Immunsystems von Frauen verbessern, die wegen Brustkrebs behandelt werden. Dadurch kommt es zu einer Erhöhung von bestimmten Killer-T-Zellen, die ein Tumorrezidiv verhindern helfen. Omega-3-Fettsäuren, die in Kaltwasserfischen vorhanden sind, wirken sich ebenfalls günstig aus.

Es gibt allerdings auch Studien, die keinen Zusammenhang zwischen der Fettzufuhr und Brustkrebs fanden. Uns allen liegen dieselben Daten vor, aber wir bewerten sie unterschiedlich. Ich werde jedoch meinen Patientinnen weiterhin eine fettarme Ernährung empfehlen und mich auch selbst fettarm ernähren.

## Eierstockkrebs (Ovarialkarzinom)

Mehrere Studien zeigten einen direkten Zusammenhang zwischen fettreicher Ernährung und Eierstockkrebs. Wenn wir unsere Fleischzufuhr reduzieren und/oder nur mageres Fleisch essen, auf Eigelb verzichten und uns ballaststoffreich mit viel Gemüse ernähren, könnten wir das Risiko, an Eierstockkrebs zu erkranken, um 50 % senken.

## Dickdarm- und Enddarmkrebs (kolorektales Karzinom)

Der Zusammenhang zwischen dem Fettgehalt der Nahrung und Krebs der unteren Darmabschnitte ist am besten gesichert. Die Mechanismen scheinen am offensichtlichsten, da es bekannt ist, daß beim Abbau von Fett krebsfördernde Substanzen entstehen. Es liegen uns Statistiken und Studien vor, die zeigen, daß eine Senkung der Fettaufnahme um 50 % unser Dickdarmkrebsrisiko um zwei Drittel und unser Enddarmkrebsrisiko um ein Drittel senkt.

## Andere Krebsarten

Unsere Fettzufuhr spielt wahrscheinlich bei mindestens sieben Arten von Krebs eine Rolle. Außer den schon besprochenen Krebserkrankungen besteht auch ein erhöhtes Risiko für Gebärmutterschleimhaut-, Lungen-, Gallenblasen- und Prostatakrebs. Alles in allem können wir unser Risiko für tödliche Krebserkrankungen durch eine Änderung unserer Ernährungsgewohnheiten um 35 % senken. Zukünftige Untersuchungen werden vielleicht eine Senkung der Krebsrate um 60 % aufzeigen, aber selbst eine Verminderung um 20 % wäre ausreichend, um uns zu einer Änderung unserer Ernährungsgewohnheiten zu veranlassen.

## Fett und Arteriosklerose – Herzinfarkt und Schlaganfall

Unsere Nahrung enthält durchschnittlich dreimal mehr gesättigte als mehrfach ungesättigte Fettsäuren und, um es noch schlimmer zu machen, 320–400 mg Cholesterin. Wenn wir die Fettmenge beibehalten, aber das Verhältnis von gesättigten zu mehrfach ungesättigten Fettsäuren auf 50:50 ändern und außerdem weniger als 300 mg Cholesterin zu uns nehmen, können wir schnell erstaunliche Ergebnisse erzielen. Unser Cholesterinspiegel würde innerhalb von 2 Wochen um 10–15 % sinken und so lange auf diesem Wert bleiben, wie wir die Ernährungsumstellung beibehalten.

Unser durchschnittlicher Cholesterinspiegel korreliert mit unserer Zufuhr an tierischen Fetten, Eigelb und Milchprodukten. Die gute Nachricht ist, daß sich arteriosklerotische Veränderungen durch eine fett- und cholesterinarme Ernährung zurückbilden können. Eine Senkung unseres Gesamtcholesterinspiegels um 1 % kann unser Herzinfarktrisiko um 2 % reduzieren (Tab. 4, S. 203).

Die American Heart Association empfiehlt eindringlich, zum Schutz vor Herzerkrankungen die Fettzufuhr zu verringern und die Ernährung umzustellen. Um eine ungefähre Vorstellung zu bekommen, wieviel Fett wir zu uns nehmen dürfen, nehmen wir unsere Gesamtkalorienzahl, errechnen daraus 30, 20 oder weniger Prozent und teilen das Ganze durch 9 (Tab. 9).

**Tabelle 9:** Richtlinien zur Fettaufnahme mit der Nahrung

| **Kalorien pro Tag insgesamt** | **Summe der Fettkalorien** | | **Fett (g)** | |
|---|---|---|---|---|
| | **20 %** | **30 %** | **20 %** | **30 %** |
| 1400 | 280 | 420 | 31 | 47 |
| 1600 | 320 | 480 | 36 | 53 |
| 1800 | 360 | 540 | 41 | 60 |
| 2000 | 400 | 600 | 44 | 67 |

## Gibt es Fette, die eine »Ausnahme« bilden?

**Olivenöl** enthält einfach ungesättigte Fettsäuren, die sich wie auch die mehrfach ungesättigten Fettsäuren nicht ungünstig auf unser Cholesterin auswirken. Aber wir sollten uns nichts vormachen: Sie sind mit 9 Kalorien pro Gramm kalorienreich, und wenn wir zunehmen, erhöht sich auch unser Cholesterin. Nicht alle einfach ungesättigten Fettsäuren sind gleich. Besonders günstig ist das Olivenöl, das in der Ernährung der Bewohner im Mittelmeerraum eine große Rolle spielt. Es wurde gezeigt, daß eine mediterrane Kost, die 30–40 % Fett – vor allem in Form von Olivenöl – enthält, mit einem niedrigen Risiko für Herzerkrankungen verbunden ist. In einer neueren Studie wurde bei Frauen in Mittelmeerländern auch ein 50 % niedrigeres Brustkrebsrisiko beobachtet, das ebenfalls dem Einfluß des Olivenöls zugeschrieben wurde.

Wir sollten es jedoch mit dem Olivenöl nicht übertreiben. Auch wenn wir gehört haben, daß es gesund ist, sollten wir auf keinen Fall – in der Annahme »viel hilft viel« – Olivenöl großzügig über Salat, Fisch, Fleisch, Pizza und Spaghetti Bolognese schütten. Ich scheue mich davor, Frauen zu raten, zusätzlich ein bestimmtes Öl zu verwenden, es sei denn, sie treiben regelmäßig intensiv Sport, kontrollieren ihre Gesamtkalorienzahl und verzichten fast völlig auf gesättigte Fette. Wenn ich jedoch die Wahl zwischen Butter und Olivenöl oder Margarine und Olivenöl habe, so bevorzuge ich auf jeden Fall Olivenöl.

**Fisch und Fischöle.** Kaltwasserfische, Meeresfrüchte und ihre Öle enthalten eine spezielle Form von mehrfach ungesättigten Fettsäuren, sogenannte Omega-3-Fettsäuren. Diese Öle verhindern, daß die Blutplättchen verkleben und Thromben bilden, und schützen uns auf diese Weise vor Herzinfarkt und Schlaganfall. Dieser antithrombotische Effekt ist jedoch sehr schwach ausgeprägt, vor allem im Vergleich zu Acetylsalicylsäure (dem Wirkstoff von Aspirin® oder ASS-ratiopharm® beispielsweise; Anm. d. Ü.). Große Mengen Fischöl können eine blutdrucksenkende Wirkung haben, die jedoch nur schwach ausgeprägt ist und nicht immer eintritt. Fischfettsäuren scheinen auch die Triglyzeridspiegel im Serum zu senken, aber sie reduzieren nicht unser LDL-Cholesterin, sondern können es sogar erhöhen.

In einer Studie an der Harvard Universität wurde über einen Zeitraum von 6 Jahren die Wirkung einer fischreichen Ernährung auf 51 000 Männer (meist Zahnärzte) untersucht. Bei denjenigen, die 6 oder mehr Portionen Fisch pro Woche aßen, sank das relative Risiko für eine Erkrankung der Herzkranzgefäße (koronare Herzkrankheit) nur um 14 % im Vergleich zu Studienteilnehmern, die nur eine Fischmahlzeit pro Monat oder weniger zu sich nahmen. Bei den Männern, die ab und zu Fisch aßen, sank die Sterblichkeitsrate für koronare Herzkrankheit um etwa 25 % im Vergleich zu denjenigen, die vollständig auf Fisch verzichteten; sie sank jedoch nicht weiter, wenn die Anzahl der Fischmahlzeiten erhöht wurde. Die Untersucher kamen zu dem Schluß, daß eine günstige Wirkung schon durch 1–2 Portionen Fisch pro Woche erzielt wurde und daß durch mehr Fischmahlzeiten kein stärkerer Effekt erzielt werden konnte. Das gilt auch für die Einnahme von Fischölkapseln, die sehr viel mehr Omega-3-Fettsäuren enthalten als Fisch.

**Anmerkung zu Schalentieren:** Krabben, Hummer und Langusten enthalten mehr Cholesterin als die meisten anderen Fische und Meeresfrüchte, aber sie erhöhen unseren Cholesterinspiegel weniger stark als Eier und haben einen geringeren Gehalt an Fett und gesättigten Fettsäuren als die meisten Fleisch- und Geflügelsorten. Wenn wir uns zwischen einem Krabben- oder Geflügelsalat zu entscheiden haben, sollten wir den Krabbensalat (mit einem fettarmen Dressing) wählen, ohne ein zu schlechtes Gewissen zu haben.

**Noch eine Anmerkung zur fettarmen Ernährung:** Wenn wir den Rat der American Heart Association und der National Institutes of Health befolgen, reduzieren wir unsere Fettaufnahme auf weniger als 30 % unserer Gesamtkalorienzahl. Haben wir jedoch Risikofaktoren, dann sollten wir uns bemühen, den Fettanteil unserer Nahrung auf weniger als 20 % zu senken; das wird zur Zeit vom National Cancer Institute empfohlen und scheint für eine Krebsprävention notwendig zu sein. In diesem Zusammenhang muß jedoch auch eine Studie der Rockefeller Universität erwähnt werden, die das Ganze wieder einmal kompliziert. Es zeigte sich nämlich, daß eine extrem fettarme Diät mit einem Fettanteil von unter 20 % dazu führte, daß die Studienteilnehmer Fett, und zwar gesättigtes Fett, aus den zugeführten Kohlenhydraten bildeten. Wir stehen also vor einem Dilemma: Einerseits wird uns gesagt, wir sollen weniger Fett zu uns nehmen, vor allem weniger gesättigtes Fett, und andererseits müssen wir erfahren, daß wir bei extrem fettarmer Ernährung unser eigenes »schlechtes« Fett bilden!

## *Kohlenhydrate*

Kohlenhydrate sind unsere Hauptenergiequelle. Sie halten unseren Körper in Schwung – angefangen von den grundlegenden Körperfunktionen bis zu komplizierten Willkürbewegungen unserer Muskeln beim Sport. Die Kohlenhydrate, die wir mit der Nahrung aufnehmen, bestehen aus Zucker, Stärke und Ballast- oder Faserstoffen. Einfache Zucker finden sich im Honig, in Früchten und im Tafelzucker. Die Stärke gehört zu den komplexen Kohlenhydraten oder Vielfachzuckern. Sie muß erst im Magen-Darm-Trakt in Einfachzucker aufgespalten werden, bevor sie verwertet werden kann. Unser Körper wandelt alle aufgenommenen Zucker und Stärken in Glukose (unseren Blutzucker) oder Fruktose um. Die Glukose wird entweder vom Körper sofort als Energiequelle verwendet oder in Glykogen umgewandelt und in Leber oder Muskeln gespeichert. Glykogen ist unsere Energiereserve. Verfügen wir darüber hinaus noch über Glukose, so wird sie in Fett umgewandelt und gespeichert. Theoretisch ist Fett eine Langzeitenergiereserve, aber für viele von uns bedeutet es einfach überflüssige Pfunde. Weil unser Körper seine eigenen Kohlenhydrate aus Aminosäuren und Fettbestandteilen herstellen kann, gibt es keine Liste »essentieller« Kohlenhydrate – sondern nur solche, die gut für unsere Ernährung und unsere Gesundheit sind.

Komplexe Kohlenhydrate wie die Stärke können erst nach enzymatischer Verdauung vom Körper absorbiert werden. Zu den wichtigsten stärkehaltigen Hauptnahrungsmitteln gehören Reis, Kartoffeln, Getreide, Bohnen sowie Obst und Gemüse. Ballast- oder Faserstoffe stammen aus den unverdaulichen Bestandteilen von Getreide, Gemüse und Obst. Es lassen sich zwei Arten unterscheiden:

1. wasserlösliche Fasern, die vor allem in Vollkorngetreide und in der Schale von Obst und Gemüse vorkommen, und
2. wasserunlösliche Fasern, die in Hafer, Haferkleie, bestimmten Früchten und getrockneten Erbsen und Bohnen enthalten sind.

Die meisten Experten empfehlen, daß wir uns hauptsächlich von komplexen Kohlenhydraten ernähren sollten – sie sollten mehr als 50 % unserer Gesamtkalorienzufuhr ausmachen.

## Industrielle Raffinierung von Zucker und Stärke

Zucker gibt uns einen schnellen Energieschub, da er unsere Blutzuckerspiegel rasch ansteigen läßt. Aber wie die meisten Dinge, die schnell und mühelos gelingen, verschwindet der Energie-Kick rasch wieder. Unsere Blutzuckerspiegel sinken, und wir fühlen uns müde, schwindlig, schwach und bekommen Kopfschmerzen. Deshalb möchten wir unsere Blutzuckerspiegel wieder erhöhen und entwickeln einen Heißhunger nach süßen oder stärkehaltigen Nahrungsmitteln. Leider enthalten Zucker und industriell verfeinerte Kohlenhydrate, wie z. B. Nahrungsmittel aus weißem ausgemahlenem Mehl, weißem Zucker und weißem Reis, nur wenig natürliche Vitamine, Mineralien und Ballaststoffe.

Einige von uns reagieren auf die Aufnahme von Zucker und einfacher Stärke mit einer Überproduktion von Glukose. Daraufhin ergeht ein »Hilferuf« an unsere Bauchspeicheldrüse, und es kommt zu einer Überproduktion von Insulin. Dieses Hormon bestimmt, wieviel Glukose in Energie und wieviel in Fett umgewandelt wird. Je höher unsere Insulinspiegel, desto mehr Glukosekalorien werden in Fett umgewandelt. Diese Überproduktion von Insulin als Reaktion auf Zucker und bestimmte Kohlenhydrate wird Insulinresistenz genannt und kommt bei 25 % der amerikanischen Bevölkerung vor.

## Naturbelassene, nicht raffinierte Stärke

Komplexe Kohlenhydrate sind nach Meinung aller Experten die beste Alternative zu Fett und zuviel Eiweiß. Sie enthalten kein tierisches Fett, geben uns die nötigen Kalorien und versorgen uns, wenn sie nicht industriell verfeinert wurden, mit Vitaminen, Mineralien, pflanzlichen Stoffen und Fasern. Um ein »komplexes« Thema zu vereinfachen, wollen wir den Nährwert dieser Substanzen untersuchen.

### Ballast- oder Faserstoffe

Die Zufuhr von Ballast- oder Faserstoffen verhilft nicht nur zu einer guten Verdauung, sondern hat viele andere Vorteile, die im folgenden beschrieben werden.

**Bei Herzerkrankungen:** Eine erhöhte Aufnahme von Ballaststoffen scheint unser Risiko für eine Erkrankung der Herzkranzgefäße zu reduzieren. Unlösliche Faserstoffe können den cholesterinsenkenden Effekt einer fettarmen Ernährung verstärken, indem sie LDL vermindern. Haferkleie und andere Vollkornprodukte sind wirklich gut für uns.

**Bei Krebs:** Ballaststoffreiche Ernährung kann unser Risiko für alle Krebsarten – vor allem Dickdarmkrebs – senken. In einer niederländischen Studie wurde gezeigt, daß die Sterblichkeitsrate für alle Krebsarten durch eine hohe Zufuhr von Ballaststoffen im Vergleich zu einer ballaststoffarmen Ernährung um ein Drittel gesenkt werden konnte.

**Bei Diabetes:** Eine ballaststoffreiche Ernährung schützt vor Diabetes oder hilft, einen schon vorhandenen Diabetes zu kontrollieren. Ballaststoffe verbessern die Blutzuckerkontrolle und erhöhen die Empfindlichkeit des Körpers auf Insulin.

**Zur Gewichtskontrolle:** Ballaststoffe verhindern Übergewicht. Ballaststoffreiche Nahrungsmittel sind fett- und kalorienarm, und weil unser Körper sich mehr anstrengen muß, um sie zu verdauen, fühlen wir uns länger gesättigt. Unser Appetit wird gezügelt, weil unsere Blutinsulinspiegel nicht erhöht sind. Faserstoffreiche Nahrungsmittel reduzieren die Absorption von Stärke, so daß wir letztendlich weniger Kalorien aufnehmen.

**Bei Magen-Darm-Problemen:** Eine hohe Zufuhr von Ballaststoffen senkt das Risiko für Störungen und Erkrankungen des Magen-Darm-Traktes. Wir wissen, daß Ballaststoffe gut gegen Verstopfung sind, aber sie können auch Krankheiten heilen, wie z. B. die Divertikulitis. Eine ballaststoffreiche Ernährung verhindert die Entwicklung von sackähnlichen Ausstülpungen (Divertikel) durch die geschwächten Muskelschichten der Dickdarmwand. Wenn wir zu wenig Faserstoffe aufnehmen, bilden wir weniger Stuhlmasse, und der Dickdarm verengt sich. Es ist ein stärkerer Druck erforderlich, um den Stuhl durch den Darm zu bewegen, und es können Muskelrisse in der Dickdarmwand entstehen. Zwanzig bis fünfzig Prozent aller Männer und Frauen über 50 (Männer sind etwas häufiger betroffen), die sich ballaststoffarm ernähren, können solche Ausstülpungen entwickeln. Diese sogenannten Divertikel können sich entzünden – vor allem, wenn es zur Verstopfung kommt –, und es entwickelt sich eine Divertikulitis, eine schwerwiegende, schmerzhafte Krankheit, die die operative Entfernung eines Darmabschnitts erforderlich machen kann.

Leider nehmen die meisten von uns nicht genügend Ballaststoffe mit der Nahrung auf, im Durchschnitt nur 10–23 g. Experten empfehlen heute eine Zufuhr von mindestens 20–35 g. Wir können unsere Ballaststoffaufnahme erhöhen, indem wir Obst und Gemüse nicht schälen und mindestens 5 Portionen täglich essen. Wir sollten täglich 6–11 Portionen Vollkornbrot, Getreideprodukte und Reis zu uns nehmen. Der Nährwertinformation können wir entnehmen, wieviel Faserstoffe in einer Portion enthalten sind. Mit einer Tasse Getreideprodukte (Vollkornflakes) am Morgen können wir 20 g Ballaststoffe zu uns nehmen, wenn wir die richtigen Getreideflocken wählen. Zwei Scheiben Weizenvollkornbrot liefern weitere 3 g, und den Rest an Faserstoffen können wir in Form von Backpflaumen, Bohnen, Brokkoli oder selbst frischen Himbeeren zu uns nehmen. Eine Tasse Obst oder Gemüse entspricht zwei Portionen, deshalb ist die erforderliche Gesamtzahl nicht ganz so unerreichbar.

**Hinweis:** Wenn Sie die Ballaststoffzufuhr von 10 auf 35 g erhöhen möchten, sollten Sie es vorsichtig tun, sonst kommt es zu Völlegefühl und starken Blähungen. Faserstoffe können außerdem die Absorption von Kalzium und Vitaminen vermindern. Sie sollten deshalb nicht mehr als 35 g aufnehmen. Falls Sie Vitamin- oder Mineralstofftabletten einnehmen, sollten Sie sie zusammen mit der ballaststoffärmsten Mahlzeit zu sich nehmen.

## *Hymne an Obst und Gemüse – Was die Hersteller von Vitaminpräparaten verschweigen*

Wir erwarten viel von der Wissenschaft. Wenn etwas gut für uns ist, warum kann es nicht isoliert, synthetisiert und in eine Pille gepreßt werden, die wir einfach nur schlucken, ohne uns die Zeit für eine volle Mahlzeit nehmen zu müssen? Diejenigen von uns, die sich zum Essen hinsetzen, denken vielleicht, daß sie sich die Mühe ersparen können, täglich 5 Portionen Obst und Gemüse essen zu müssen, wenn sie nur die richtigen Vitaminpillen einnehmen. Also schlucken wir hochdosierte Vitamin-C-Tabletten und verzichten auf Zitrusfrüchte. Wir nehmen Beta-Karotin-

Tabletten – und sparen uns die Mühe, Möhren zu schrubben – oder Sulforaphan, die Brokkoli-Chemikalie, anstelle des von vielen ungeliebten Brokkolis. Leider ist das zeitsparende Pillenschlucken kein Ersatz für eine vollwertige Ernährung.

Die verschiedenen Obst- und Gemüsesorten sind mehr als nur ausgezeichnete Vitaminlieferanten. Sie enthalten Faserstoffe, komplexe Kohlenhydrate und eine Fülle von anderen wertvollen chemischen Substanzen, die unseren Zellen, Organen und vielleicht sogar unserer Seele guttun. Die Wissenschaft ist gerade erst dabei, diese Pflanzenstoffe, sogenannte Phytochemikalien, und ihre Wirkung auf unsere Körperfunktionen zu untersuchen. Viele dieser Phytochemikalien wurden von den Pflanzen zum Schutz vor Sonnenlicht gebildet. Eines Tages werden wir vielleicht in der Lage sein, diese pflanzlichen »Wunderstoffe« zu isolieren und zu synthetisieren. Das nationale Krebsinstitut der USA (National Cancer Institute) und viele private Pharmafirmen haben Millionen von Dollar in die Erforschung der Phytochemikalien investiert. Das Beste, was wir gegenwärtig für unsere Gesundheit tun können, ist recht einfach: Obst und Gemüse essen. In Tabelle 10 finden Sie einige der »neuen« Phytochemikalien und ihre »alten« Obst- und Gemüsequellen.

**Tabelle 10:** »Chemischer« Schutz aus der Natur

| **Pflanzliche Quelle** | **Phytochemikalie** |
|---|---|
| Brokkoli (auch Blumenkohl, Rosenkohl, Rüben und Grünkohl) | *Sulforaphan* stimuliert die Produktion von zelleigenen Anti-Krebs-Enzymen und menschlichen Zellen, die in Kulturen gezüchtet werden. Wird nicht beim Kochen zerstört. |
| Tomaten (auch grüne Paprikaschoten, Ananas, Erdbeeren und Möhren) | *P-Cumarinsäure* und *Chlorogensäure* verhindern die Bildung krebserzeugender Nitrosamine, die im Grill- und Pökelfleisch sowie im Zigarettenrauch vorkommen. Werden nicht beim Kochen zerstört. |

| | |
|---|---|
| Kohl und Rüben | *Phenyläthyl-Isothiocyanat* schützt das Erbgut (DNS) im Zellkern vor krebserregenden Stoffen im Zigarettenrauch. |
| Erdbeeren, Trauben und Himbeeren | *Ellagsäure* macht krebserregende Stoffe (Karzinogene) unschädlich. |
| Sojabohnen | *Genistein* verhindert die Bildung kleiner Blutgefäße, die bösartige Tumoren versorgen. Die geringere Erkrankungshäufigkeit für Brustkrebs (und Prostatakrebs) in Japan läßt sich wahrscheinlich teilweise auf die Ernährung zurückführen, die viel Sojaprodukte enthält. |
| Blumenkohl | *Indol-3-carbinol* fördert den Abbau bestimmter potenter Östrogenformen und beugt dadurch Brustkrebs vor. |
| Zwiebeln und Knoblauch | *Allylsulfid* stimuliert den enzymatischen Abbau bestimmter Karzinogene. |
| Peperoni | *Capsaicin* verhindert die erbgutschädigende Wirkung bestimmter Toxine und damit die Entstehung von Krebs. |
| Die meisten Obst- und Gemüsesorten | *Flavonoide* besetzen die Hormonbindungsstellen in den Zellen und verhindern eine Überstimulierung durch Hormone. |

## *Proteine (Eiweiß)*

Unser Körper besteht vor allem aus Wasser und Eiweiß. Proteine sind die wichtigsten Bausteine für Muskeln, Knochen, alle inneren Organe, Blut, andere Körperflüssigkeiten sowie für Haut, Nägel und Haare. Hormone,

Enzyme und Antikörper setzen sich ebenfalls aus Proteinen zusammen. Eiweiß ist auch eine Energiequelle, aber wir benötigen es nicht zu diesem Zweck, wenn wir genügend Kohlenhydrate und Fett aufnehmen. Ein Eiweißüberschuß wird – wie alles, was wir im Übermaß zu uns nehmen – in Fett umgewandelt und im Gewebe gespeichert.

Proteine bestehen aus Aminosäuren. Unser Körper benötigt 22 Aminosäuren, um körpereigene Eiweiße zu produzieren. Abgesehen von acht Aminosäuren kann unser Körper alle selbst herstellen. Diese acht müssen wir mit der Nahrung aufnehmen, und sie werden deshalb als essentielle Aminosäuren bezeichnet. Wir benötigen sie im richtigen Mengenverhältnis, um unser Körpereiweiß aufzubauen – wenn eine fehlt oder in zu geringer Menge vorhanden ist, kommt unsere gesamte Eiweißproduktion zum Erliegen. Ein Nahrungsmittel, das alle essentiellen Aminosäuren enthält, wird als komplettes Protein bezeichnet. Dazu gehören die meisten Fleischsorten und Milchprodukte, die meisten Früchte und Gemüse sind unvollständig. Wenn wir weniger tierisches Eiweiß zu uns nehmen, müssen wir deshalb unsere Nahrung so zusammenstellen, daß alle notwendigen Aminosäuren in ausreichender Menge enthalten sind. Es wird empfohlen, daß wir täglich etwa 0,40 g Eiweiß pro Pfund Körpergewicht zu uns nehmen. Bei einem Gewicht von 58,9 kg benötigen wir nur 55 g Eiweiß, das ist viel weniger, als die meisten von uns konsumieren.

## Die richtigen Proteine

Manche von uns bevorzugen rotes Fleisch, andere essen lieber Fisch und Geflügel. Einige von uns sind Vegetarier, die zusätzlich Milchprodukte verwenden, andere verzichten auch darauf. Es ist gar nicht so einfach, aus den verschiedenen tierischen und pflanzlichen Eiweißquellen unseren Proteinbedarf angemessen zu decken. Die folgenden Erläuterungen sollen Ihnen das nötige Grundwissen vermitteln.

### Eiweiß aus Fleisch, Fisch und Geflügel

Wir benötigen nicht mehr als 170 g pro Tag, das entspricht 30–40 g Eiweiß.

**Rotes Fleisch.** Achten Sie darauf, daß es mager ist. Eine 85-Gramm-Portion ist etwa so groß wie ein Set Spielkarten und entspricht 2 dünnen Scheiben Roastbeef. Lassen Sie immer alles Fett entfernen.

**Geflügel.** Bei Geflügel entsprechen eine halbe Hähnchenbrust oder eine Hähnchenkeule etwa 85 g. Die Haut sollte entfernt werden, um den Fettgehalt zu reduzieren.

**Fisch.** Ein 85-Gramm-Fischfilet entspricht in seiner Größe etwa der oben beschriebenen Fleischportion, d. h. eine 3/4 Tasse zerteiltes Fischfilet.

## Eiweiß aus Milchprodukten und Eiern

Wählen Sie entrahmte Milchprodukte. Wir benötigen das Fett in der Vollmilch nicht, um ein vollständiges Protein zu erhalten.

| **Milchprodukte** | **Eiweiß (g)** |
|---|---|
| 1 Glas Milch | 8,4 |
| 1 Tasse fettarmer Yoghurt | 13 |
| Fettarmer Fruchtjoghurt | 9 |
| 1 Tasse Ricotta | 28 |
| 1/2 Tasse fettarmer Hüttenkäse | 15 |
| 28 g Schnittkäse | 7 |
| **Eier** | **Eiweiß (g)** |
| 1 großes Ei | 6 |
| 1 Eiweiß | 3,35 |

## Eiweiß aus Nüssen und Samen

Nüsse und Samen sind die wichtigste Eiweißquelle für strikte Vegetarier (Veganer), die auch auf Milchprodukte oder Eier verzichten.

| Nußsorte | Eiweiß (g) |
|---|---|
| 1 Tasse Mandeln, Cashewnüsse oder Pistazien | 25 |
| 1 Tasse Pecannüsse | 10 |
| 1 Tasse Walnüsse | 15 |
| 1 Tasse Erdnüsse | 37 |

## Eiweiß aus Früchten

Früchte sind recht eiweißarm, aber einige haben doch einen nennenswerten Proteingehalt.

| Frucht | Eiweiß (g) |
|---|---|
| 1/2 Honigmelone | 2,3 |
| 1 Papaya | 1,8 |
| 10 getrocknete Pfirsichhälften | 4,7 |
| 10 getrocknete Birnenhälften | 3,28 |
| 1 Tasse Rosinen | 4 |
| 10 Backpflaumen | 2,2 |
| 1 Banane | 1,2 |
| 1 Tasse Grapefruitsaft | 1,2 |
| 1 Tasse Orangensaft | 1,7 |

## Eiweiß aus Gemüse

Gemüse enthält reichlich fettarmes, ballaststoffreiches pflanzliches Eiweiß.

| Gemüsesorte | Eiweiß (g) |
|---|---|
| 1 Tasse getrocknete schwarze Bohnen | 14 |
| 1 Tasse gekochte Feuerbohnen | 14 |
| 1 Tasse gekochte Linsen | 14 |
| 1 Tasse gekochte weiße Bohnen | 14 |
| 1 Tasse gekochte Limabohnen | 14 |
| 1 Tasse gekochte Sojabohnen | 12 |

**Beachten Sie:** 1 Tasse der folgenden Nahrungsmittel kann 85 g Fleisch, Geflügel oder Fisch ersetzen:

| Nahrungsmittel | Eiweiß (g) |
|---|---|
| 1 Tasse Erbsen | 7,9 |
| 1 Tasse Brokkoli oder Blumenkohl | 3 |
| 1 Tasse Mais | 5 |
| 1 Tasse Spargel | 4,1 |
| 1 große gebackene Kartoffel mit Schale | 4 |

**Anmerkung:** Strikte Vegetarier, die vollständig auf Milchprodukte und Eier verzichten, sollten einen Ernährungsberater konsultieren, damit sie genügend Eiweiß, vor allem auch alle essentiellen Aminosäuren, zu sich nehmen.

## Die »richtige« gesunde Ernährung – Pläne, Pyramiden und die Realität

Gesundheitsbehörden, Ernährungswissenschaftler und Schlankheitszentren verteilen gerne Pläne. Sie veranschaulichen ihre Richtlinien häufig in Form von Pyramiden: Fett bildet die Spitze, weil wir nur wenig davon aufnehmen sollten. Die komplexen Kohlenhydrate bilden die breitangelegte Basis, weil sie unsere Hauptnahrungsquelle sein sollten. Im folgenden ist der »klassische« Plan des amerikanischen Herzinstituts (American Heart Institute) dargestellt:

- Gesamtfett: weniger als 30 % der Gesamtkalorienzahl,
- Gesättigte Fette: weniger als 10 % der Gesamtkalorienzahl,
- Ungesättigte Fette: weniger als 10 % der Gesamtkalorienzahl,
- Cholesterin: weniger als 300 mg pro Tag,
- Kohlenhydrate (vor allem komplexe): mehr als 50 % der Gesamtkalorienzahl,
- Eiweiß: der verbleibende Rest,
- Natrium: weniger als 3 g pro Tag.

Um diese Richtlinien benutzerfreundlicher zu gestalten, wurden sie in Portionsgrößen ausgedrückt. Dieser Ernährungsplan wird auch von der National Academy of Sciences empfohlen.

**Fette.** Weniger als 5–8 Portionen Fett oder Öl; eine Portionsgröße entspricht:

- 1 Teelöffel Pflanzenöl oder Margarine,
- 2 Teelöffeln Diätmargarine,
- 1 Eßlöffel Salatdressing,
- 2 Teelöffeln Mayonnaise oder Erdnußbutter,
- 1 Teelöffel Samen oder Nüsse,
- 1/8 Avocado,
- 10 kleinen oder 5 großen Oliven.

Das scheint eine große Menge Fett oder Öl zu sein, aber wir müssen dabei auch die versteckten Fette in Backwaren oder beim Zubereiten der Speisen berücksichtigen.

**Kohlenhydrate.** Mindestens 5 Portionen Obst und Gemüse pro Tag; eine Portion entspricht:

- 1 mittelgroßen Frucht,
- 1/2 Tasse geschnittene, gekochte oder eingemachte Früchte,
- 3/4 Tasse Fruchtsaft,
- 1/2 Tasse Gemüse.

Sechs oder mehr Portionen Brot, Vollkornflakes und stärkehaltige Gemüse; eine Portion entspricht:

- 1 Scheibe Brot,
- 1/4 Tasse kleinformatige Getreideprodukte (z. B. Pops),
- 1/2 Tasse heißer, fettarmer Vollkornbrei,
- 1 Tasse Vollkornflakes,
- 1 Tasse gekochter Reis oder Nudeln (ohne Ei),
- 1/2 Tasse stärkehaltige Gemüse (Kartoffeln, Mais, Süßkartoffeln, Limabohnen oder Erbsen),
- 1 Tasse fettarme Suppe.

**Eiweiß.** Fleisch, Geflügel oder Fisch: nicht mehr als 2 Portionen pro Tag; 85 g gekocht oder 115 g roh entsprechen 1 Portion.

Gemüse: 1 Tasse gekochte Bohnen, Erbsen oder Linsen.

Tofu (Sojabohnenquark): 85 g.

Wenn wir diesen Ernährungsplan befolgen, fühlen wir uns nicht hungrig, und es kommt zu keinen Mangelerscheinungen. Wir reduzieren die großen, fetten Fleischportionen, die typisch für die amerikanische Kost sind, außerdem essen wir weniger Vollmilchprodukte. Wir sollten auf fettreiche Desserts verzichten und statt dessen Obst, fettarmes Joghurteis, Sorbet und spezielle fettarme Kuchen essen. Snacks sind erlaubt, aber wir sollten folgendes wählen: Obst, rohes Gemüse, fettarme Cracker und Kekse, Popcorn ohne Fett oder ungesalzene Brezeln. Anstelle von Butter sollten wir Marmelade, Gelee oder Senf auf unser Brot oder Brötchen schmieren.

Reichen diese Ernährungsrichtlinien aus, um uns gesund zu halten? Zur Krebsvorbeugung müssen wir wahrscheinlich den Fettanteil in unserer Nahrung auf unter 20 % senken. Das bedeutet, daß wir die oben angegebenen 5–8 Portionen Fett und Öl auf 3–5 Portionen reduzieren müssen. Wir sollten alle Speisen ohne Fett dämpfen oder braten und Senf anstelle von Mayonnaise verwenden, ferner auf Nüsse, Avocados und Oliven verzichten sowie fettfreie Salatdressings oder nur Essig mit Gewürzen verwenden. Auf diese Weise brauchen wir nicht ausschließlich von Sushi, gedämpftem Fisch, Algen und Tofu zu leben, obwohl das eine sehr gesunde Ernährung wäre. Eine Fettreduktion auf weniger als 20 % bedeutet, daß wir die Nährwertangaben auf jeder Packung lesen und im Restaurant höllisch auf versteckte Fette achten müssen.

Schließlich können wir den Fettanteil in unserer Nahrung noch weiter senken. In Tabelle 11 sind die beiden bekanntesten, höchst fettarmen Diäten dargestellt, die für Patienten mit schweren Herz-Kreislauf-Erkrankungen konzipiert wurden.

Es ist unsere persönliche Entscheidung, inwieweit wir unsere Gesundheit durch eine Ernährungsumstellung beeinflussen möchten. Es wird immer wieder einmal vorkommen, daß wir uns nicht so ernähren, wie wir sollten oder möchten, aber wenn diese Ausrutscher die Ausnahme bleiben und nicht zur Regel werden, befinden wir uns auf dem richtigen Weg.

**Vitamine.** Den Vitaminen werden viele lebenswichtige Eigenschaften zugeschrieben. Befürworter der vitalen Rolle von Vitaminen sind überzeugt, daß sie eine vorbeugende Wirkung gegen Krebs, Herzinfarkt, grauen Star und Alterungsprozesse im allgemeinen haben. Die Vitamin-

**Tabelle 11:** Richtlinien zur extrem fettarmen Ernährung

| | **Ornish-Regressions-Diät zur Rückbildung arteriosklerotischer Veränderungen** | **Pritkin-Diät** |
|---|---|---|
| Gesamtfett | 10 % der Gesamtkalorien | 5–10 % der Gesamtkalorien |
| Gesättigte Fettsäuren | So viel wie möglich vermeiden | So viel wie möglich vermeiden |
| Mehrfach ungesättigte Fettsäuren | Das gesamte aufgenommene Fett besteht in erster Linie aus mehrfach und einfach ungesättigten Fettsäuren | Nur Fett, das in den Nahrungsmitteln natürlicherweise vorkommt |
| Cholesterin | 5 mg pro Tag | 100 mg pro Tag |
| Kohlenhydrate | 70–75 % der Gesamtkalorien, vor allem komplexe Kohlenhydrate | Bis zu 80 % |
| Eiweiß | 15–20 % der Gesamtkalorien | 10–15 % der Gesamtkalorien |

gegner halten dem entgegen, daß diese propagierten Wirkungen im besten Fall nicht erwiesen und schlimmstenfalls rein erfunden sind. Woran sind wir also mit den Vitaminen?

# *Vom Mangel bis zur Überdosierung – Die Vitaminkontroverse*

## Antioxidanzien

Sauerstoff ist die Quelle unseres Lebens, aber er kann Gewebe auch zerstören. Wir brauchen Sauerstoff für die chemischen Reaktionen, die unsere Körperfunktionen aufrechterhalten. Bei diesen Reaktionen entstehen unglücklicherweise auch Oxidanzien und freie Radikale. Die Bildung dieser toxischen Substanzen wird durch schädliche äußere Einflüsse, wie Luftverschmutzung und Zigarettenrauch, beschleunigt. Diese freien Radikale sind unstabile Moleküle auf der Suche nach einem Elektron, das sie während des Oxidationsprozesses »verloren« haben. Sie bombardieren die Milliarden intakten Zelloberflächen in unserem Körper und versuchen, sich mit ihren fehlenden Elektronen zu verbinden. Diese Kollisionen können die Zellen und ihre Erbsubstanz (DNS) schädigen, so daß sie sich nicht mehr reproduzieren oder, wenn sie es tun, sich genetisch verändern und krebsartig entarten können. Wird unser Kollagen durch diese Prozesse attackiert, entwickeln wir Altersflecken und Falten. Wird unser Cholesterin angegriffen und LDL-Cholesterin oxidiert, kommt es zur Bildung arterienverengender Plaques. Bei einem Angriff auf unsere Gelenkinnenflächen kann eine Arthritis entstehen.

Es wird angenommen, daß die Antioxidanzien wie ein Schwamm wirken und diese schädlichen Radikale aufnehmen und neutralisieren. Das klingt gut, aber entfalten sie ihre Wirkung als Radikalfänger einfach, indem wir sie mit der Nahrung aufnehmen, oder müssen wir zusätzlich große Mengen an Vitaminpillen schlucken, um einen wirksamen antioxidativen Schutz zu erhalten?

## Vitamin A (Retinol) und Beta-Karotin

Vitamin A (Retinol) ist ein fettlösliches Vitamin. Unser Körper bildet es aus Karotinoiden, das sind Vitamin-A-Vorstufen, deren wichtigster Vertreter das Beta-Karotin ist. Wir können »fertiges« Vitamin A natürlicherweise nur aus tierischen Geweben aufnehmen. Die beste Quelle ist Fisch, und die höchste Konzentration findet sich im Fischleberöl. Außerdem kommt Vitamin A in Butter und Sahne vor – ein kleiner Vorteil bei dem hohen Gehalt an gesättigten Fettsäuren. Vitamin A fördert das Wachstum und die Reparaturfähigkeit von Geweben und schützt die Schleimhautauskleidung unserer Luftwege (Mund, Nase, Rachen und Lungen) sowie die Schleimhaut im Magen-Darm-Trakt. Es fördert die Sekretion von Magensaft, den wir zur Verdauung brauchen. Außerdem spielt Vitamin A eine Rolle bei der Bildung von Zähnen, Knochen und Blut, und es produziert den »Sehpurpur«, eine Substanz im Auge, die wir für das Sehen im Dunkeln brauchen.

Karotinoide kommen in vielen Pflanzen als Farbstoffe vor. Sie finden sich in Karotten, daher der Name, aber auch in grünblättrigem Gemüse, Spinat, Brokkoli, Süßkartoffeln, Pfirsichen, Aprikosen, Melonen und gelben Gemüsesorten. Je grüner oder gelber ein Gemüse oder eine Frucht, desto höher ist der Karotinoidgehalt. Etwa ein Viertel bis ein Drittel der aufgenommenen Karotinoide werden in Vitamin A umgewandelt. Der Rest wird entweder in unserem Fettgewebe gespeichert oder mit dem Stuhl ausgeschieden.

Was kann Vitamin A für uns tun? Durch die Zugabe von Vitamin A zu krebserzeugenden Substanzen in Zellkulturen konnte das Wachstum von menschlichen Brustkrebszellen gehemmt werden. Es wurden Untersuchungen über die Wirkung von Antioxidanzien und Vitamin A auf die Entwicklung von Brustkrebs durchgeführt. Mehr als 89 000 Amerikanerinnen im Alter zwischen 35 und 59 Jahren wurden über einen Zeitraum von 9 Jahren beobachtet. Frauen, die sehr wenig Vitamin A zu sich nahmen, hatten ein um 25 % höheres Brustkrebsrisiko als Frauen, die Vitamin A oder Karotin in normaler oder hoher Dosierung zu sich nahmen. Gemüse spielte dabei eine große Rolle. Aßen die Frauen weniger als 0,9 Portionen am Tag, dann war ihr Brustkrebsrisiko fast 30 % höher als bei Frauen, die 2 Portionen täglich zu sich nahmen. Die Einnahme von Vitamin-A-Tabletten wirkte sich im Hinblick auf das Brustkrebsrisiko nur bei den Frauen positiv aus, die extrem wenig Vitamin A mit der Nahrung aufnahmen. Wenn sie 10 000 Einheiten Vitamin A pro Tag erhielten, war ihr Brustkrebsrisiko um 50 % niedriger im Vergleich zu Frauen mit einer an Vitamin A armen Ernährung, die kein Vitamin A substituierten.

Vitamin A und Beta-Karotin zeigten in drei anderen Untersuchungen sehr enttäuschende Ergebnisse. In einer finnischen Studie an über 29 000 Rauchern (nur Männer) wurde eine leichte Erhöhung der Sterberate bei denjenigen Männern beobachtet, die Beta-Karotin 5–8 Jahre lang einnahmen. Sie erhielten nur 20 mg pro Tag. Vielleicht war die Dosis zu niedrig, um eine Schutzwirkung zu entfalten. Größere Mengen Beta-Karotin (50 mg) wurden in der Physician's Health Study an 22 000 Ärzten von 50 % der ausschließlich männlichen Studienteilnehmer genommen; 12 Jahre später zeigte sich, daß die Vitamin-A-Substitution nicht vor Krebs oder Herzinfarkt geschützt hatte. In der dritten Studie über die Wirksamkeit von Beta-Karotin und Retinol (Beta Carotene and Retinol Efficacy Trial, CARET) wurden 18 000 Raucher und Asbestarbeiter (wegen des hohen Lungenkrebsrisikos) untersucht. Es wurden 30 mg Beta-Karotin oder 25 000 Internationale Einheiten (IE) Vitamin A oder beides verabreicht. Bei den Männern, die diese Vitamine nahmen, war die Sterblichkeitsrate für Lungenkrebs um 28 % und für Herzkrankheiten um 17 % höher im Vergleich zur Kontrollgruppe, die Plazebo erhielt. Als die Ergebnisse bekannt wurden, setzten die Forscher sofort die Vitamine ab und beendeten die Studie 2 Jahre früher als geplant.

Eine laufende Studie an 40 000 im Gesundheitswesen beschäftigten Frauen, die Beta-Karotin, Vitamin E und Acetylsalicylsäure nahmen, kam zu ähnlichen Ergebnissen und wurde abgeändert. Beta-Karotin wurde für wirkungslos erklärt und aus der Untersuchung herausgenommen.

Vitamin A in Form von Tabletten kann nicht nur wenig gesundheitlichen Nutzen bringen, sondern in Megadosen schädlich sein. Es wird chemisch zu den Retinoiden gezählt. Wir wissen, daß eine synthetische Form dieser Retinoid-Familie, Isotretinoin oder Accutane, das zur Aknebehandlung verwendet wird, stark teratogen wirkt, d. h. mit einer 25fach erhöhten fetalen Mißbildungsrate einhergeht. Die Ergebnisse einer Studie, die im New England Journal of Medicine veröffentlicht wurde, bestätigten die gleichermaßen schädliche Wirkung von hochdosiertem Vitamin A auf die Entwicklung des Feten im Mutterleib: 22 000 Schwangere wurden untersucht. Diejenigen, die täglich mehr als 10 000 IE Vitamin A nahmen, vor allem vor der siebten Schwangerschaftswoche, zeigten eine Wahrscheinlichkeit von 1 : 57, ein Kind mit Mißbildungen an Kopf, Gesicht, Zentralnervensystem, Thymusdrüse und Herz zur Welt zu bringen. Diese Befunde beziehen sich nicht auf die Vitamin-A-Vorstufe Beta-Karotin. Heutzutage gibt es strenge Warnhinweise für Frauen im gebärfähigen Alter, d. h. bis über 40 (!), im Hinblick auf die Gefahren einer Vitamin-A-Substitution bei einer möglichen Schwangerschaft.

Welche Schutzwirkung Vitamin A und Beta-Karotin auch immer besitzen mögen, so scheinen wir sie von den natürlichen Quellen zu erhalten. Wir sollten also Obst und Gemüse essen und auf die Substitution in Form von Tabletten verzichten.

## Vitamin C (Ascorbinsäure)

Dieses wasserlösliche Vitamin findet sich in den meisten frischen Früchten und Gemüsesorten. Vitamin C ist unser »Kollagen«-Vitamin: Es sorgt für gesunde Haut, Knochen und Bindegewebe und wird für die Bildung der roten Blutkörperchen benötigt. Vitamin C fördert die Wundheilung und hilft bei der Bekämpfung bakterieller Infektionen und allergieauslösender Substanzen. Wir benötigen Vitamin C zur Absorption von Eisen und zur Verwertung von Folsäure. Ferner ist es an der Bildung von Adrenalin, dem Streßhormon, beteiligt.

Als wasserlösliches Vitamin ist seine Verweildauer im Körper recht kurz. Zwei bis vier Stunden nach der Aufnahme wird es mit dem Urin ausgeschieden. Je mehr Vitamin C wir einnehmen, desto weniger wird absorbiert. Der Magen-Darm-Trakt scheint die Nieren vor einem Vitamin-C-Überschuß zu bewahren. Wir nehmen noch weniger Vitamin C auf, wenn wir rauchen, hohes Fieber haben, unter Streß leiden oder Acetylsalicylsäure, Antibiotika oder Steroide einnehmen.

Abgesehen von der Kontroverse um die prophylaktische Wirkung von Vitamin C bei Erkältungskrankheiten findet eine intensive Debatte über seine anderen antioxidativen Eigenschaften statt. Schützt uns Vitamin C vor Herz-Kreislauf-Erkrankungen und Krebs? Eine epidemiologische Studie an mehr als 11000 Erwachsenen, die über einen Zeitraum von 10 Jahren beobachtet wurden, fand eine stark positive Schutzwirkung bei Männern und einen schwächeren Effekt bei Frauen. Durchschnittlich wurden täglich 800 mg Vitamin C genommen. Es ist anzunehmen, daß die Studienteilnehmer, die regelmäßig Vitamin C nahmen, auch andere Vitamine und Mineralstoffe substituierten. Wurde die Wirkung von Vitamin C jedoch separat analysiert, so scheint es eine eigene Schutzwirkung gegen Herz-Kreislauf- und Krebserkrankungen zu besitzen.

Das Vitamin C in Obst und Gemüse kann durch Kochen, Lagerung und lange Luftexposition zerstört werden. Wir sollten deshalb immer darauf achten, frische Produkte zu verwenden. Sollte das nicht möglich sein, ist die Einnahme von Vitamin-C-Tabletten ratsam.

## Vitamin E (Tokopherol)

Dieses fettlösliche Vitamin besteht aus einer Gruppe von Verbindungen, die als Tokopherole bezeichnet werden. Am wirksamsten ist Alpha-Tokopherol, das in rohen Samen, Nüssen und Sojabohnen sowie, in konzentrierter Form, in kaltgepreßten Pflanzenölen enthalten ist.

Vitamin E schützt Vitamin A, Vitamin C und die Vitamine des B-Komplexes vor Oxidation und Zerstörung. Als Antioxidans verhindert es die Oxidation von LDL-Cholesterin und schützt uns daher vor der Ablagerung von fettigen Plaques in den Gefäßen. Als fettlösliches Vitamin ist es in dieser Hinsicht effektiver als das wasserlösliche Vitamin C, da die Plaques in einer fetthaltigen, nichtwässrigen Umgebung in der Innenwand der Blutgefäße gebildet werden. Es konnte nachgewiesen werden, daß Vitamin E zusammen mit Beta-Karotin die Zellmembranen vor Oxidation schützt, indem es als Köder die freien Radikale anlockt, die sonst die Fettsäuren in den Membranen angreifen würden. Vitamin E stimuliert unser Immunsystem und erhöht dessen Reaktionsfähigkeit auf Mutationen und Krebs. Zusammen mit Vitamin C reduziert es Nitrit und verhindert die Bildung von Nitrosaminen und Nitrosamiden, die bei Tieren und wahrscheinlich auch beim Menschen Krebs verursachen. Die Vitamine E und C reduzieren auch die durch Strahlen und Chemikalien hervorgerufenen Chromosomenschäden, die Krebs auslösen können. Die Tokopherole verbessern die Sauerstoffverwertung unserer Muskeln, vermindern die Klebrigkeit der Blutplättchen und damit die Bildung von Thromben, und sie üben eine Schutzwirkung auf unsere Blutkörperchen aus. Wir verwenden Vitamin E, um eine abnorme Narbenbildung zu verhindern und Schmerzen und Schwellungen zu lindern, die im Zusammenhang mit der fibrozystischen Mastopathie, einer gutartigen Brusterkrankung, vorkommen.

Das ist eine sehr beeindruckende Liste von positiven Wirkungen, aber es handelt sich vor allem um Labordaten. Wie wirkt Vitamin E beim Menschen? In der Nurses' Health Study, in der 87 000 Krankenschwestern im Alter zwischen 34 und 59 Jahren über einen Zeitraum von 8 Jahren beobachtet wurden, ergab sich folgendes: Frauen, die mehr als 2 Jahre lang mindestens 100 Internationale Einheiten (IE) Vitamin E einnahmen, senkten ihr Risiko für eine Erkrankung der Herzkranzgefäße im Vergleich zu Frauen, die kein Vitamin E substituierten, um 40 %. Dabei scheinen 100 IE auszureichen, höhere Dosen wirkten nicht noch besser.

Diejenigen Krankenschwestern, die ein Standard-Multivitaminpräparat nahmen, das normalerweise weniger als 30 IE Vitamin E enthält, reduzierten ihr Risiko um weniger als 25 %. Es ist bemerkenswert, daß Vitamin E seine gute Wirkung auch entfaltet, wenn andere Faktoren, wie z. B. Alter, Gewicht, Rauchen, Hormoneinnahme, sportliche Betätigung, Bluthochdruck, Diabetes und regelmäßige Therapie mit Acetylsalicylsäure (in Deutschland z. B. Aspirin® oder ASS-ratiopharm®; Anm. d. Ü.), berücksichtigt werden.

In einer Studie an 162 Männern, bei denen eine koronare Bypass-Operation durchgeführt worden war, verhinderte die Einnahme von 100 IE Vitamin E während einer zweijährigen Nachbeobachtungszeit in signifikanter Weise einen erneuten Verschluß der Herzkranzgefäße.

Da wir 100 IE Vitamin E nicht mit der Nahrung aufnehmen können, es sei denn, wir verwenden Unmengen von Pflanzenöl, müssen wir Vitamin-E-Kapseln einnehmen.

Nun zum Krebs: In einer anderen Studie wurden im amerikanischen Bundesstaat Iowa mehr als 35 000 Frauen im Alter zwischen 55 und 69 Jahren über einen Zeitraum von 4 Jahren beobachtet: Diejenigen, die Vitamin-E-Präparate in hoher Dosierung einnahmen, hatten ein um 70 % niedrigeres Risiko für Dickdarmkrebs im Vergleich zu Frauen, die nur geringe Mengen Vitamin E einnahmen. Bei Frauen im Alter zwischen 55 und 59 Jahren war dieser Schutzeffekt noch stärker ausgeprägt, das Risiko sank um mehr als 80 %. Diese positive Wirkung konnte bei den anderen untersuchten Vitaminen (A, Beta-Karotin und C) nicht nachgewiesen werden.

Die Wirkung von Vitamin E auf das Brustkrebsrisiko wurde ebenfalls untersucht. In einer Studie der Universität Harvard an mehr als 90 000 Frauen konnte keine Schutzwirkung nachgewiesen werden. Zu widersprüchlichen Schlußfolgerungen kamen verschiedene Studien, in denen untersucht wurde, ob Vitamin E das Lungenkrebsrisiko beeinflussen kann. Einige Untersuchungen zeigten, daß die Einnahme von höheren Dosen Vitamin E und Beta-Karotin mit einem verminderten Lungenkrebsrisiko einherging. Vor kurzem fand jedoch eine finnische Studie nach 5- bis 8jähriger Einnahme von Vitamin E und Beta-Karotin keine Abnahme der Krebserkrankungsrate.

Es ist zweifelsfrei richtig, daß wir möglichst viel Obst und Gemüse essen sollten, um auf natürliche Weise Vitamine mit antioxidativer Wirkung aufzunehmen, aber auf diese Weise bekommen wir nicht genügend

Vitamin E. Es sind noch weitere Untersuchungen nötig, um die Schutzwirkungen von Antioxidanzien genau zu entschlüsseln. In der Zwischenzeit kann es nicht schaden oder sogar nützen, wenn wir täglich Vitamin C (500–1000 mg) und Vitamin E (100–400 IE) einnehmen.

## Vitamin D (Calciferol, Cholecalciferol)

Vitamin D ist ebenfalls fettlöslich. Wir nehmen es entweder mit der Nahrung auf, produzieren es in kleinen Mengen in den Nieren oder bilden es in der Haut unter der Einwirkung ultravioletter Sonnenstrahlung. UV-Licht aktiviert einen Prozeß, in dessen Verlauf eine Cholesterinverbindung in unserer Haut in Vitamin D umgewandelt wird. Je mehr dunkles Pigment unsere Haut besitzt, desto weniger strahlungsempfindlich ist sie, sowohl im Hinblick auf Hautkrebs als auch was die Vitamin-D-Produktion angeht.

Die natürliche Form ist Vitamin $D_3$, das in Fischleberölen vorkommt. Vitamin $D_3$ kann auch synthetisch hergestellt werden, ebenso Vitamin $D_2$ oder Calciferol, eine andere Form von Vitamin D. Milch und Milchprodukte sind in den USA mit Vitamin D angereichert, deshalb müssen wir nicht zum Fischöl greifen oder an sonnenarmen Tagen Vitamin-D-Tabletten einnehmen. Selbst wenn wir Fischöl oder angereicherte Milchprodukte verwenden, sind Fett, Galle und Vitamin A notwendig, um Vitamin D aus dem Darm zu absorbieren. Es kann dann in der Leber oder in anderen Organen gespeichert werden.

Vitamin D ist unser »Kalzium-Vitamin«. Es hilft, diesen lebenswichtigen Stoff aus dem Darm zu absorbieren und in die Knochen einzubauen. Wenn wir auf eine ausgewogene Ernährung mit Milchprodukten und eine regelmäßige Sonnenlichtbestrahlung (täglich 10–15 min) achten, sind wir sicher ausreichend mit Vitamin D versorgt. Wenn wir uns jedoch viel in geschlossenen Räumen aufhalten, in einem sonnenarmen Klima wohnen und weitgehend oder völlig auf Milchprodukte verzichten, sollten wir täglich 400 IE Vitamin D einnehmen. Bei Frauen über 70 sollte diese Dosis verdoppelt werden, um einen ausreichenden Knochenschutz zu gewährleisten. Wenn wir nicht gleichzeitig Kalzium aufnehmen, ist die hochdosierte Aufnahme von Vitamin D natürlich wirkungslos.

## B-Komplex-Vitamine

Diese Gruppe von Vitaminen ist wasserlöslich und wird von Bakterien im Darm sowie von Hefe- und Schimmelpilzen hergestellt. Die B-Komplex-Vitamine spielen eine wichtige Rolle im Energiestoffwechsel. Sie verwandeln die mit der Nahrung aufgenommenen Kohlenhydrate in Glukose. Außerdem benötigen wir die B-Vitamine, um Fette und Eiweiß abzubauen. Sie sind notwendig für unser Zentralnervensystem und für die Muskelfunktionen. Die B-Komplex-Vitamine kommen in Bierhefe, Leber, Vollkornprodukten und grünem Blattgemüse vor. Die Darmbakterien, die unsere körpereignen B-Vitamine produzieren, gedeihen am besten, wenn wir sie mit Milch, Zucker und kleinen Mengen Fett versorgen.

Da es sich um wasserlösliche Vitamine handelt, werden sie nicht gespeichert, und wir müssen jeden Tag auf eine ausreichende Zufuhr achten. Die B-Komplex-Vitamine ergänzen sich gegenseitig in ihrer Wirkung, deshalb sollte die B-Gruppe insgesamt substituiert werden, d. h. $B_1$, $B_2$, $B_6$, $B_{12}$, Niacin, Biotin, Pantothensäure und Folsäure.

Zwei der B-Komplex-Vitamine – $B_6$ und Folsäure – haben eine besondere Bedeutung für Frauen.

## Vitamin $B_6$

Vitamin $B_6$ hilft bei der Umwandlung von Linolsäure in Prostazykline, die das prämenstruelle Syndrom (PMS) beeinflussen können. Es spielt außerdem eine Rolle bei der Freisetzung von Glykogen aus Leber und Muskeln, was ebenfalls mit dem PMS in Zusammenhang stehen kann. Präparate, die zur Behandlung des PMS entwickelt wurden, enthalten Vitamin $B_6$ in hoher Dosierung.

## Folsäure

Folsäure gehört ebenfalls zu den B-Komplex-Vitaminen. Sie ist an der Bildung des eisenhaltigen Farbstoffs (Häm) beteiligt, der im Hämoglobin, der wichtigsten Funktionskomponente der roten Blutkörperchen, vorkommt. Folsäure findet sich in hoher Konzentration in der Rückenmarkflüssigkeit (Liquor) und sorgt für die Entwicklung eines funktionstüchtigen Gehirns. Folsäure spielt auch eine besondere Rolle in der Schwangerschaft, da ein Folsäuremangel an der Entwicklung von Neuralrohrdefekten beim Feten beteiligt ist (s. Kap. 4). Folsäure senkt außerdem den Homozysteinblutspiegel, der zu arteriosklerotischen Veränderungen der Herzkranzgefäße führen kann. Vierhundert Mikrogramm Folsäure pro Tag können uns vor einem Herzinfarkt schützen. Zu einem Folsäuremangel kommt es, wenn unsere Nahrung nicht ausreichend grünes Blattgemüse, Vollkornprodukte, Leber oder Bierhefe enthält; eine Substitution ist empfehlenswert.

## *Mineralstoffe von besonderer Bedeutung für Frauen*

### Kalzium

Mehr als 99 % unseres gesamten Kalziumgehalts finden sich in den Knochen. Kalzium ist an vielen wichtigen Körperfunktionen beteiligt. Es wird außerdem für die Aufrechterhaltung von vielen lebenswichtigen Körperfunktionen benötigt, z. B. für die Regulation des Blut-pH-Wertes, die Aufrechterhaltung des Elektrolytgleichgewichts und der Muskelkontraktionen, einschließlich des Herzmuskels. Kalzium kann vor einer Reihe von Krankheiten schützen, die nichts mit den Knochen zu tun haben, wie z. B. Bluthochdruck und Präeklampsie, d. h. Schwangerschaftsvergiftung mit Bluthochdruck und Eiweiß im Urin.

Kalzium sitzt leider nicht nur in unseren Knochen, wo es hingehört. Unser Skelettsystem ist ein riesiges Reservoir, und wenn Kalzium an anderer Stelle des Körpers benötigt wird, wird es aus den Knochen freigesetzt, und eine Osteoporose entsteht.

Der tägliche Kalziumbedarf von 1000–1500 mg kann leicht durch richtige Ernährung und die Einnahme von Kalziumtabletten gedeckt werden. Weitere Einzelheiten über die wichtige Rolle von Kalzium finden Sie in Kapitel 11.

## Kalziumhemmer

Ist irgendein Nahrungsstoff im Überschuß vorhanden, kann es zu einer Störung der Aufnahme anderer Stoffe im Magen-Darm-Trakt kommen. Wenn wir zuviel Eiweiß essen, scheiden wir mehr Kalzium aus. Zuviele Ballaststoffe können Kalzium und andere Mineralstoffe binden und dadurch ihre Absorption verhindern. Das ist für die meisten von uns kein Problem, da wir nicht genügend Ballaststoffe mit der Nahrung aufnehmen: 20–30 mg Ballaststoffe pro Tag dürften unser Kalziumgleichgewicht nicht beeinträchtigen. Eine Reihe von gesunden Nahrungsmitteln enthalten Oxalate, die unsere Kalziumaufnahme behindern. Dazu gehören Rhabarber, dunkelgrünes Blattgemüse, z. B. Spinat, rote Bete, Petersilie, Hülsenfrüchte, Erdnüsse, Tee und Kakao. Wenn wir also z. B. Spinat essen und als Nachtisch Rhabarberkuchen mit einer Tasse Tee zu uns nehmen, sollten wir warten und Kalzium nach einer anderen Mahlzeit einnehmen.

# Magnesium

Magnesium macht nur 0,05 % unseres Gesamtkörpergewichts aus; 70 % davon finden sich in unseren Knochen. Wir brauchen Magnesium zur Aktivierung von Enzymen, die Kohlenhydrate und Aminosäuren abbauen. Es wirkt Muskelkontraktionen entgegen, die durch Kalzium ausgelöst werden, hilft bei der Verwertung von Vitaminen und ist wichtig für funktionstüchtige Nerven, Muskeln, ein störungsfrei arbeitendes Herz und die Regulation der Körpertemperatur. Es ist beteiligt an der Bildung des Zahnschmelzes. Magnesium hat noch eine weitere wichtige Funktion: Es hilft bei der Absorption anderer Mineralstoffe, vor allem Kalzium.

Bestimmte Nahrungsmittel können die Aufnahme von Magnesium vermindern. Dazu gehören Eiweiß, oxalsäurehaltige Nahrungsmittel, wie z. B. Spinat, und Alkohol. Beim Kochen kann ebenfalls das in den Nahrungsmitteln enthaltene Magnesium gebunden oder reduziert werden. Bei ausgewogener Ernährung können wir unseren täglichen Magnesiumbedarf decken und die Aufnahme von Kalzium gewährleisten. Dies läßt sich z. B. folgendermaßen erreichen: Täglich 2 Portionen Milchprodukte (jede Portion enthält etwa 30 mg Magnesium), 2 Portionen grünblättriges Gemüse (jede Portion enthält 20–60 mg) und eine Tasse

Weizenkleie (279 mg), Vollkornflakes (102 mg), Haferflocken (58 mg) oder Vollkornreis (172 mg) und 30–40 g Geflügel oder 50–100 g Fisch. Essen wir jedoch nur wenig Fisch, keine Milchprodukte, kein grünblättriges Gemüse oder Vollkornprodukte, sollten wir zusätzlich zu unseren Kalziumtabletten Magnesium einnehmen. Diabetikerinnen neigen besonders zu Magnesiummangel und sollten mit ihrem Arzt über eine Magnesiumsubstitution sprechen.

## *Körperliche Bewegung*

Der technologische Fortschritt hat uns von körperlicher Schwerarbeit befreit. Wir müssen keine Felder bestellen, Feuerholz sammeln oder Wasser vom Brunnen holen. Wir lassen Maschinen für uns arbeiten. Viele von uns sind so »hochentwickelt«, daß sie fast überhaupt nicht mehr laufen. Wir fahren überall mit dem Auto hin. Drive-in-Restaurants ermöglichen es uns, das Auto nicht einmal zum Essen verlassen zu müssen. Wir steigen keine Treppen mehr, sondern benutzen Aufzüge und Rolltreppen. Unsere Finger brauchen nur einige Tasten zu drücken, und schon sind wir mit der Welt verbunden – durch Fernsehen, Computer und Telefon. Wir wurden ermahnt, unseren Geist zu trainieren, um Karriere zu machen. Wenn wir jedoch unseren Körper nicht trainieren, wird sich auch unser Geist zu früh verabschieden, weil wir vorzeitig krank werden und sterben.

Schätzungsweise 25 % aller Todesfälle durch chronische Erkrankungen hängen mit körperlicher Inaktivität zusammen. Wenn man hinzurechnet, daß 70 % aller erwachsenen Frauen eine sitzende Tätigkeit ausüben und sich nur selten körperlich betätigen, müssen wir zu dem Schluß kommen, daß uns das gute, bequeme Leben umbringt. Im folgenden einige Tatsachen, die uns auf Trab bringen sollten…

### Herz-Kreislauf-Erkrankungen

Wir wissen, wodurch es zu den Veränderungen der Herzkranzgefäße kommt, die letztendlich zum Herzinfarkt führen. Die meisten krankmachenden Faktoren – abgesehen von der Abnahme unserer Östrogenspiegel – können durch körperliches Training positiv beeinflußt werden.

**Lipidprofil.** Körperliches Training senkt unser Gesamtcholesterin, unsere Triglyzeride und unser »schlechtes« LDL-Cholesterin. Es erhöht unser »gutes« HDL-Cholesterin.

**Bluthochdruck.** Körperliches Training senkt unseren Blutdruck.

**Übergewicht.** Bei körperlicher Betätigung verbrennen wir Kalorien. Um knapp ein Pfund zu verlieren, müssen wir ca. 3500 Kalorien mehr verbrauchen als wir aufnehmen. Die Rechnung ist einfach: Wir müssen uns stärker körperlich betätigen, weniger Kalorien aufnehmen oder beides kombinieren. Wir können das langsam tun, ohne unsere Ernährung zu ändern. Ein Beispiel, das die American Heart Association nennt, veranschaulicht das Ganze: Eine Person, die 90 kg wiegt, läuft jeden Tag 2,4 km und nimmt weiter dieselbe Menge Kalorien zu sich. Nach einem Jahr hat er oder sie etwa 6,3 kg abgenommen. Das mag für einige von uns zu lange dauern. In diesem Fall können wir unser Übungsprogramm intensivieren, um mehr Kalorien zu verbrennen. Tabelle 12 zeigt, wieviele Kalorien eine Person von 68 kg Körpergewicht pro Stunde bei verschiedenen Betätigungen durchschnittlich verbrennt. Der Kalorienverbrauch hängt dabei jeweils vom Körpergewicht ab. Bei einem Gewicht von 45 kg müßten wir die angegebene Kalorienmenge jeweils um ein Drittel reduzieren, bei einem Körpergewicht von 90 kg müßten wir sie mit 1,33 multiplizieren.

**Muskeln.** Sportliches Training macht uns nicht nur schlanker, sondern baut auch unsere Muskeln auf. Je mehr Muskelmasse wir haben, desto höher ist unsere Stoffwechselrate. Wir können dadurch vermeiden, daß sich Fett ansammelt, das ein schlechter Kalorienverwerter ist und die Fettproduktion weiter ankurbelt – ein Teufelskreis.

**Insulinspiegel und Diabetes.** Sportliche Betätigung senkt unsere Insulinspiegel. Sie erinnern sich: Hohe Insulinspiegel fördern die Ablagerung fettiger Plaques in den Herzkranzgefäßen und begünstigen die Ansammlung von Fett im Bereich von Bauch und Taille (»apfelförmige« Fettverteilung). Hohe Insulinspiegel können auch unseren Blutdruck erhöhen, indem sie die Ausscheidung von Salz durch die Nieren verhindern. Je mehr Salz im Körper verbleibt, desto mehr Flüssigkeit wird im Gefäßsystem zurückgehalten und desto stärker stehen unser Gefäße »unter Druck«.

**Tabelle 12:** Kalorienverbrauch pro Stunde Training

| Trainingsart | Kalorienverbrauch pro Stunde |
|---|---|
| Radfahren (Tempo: 9,6 km/h) | 240 |
| Radfahren (Tempo: 19,3 km/h) | 410 |
| Skilanglauf | 700 |
| Joggen (Tempo: 8,8 km/h) | 740 |
| Joggen (Tempo: 11,2 km/h) | 920 |
| Seilspringen | 750 |
| Auf der Stelle Laufen | 650 |
| Rennen (Tempo: 16 km/h) | 1280 |
| Schwimmen (22,8 m/min) | 275 |
| Schwimmen (45,7 m/min) | 500 |
| Tennis (Einzel) | 400 |
| Gehen (Tempo: 3,2 km/h) | 240 |
| Gehen (Tempo: 4,8 km/h) | 320 |
| Gehen (Tempo: 7,2 km/h) | 440 |

(übernommen von der American Heart Association)

**Gerinnungsfaktoren.** Sportliche Betätigung erhöht unsere fibrinolytische Aktivität, das heißt, unser körpereigenes gerinnungshemmendes System löst kleine, aber potentiell gefährliche Blutpfropfe (Thromben) auf. Sportliches Training vermindert die Klebrigkeit der Blutplättchen, so daß sie sich nicht zusammenballen und Thromben bilden.

**Leistungsfähigkeit unseres Herzmuskels.** Sportliche Betätigung verbessert die mechanische Leistungsfähigkeit unseres Herzens. Ein gut trainiertes Herz schlägt 45- bis 50mal pro Minute und läßt dieselbe Menge Blut im Körper zirkulieren wie ein »Durchschnittsherz«, das 70- bis 75mal pro Minute schlägt. Das durchschnittliche Herz muß täglich bis zu

36 000mal und pro Jahr 13 100 000mal mehr pumpen als das durchtrainierte Herz.

Wenn wir den Herzmuskel trainieren, reduzieren wir das Herzinfarktrisiko, aber wir haben noch einen weiteren Vorteil: Wenn es zur Blockade eines Herzkranzgefäßes kommt, ist es um so wahrscheinlicher, daß das Herz weiter schlägt, je besser es durchtrainiert ist. Dadurch vermindert sich das Risiko für eine tödliche Herzattacke.

**Fitneß.** In einer Studie zur Beurteilung der körperlichen Fitneß, dem offensichtlichen Endergebnis körperlichen Trainings, wurden 10 000 Männer und 3000 Frauen 8 Jahre lang beobachtet. Diejenigen, die aufgrund ihres Trainingsprogramms am besten beim Laufbandtest abschnitten, hatten ein 8fach vermindertes Risiko, an einem Herzinfarkt zu sterben im Vergleich zu »untrainierten« Studienteilnehmern. Frauen und Männer hatten das gleiche Sterblichkeit-zu-Fitneß-Verhältnis. Das Ermutigende an der Studie war, daß die Teilnehmer ohne Marathontraining fit wurden. Durch regelmäßiges moderates Training pendelte sich die Sterblichkeitsrate auf einem niedrigeren Niveau ein – flottes Gehen (täglich 30–60 min lang) reichte schon aus.

## Krebs

Verschiedene Studien kamen zu dem Ergebnis, daß sportliche Betätigung die Neuerkrankungsrate (Inzidenz) für verschiedene Krebsarten einschließlich Dickdarm- und Brustkrebs senkt. Dies geschieht wahrscheinlich durch eine verbesserte zelluläre Immunität, eine verminderte Produktion krebserzeugender Substanzen und eine Gewichtsabnahme. In der oben erwähnten Studie über den Zusammenhang zwischen körperlicher Fitneß und Herz-Kreislauf-Erkrankungen wurde auch beobachtet, daß die altersberichtigte Sterberate für alle Krebsarten bei körperlich aktiven Frauen 6- bis 9mal niedriger war als bei Frauen, die sich nicht sportlich betätigten.

## Osteoporose und Muskelkraft

Siehe Kapitel 11.

## Wechseljahrsbeschwerden

Bei sportlicher Betätigung setzen wir Endorphine, unsere körpereigenen »Wohlfühlhormone«, frei, die Hitzewallungen lindern können. In einer schwedischen Studie wurde beobachtet, daß nur 6 % der Frauen in der Menopause, die körperlich aktiv waren, schwere Hitzewallungen hatten, während 25 % der inaktiven Frauen daran litten.

## Verlangsamt körperliches Training den Alterungsprozeß?

Wir können das voll und ganz bejahen, wenn wir das Altern als einen Verlust von Herz- und Lungenfunktion, Gebrechlichkeit infolge Muskeltonus- und Muskelmasseverlust und Osteoporose definieren. Körperliche Fitneß wirkt sich auch günstig auf unser Zentralnervensystem aus. Sportliches Training erhöht die Durchblutung unseres Gehirns, verbessert unsere Reaktionszeit und läßt uns sogar bei Intelligenztests besser abschneiden. Unser Gleichgewicht verbessert sich, und wir haben ein geringeres Risiko, hinzufallen, einen Knochenbruch zu erleiden und bettlägrig zu werden. Wir können leichter einschlafen und schlafen länger.

Ein reaktionsfähiger, wacher und aktiver Geist in einem aktiven, vitalen Körper entspricht nicht dem Bild, das wir uns von einem alternden Menschen machen. Körperliches Training hält uns jung genug, um dieses Ziel zu erreichen.

## Wie oft und wie intensiv sollen wir trainieren?

Seit sich die Wissenschaft mit dem Fitneßtraining beschäftigt, erwarten oder verlangen wir sogar ein wissenschaftlich fundiertes »Trainingsprogramm«. Wir möchten wissen, wie viele Stunden pro Woche und wie intensiv wir trainieren sollen, um bei besserer Gesundheit länger zu leben. Als vielbeschäftigte Frauen hätten wir gern ein Programm, das sich in unseren Terminkalender einfügen läßt, und als ältere Frauen würden wir es vorziehen, keine engen Leggings tragen und nicht mit 20jährigen zum Klang von Rap-Musik herumhüpfen zu müssen.

Die Richtlinien zum Fitneßtraining scheinen sich so schnell zu ändern und uns genauso herauszufordern wie unsere Kinder. Um Herz und Lunge optimal zu trainieren, sollten wir dreierlei tun – so wurde uns früher gesagt: Herzschlag und Atemfrequenz erhöhen, 30–60 min ohne Unterbrechung und mindestens 3- bis 4mal pro Woche trainieren. Dabei liegt das ideale Herzfrequenzniveau bei 50–70 % der maximal erreichbaren Herzfrequenz (Maximalpuls). Das ist unsere angestrebte Herzfrequenz, die wir beim Training erreichen sollten (Tab. 13). Unseren Trainingspuls können wir auch errechnen, indem wir unser Alter von 220 subtrahieren. Wenn wir nach diesem Plan trainieren, sollten wir 5 min vorher unsere Muskeln aufwärmen, entweder durch Dehnungsübungen oder durch langsame gymnastische Übungen. Nach dem Training sollten wir uns auf dieselbe Weise abkühlen.

**Tabelle 13:** Angestrebte Trainingsherzfrequenz

| **Alter** | **Angestrebte Trainingsherzfrequenz 50–75 %** (Schläge pro Minute) | **Durchschnittliche maximale Herzfrequenz 100 %** |
|---|---|---|
| 20 | 100–150 | 200 |
| 25 | 98–146 | 195 |
| 30 | 95–142 | 190 |
| 35 | 93–138 | 185 |
| 40 | 90–135 | 180 |
| 45 | 88–131 | 175 |
| 50 | 85–127 | 170 |
| 55 | 83–123 | 165 |
| 60 | 80–120 | 160 |
| 65 | 78–116 | 155 |
| 70 | 75–113 | 150 |

Das schien auszureichen, um einen gesundheitlichen Nutzen zu erzielen. In einer Studie der Universität Harvard aus dem Jahr 1986 wurde berichtet, daß mäßiges körperliches Training im Erwachsenenalter die Lebenserwartung erhöht. Männer, die durch Laufen, Treppensteigen und sportliche Betätigung 2000 oder mehr Kalorien pro Woche verbrannten, hatten im Vergleich zu inaktiven Männern um ein Viertel oder ein Drittel niedrigere Sterberaten. Etwa 30 % der Frauen setzten deshalb unser moderates Trainingsprogramm mit dem Segen der amerikanischen Herzgesellschaft (American Heart Association) und der Universität Harvard fort. Untersuchungen des Aerobic-Forschungsinstituts in Dallas bestätigten das Ganze. Frauen, die ein mäßiges Trainingsprogramm durchführten, zeigten eine Abnahme der Sterberate für alle Erkrankungen um 50 %.

Neue Empfehlungen wurden 1995 gegeben, und zwar von den Zentren für Krankheitskontrolle und Prävention (Centers for Disease Control and Prevention) und von der Amerikanischen Akademie für Sportmedizin (American College of Sports Medicine): Jeder erwachsene Amerikaner sollte möglichst jeden Tag insgesamt 30 min oder mehr mäßig trainieren. Im Gegensatz zu den früheren Richtlinien der American Heart Association war es jetzt in Ordnung, mehrmals am Tag nur 8–10 min zu trainieren, bis insgesamt 30 min erreicht wurden und wir etwa 200 Kalorien am Tag verbrauchten. Wir mußten nicht mehr ein spezielles Trainingsprogramm durchführen, sondern sollten Treppen steigen, statt den Aufzug zu nehmen, kurze Strecken gehen, Gymnastik machen, Garten- und Hausarbeit (z. B. Staubsaugen), tanzen und mit den Kindern spielen. Unter der Voraussetzung, daß diese verschiedenen Aktivitäten in einem flotten Tempo durchgeführt würden, könnte nach Ansicht der Experten die Anzahl der Todesfälle von jährlich 250 000 infolge mangelnder körperlicher Betätigung signifikant gesenkt werden.

Dieses Programm ist leicht »machbar« und in den individuellen Tagesablauf zu integrieren. Es könnte dazu führen, daß die 70 % von uns, die nicht »aktiv« trainieren, ebenfalls fit werden. Die deutlichste Abnahme der Erkrankungs- und Sterberate (50 %) erfolgt am Anfang, wenn wir – als zuvor völlig unsportliche Frauen – allmählich mäßig fit werden. Der positive Effekt sollte sich verstärken, wenn wir noch aktiver werden. Genaue Daten liegen darüber nicht vor, weil die Wirkung eines Maximaltrainings vor allem bei Männern untersucht wurde.

Für Unruhe sorgte eine Studie der Universität Harvard, die im April 1995 veröffentlicht wurde. Mittels Fragebögen wurden 21 000 ehemalige Studenten über ihre sportlichen Aktivitäten befragt. Eine verminderte Sterberate wurde nur bei den Männern beobachtet, die jahrelang 3 oder 4 Stunden pro Woche intensiv trainiert hatten – im Vergleich zu Männern, die sich mäßig oder überhaupt nicht sportlich betätigten. Die Autoren der Studie hatten Mühe, dies zu erklären, wiesen jedoch darauf hin, daß es wahrscheinlich trotzdem besser sei, mäßig zu trainieren, als völlig inaktiv zu sein.

Welcher Studie sollen wir Glauben schenken, und welche Richtlinien sind am besten für uns geeignet? Ich würde – in Übereinstimmung mit den Autoren der Harvard-Studie – sagen: Etwas Training ist besser als keinerlei sportliche Betätigung; mehr Training ist wahrscheinlich am besten. Wir sollten dafür sorgen, täglich mindestens 30 min mäßig zu trainieren. Dabei erhöhen wir den Sauerstoffverbrauch um das 3- bis 6fache im Vergleich zum Grundumsatz bei körperlicher Ruhe und verbrennen 4–7 Kalorien pro Minute. Das sollte für alle von uns machbar sein und qualifiziert uns für die Kategorie »mäßig fit«. Statistisch gesehen können wir dadurch unsere zukünftige Erkrankungswahrscheinlichkeit und Sterberate um bis zu 50 % senken. Gymnastik und Krafttraining gelten als »mäßiges« Training und sollten zweimal pro Woche für mindestens 15 min betrieben werden. Damit hätten wir schon die Hälfte unseres täglichen Solls erledigt. Wenn wir an Kraftmaschinen und mit Gewichten trainieren, sollten wir als Anfängerinnen mit kleinen Gewichten beginnen, die wir bequem heben können; die Übungen sollten anfangs 15mal wiederholt und pro Übungseinheit 2- oder 3mal durchgeführt werden. Mit zunehmender Fitneß wird das Gewicht jeweils um 5 % erhöht, bis es zu schwierig wird, die Übung 10mal zu wiederholen. Das bedeutet, daß das Gewicht zu schwer ist und wir es reduzieren sollten. Die meisten Fitneßstudios bieten kostenfreie Probestunden an, um uns auf den Geschmack zu bringen. Nach einiger Zeit sollten wir so vertraut mit den Übungen sein, daß wir zu Hause zusätzlich mit Gewichten trainieren können. Wenn wir noch fiter werden möchten, können wir außerdem nach den oben erwähnten Richtlinien der amerikanischen Herzgesellschaft und der Akademie für Sportmedizin trainieren, d. h. 20–60 min mäßiges bis intensives Ausdauertraining dreimal pro Woche oder öfter (Tab. 14). Bei diesen Trainingsarten steigt der Sauerstoffverbrauch um mehr als das 6fache im Vergleich zu körperlicher Ruhe, wir verbrennen mehr als 7 Kalorien pro Minute, und unsere Herzfrequenz erreicht 60–90 % ihrer Maximalfrequenz. In unserem Alter sollten wir wahrscheinlich trainierte Sportlerinnen sein, bevor wir über 75 % hinausgehen. Vor jedem Training sollten wir uns mindestens 5 min aufwärmen, danach abkühlen und in jedem Fall Dehnungsübungen machen. Durch zusätzliches Krafttraining zweimal pro Woche haben wir eine willkommene Unterbrechung dieses anstrengenden Trainingsprogramms und können außerdem Muskeln und Knochen aufbauen.

Es gibt verschiedene Methoden, um fit zu werden. Wenn wir uns der vielen Möglichkeiten bewußt sind, können wir ein Übungsprogramm wählen, das uns Spaß macht, zu unseren Lebensgewohnheiten paßt und das wir gerne regelmäßig durchführen möchten.

**Tabelle 14:** Empfohlene Übungen

| **Mäßiges Training** (4–7 Kalorien pro Minute) | **Intensives Training** (mehr als 7 Kalorien pro Minute) |
|---|---|
| Flottes Gehen (4,8–6,4 km/h) | Flottes Gehen, bergauf oder mit Last |
| Gemächliches Radfahren (weniger als 16 km/h) | Radfahren, schnell oder Wettkampf (schneller als 16 km/h) |
| Schwimmen (mäßiges Tempo) | Schwimmen, schnelles Kraulen |
| Krafttraining, Gymnastik | Krafttraining, Stufenergometer, Skitrainingsgerät |
| Tischtennis | Tennis (Einzel) |
| Golf | – |
| Angeln (Stehen, Angelwerfen) | Angeln in fließenden Gewässern |
| Gemächliches Kanufahren (3,2–6,2 km/h) | Kanufahren, schnell (4,8–6,4 km/h) |
| Hausarbeit, Putzen | – |
| Rasenmähen (mit Motor) | Rasenmähen (Handbetrieb, ohne Motor) |
| Reparaturarbeiten im Haus, Anstreichen | Möbelräumen |

(nach Ainsworth et al., Leon und McCardie et al.)

# Im Namen des Lebens – aufhören!

Zugegeben, das klingt pathetisch, aber womit wir in unserer Lebensmitte aufhören, wird für unser zukünftiges Leben letztendlich wichtiger sein als das, was wir tun. Aufhören bedeutet nicht nur, nichts zu tun. Wir müssen Selbstdiziplin üben und unsere Gewohnheiten ändern, vor allem wenn es um Übergewicht, Rauchen, übermäßigen Genuß von Alkohol und Koffein geht. Es folgen einige Fakten, die uns vielleicht motivieren können, unsere schlechten Gewohnheiten aufzugeben.

## *Übergewicht – Essen wir einfach zuviel?*

Schlanke Frauen essen offensichtlich richtig im Gegensatz zu denjenigen, die Gewichtsprobleme haben. Letztendlich sind wir verantwortlich für unsere überflüssigen Pfunde. Wir sind gefräßig, werden bei Heißhungerattacken schwach und sind faul. Kleidergröße 46 oder darüber ist der Preis für diese Disziplinlosigkeit. Diese Botschaft wurde uns jahrzehntelang eingehämmert. Deshalb glauben wir, wenn wir nur die richtigen Dinge essen und die richtige Diät machen (etwa 50 Millionen Dollar werden jährlich für Diätprodukte und Schlankheitsprogramme ausgegeben), würde unser wahres »dünnes Selbst« zum Vorschein kommen. Wenn wir nur unsere schlechten Gewohnheiten aufgeben müssen, warum gelingt es dann 90–95 % von uns nicht, nach einer Gewichtsabnahme das Gewicht 5 Jahre lang zu halten? Die meisten Krebserkrankungen haben eine bessere 5-Jahres-Heilungsrate!

Medizinische Untersuchungen haben ergeben, daß Übergewicht nicht unbedingt durch übermäßige Nahrungsaufnahme bedingt sein muß. Unser Appetit, Heißhunger, Vorliebe für bestimmte Speisen und unser Körperbau werden durch eine komplexe Mischung genetischer, neurologischer, physiologischer und psychologischer Faktoren bestimmt. Einige davon können wir beeinflussen, aber es gibt nicht nur einen einzigen Faktor, der korrigiert werden muß. Mit moralischer Entrüstung können wir das Problem nicht lösen. Mehr als 37 % von uns sind übergewichtig, und diese Zahl steigt bis zum Alter von 80 Jahren (Tab. 15).

**Tabelle 15:** Prozentualer Anteil der Frauen mit Übergewicht an verschiedenen Altersgruppen

| Alter | Frauen mit Übergewicht (%) |
|---|---|
| 30–39 | 34,3 |
| 40–49 | 37,6 |
| 50–59 | 52,0 |
| 60–69 | 42,5 |
| 70–79 | 37,2 |
| 80 und älter | 26,2 |

(aus: Journal of the American Medical Association, The National Health and Nutrition Examination Surveys)

## *Fakten über das Gewicht*

In medizinischer Hinsicht gelten wir als übergewichtig, wenn unser Gewicht um 20 % über dem optimalen Gewicht liegt. Optimal bedeutet hier das Durchschnittsgewicht, definiert als Mittelwert der Gewichtsspanne einer Frau mit normalgliedrigem Körperbau, beruhend auf den Werten der amerikanischen Lebensversicherungsgesellschaft Metropolitan Life aus dem Jahre 1983 (Tab. 16).

Wir weichen von diesen Normgewichten der Lebensversicherungsgesellschaft Metropolitan Life ab, wenn wir uns weniger sportlich betätigen, Kinder bekommen, unserem genetischen Muster folgen und – zuviel essen. Unser Gewicht mit 18 Jahren scheint die Basis für zukünftige Probleme zu sein. Nach den Ergebnissen der Harvard Nurses' Study verdoppeln wir unser Risiko für Diabetes und koronare Herzkrankheit um 50 % einfach dadurch, daß wir ab dem 18. Lebensjahr 4,9–7,7 kg zunehmen. Wir haben ein 2,5fach erhöhtes Diabetesrisiko, wenn wir 7,7–10,8 kg zunehmen. Wenn wir 20,4 kg oder mehr bis zum 50. Lebensjahr zunehmen, erhöht sich unser Risiko für Bluthochdruck und Herzkrankheit um den Faktor 3, für Diabetes um den Faktor 10 und für Gallensteine um den Faktor 4 im Vergleich zu Frauen, die nur 4,5 kg zugenommen haben. So schlimm es auch klingen mag, diese Risikozunahme ist immer noch we-

**Tabelle 16:** Optimales Gewicht für Frauen

| **Größe** (cm) | **Zartgliedriger Körperbau** (kg) | **Normalgliedriger Körperbau** (kg) | **Grobgliedriger Körperbau** (kg) |
|---|---|---|---|
| 147 | 46,25–50,00 | 49,50–55,00 | 53,50–59,50 |
| 150 | 46,75–51,25 | 50,25–55,75 | 54,50–60,75 |
| 152 | 47,25–52,25 | 51,25–57,25 | 55,25–62,25 |
| 155 | 48,00–53,50 | 52,25–58,50 | 56,75–63,50 |
| 157 | 49,00–55,00 | 53,50–59,75 | 58,00–64,70 |
| 160 | 50,25–56,25 | 55,00–61,25 | 59,50–66,75 |
| 162 | 51,75–57,50 | 56,25–62,50 | 60,75–68,50 |
| 165 | 53,00–59,00 | 57,00–64,00 | 62,00–70,25 |
| 167 | 54,50–60,50 | 59,00–66,25 | 63,50–72,25 |
| 170 | 55,75–61,75 | 60,25–66,75 | 64,75–74,00 |
| 172 | 57,25–63,00 | 61,75–68,00 | 66,25–75,75 |
| 175 | 58,50–64,50 | 63,00–69,50 | 67,50–77,00 |
| 178 | 59,75–65,75 | 64,50–71,75 | 69,00–78,50 |
| 180 | 61,25–67,25 | 65,75–72,00 | 70,25–79,70 |
| 182 | 62,50–68,50 | 67,25–73,75 | 71,75–81,25 |

Quelle: Amerikanische Lebensversicherungsgesellschaft Metropolitan Life. Die Messungen fanden mit Kleidern und Schuhen (2,5 cm Absatzhöhe) statt. (Wahrscheinlich war es 1983 nicht gestattet, sich zu den Messungen auszuziehen.)

niger gravierend als die Risiken, die mit dem Rauchen verbunden sind! Eine weitere Analyse der Harvard Nurses' Study ergab, daß ein Drittel der Krebstodesfälle und mehr als die Hälfte der herz-kreislauf-bedingten Todesfälle bei diesen Frauen, die 6 Jahre lang beobachtet wurden, durch Übergewicht verursacht wurden. Die geringste Sterberate fand sich bei Frauen, die weniger als die amerikanische »Durchschnittsfrau« gleichen Alters wogen oder deren Gewicht sich seit dem frühen Erwachsenenalter nicht verändert hatte.

Wieviel Fett wir im Erwachsenenalter und während unserer Schwangerschaften bilden, wird von einer Art Fettkontrollzentrum im Gehirn bestimmt. Dieses ist auf einen bestimmten Wert eingestellt: Wenn wir weniger Kalorien zu uns nehmen, versucht es dieses Defizit zu korrigieren und weist den Körper an, weniger Energie zu verbrauchen, um den vorgegebenen Fettgehalt zu »retten«. Einige von uns sind aufgrund genetischer Faktoren auf einen relativ »hohen« Fettwert eingestellt oder haben ein Adipositas-Gen (»Fettsucht-Gen«), das dem Fettkontrollzentrum die falschen Befehle erteilt. Es scheint ein Protein oder einen Sättigungsfaktor zu geben, der das Gehirn über die Fettgewebsspeicher informiert. Eine dieser Substanzen ist ein Hormon, das bei Mäusen nachgewiesen wurde. Es wird als Leptin bezeichnet, und es ist Wissenschaftlern gelungen, das Gen zu identifizieren, das die Leptinproduktion bei Mäusen kontrolliert. Die Forscher gehen davon aus, daß dieses Gen auch beim Menschen vorkommt. Wenn dieses Gen defekt ist und nicht genügend Leptin produziert wird oder wenn eine genetisch bedingte Unempfindlichkeit gegenüber diesem Sättigungshormon besteht, dann verlieren wir unsere innere Gewichtskontrolle.

Pharmafirmen arbeiten an der Entwicklung von Medikamenten, die wie Leptin wirken oder die Empfindlichkeit unseres Gehirns gegenüber Leptin verbessern. Sie versprechen sich »fette« Profite von solchen Präparaten.

## *Können wir den vorprogrammierten Fettwert verändern?*

Ja, wenn wir es sehr langsam tun, viel Geduld mitbringen und keine rasche Gewichtsabnahme erwarten. Durch eine extrem kalorienarme Radikalkur können wir schnell Gewicht verlieren, aber wir können eine solche Gewaltdiät nicht lange durchhalten. Der Körper läßt nicht zu, daß wir auf Dauer Mangel leiden, stellt sich auf den niedrigeren Kalorienbedarf ein und schaltet auf Sparflamme. Wenn wir wieder »normal« essen, nehmen wir prompt zu. Das ist der berüchtigte Jo-Jo-Effekt, den die meisten von uns sicher kennen, und der Grund für die hohe 5-Jahres-Mißerfolgsrate von 90–95 %. Wenn wir jedoch die Eßgewohnheiten ändern, mehr Sport treiben und uns ein realistisches Ziel, z. B. eine Gewichtsabnahme von 5–10 %, setzen, können wir es schaffen. Dadurch werden wir vielleicht nicht wieder in Kleidergröße 36 passen, aber unser Körperfett reduziert sich etwas, und wir werden insgesamt gesünder.

## *Ohne Hilfe abnehmen*

Wenn unser Übergewicht klinisch nicht relevant ist und wir nur die 5–8 kg, die wir über die Jahre angesammelt haben, abnehmen möchten, können wir das Übliche tun: unsere Kalorien auf 1000–1200 pro Tag reduzieren und mehr Sport treiben. Die Experten sind sich noch nicht darüber einig, wie unsere Nahrung während einer solchen Diät zusammengesetzt sein sollte. Die amerikanische Diabetesgesellschaft (American Diabetes Association) empfiehlt eine faserreiche Kost mit täglich bis zu 25 g Ballaststoffen pro 1000 Kalorien, die 60 % Kohlenhydrate, 20 % Fett und 20 % Eiweiß enthält. Damit können wir nicht in jedem Fall Fett abbauen, ohne Muskelmasse zu verlieren. Untersuchungen haben gezeigt, daß dieses Ziel eher durch eine eiweißreiche Diät erreicht werden kann (45 % Eiweiß, 35 % Kohlenhydrate und 20 % Fett), vor allem wenn wir zu den 25 % der Bevölkerung gehören, die eine Insulinresistenz entwickelt haben. Das ist eine vernünftige Alternative für diejenigen, die bei einer kohlenhydratreichen, fett- und eiweißarmen Diät nicht abnehmen. Idealerweise sollten wir zwischen 0,45 und 0,9 kg pro Woche abnehmen. Bei zunehmendem Gewichtsverlust kommt es wahrscheinlich zu einem Stillstand, wenn sich unser Körper an die geringere Energiezufuhr anpaßt. Um einen dauerhaften Gewichtsverlust zu erzielen, müssen wir uns regelmäßig sportlich betätigen und auf Dauer vielleicht weniger Kalorien zu uns nehmen als die Menge, die für natürlich schlanke Frauen ohne Gewichtsprobleme errechnet wurde.

## *Mit Hilfe abnehmen*

Wenn unser Übergewicht klinisch relevant ist oder wir mehr als 11 kg abnehmen möchten, sollten wir einen Arzt konsultieren, der während unserer heroischen Diätbemühungen unseren Gesundheitszustand kontrolliert. Extrem kalorienarme Diäten mit 800 Kalorien oder weniger können zu einem Mangel an lebenswichtigen Nährstoffen, Dehydratation, Störungen des Elektrolytgleichgewichts und sogar zum Tod führen. Wenn wir Diätprodukte (Getränke, Pulver) verwenden, ohne die auf der

Packung angegebenen zusätzlichen Mahlzeiten einzunehmen, verlieren wir zwar schneller an Gewicht, aber wir können dabei krank werden. Das Problem mit diesen Diäten ist, daß wir sie nicht unbegrenzt lange fortsetzen können. Sobald wir wieder »normale« Kost zu uns nehmen, und das sollte nur unter ärztlicher Aufsicht geschehen, gerät unser buchstäblich ausgehungerter Körper in einen ständigen Heißhungerzustand. Das führt dazu, daß wir wieder zuviel essen und unser Körper erneut anfängt, Fett zu speichern, schließlich weiß das Fettkontrollzentrum nicht, wann der Körper wieder in einen Mangelzustand versetzt wird.

## *Sind Diätpillen die Hilfe, die wir brauchen?*

Wenn ein Antibiotikum eine bakterielle Entzündung heilen kann, warum können wir nicht eine Pille nehmen, um unser Fettkontrollzentrum neu zu eichen oder zumindest seine Instruktionen zu blockieren, damit wir den Appetit dämpfen und den Stoffwechsel erhöhen können? Das Problem ist, daß wir es nicht mit einer vorübergehenden Störung, etwa einer Angina, zu tun haben, die durch eine kurze Penizillintherapie geheilt wird. Übergewicht ist ein chronisches Problem, das eine langfristige Therapie erforderlich macht.

Früher wurden Amphetamine als Schlankheitspillen verwendet. Sie unterdrücken kurzzeitig den Appetit und stimulieren den Stoffwechsel und andere Funktionen. Wir litten unter Schlafstörungen, unsere Hände zitterten, und wir konnten von ihnen abhängig werden. In jüngster Zeit wurden die »alten« Schlankheitspräparate erneut untersucht und neue Erkenntnisse über die Wirkung einer langfristigen Appetithemmung gewonnen. Zwei dieser Appetitzügler (Anorektika) wurden mehr als $3^1/2$ Jahre getestet: Phentermin und Fenfluramin. Phentermin erhöht die Konzentration der Neurotransmitter Dopamin und Noradrenalin. Diese Überträgerstoffe vermitteln die Signale für wichtige Körperfunktionen wie Herzschlag, Blutfluß und Reaktion auf Streß. Phentermin wurde in Kombination mit Fenfluramin untersucht, das seine Wirkung an einem anderen Neurotransmitter, nämlich Serotonin, entfaltet. Erhöhte Serotoninspiegel vermindern unser Hungergefühl und verbessern unsere Stimmung. Serotoninmangel kann eine Ursache für Übergewicht sein.

Wenn wir unsere Serotoninspiegel erhöhen, fühlen wir uns gesättigt, aber eventuell auch schläfrig, und unsere geistige Leistungsfähigkeit kann nachlassen. Phentermin wirkt stimulierend und kann diese Effekte bekämpfen. Fenfluramin wiederum verhindert, daß Phentermin Angstzustände und Schlaflosigkeit auslöst. Wenn wir diese beiden Mittel kombinieren, erzielen wir eine Art Yin-Yang-Effekt auf unser Nervensystem und erreichen eine Appetitzügelung ohne besondere Nebenwirkungen.

Dr. Michael Weintraub von der Medizinischen Hochschule der Universität Rochester untersuchte diese beiden Präparate in einer vierjährigen Studie an 121 übergewichtigen Personen, darunter zwei Drittel Frauen, deren Gewicht etwa 50 % über ihrem idealen Körpergewicht lag. Allen Studienteilnehmern wurde eine typische kalorienreduzierte Diät mit 1000–1200 Kalorien pro Tag verordnet, außerdem sollten sie sich dreimal pro Woche sportlich betätigen und dabei jeweils 300 Kalorien verbrennen. Dr. Weintraub bildete zwei Gruppen: Eine Gruppe erhielt Medikamente, die andere bekam Plazebo. Die Beobachtung dauerte 34 Wochen. Diejenigen Studienteilnehmer, die Fenfluramin und Phentermin erhielten, verloren durchschnittlich 15,9 % ihres Ausgangsgewichts, d. h. mehr als 11 kg. In der Plazebo-Gruppe betrug der Gewichtsverlust nur 4,9 % oder weniger als 4,5 kg. Die häufigste Nebenwirkung war Mundtrockenheit. Einige der medikamentös behandelten Studienteilnehmer klagten über Müdigkeit, Schlafstörungen, Alpträume, Schwindel, Nervosität, Depression und verminderte Libido. Die meisten dieser Nebenwirkungen hörten nach sechswöchiger Behandlung auf.

Nach 34 Wochen erhielten alle Studienteilnehmer die aktiven Medikamente, einige kontinuierlich und andere intermittierend, wobei die Medikamente in Intervallen abgesetzt wurden. Alle Teilnehmer setzten ihre Diät und ihr sportliches Trainingsprogramm fort. Dr. Weintraub beobachtete, daß die Teilnehmer, die intermittierend behandelt wurden, wieder zunahmen, sobald »Fen« und »Phen« abgesetzt wurden, aber sie konnten die kontinuierlich behandelten Teilnehmer im Hinblick auf ihren Gewichtsverlust einholen, sobald sie die Medikamente wieder einnahmen. Das Problem war, daß sie bei jeder erneuten Medikamentengabe wieder einige der genannten Nebenwirkungen bekamen. Daraus wurde folgender Schluß gezogen: Um einen anhaltenden Gewichtsverlust zu erzielen, sollten die Medikamente kontinuierlich genommen werden. Es wurde den Teilnehmern gestattet, 3 1/2 Jahre »Fen« und »Phen«

einzunehmen. Danach wurden sie weitere 5 Monate beobachtet, während dieser Zeit wurden die Diät und das Sportprogramm fortgesetzt. Alle nahmen wieder zu. Nach vierjähriger Diät lag ihr Gewicht nur 1,3–2,2 kg unter ihrem Ausgangsgewicht zu Studienbeginn. Viele machten nicht mehr mit, nur 48 der ursprünglich 110 Teilnehmer beendeten die Studie. Nur 13 Teilnehmer lagen noch 5 % unter ihrem Ausgangsgewicht, und lediglich 7 der Teilnehmer, die ihre Diät fortsetzten, hatten 10 % oder mehr an Gewicht verloren. Dies bedeutet, daß selbst nach 3 1/2 Jahren die meisten der zu Studienbeginn Übergewichtigen ihre Gewichtskontrollmechanismen nicht umgepolt hatten. Dr. Weintraub war der Ansicht, daß die Änderung ihrer Lebensgewohnheiten zumindest half, daß sie während dieser Zeit nicht mehr zunahmen und ihre Risikofaktoren verminderten, während sie abnahmen. Letztendlich verbesserten sie außerdem ihre Gesundheit durch Diät und sportliche Betätigung.

Wer sich für diese Appetitzügler entscheidet, wird nicht im Rahmen einer vierjährigen Studie streng überwacht. Wir können mit den Tabletten beginnen, Gewicht verlieren, eventuell die Dosis anpassen (Dosiserhöhung, wenn wir wieder zunehmen, Dosisreduzierung, wenn wir unser Wunschgewicht erreicht haben oder Nebenwirkungen bekommen). Wir können die Dosis stufenweise verringern (»ausschleichen«), weiter Diät halten und Sport treiben und nach einigen Monaten oder Jahren wieder mit der medikamentösen Behandlung beginnen, wenn unser Gewicht erneut zu hoch ist. Wir sollten jedoch beachten, daß es sich um eine Langzeittherapie handelt – vergleichbar einer Behandlung mit Schilddrüsenhormonen, die lebenslang eingenommen werden müssen. Diese chronische Verwendung von Appetitzüglern wurde von der amerikanischen Arzneimittelbehörde (FDA) nicht genehmigt, sondern nur eine 12wöchige Einnahme. Wenn Ihr Arzt Ihnen Appetitzügler für einen längeren Zeitraum verschreibt, sollte es nur unter strenger, regelmäßiger Überwachung erfolgen. Wir sollten auf keinen Fall leichtfertig Schlankheitsmittel für längere Zeit einnehmen. Es ist ermutigend, daß während der dreieinhalbjährigen Kontrollperiode keine ernsten Nebenwirkungen auftraten, aber das ist noch nicht ausreichend für eine bedenkenlose Einnahme. Andererseits kennen wir die schwerwiegenden Komplikationen, die durch chronisches, unbehandeltes Übergewicht verursacht werden.

## Dexfenfluramin

Ein weiterer Appetitzügler, der den Serotonin-Stoffwechsel beeinflußt, wurde vor kurzem von der FDA zugelassen. Das Präparat enthält den Wirkstoff Dexfenfluramin, eine chemische Variante von Fenfluramin. In Deutschland ist es unter dem Handelsnamen Isomeride® erhältlich.

Dexfenfluramin hemmt die Wiederaufnahme von Serotonin und erhöht auf diese Weise die Serotoninkonzentration an den Synapsen im Gehirn. Durch dieses verbesserte zentrale »Serotonin-Milieu« wird der Appetit gezügelt, und wir nehmen ab.

Studien haben gezeigt, daß Dexfenfluramin auch dann wirksam sein kann, wenn andere Methoden erfolglos waren. Es erleichtert die Selbstkontrolle, hilft uns, das Gewicht zu halten, »korrigiert« gestörtes Eßverhalten, das in Verbindung mit dem prämenstruellen Syndrom (PMS) auftritt, und hilft gegen Heißhungerattacken beim Nikotinentzug.

Dexfenfluramin dämpft nicht nur das Hungergefühl, sondern scheint auch die Blutfette und den Glukosestoffwechsel zu verbessern. Es wurde verwendet, um den Blutzuckerspiegel bei insulinabhängigen Diabetikern zu kontrollieren. Die Nebenwirkungen sind ähnlich wie bei Fenfluramin: Schläfrigkeit, Mundtrockenheit, Kopfschmerzen, Übelkeit und Durchfall. Die meisten Begleiterscheinungen lassen im Laufe der Zeit nach. Wie andere Appetitzügler wirkt auch Dexfenfluramin nur, so lange es eingenommen wird, obwohl die maximale Wirkung nach 6 Monaten erreicht werden kann. Wird das Mittel abgesetzt, verlieren wir meistens die Kontrolle über unser Eßverhalten und nehmen wieder zu. Wir werden nicht geheilt, sondern Dexfenfluramin erleichtert den ständigen Kampf um ein ideales Gewicht, eine bessere Figur und mehr Gesundheit.

In Deutschland wurden Fenfluramin und Dexfenfluramin vom Bundesinstitut für Arzneimittel und Medizinprodukte mit Bescheid vom 23. September 1997 bis zum 16. September 1999 vorläufig vom Markt genommen. Anlaß dafür waren Einzelfallbeobachtungen über Herzklappenveränderungen und Ergebnisse retrospektiver Untersuchungen aus den USA.

Wir sind zu jung, um dick zu werden. Nach heutigem Wissensstand müssen wir offenbar schon im frühen Erwachsenenalter beginnen, diszipliniert und kontrolliert zu essen. Ab dem 40. Lebensjahr müssen wir verstärkt gegen überflüssige Pfunde kämpfen. Wenn wir kein zusätzliches

Fett zuführen, verhindern wir, daß es sich im Körper festsetzt und den Standardwert für unser inneres Fettkontrollzentrum bildet.

# Rauchen – Unser Körper als Giftmüllhalde

Dieses Kapitel – eigentlich das ganze Buch – ist der Gesundheitsvorsorge für Frauen gewidmet. Wie kommt es, daß fast ein Viertel von uns, genauer gesagt 23,5 %, mit dem Zigarettenrauch ohne Bedenken an die 4000 Chemikalien inhaliert? Rauchen ist die Nummer Eins der vermeidbaren Todesursachen in den USA. Um Ihnen das ganze Ausmaß vor Augen zu führen, ein paar Zahlen: Illegale Drogen sind für weniger als 1 %, Verkehrsunfälle für 1 %, Schußwaffen für 2 %, Alkohol für 5 % und Zigarettenrauchen für 19 % der Todesfälle in den USA verantwortlich. Oder anders ausgedrückt: Rauchen verursacht unter den 35- bis 64jährigen einen von 5 Todesfällen. Wenn wir rauchen, ist unsere durchschnittliche Lebenserwartung im Alter von 30 Jahren im Vergleich zu Altersgenossen, die niemals geraucht haben, um 17,9 Jahre kürzer.

Im folgenden sind einige der Krankheiten aufgeführt, die wir und unsere Töchter – die meisten Erwachsenen beginnen vor dem 20. Lebensjahr mit dem Rauchen – durch tatkräftige Unterstützung der Zigarettenhersteller bekommen können, wenn wir mit dem selbstzerstörerischen Rauchen weitermachen.

## *Herz-Kreislauf-Krankheiten*

Es wird geschätzt, daß ein Fünftel aller kardiovaskulären Todesfälle durch Rauchen verursacht wird. Die ca. 4000 chemischen Giftstoffe im Zigarettenrauch zerstören Blutgefäße und den Herzmuskel.

Nach den Ergebnissen der Nurses' Health Study führten schon 1–4 Zigaretten pro Tag zu einem zweifach erhöhten Risiko für eine Erkrankung der Herzkranzgefäße. Fünf bis 14 Zigaretten pro Tag erhöhten das Risiko um das 2- bis 3fache, und 25 Zigaretten pro Tag waren mit einem Risiko von 5,5 für einen tödlichen Herzinfarkt verbunden. Die Risikokonstante für einen nichttödlichen Herzinfarkt betrug 5,8, und das Risiko für Angina pectoris lag bei 2,6 – im Vergleich zu 1 bei Nichtrauchern.

## *Schlaganfall*

Zigarettenrauchen verursacht an den Blutgefäßen im Gehirn ähnliche Schäden wie an den Herzkranzgefäßen. In der Nurses' Health Study fand man bei Raucherinnen (1–14 Zigaretten pro Tag) im Vergleich zu Nichtraucherinnen ein 2,5fach erhöhtes Schlaganfallrisiko. Das Risiko erhöhte sich auf 3,7, wenn täglich 24 und mehr Zigaretten geraucht wurden.

## *Krebs*

Rauchen zerstört die Erbsubstanz der Zellen und verursacht atypische Veränderungen der Bronchialschleimhautzellen. Bei 93 % der Raucher finden sich diese veränderten Zellen, verglichen mit 6,0 % bei Ex-Rauchern und 1,2 % bei Personen, die niemals geraucht haben. Diese atypischen Zellen können krebsartig entarten. Rauchen ist für 85 % der Lungenkrebsfälle verantwortlich. Lungenkrebs ist heute die häufigste zum Tode führende Krebserkrankung bei Frauen.

Der krebserregende Effekt der inhalierten Giftstoffe schädigt nicht nur die Lungen. Beim Rauchen werden viele dieser Chemikalien verschluckt, und es kommt zu einer Erhöhung des Risikos für Mundkrebs auf das 2- bis 8fache. Ferner steigt das Risiko für Rachen- und Kehlkopfkrebs (82 % dieser Krebsarten werden durch Rauchen verursacht), Speiseröhrenkrebs (80 % werden durch Rauchen verursacht) und Magenkrebs. Vom Magen-Darm-Trakt gelangen die Chemikalien in die Bauchspeicheldrüse, und es kommt zu einem erhöhten Risiko für ein Pankreaskarzinom. Diese Giftstoffe werden durch die Nieren, die Harnleiter und die Blase ausgeschieden, und diese Organe haben ebenfalls ein erhöhtes Krebsrisiko. Die Chemikalien, die nicht mit dem Urin ausgeschieden werden, gelangen ins Blut, und einige davon, wie z. B. Benzol, werden mit einem erhöhten Blutkrebsrisiko (Leukämie) in Zusammenhang gebracht. Langzeitraucherinnen haben um 60 % höhere Brustkrebsraten. Eine dänische Studie zeigte, daß Raucherinnen mit Brustkrebs durchschnittlich um 8 Jahre jünger waren als Nichtraucherinnen. Von den Zervixkarzinomen werden 30 % wahrscheinlich durch Nebenprodukte von Zigaretten verursacht, die sich im Gebärmutterhalsschleim anreichern, dadurch die lokale Immunität senken und uns empfänglicher für Infektionen mit dem Humanpapillomavirus machen. Alles in allem ist Rauchen für 30 % aller Krebstodesfälle verantwortlich! Wenn wir rauchen, haben wir ein zweifach erhöhtes Erkrankungsrisiko für Krebs im Vergleich zu Nichtraucherinnen. Und wenn wir sehr viele Zigaretten pro Tag rauchen, erhöht sich dieser Faktor auf vier. Mit dem Rauchen aufzuhören ist die wirksamste Methode zur Prävention dieser meistgefürchteten Erkrankung.

## *Lungenerkrankungen*

Ein Leichenbeschauer braucht nur einen Blick auf die Lunge eines Rauchers zu werfen, um sagen zu können, wie viele Päckchen Zigaretten und Jahre nötig waren, um sie zu zerstören. Raucher leiden an einer chronischen Entzündung der Luftwege, die die Atemkapazität reduziert, lange bevor die Lungen zerstört sind und in der Pathologie seziert werden. Medizinisch gesehen leiden wir an rezidivierenden Lungenentzündungen, Bronchitis und Emphysem. Von allen chronischen Lungenerkrankungen bei Frauen werden 79 % durch Zigarettenrauchen verursacht.

## *Vorzeitige Menopause*

Bei Raucherinnen tritt die Menopause 1–2 Jahre früher ein als bei Nichtraucherinnen. Wahrscheinlich hat der Zigarettenrauch eine toxische Wirkung auf die Eierstöcke.

## Osteoporose

Bei Raucherinnen tritt nicht nur die Menopause vorzeitig ein, sondern sie verlieren in den ersten postmenopausalen Jahren auch schneller an Knochenmasse (s. Kap. 11).

## Grauer Star

Zigarettenrauch vernebelt nicht nur die Umgebung, sondern trübt auch die Augenlinsen und begünstigt die Entwicklung des grauen Stars (Katarakt). Untersuchungen haben gezeigt, daß 20 % der Katarakte durch Rauchen verursacht werden.

## Schilddrüsenerkrankung

Ein Bestandteil im Zigarettenrauch ist Zyanid – ja, es handelt sich wirklich um Gift. Zyanid vermindert die Fähigkeit der Schilddrüse, Jod zu absorbieren und Schilddrüsenhormon zu produzieren. Bei bereits niedrigen Schilddrüsenhormonspiegeln kommt es zu einer weiteren Verschlechterung. Unter den Frauen, die an der Basedow-Krankheit leiden, finden sich besonders viele Raucherinnen, die auch häufiger an einer Vordrängung der Augäpfel leiden – ein typisches Symptom dieser Krankheit.

## Altern

Rauchen beschleunigt die Alterung Ihrer Haut um 10 Jahre oder mehr. Die Giftstoffe im Zigarettenrauch schädigen die kleinen Blutgefäße, die die Haut versorgen, vor allem um Lippen und Augen herum. Diese Chemikalien senken auch den Östrogenspiegel, und das wiederum führt zum Kollagenverlust in der Haut. Wir sehen nicht nur vorzeitig gealtert aus, sondern – wenn wir über 65 sind – verlieren als Raucherinnen auch leichter die Balance, und unsere körperliche Leistungsfähigkeit ist reduziert. Im Vergleich zu unseren nichtrauchenden Altersgenossinnen sehen wir kosmetisch etwa 10 Jahre älter aus, körperlich sind wir um ca. 5 Jahre vorgealtert. Außerdem sterben wir früher: Die Sterberate bei Raucherinnen über 65 ist doppelt so hoch wie bei Nichtraucherinnen.

## *Passivrauchen*

Rauchen ist zu einem Umweltproblem geworden. Es reicht nicht, daß wir persönlich mit dem Rauchen aufhören: Wenn wir den Zigarettenrauch nicht aus der Atemluft eliminieren, sind wir beträchtlichen Gesundheitsrisiken ausgesetzt. Hier sind einige Tatsachen, die die Zigarettenhersteller lieber verschweigen.

Es gibt zwei Arten von Tabakrauch in der Umgebungsluft: den »Hauptstromrauch«, der vom Raucher ausgeatmet wird, und den Nebenstromrauch, der von der brennenden Zigarette zwischen den Zügen entweicht. Der Nebenstromrauch verursacht die stärkste Umweltverpestung, da er nicht durch die bedauernswerten Lungen der Raucher »gereinigt« wurde. Er enthält kleine Partikel, die sich in den Lungen der Nichtraucher festsetzen. Dieser Nebenstromrauch kann sogar eine höhere Konzentration von giftigen und krebserregenden Substanzen enthalten als der Rauch, den ein Raucher einatmet. Hinzu kommt, daß Nichtraucher keine Schutzmechanismen gegen diese Giftstoffe entwickeln konnten und deshalb schon durch eine kleine Menge unverhältnismäßig schwer geschädigt werden können. Der Nebenstromrauch erzeugt das meiste Kohlenmonoxid, das die Sauerstofftransportfähigkeit des Blutes reduziert. Das Leistungspotential des Herzens ist ebenfalls vermindert. Bei Tieren, die nur 30 Minuten lang Nebenstromrauch ausgesetzt wurden, verminderte sich das Enzym, das Sauerstoff in kardiale Energie umwandelt, um 25 %. Bei täglicher Exposition über einen Zeitraum von 8 Wochen wurde die Aktivität des Enzyms um 50 % reduziert!

Passivrauchen ist für 30 000–60 000 tödlich verlaufende Herzkrankheiten pro Jahr und für dreimal so viele nichttödliche Herzinfarkte und Schlaganfälle verantwortlich. Durch Passivrauchen bekommen Nichtraucher die meisten Probleme und Komplikationen, die bei Rauchern beobachtet werden. Wenn wir schon herzkrank sind, erhöht sich das Herzinfarktrisiko durch Passivrauchen um 30 % und das Risiko für einen tödlichen Herzinfarkt um 70 %. Ähnliches gilt für Krebs. Durch Tabakrauch verpestete Luft gilt als karzinogen, das heißt, sie kann Krebs verursachen.

Für Kinder ist es besonders gefährlich, wenn ihre sich entwickelnden Lungen Tabakrauch ausgesetzt sind. Zwischen 150 000 und 300 000 Säuglinge und Kleinkinder erkranken an Bronchitis und Lungenentzündung, weil sie Zigarettenrauch einatmen müssen. Sie bekommen auch häufiger Mittelohrentzündungen und Erkältungen. In den USA sind rauchende Eltern jedes Jahr für schätzungsweise 26 000 neue Fälle von Asthma bei ihren Kindern verantwortlich, und 1 Million Kinder, die an Asthma leiden, haben aufgrund von Zigarettenrauch in ihrer Umgebung häufigere und schwerere Asthmaanfälle.

Passivrauchen ist unsere dritthäufigste verhütbare Todesursache, die es zu bekämpfen gilt. Der Kampf wird auf beiden Seiten mit unerbittlicher Härte und manchmal mit schmutzigen Mitteln geführt. Die Raucher kämpfen für die Freiheit, sich eine Zigarette anzuzünden, die Nichtraucher kämpfen für rauchfreie Luft. Wir sollten dabei jedoch immer daran denken, wo der wahre Schmutz liegt – im Rauch, der den Glimmstengeln entweicht.

## *Aufhören – Der Nutzen rechtfertigt alle Anstrengungen*

Wenn wir mit Rauchen aufhören, kann sich unser Körper auf wunderbare Weise regenerieren und die meisten Schäden reparieren. Nach einjähriger Zigarettenabstinenz sinkt das Herzinfarktrisiko rasch, und nach 10 Jahren entspricht es in etwa dem eines Nichtrauchers. Das Lungenkrebsrisiko sinkt, aber dies dauert länger. Nach 15 Jahren ist das »Restrisiko« um 80–90 % reduziert. Das Risiko für andere Krebsarten geht noch stärker zurück und nähert sich dem von Personen, die niemals geraucht haben. Wenn wir mit dem Rauchen aufhören, sinkt unser

2,5fach erhöhtes Schlaganfallrisiko und entspricht nach 4 Jahren etwa dem von Nichtrauchern.

Es ist niemals zu früh oder zu spät, um mit dem Rauchen aufzuhören. Wenn wir vor dem 50. Lebensjahr aufhören, vermindern wir unser Risiko, an einer mit dem Rauchen in Zusammenhang stehenden Krankheit zu sterben, um 50 % während der nächsten 15 Jahre. Sind wir schon über 65, dann können wir unsere zweifach erhöhten Sterberaten reduzieren.

## Methoden der Nikotinentwöhnung

Das Nikotin in den Zigaretten macht uns genauso abhängig wie Heroin. Viele der Symptome beim Nikotinentzug sind ähnlich wie die Entzugserscheinungen beim Absetzen illegaler Drogen – Angst, Schlafstörungen, Depression, Konzentrationsschwäche, Ungeduld, Reizbarkeit, Aggression und Unruhe. Diese Symptome erreichen nach 2 Tagen ihren Höhepunkt und verschwinden nach 2 Wochen. Frauen reagieren offenbar viel empfindlicher auf Nikotin und sind stärker nikotinabhängig als Männer. Sie bauen Nikotin langsamer ab und brauchen weniger Zigaretten als Männer, um vergleichbare Nikotinblutspiegel zu erreichen. Deshalb fällt es ihnen auch schwerer, mit dem Rauchen aufzuhören.

Es ist schwierig für einen Raucher, Rat von einem Nichtraucher anzunehmen – genauso wie es für einen Übergewichtigen schwierig ist, von einer schlanken Person Ratschläge zu akzeptieren. Dieser Hinweis auf Übergewicht ist nicht zufällig. Viele von uns begannen zu rauchen, um ihr Gewicht zu kontrollieren, und jetzt ist die Angst vor einer Gewichtszunahme einer der Gründe für das Weiterrauchen. Etwa zwei Drittel der Ex-Raucher nehmen an Gewicht zu, aber durchschnittlich weniger als 2,2 kg. Wir sollten dabei jedoch bedenken, daß sich eine Gewichtszunahme weniger negativ auf unsere Gesundheit auswirkt als die toxischen Wirkungen des Zigarettenrauchs. Wir müßten 34 kg zunehmen, um unseren Körper genauso stark zu schädigen wie durch das Rauchen!

Es gibt zahlreiche Raucherentwöhnungsprogramme, mit deren Hilfe sich von der Nikotinsucht loskommen läßt. Im folgenden finden Sie einige Ansatzpunkte, die beim Abgewöhnen helfen.

**Motivation** ist ein sehr wichtiger Punkt. Etwa 75 % aller Raucher sagen, daß sie aufhören möchten. Sie sind motiviert, weil sie gesundheitliche

Schäden befürchten. Die restlichen 25 % denken wahrscheinlich, sie seien unbesiegbar.

**Informationen über Behandlungsmethoden.** Es gibt eine Fülle von Informationsbroschüren über die vielen Behandlungsmethoden: Gruppentherapie, Verhaltensmodifizierungstherapie, Hypnose, Akupunktur, Entspannungstechniken. Außerdem können Sie Informationsmaterial von staatlichen Behörden erhalten. Fragen Sie Ihren Arzt.

**Von einem Tag auf den anderen aufhören – einen Termin bestimmen.** Wenn wir uns einen Termin gesetzt haben, von dem an wir nicht mehr rauchen wollen, sollten wir Verwandte, Freunde, Arbeitskollegen davon informieren – als zusätzliche Motivationshilfe.

**Mit dem Nikotinentzug fertigwerden.** Die Pharmaindustrie hat auch für dieses Problem Medikamente entwickelt. Zur Erleichterung der Raucherentwöhnung kann eine Nikotinersatztherapie durchgeführt werden. Nikotin kann als Kaugummi verabreicht werden, der rezeptfrei erhältlich ist (in Deutschland z. B. Nicorette®; Anm. d. Ü.). Wem dieser Nikotinersatz nicht »schmeckt«, dem kann ein Nikotinpflaster verschrieben werden. Dadurch können die Nikotinspiegel aufrechterhalten werden, und zwar ohne Teer, Kohlenmonoxid und die anderen 3998 Chemikalien, die in Zigaretten enthalten sind. Diese Art der Nikotinsubstitution ist recht teuer. Die Pflaster kosten zwischen 30 und 35 Dollar pro Woche.

In Deutschland sind eine Reihe von Nikotinpflastern in unterschiedlichen Größen erhältlich, z. B. Nicorette® Membranpflaster, Nicotinell® TTS, Nicotin-Pflaster-ratiopharm® 30 oder nikofrenon® – eine Wochenpackung kostet zwischen 32 und 36 Mark (Anm. d. Ü.).

Nikotinpflaster können für 16 oder 24 Stunden auf der Haut belassen und bei täglicher Anwendung bis zu 20 Wochen verschrieben werden. Die 24-Stunden-Pflaster können lebhafte Träume hervorrufen – die meisten von uns sind es nicht gewöhnt, »im Schlaf zu rauchen«. Beim 16-Stunden-Pflaster ist dieser Nebeneffekt weniger stark ausgeprägt. Ein kontinuierlicher Nikotinersatz über 24 Stunden dämpft allerdings das Verlangen nach der ersten Zigarette gleich nach dem Aufstehen am besten – die erste Morgenzigarette verschafft den meisten Rauchern die größte Befriedigung. Die größeren Pflaster (21 mg) ersetzen etwa 50 % der durchschnittlichen Nikotinkonzentration, die durch das Rauchen von 1–1 1/2 Packungen Zigaretten erzielt würde. Nach 4–6 Wochen kann die Dosis reduziert werden. Sowohl Zigaretten als auch das Pflaster haben dieselben nikotinbedingten Begleiterscheinungen: Sie erhöhen die Herzfrequenz um 10 Schläge pro Minute und den Blutdruck um 5 mm Hg. Wir sollten uns also nichts vormachen und denken, daß ein Langzeitgebrauch in Ordnung ist, weil das Pflaster verschreibungspflichtig ist und wir es nicht aus dem Automaten bekommen. Folgendes ist jedoch in Ordnung: Wenn wir diese Nikotinersatzmittel für eine bestimmte Zeit nehmen, sind wir doppelt so erfolgreich, uns das Rauchen abzugewöhnen.

**Mit anfänglichen Fehlschlägen fertigwerden.** Wenn wir nach 4 Wochen immer noch rauchen und gleichzeitig das Pflaster anwenden, sind wir aus zweierlei Gründen gefährdet. Zum einen führen wir Nikotin aus zwei Quellen zu und erhöhen unsere Nikotinspiegel. Dadurch steigt das Risiko für einen Herzinfarkt und Schlaganfall. Zum anderen ist der Mißerfolg vorprogrammiert: Wir werden uns während dieses Behandlungszyklus nicht das Rauchen abgewöhnen. Es ist also nicht sinnvoll, jetzt weiterzumachen.

**Ein weiterer Versuch.** Es ist durchaus möglich, daß wir drei oder vier Versuche starten müssen, bevor wir die Nikotinabhängigkeit auf Dauer überwinden. Wenn es gelingt, haben wir den wichtigsten Schritt getan, um bei besserer Gesundheit länger zu leben.

## Alkohol – Gut fürs Herz oder schlecht für die Brüste?

Wir können Alkohol unter ganz verschiedenen Gesichtspunkten betrachten: als Beigabe zu Rosen und romantischer Liebe, als Dickmacher und Lieferant »leerer« Kalorien (7 Kalorien pro Gramm), als Streßkiller, als »Medizin«, die unser Herzinfarktrisiko senkt, als Substanz, die die Bildung von Brustkrebs und Osteoporose fördert, oder als Ursache für Trunkenheit, Autounfälle und Tod.

# *Bacchus war ein Mann*

Frauen reagieren auf Alkohol viel empfindlicher als Männer. Sie produzieren weniger Enzyme, die Alkohol im Magen abbauen. Wenn sie Alkohol trinken, absorbieren sie deshalb mehr Äthanol oder Äthylalkohol, d. h. Alkohol in seiner Reinform, der rasch ins Blut und von da aus ins Gehirn gelangt. Da Frauen im allgemeinen auch kleiner als Männer sind und ein niedrigeres Blutvolumen haben, in dem Äthanol verdünnt werden kann, kann ein Drink bei ihnen dieselbe Wirkung auslösen wie 2 Drinks bei Männern.

Ein Schnaps entspricht etwa einem Glas Wein oder einer Dose Bier. Jeder dieser Drinks enthält etwa 14,8 ml Äthanol. Zwei Drinks entsprechen etwa 25 g. Wenn wir 2 Drinks innerhalb von 2 Stunden zu uns nehmen und 68 kg wiegen, haben wir einen Blutalkoholgehalt von mindestens 0,5 Promille, was in vielen Staaten über der gesetzlichen Grenze liegt. Bei einem geringeren Körpergewicht erreichen wir diese Grenze rascher und mit weniger Alkohol und können wegen Trunkenheit am Steuer festgenommen werden oder einen tödlichen Verkehrsunfall verursachen.

Es mag Zeiten geben, in denen wir persönliche oder gesetzliche Grenzen überschreiten. Dies bedeutet aber noch nicht, daß wir chronischen Alkoholmißbrauch betreiben und dadurch unsere Gesundheit schädigen oder alkoholabhängig sind, d. h. unter fortschreitender Gesundheitsschädigung einhergehend mit unwiderstehlichem Zwang zum Weitertrinken leiden. Biologische und genetische Faktoren beeinflussen die Alkoholtoleranz und das Abhängigkeitsrisiko. Wenn Vater oder Mutter, Bruder oder Schwester Alkoholiker sind, dann haben wir ein vierfach erhöhtes Risiko, selbst alkoholabhängig zu werden. Bei Frauen ist das Abhängigkeitsrisiko – trotz gleicher Erbfaktoren – allerdings geringer. Das sollte jedoch nicht als weiblicher Triumph über den Alkoholismus verkündet werden. Wegen ihrer verminderten Alkoholtoleranz leiden Frauen schneller und stärker als Männer an den gesundheitlichen Folgeerscheinungen. Dazu gehören Bluthochdruck, Schlaganfall, Herzkrankheiten, Anämie, Mangelernährung, Magen-Darm-Blutungen, vorzeitige Menopause und schließlich Leberzirrhose und Leberversagen. Alkoholikerinnen haben eine 4,5fach erhöhte Sterberate und eine um 15 Jahre niedrigere Lebenserwartung. Wir werden nicht alt, wenn wir alkoholabhängig sind – damit erübrigt sich die These, wir seien zu jung, um alt zu werden.

## *Leichter bis mäßiger Alkoholkonsum*

Die meisten von uns stehen nicht vor der Frage, ob sie Alkoholmißbrauch treiben sollen oder nicht, sondern ob leichter bis mäßiger Alkoholkonsum gut oder schlecht für die Gesundheit ist. Da in diesem Kapitel bisher so viel Negatives berichtet wurde, wollen wir jetzt einige positive Aspekte hervorheben, was die Weinproduzenten sehr freuen wird.

In der Nurses' Health Study wurde beobachtet, daß mäßiger Alkoholgenuß gut für das Herz sein kann. Ein bis drei Drinks pro Woche führten zu einer Abnahme tödlicher Herzinfarkte um 17 % im Vergleich zu Personen, die überhaupt keinen Alkohol tranken. Ein halber bis zwei Drinks senkten die Sterberate um 12 %. Mehr als 2 Drinks pro Tag brachten diesen Nutzen für das Herz-Kreislauf-System zum Verschwinden, und es kam zu einer Zunahme der Sterberate um 19 %, vor allem aufgrund von Brustkrebs und Zirrhose. Bei Frauen um die 50 und darüber führte leichtes bis mäßiges Trinken zu einer signifikanten Senkung des Risikos für einen tödlichen Herzinfarkt um 41 %, aber nur wenn sie einen oder mehrere Risikofaktoren für eine Erkrankung der Herzkranzgefäße hatten. Dazu gehören ein hoher Cholesterinspiegel, Diabetes, Bluthochdruck, Rauchen und Herzinfarkt eines Elternteils vor dem 60. Lebensjahr. Es fand sich jedoch keine deutliche Senkung der Gesamtsterblichkeit bei Frauen ohne diese koronaren Risikofaktoren. In anderen Studien, in denen eine koronare Herzkrankheit und nicht der Tod als Kriterium verwendet wurde, ergab sich, daß Frauen, die einen halben bis zwei Drinks pro Tag konsumierten, eine Abnahme ihres Risikos für eine Herzkrankheit um 20–40 % aufwiesen – im Vergleich zu Frauen, die keinen Alkohol tranken. Bei Raucherinnen fand sich eine Risikominderung um 30 %, während Nichtraucherinnen nur eine Reduktion um 10 % zeigten. Ein Drink am Tag »zur Rettung des Herzens« wirkt wahrscheinlich nur bei kardialen Risikofaktoren.

Es konnte noch nicht wissenschaftlich nachgewiesen werden, auf welche Weise Alkohol das Herz schützt. Er scheint zwei Komponenten unseres »guten« HDL-Cholesterins zu erhöhen, und die Senkung des Herzinfarktrisikos scheint zu 50 % darauf zu beruhen. Die restlichen 50 % der kardialen Schutzwirkung kommen wahrscheinlich durch die entspannende Wirkung von Alkohol auf die glatte Muskulatur der Herzgefäße zustande. Alkohol vermindert auch die Blutpfropfbildung, was sich günstig gegen Herzinfarkt, aber gefährlich für einen hämorrhagischen Hirninfarkt, d. h. einen Schlaganfall aufgrund einer Hirnblutung, auswirkt. Bei mäßigem bis starkem Alkoholkonsum wird in der Tat eine Zunahme dieses Schlaganfalltyps beobachtet. Rotwein scheint eine besonders günstige kardiale Wirkung zu besitzen. Man nimmt an, daß er spezielle Nährstoffe enthält, die zu einer Abnahme des LDL-Cholesterins führen, das sich an den Plaques im Inneren der Gefäße festsetzt. Wissenschaftler erklären damit die relativ niedrige Inzidenz von Herzkrankheiten und Herzinfarkten in manchen europäischen Ländern, vor allem bei den Franzosen, die viel Rotwein trinken und sich dabei relativ cholesterinreich ernähren – der sprichwörtlich gute französische Käse und Rotwein.

## *1–2 Drinks schützen nicht vor anderen Krankheiten oder Problemen*

**Krebs.** Zwei größere Studien aus dem Jahre 1987 zeigten einen Zusammenhang zwischen Alkoholkonsum bei Frauen und erhöhten Brustkrebsraten, eine Nachricht, die weltweit Schlagzeilen machte (s. S. 249).

**Osteoporose.** Alkohol beeinträchtigt die Gesundheit unserer Knochen in vielerlei Hinsicht, angefangen von der Hemmung der Kalziumabsorption bis zur verstärkten Sturzgefahr (s. Kap. 11).

**Alkohol und Schwangerschaft.** Schwangere Frauen sollten keinen Tropfen Alkohol trinken. Schon leichter bis mäßiger Alkoholkonsum erhöht die Fehlgeburtenrate und führt zu fetaler Wachstumshemmung und Mißbildung (s. Kap. 4).

**Alkohol und Verkehrsunfälle.** Verkehrsunfälle sind in den USA die häufigste Todesursache für Kinder und junge Erwachsene (vom 1. bis zum 34. Lebensjahr), und die Hälfte dieser Unfälle wird durch Alkohol verursacht. Im Laufe des Lebens werden 42 % von uns in einen Unfall verwickelt, bei denen ein Fahrer unter Alkoholeinfluß steht.

# Koffein – Espresso, Capuccino, Osteoporose?

Koffein ist das am weitesten verbreitete legale Stimulans. Koffein regt das Zentralnervensystem an und beschleunigt den Herzschlag. Viele von uns brauchen Koffein, um wach zu werden und munter zu bleiben. Durch Kaffee erhalten wir 80 % unseres Koffeins. Wir nehmen täglich etwa 280 mg Koffein zu uns, das entspricht etwa 2 1/2 Tassen Kaffee oder weniger, wenn es sich um starken Espresso oder Capuccino handelt. Ist dieses natürliche Alkaloid, das gut schmeckt und belebend wirkt, medizinisch unbedenklich?

Lassen Sie uns eine Tasse Kaffee schlürfen und die Wirkungen von Koffein auf unsere Gesundheit analysieren...

**Osteoporose.** Koffein erhöht die Kalziumausscheidung mit dem Urin. Es kann direkt den Knochen beeinflussen, indem es den Knochenumbau und den Kalziumstoffwechsel reduziert. Wenn wir genügend Kalzium aufnehmen, können wir diesen Koffeineffekten entgegenwirken.

**Herzkrankheiten.** Koffein erhöht vorübergehend den Blutdruck und die Herzfrequenz. Glücklicherweise scheint Kaffee keinen Bluthochdruck zu verursachen, wahrscheinlich weil der Körper sich schnell an die Blutdruckeffekte von Kaffee gewöhnt. Einige Studien berichteten, daß Kaffee den Cholesterinspiegel erhöht. Es stellte sich jedoch heraus, daß das nur vorkam, wenn das Kaffeepulver aufgekocht wurde, Filterkaffee beeinflußte den Cholesterinspiegel nicht.

Kaffee kann zu Herzklopfen und Herzrhythmusstörungen führen. Dies scheint das einzige kardiale Problem zu sein, das durch »normalen« Kaffeegenuß verursacht wird. Es läßt sich leicht beheben, indem wir auf Kaffee verzichten.

Diejenigen von uns, die den Geschmack von Kaffee lieben, jedoch auf Koffein verzichten möchten, werden sich nicht über die Ergebnisse einer Untersuchung der Harvard Universität freuen. Darin führte nur koffeinfreier Kaffee zu einem erhöhten Risiko für Herzinfarkt und Schlaganfall. Eine Studie der Universität Standford kam zu dem Ergebnis, daß koffeinfreier Kaffee (mehr als 3 Tassen pro Tag) zu einer Erhöhung der LDL-Cholesterinspiegel führte.

**Brusterkrankungen.** Koffein klingt harmlos, aber wenn wir hören, daß es sich chemisch um eine Methylxanthin-Verbindung handelt, wirkt dies schon furchterregender. Welche Bezeichnung wir auch wählen, es wurde gezeigt, daß Koffein eine bestimmte enzymatische Aktivität im Brustgewebe hemmt. Wenn die Substanzen, die eigentlich durch diese Enzyme abgebaut werden sollten, sich in der Brust anreichern, kann es zu fibrozystischen Veränderungen kommen. In Untersuchungen wurde beobachtet, daß die tägliche Einnahme von 30–250 mg Koffein, das ist weniger, als in den USA durchschnittlich aufgenommen wird, das Risiko einer fibrozystischen Mastopathie (schmerzhafte Knoten in der Brust) um 50 % erhöht. Mit der Einnahme von mehr als 500 mg erhöhte sich das Risiko um 230 %. Fibrozystische Brustveränderungen machen uns Angst – wir wissen nicht, ob es sich um gut- oder bösartige Knoten handelt. Vielleicht lassen wir weitere Tests wie Ultraschall, Mammographie und sogar eine Biopsie durchführen. Bisher wurde in keiner Studie ein Zusammenhang zwischen dem Koffeinkonsum und einem erhöhten Brustkrebsrisiko gefunden, aber wir sollten den Zusammenhang zwischen Koffein und »lediglich« gutartigen Brustveränderungen nicht einfach so abtun.

**Krebs.** Eine gute Nachricht: Es konnte bisher nicht wissenschaftlich nachgewiesen werden, daß Koffein Krebs verursacht.

**Fruchtbarkeit und Schwangerschaft.** Es könnte sein, daß Kaffee unsere Fruchtbarkeit verringert. Zwei Studien zeigten, daß 2–3 Tassen Kaffee ausreichen, um die Unfruchtbarkeitsrate zu verdoppeln. Dabei ist es schon schwierig genug, als Frau über 40 schwanger zu werden.

**Schädliche Stimulierung durch Koffein.** Koffein fördert nicht nur das Wohlbefinden und macht munter. Es beeinflußt unser Temperaturkontrollzentrum im Gehirn und kann Hitzewallungen hervorrufen. Es kann Angst- und Panikattacken auslösen, indem es die Neurotransmitterkonzentration im Gehirn erhöht, die Puls- und Atemfrequenz steigert und die Nebennieren zur Ausschüttung von Streßhormonen stimuliert. Koffein verursacht Einschlafstörungen und verschlechtert die Schlafqualität. Da Koffein 4–7 Stunden im Körper bleibt, kann selbst ein Kaffee um 4 Uhr nachmittags noch um 23 Uhr am Einschlafen hindern.

Koffein stimuliert Nieren und Blase zu verstärkter Harnausscheidung.

Der Magen-Darm-Trakt kann ebenfalls in Mitleidenschaft gezogen werden. Koffein erhöht die Magensäuresekretion und kann Sodbrennen hervorrufen. Es beschleunigt die Verdauung und wirkt abführend.

**Prämenstruelles Syndrom (PMS).** Symptome des prämenstruellen Syndroms verstärken sich auf das Dreifache, wenn wir 3–4 Tassen Kaffee pro Tag trinken, und wenn wir mehr trinken (4 $^{1}/_{2}$–8 Tassen), verstärken sich die Beschwerden um das Achtfache.

## *Gibt es eine Koffeinabhängigkeit?*

Wenn wir regelmäßig eine Substanz zuführen, die unser psychisches Wohlergehen beeinflußt, wenn es schwierig ist, damit aufzuhören, und wenn wir Entzugserscheinungen bekommen, dann haben wir eine Abhängigkeit entwickelt. Durch kleine Dosen Koffein (20–200 mg) erhöht sich die Leistungsfähigkeit, aber höhere Dosen von 200–800 mg können – wie bei anderen Drogenabhängigkeiten – negative Effekte wie Nervosität und Angst hervorrufen. Selbst wenn wir uns dessen bewußt sind und aufhören möchten, kommt es bei 90 % von uns zu Entzugserscheinungen, und das Aufhören fällt schwer. Selbst wenn wir nur 100 mg pro Tag zu uns nehmen (1 Tasse Kaffe, 2 Tassen Tee oder 3 Dosen koffeinhaltige Soft Drinks), entwickeln wir Entzugserscheinungen, wenn wir plötzlich aufhören. Dazu gehören Symptome wie mäßige bis schwere Kopfschmerzen, Depressionen, Angst, Schläfrigkeit und Konzentrationsschwäche. Ja, wir sind abhängig.

## *Sollten wir aufhören?*

Einige von uns sollten aufhören, und zwar bei schweren Nebenwirkungen, wie z. B. Herzklopfen, Pulsbeschleunigung, fibrozystische Brustbeschwerden, Angst- und Panikattacken, PMS oder Sodbrennen. Bei zu niedriger Kalziumzufuhr – die sich allerdings beheben läßt – oder einem

**Tabelle 17:** Koffeinhaltige Produkte

| **Produkt** | **Portion** | **Koffein** (mg) |
|---|---|---|
| **Kaffee** | | |
| Gebrüht | 170 g | 103–164 |
| Instant-Kaffee | 1 Teelöffel | 57 |
| Koffeinfrei, gebrüht | 170 g | 2–5 |
| Koffeinfrei, instant | 1 Teelöffel | 2 |
| **Tee** | | |
| Gebrüht | 170 g | 40–60 |
| Eistee | 340 g | 70 |
| Koffeinhaltige Soft Drinks | 1 Dose | 30–45 |
| Kochschokolade | 28 g | 58 |
| Milchschokolade | 45 g | 11 |
| **Kakao** | | |
| Heißes Schokoladengetränk | 28 g | 5 |
| Kakaopulver (ungesüßt) | 1 Eßlöffel | 12 |
| **Medikamente*** | | |
| Doppel-Spalt® compact (Schmerzmittel) | 1 Tbl. | 50 |
| Coffetylin® (Schmerzmittel) | 1 Tbl. | 50 |
| Dorocoff-ASS plus (Schmerzmittel) | 1 Tbl. | 50 |
| Hermes ASS plus (Schmerzmittel) | 1 Tbl. | 50 |
| Quadronal® ASS comp. (Schmerzmittel) | 1 Tbl. | 50 |
| Optalidon® N (Schmerzmittel) | 1 Drg. | 25 |

* Dies sind nur einige Beispiele für unzählige koffeinhaltige rezeptfreie Medikamente, die in Deutschland erhältlich sind. Ärztlicherseits wird vor der Einnahme solcher Kombinationspräparate gewarnt. Das darin enthaltene Koffein wirkt stimmungsaufhellend und erhöht die Gefahr einer Medikamentenabhängigkeit.

hohen Osteoporoserisiko sollten wir möglichst auf Koffein verzichten. Wir sollten nicht mehr als 3 Tassen Kaffee pro Tag trinken.

Wenn wir damit aufhören möchten, sollten wir es allmählich tun, z. B. koffeinhaltigen und koffeinfreien Kaffee mixen und langsam die Trinkmenge reduzieren. Noch besser ist es, wenn wir Kaffee durch Wasser, Fruchtsäfte oder entrahmte Milch ersetzen.

# 18. CHECKLISTE UND GESUNDHEITSVORSORGEPLAN

## Unsere Risiken kennen

Leben bedeutet krank werden und letztendlich sterben. Aber wir wollen nicht über unsere unabwendbare Sterblichkeit philosophieren, sondern über die medizinischen Fakten sprechen. Viele unserer lebensbedrohenden oder -beeinträchtigenden Erkrankungen lassen sich bei frühzeitiger Diagnose verhindern oder heilen.

Ob es uns gefällt oder nicht – wir sind ein genetisches Mosaik unserer Vorfahren. Äußerliche Merkmale – wie z. B. feines, dünnes Haar – haben wir vielleicht von unserer Mutter, die dunkle Hautfarbe vom Vater und andere Attribute, wie Intelligenz, etwa von beiden Elternteilen geerbt. Aber was ist mit dem Diabetes von Tante Johanna, Oma Sarahs Schlaganfall oder dem Herzinfarkt, an dem Opa Sam und Onkel Jack starben? Werden wir ebenfalls davon beeinflußt? Die Antwort lautet: ja.

Gleichzeitig sind wir mehr als die Gesamtheit unserer Gene. Mit dem richtigen Bewußtsein, Wissen und der richtigen Lebensführung können wir bestimmte erbliche Vorbelastungen unterdrücken und günstige Faktoren verstärken. Viel von dem, was mit uns biologisch geschieht, hat wahrscheinlich überhaupt nichts mit Erbfaktoren zu tun. Neunzig Prozent der Frauen, die Brustkrebs entwickeln, sind nicht familiär vorbelastet. Selbst ohne »schlechte« genetische Faktoren bedeutet das nicht, daß wir risikofrei sind. Wie wir unseren Körper behandelt haben – all die Exzesse und Unterlassungen während der ersten 40 Jahre unseres Lebens sind wahrscheinlich unsere wichtigsten Risikofaktoren.

Es ist nie zu spät, sich um die Gesundheit zu kümmern. In Tabelle 18 finden Sie die wichtigsten Erbfaktoren und Lebensgewohnheiten, die ein Risiko für eine Reihe von Krankheiten darstellen, sowie eine Liste anderer Krankheiten, die ihre Entstehung begünstigen.

**Tabelle 18:** Bestimmen Sie Ihre Risikofaktoren

| Erkrankung | Erbliche Risikofaktoren | Lebensgewohnheiten als Risikofaktoren | Krankheit als Risikofaktor |
|---|---|---|---|
| Herzkrankheit (s. Kap. 9) | In der Familienkrankengeschichte vorzeitige Erkrankung der Herzkranzgefäße (Herzinfarkt oder plötzlicher Herztod vor dem 55. Lebensjahr bei Vater oder Bruder oder vor dem 65. Lebensjahr bei Mutter oder Schwester)<br>Cholesterinspiegel im Blut über 249 mg/dl bei einem Elternteil oder Bruder oder bei einer Schwester | Rauchen<br>Übergewicht<br>Fettreiche Ernährung<br>Sitzende Lebensweise<br>Keine Östrogenersatztherapie nach der Menopause | Diabetes<br>Bluthochdruck<br>Hyperlipidämie (Erhöhung der Blutfette) |
| Schlaganfall (s. Kap. 10) | Angeborene Gefäßmißbildungen | Rauchen<br>Übergewicht<br>Fettreiche Ernährung<br>Sitzende Lebensweise | Bluthochdruck<br>Hyperlipidämie<br>Vorhofflimmern (Herzrhythmusstörung)<br>Arteriosklerose |
| Krebs (s. Kap. 12)<br>Lungenkrebs | | Rauchen (aktiv und passiv)<br>Kontakt mit Asbest | Chronische Lungenkrankheiten |
| Brustkrebs | Eine Verwandte ersten Grades (Mutter oder Schwester) mit Brustkrebs vor der Menopause<br>Familiär gehäuftes Auftreten von Krebs (verschiedene Familienmitglieder haben Dickdarm-, Enddarm-, Eierstock- und/oder Brustkrebs)<br>Abstammung (Juden Mittel- und Nordeuropas) | Späte oder keine Schwangerschaft<br>Fettreiche Ernährung<br>Übergewicht<br>Rauchen<br>Sitzende Lebensweise<br>Alkoholkonsum | Frühere Brustkrebserkennung<br>Früherer Dickdarm- oder Eierstockkrebs |

| Erkrankung | Erbliche Risikofaktoren | Lebensgewohnheiten als Risikofaktoren | Krankheit als Risikofaktor |
|---|---|---|---|
| Dick- oder Enddarmkrebs (kolorektales Karzinom) | Ein Verwandter ersten oder zweiten Grades mit Dickdarm-/Enddarmkrebs<br>Familiäre Polyposis (Auftreten zahlreicher Polypen im Dickdarm)<br>Familiär gehäuftes Auftreten von Krebs (s. o.) | Fettreiche Ernährung<br>Sitzende Lebensweise | Dickdarmpolypen oder Dickdarmkrebs in der Krankenvorgeschichte<br>Früherer Brust- oder Eierstockkrebs |
| Eierstockkrebs (Ovarialkarzinom) | Eine oder zwei Verwandte ersten Grades mit Eierstockkrebs<br>In der Familienkrankengeschichte Verwandte ersten und zweiten Grades mit Brust- und Eierstockkrebs<br>Familiär gehäuftes Auftreten von verschiedenen Krebsarten, einschließlich Dick- und Enddarmkrebs, Gebärmutterkrebs und Krebs im oberen Magen-Darm-Trakt (Gallenblase, Bauchspeicheldrüse und Dünndarm) | Kinderlosigkeit<br>Anwendung von talkumhaltigem Puder im äußeren Genitalbereich<br>Langzeitgebrauch von Ovulationsauslösern zur Behandlung einer Unfruchtbarkeit<br>Rauchen<br>Fettreiche Ernährung | Früherer Brust- oder Dickdarmkrebs |
| Gebärmutterhalskrebs (Zervixkarzinom) | | Häufiger Geschlechtsverkehr seit frühen Jahren<br>Kontakt mit Geschlechtskrankheiten<br>Rauchen<br>Kontakt mit Diäthylstilböstrol | Vorausgegangene Zervixdysplasie oder -krebs<br>Humanpapillomavirus oder Herpesvirusinfektion |
| Gebärmutterkrebs (Endometriumkarzinom) | | Übergewicht<br>Alleinige Östrogengabe<br>Tamoxifenbehandlung | Polyzystische Ovarien in der Krankenvorgeschichte |
| Hautkrebs | Ein Verwandter ersten Grades mit Melanom | Sonnenstrahlung<br>Rauchen | Krebsvorstufen in der Krankenvorgeschichte (dysplastische |

| Erkrankung | Erbliche Risikofaktoren | Lebensgewohnheiten als Risikofaktoren | Krankheit als Risikofaktor |
|---|---|---|---|
| | | | Muttermale oder bestimmte angeborene Muttermale)<br>Vorausgegangener Hautkrebs |
| Schilddrüsenkrebs | Mehr als ein Verwandter ersten oder zweiten Grades mit Schilddrüsenkrebs und/oder Krebs der Nebenschilddrüse, Hirnanhangdrüse oder Tumoren der Bauchspeicheldrüse | Bestrahlung von Schilddrüse, Hals oder Gesicht | Autoimmunerkrankungen in der Krankenvorgeschichte |
| Osteoporose (s. Kap. 11) | Eine Verwandte ersten Grades mit signifikanter Osteoporose<br>Abstammung (hellhäutige Kaukasierinnen oder Asiatinnen) | Ungenügende Kalziumaufnahme<br>Kein Krafttraining<br>Rauchen<br>Übermäßiger Alkoholkonsum<br>Übermäßiger Koffeinkonsum<br>Extremer Gewichtsverlust oder übermäßiges Training und anhaltendes Ausbleiben der Periode<br>Langzeitanwendung oder extrem hohe Dosen von Schilddrüsenhormonen<br>Kortisonbehandlung | Hyperparathyreoidismus (Überfunktion der Nebenschilddrüse) |
| Sexuell übertragbare Krankheiten (s. Kap. 2) | | Sexuelle Aktivität; das Risiko steigt mit der Anzahl der Sexualpartner oder bei einem Partner, der viele sexuelle Kontakte hat.<br>Sexuelle Kontakte mit Personen, die nachgewiesenermaßen an Geschlechtskrankheiten leiden | |

| Erkrankung | Erbliche Risikofaktoren | Lebensgewohnheiten als Risikofaktoren | Krankheit als Risikofaktor |
|---|---|---|---|
| Diabetes | Verwandte ersten oder zweiten Grades mit Diabetes<br>Abstammung (Ureinwohner Amerikas, Hispano- oder Afro-Amerikaner) | Übergewicht | Schwangerschafts-diabetes<br>Bluthochdruck<br>Hyperlipidämie |
| Schilddrüsen-erkrankungen (s. S. 309) (s. a. Schild-drüsenkrebs in dieser Tabelle) | Verwandte ersten und zweiten Grades mit Schilddrüsen- oder Autoimmunkrankheiten | Bestrahlung von Schilddrüse, Hals oder Gesicht | Autoimmun-erkrankung in der Anamnese |
| Alzheimer-Krankheit | Eine oder mehrere Verwandte, die vor dem 65. Lebensjahr an der Alzheimer-Krankheit erkrankten | | |
| Übergewicht (s. Kap. 17) | Eine oder mehrere Verwandte ersten und zweiten Grades, die ihr Leben lang übergewichtig waren | Fettreiche Diät<br>Sitzende Lebensweise | Diabetes<br>Insulinresistenz<br>Schilddrüsen-unterfunktion<br>Polyzystische Ovarien |
| Verletzungen | Sich beim Autofahren nicht anschnallen<br>Alkohol<br>Einnahme illegaler Drogen<br>Mißbrauch von verschreibungspflichtigen Medikamenten | | |

# Gesundheitsvorsorgeplan

Nachdem wir eine Liste unserer individuellen Risiken – Erbfaktoren, Lebensgewohnheiten und krankheitsbezogene Risiken – erstellt haben, können wir ein Vorsorgeprogramm für die Zeit nach dem 40. Lebensjahr entwerfen. Das allgemeine Programm gilt für uns alle, aber wir brauchen spezielle Tests oder müssen bestimmte Untersuchungen in den Bereichen, die individuell ein erhöhtes Risiko darstellen, häufiger durchführen lassen. Tabelle 19 beruht auf den Empfehlungen des American College of Obstetricians and Gynecologists, der American Heart Association, der American Medical Association und der American Cancer Society sowie meinen eigenen Vorschlägen.

Dieser Plan ist eine »ideale« Basis zur Früherkennung von Gesundheitsproblemen und Erkrankungen. Wir benötigen vielleicht noch weitere Untersuchungen, je nach der Entwicklung unserer Symptome und dem Verlauf der Erkrankung, aber wir sollten nicht nach Entschuldigungen suchen, um weniger Tests durchführen zu lassen. Die letzte medizinische Autorität ist nicht unser Arzt. Er oder sie kann uns nur Ratschläge geben. Es liegt an uns, Entscheidungen zu treffen und nicht nur passiv durchs Leben zu gehen.

**Tabelle 19:** Gesundheitsvorsorge für Frauen über 40 – Zeitplan der Untersuchungen und Tests

| Untersuchung/ Test/Verfahren | Alle Frauen über 40 Jahre | 40–49 Jahre | 50–64 Jahre | 65 Jahre und darüber | Hohes Risiko unabhängig vom Alter |
|---|---|---|---|---|---|
| **Vollständige körperliche Untersuchung** Größe, Gewicht, Blutdruck, Mund, Rachen, Halslymphdrüsen, Schilddrüse und große Gefäße, Brüste, Achselhöhlen, Bauch, Becken und rektale Untersuchung, Haut, Extremitäten, Puls, neurologische Untersuchung | Jedes Jahr | | | | Jedes Jahr oder nach Ermessen von Patientin oder Arzt |
| **Blut** | | | | | |
| Cholesterin und Blutfettprofil | Alle 3–5 Jahre, wenn die erste Blutdruckmessung normal ist | | | Alle 1–3 Jahre | Alle 1–3 Jahre |
| Komplettes Blutbild | | | | Jedes Jahr | Jedes Jahr bei früherer Anämie oder bei Symptomen |
| Nüchternblutzucker | | | | | Jedes Jahr bei Diabetesrisiko |
| **Herz-Kreislauf-System** | | | | | |
| EKG (Elektrokardiogramm) | Basis-EKG mit 40 Jahren | Alle 5 Jahre bei niedrigem Risiko | | | Jedes Jahr bei hohem Risiko |

| Untersuchung/ Test/Verfahren | Alle Frauen über 40 Jahre | 40–49 Jahre | 50–64 Jahre | 65 Jahre und darüber | Hohes Risiko unabhängig vom Alter |
|---|---|---|---|---|---|
| Belastungs-EKG | Basis-Belastungs-EKG mit 40 | | | | Alle 3 Jahre bei hohem Risiko und/oder sofort nach Auftreten von Angina-pectoris-Symptomen |
| Röntgenaufnahme des Brustkorbs | | | | | Jedes Jahr bei Raucherinnen<br>Nach Ermessen von Arzt und Patientin bei Nichtraucherinnen |
| **Kolorektale Untersuchungen** | | | | | |
| Untersuchung auf okkultes Blut im Stuhl | Jedes Jahr | | | | |
| Sigmoidoskopie | | | Alle 3–5 Jahre nach dem 50. Lebensjahr | | |
| Koloskopie | | | | | Alle 3 Jahre bei hohem Risiko für Dickdarmkrebs; Basisuntersuchung mit 35 Jahren, wenn Verwandte ersten oder zweiten Grades vor dem 55. Lebensjahr an Dickdarmkrebs erkrankten. Nach positivem Hämoccult-Test (Nachweis von nicht sichtbarem Blut im Stuhl) |
| **Gynäkologische Untersuchung** | | | | | |
| Pap-Test (Zervixabstrich) | Alle 3 Jahre, wenn 3 aufeinanderfolgende Tests normal sind<br>Häufiger nach Ermessen von Arzt und Patientin | | | | Jedes Jahr bei erhöhtem Risiko für Gebärmutterhalskrebs |

| Untersuchung/ Test/Verfahren | Alle Frauen über 40 Jahre | 40–49 Jahre | 50–64 Jahre | 65 Jahre und darüber | Hohes Risiko unabhängig vom Alter |
|---|---|---|---|---|---|
| Sexuell übertragbare Krankheiten | | | | | Zervixabstrich (testen auf Gonokokken, Chlamydien und HIV bei Aids-Risiko)<br>Paare sollten vor und 6 Monate nach Beginn eines neuen intimen Verhältnisses einen HIV-Test machen lassen. |
| Ultraschalluntersuchung des Beckens | | | | | Postmenopausale Blutungen, wenn keine Hormonersatztherapie durchgeführt wird.<br>Tumor unbekannten Ursprungs im Beckenbereich.<br>Nach Ermessen von Arzt und Patientin nach der Menopause bei Hormonersatztherapie und/oder Risiko für Eierstockkrebs. |
| **Brust** | | | | | |
| Mammographie | | Alle 1–2 Jahre | Jedes Jahr | Jedes Jahr | |
| Ultraschalluntersuchung | | | | | Tastbarer Knoten oder unklarer Befund im Mammogramm |
| Magnetresonanztomographie der Brust | | | | | Eventuell zusätzlich zur Mammographie bei Hochrisikopatientinnen<br>Eventuell zusätzlich bei verdächtigem Mammogramm vor Operation |

| Untersuchung/ Test/Verfahren | Alle Frauen über 40 Jahre | 40–49 Jahre | 50–64 Jahre | 65 Jahre und darüber | Hohes Risiko unabhängig vom Alter |
|---|---|---|---|---|---|
| **Knochen** Knochendichte-bestimmung | | | | | Basisuntersuchung während der Perimenopause oder Menopause bei hohem Osteoporoserisiko und um abzuklären, ob eine Hormonersatztherapie durchgeführt werden soll.<br>Alle 2–3 Jahre nach der Menopause, wenn keine Hormonersatztherapie durchgeführt wird, oder bei hohem Risiko.<br>Alle 2 Jahre, während der Behandlung einer schweren Osteoporose |
| **Schilddrüse** TSH (thyreoidea-stimulierendes Hormon, ein Indikator für die Schilddrüsenfunktion) | | | | Alle 3–5 Jahre | Erste Untersuchung nach dem 40. Lebensjahr, wenn ein hohes Risiko besteht, Symptome vorhanden sind oder nach Ermessen von Arzt und Patientin |

| Untersuchung/ Test/Verfahren | Alle Frauen über 40 Jahre | 40–49 Jahre | 50–64 Jahre | 65 Jahre und darüber | Hohes Risiko unabhängig vom Alter |
|---|---|---|---|---|---|
| **Andere Tests** | | | | | |
| Urinuntersuchung (Sticks) (Untersuchung auf Blut, weiße Blutkörperchen, Eiweiß und Zucker) | | | Jedes Jahr | Jedes Jahr | |
| CA-125 | | | | | Jedes Jahr bei hohem Risiko für Diabetes, Infektionen, Nierensteine. Nach Ermessen von Arzt und Patientin nach der Menopause. Jedes Jahr nach der Menopause bei hohem Risiko für Eierstockkrebs |

# 19. EINE PERSÖNLICHE ODYSSEE

Die vergangenen anderthalb Jahre habe ich mit dem Schreiben dieses Buches verbracht. Während dieser Zeit habe ich mehr zu Ende gebracht als das Buch: Ich beendete meine persönliche Odyssee durch das fünfte Lebensjahrzehnt und begann das sechste. Auf der Party zu meinem 50. Geburtstag sagte eine meiner Freundinnen, für uns würde jetzt die Zeit des »Stotterns« beginnen – wenn wir nach unserem Alter gefragt werden, antworten wir »fü-fü-fünf« (-zig scheint uns nur schwer über die Lippen zu kommen). Nun, mein Geburtstag hat meine Zunge nicht gelähmt, ich bin fünfzig (ein Wort) und fühle mich viel zu jung, um alt zu werden.

Offensichtlich kann ich die Uhr nicht anhalten, aber ich kann mit der Zeit gehen und »pro-aktiv« sein. Mir gefällt dieses Wort; das Gegenwort wäre »anti-aktiv«, das verständlicherweise nicht populär geworden ist. Bevor ich mit dem Buch begann, war ich der Ansicht, ich würde gesund leben. Während ich Material sammelte, vor allem für Kapitel 17, entdeckte ich jedoch, daß meine Gesundheitsvorsorge dringend neu überdacht werden mußte.

Ich wuchs in den 50er und 60er Jahren auf und bekam das zu essen, was damals als gesund und nahrhaft galt: fast jeden Tag rotes Fleisch, belegte Brötchen mit Ei zum Mittagessen und viel Vollmilch. Die Sommer verbrachten wir an den Stränden von North Jersey, wo ich in der Sonne schmorte. Dagegen ließe sich eine Menge einwenden, aber ich verbinde damit wunderschöne Erinnerungen – besonders an die Strände. Ich frage mich, ob ich genauso wehmütig an diese Zeit zurückdenken würde, wenn ich damals nur Fisch und Gemüse gegessen und meine Haut ständig mit einem Sonnenschirm geschützt hätte. Es ist erstaunlich, wie sehr sich unser Gesundheitsverständnis innerhalb von nur drei Jahrzehnten gewandelt hat. Wir dachten damals, wir wüßten alles, und natürlich sind wir heute genauso überzeugt davon, alles zu wissen.

Es gibt einen positiven Aspekt in meiner medizinischen Vorgeschichte: Ich trainierte, um Ballettänzerin zu werden. Das bedeutete täglich bis zu 3 Stunden hartes Training, keine Brustentwicklung (meine Töchter überholten mich im Hinblick auf die BH-Größe gleich mit ihrem ersten Büstenhalter) und geringes Körperfett. Wir wissen heute, daß wir auf diese Weise vor späterem Brustkrebs und Übergewicht geschützt sind. Ich wurde keine Berufsballettänzerin – aus anatomischen Gründen: Meine zweite Zehe ist länger als die Großzehe, mein Oberkörper ist zu lang, ich wurde zu groß und – zu meiner tiefen Enttäuschung: Balanchine nahm keine Notiz von mir. Mit 16 Jahren hatte mein Körper meine Hoffnungen zunichte gemacht, deshalb beschloß ich, meinen Verstand zu entwickeln.

Ich besuchte das Barnard College, stopfte mich in der Cafeteria mit Fett und Kohlenhydraten voll und nahm 4,5 kg zu. Ich versuchte zu rauchen, aber Gott sei Dank lernte ich es, genau wie Clinton, nie zu inhalieren. Ich versuchte Alkohol zu trinken und gab sogar vor, Scotch und Soda zu mögen – ich bin sicher, daß er mir nie schmeckte, heute auf keinen Fall. Ich wußte nicht, daß Saufgelage einen plötzlichen Blutdruckanstieg und Schlaganfall auslösen können oder daß man im Zustand der Volltrunkenheit an seinem eigenen Erbrochenen ersticken kann. Nachdem ich versucht hatte, eine Flasche Ouzo in einem griechischen Club zu trinken, wurde ich ohnmächtig. Mein Körper war klüger als ich, und der anschließende Kater überzeugte mich, daß trinken, um betrunken zu werden, widerlich ist. Meine Freundinnen und ich wußten noch nicht, daß Frauen empfindlicher auf Alkohol reagieren.

Das einzige, was ich während meines zweiten Collegejahres trainierte, waren mein Verstand und mein Mund. Meine Muskeln wurden nie in Anspruch genommen; es schien mir weitaus wichtiger, mit meinen Zimmergenossinnen auf unseren immer dicker werdenden Hintern zu sitzen und über Leben und Tod zu diskutieren. Gesundheit war für uns ein globales Problem – die Gesundheit des Universums, der Zivilisation und der westlichen Welt. Unsere eigene Gesundheit war zu »mikro«, und außerdem nahmen wir sie als etwas Selbstverständliches hin. Um Gesundheitsvorsorge kümmerte ich mich nicht, aber die Biologie und die komplizierteste Lebensform, die Menschen, interessierten mich, und ich entschloß mich, Medizin zu studieren. Als progressives Frauen-College hatte Barnard etwas mit meiner Wahl zu tun. Meine Studienberater empfahlen mir, mich an der medizinischen Hochschule zu bewerben; Frauen wurden nicht in großen Zahlen zugelassen, und mein Jahrgang sollte dieses Ungleichgewicht beseitigen.

Einige Monate vor dem Beginn des Medizinstudiums heiratete ich einen gutaussehenden Jurastudenten aus Israel, den ich während meines Auslandssemesters kennengelernt hatte. Als ich ihn zum ersten Mal sah, trug er eine Fallschirmjägeruniform, ein rotes Barett und sah mit seiner Uzi-Maschinenpistole viel aufregender aus als all die Studenten, mit denen ich bisher ausgegangen war. Ich war sofort hingerissen. Nachdem wir verheiratet waren, war ich für Putzen und Kochen zuständig – das war in den 60er Jahren. Wir aßen, was ich am schnellsten zubereiten konnte – gebratene Eier und Fleisch, nur selten frisches Obst und Gemüse. Die Milch im Kühlschrank wurde nur für den Kaffee verwendet. Wenn wir seine Familie besuchten, wurden wir mit Kuchen, Keksen und anderen Köstlichkeiten vollgestopft – als Zeichen der Liebe und weil wir »arme« Studenten waren. Ich bin mir nicht ganz sicher, ob sich »arm« auf unsere Finanzen oder auf meine Kochkünste bezog. Ich war viel zu beschäftigt mit meinem Medizinstudium, um mich um meine Gesundheit zu kümmern. Ich ernährte mich fett- und eiweißreich und nahm nur wenig Kalzium zu mir. Vitaminpillen waren etwas für »Mangelernährte« – ich dachte, nur Rachitis und Skorbut müßten mit Kalzium und Vitaminen behandelt werden. Als einzige sportliche Betätigung ging ich von einem Hörsaal zum anderen und machte gelegentlich etwas Hausarbeit.

Als ich 24 war, wollten mein Mann und ich ein Kind haben. Ich wurde erst nach 6 Monaten schwanger – ich hatte schon befürchtet, ich sei unfruchtbar. Als ich schwanger war, mußte ich 3 Monate lang erbrechen, verlor beträchtlich an Gewicht und bekam eine Lungenentzündung. Ich versuchte, mich besser zu ernähren, Milch zu trinken und Vitamine zu nehmen. Die Entwicklung neuen Lebens in mir kam mir wie ein Wunder vor, und ich sah der Geburt meines Kindes mit unendlich viel mütterlicher Liebe entgegen. Außerdem wurde ich durch mein Studium und die Prüfungen stark gefordert. Meine Tochter wurde einige Tage nach meiner Pathologieprüfung geboren. Die Wehen waren weitaus schlimmer als alle medizinischen Prüfungen! Aber ich erhielt die wichtigste Auszeichnung meines Lebens – ein gesundes Baby. Nachdem meine Tochter geboren war, kehrte ich wieder zu meinen unregelmäßigen Eßgewohnheiten zurück, außer wenn es um meine Tochter ging. Ich gab ihr keine Babyfertignahrung, sondern bereitete alles selbst zu. Zumindest eine von uns sollte richtig ernährt werden!

Ein Kind aufzuziehen und das Medizinstudium – und später das Medizinalpraktikum und die Assistenzarztzeit – abzuschließen, war extrem anstrengend für uns alle. Meine Tochter ist jetzt 27 Jahre alt. Sie ist eine wunderbare, schöne, einfühlsame Frau geworden, trotz meiner inkonsequenten mütterlichen Bemühungen in der Vergangenheit. Sie schreibt, produziert und führt Regie bei Fernsehshows, Videomagazinen und Werbesendungen. Sie arbeitet täglich 12–14 Stunden und denkt, ihr Körper sei unbesiegbar. Es ist schon wie eine Ironie des Schicksals, daß ich eine Vorkämpferin der Gesundheitsvorsorge für Frauen geworden bin, aber so wenig Einfluß auf ihre Lebensgewohnheiten habe! Meine Mutter scheint allerdings empfänglicher für meine Ratschläge zu sein!

Nach meinem Medizinalpraktikum zogen wir nach Chicago, wo ich meine Ausbildung in Gynäkologie und Geburtshilfe absolvierte. Die Medizinerausbildung bietet außerordentlich gute Gelegenheit zum Mißbrauch unserer Gesundheit. Als Assistenzärzte arbeiteten wir täglich 13 Stunden und hatten alle 3 Tage für 24 Stunden Bereitschaftsdienst. Glauben Sie mir, Bereitschaftsdienst unterbricht unseren REM-Schlaf unbarmherziger als alle Hitzewallungen. Für die Nacht gab uns das Krankenhaus (eine bedeutende »Gesundheitseinrichtung«) Gutscheine für die Cafeteria im Untergeschoß, wo eine fette Frau über dem Grill schwitzte und wir zwischen zwei Speisen auswählen konnten: in Fett schwimmende Cheeseburger oder Hot Dogs und Pommes frites. Während meiner Arbeit in der geburtshilflichen Abteilung von 7 Uhr abends bis 7 Uhr morgens war das meine nächtliche Kost. Ich trank Kaffee und Coca Cola, sah keine Sonne (nun, es war Chicago im Winter), und für die gemeinsamen Mahlzeiten mit meiner Familie kaufte ich auf dem Nachhauseweg Brathähnchen. Ich war zu müde, um zu kochen. Aber all die Babys, die ich während dieser Zeit entbinden konnte, die Krankheiten, zu deren Heilung ich beitragen konnte, und die Operationstechniken, die ich lernte – es waren drei unvergleichliche Jahre!

Die einzige Pille, die ich während meiner Assistenzarztzeit regelmäßig einnahm, waren Ovulationshemmer. Ich war die einzige Frau meines Ausbildungsjahrgangs und sicher die einzige mit einem Kind. Eine weitere Schwangerschaft kam nicht in Frage. Nach anderthalb Jahren Ausbildungszeit mußte ich während einer fünfstündigen Gebärmutterentfernung assistieren und dabei stillstehen. Ich humpelte aus dem Operationssaal und entdeckte bald danach einen Blutpfropf in meinem Bein. Innerhalb von Stunden war ich Patientin in meinem eigenen Krankenhaus und bekam eine Infusion mit Heparin zur Blutverdünnung. Alle machten die Ovulationshemmer dafür verantwortlich, und es hieß, ich dürfte nie wieder Östrogen einnehmen. Also ließ ich mir ein Intrauterinpessar einsetzen und setzte meine Ausbildung fort.

1975 kehrten wir nach Israel zurück. Ich war jetzt eine vollausgebildete Ärztin und in allen medizinischen Belangen versiert. Aber meine persönliche Gesundheitsvorsorge war bei weitem noch nicht beispielhaft.

Wir ernährten uns jetzt besser: Wir hatten zum Abendessen regelmäßig Gemüse oder Salat. Ich hatte nur einmal pro Woche Bereitschaftsdienst und konnte tatsächlich während der meisten Nächte einen Traum zu Ende träumen. Im Sommer wollte ich einen Badeanzug tragen und achtete darauf, nicht zuzunehmen. Wir genossen die mediterrane Sonne. Ich stand im Operationssaal und machte regelmäßig Visite – das war mein ganzer Sport. Ich war über 30 und dachte immer noch nicht an meine eigene Gesundheit.

Mit 32, nachdem ich das Intrauterinpessar wegen schmerzhafter Regelblutungen entfernt hatte, wurde ich wieder schwanger. Ich versuchte es vor meinen Kollegen zu verbergen; aber ich glaube, sie wußten, was los war, als ich sie bat, während unserer Morgenkonferenz nicht mehr zu rauchen. Damals wußte man noch nicht viel über Passivrauchen, aber mir wurde dabei übel. Ich wollte meine Schwangerschaft nach einem geplanten Urlaub in Europa bekanntgeben und kontrollierte mich selbst mittels Ultraschall in der 8. und 16. Woche. Bei der zweiten Ultraschalluntersuchung konnte ich Fetus und Herzschlag erkennen, aber zu meinem Entsetzen entdeckte ich auch einen großen Tumor in der Nähe der Gebärmutter. Nach einer vollständigen Ultraschalluntersuchung und Untersuchung des Beckenraums wurde der große Tumor bestätigt: Es bestand Verdacht auf einen Eierstockkrebs. Nachdem ich jahrelang als Ärztin Frauenkrankheiten behandelt hatte, wurde ich selbst zu einer ängstlichen Patientin, die erkannte, daß Gesundheit selbst im dritten Lebensjahrzehnt nicht selbstverständlich ist. Ich wollte nicht, daß mein Chef und meine Kollegen mich operieren – dazu war unser Verhältnis zu eng. Also flog ich zurück in die Vereinigten Staaten und vertraute mich einem Team von Krebsspezialisten und Geburtshelfern an der Universität Chicago an. Ich wurde eingeschläfert und wußte nicht, was mich nach dem Aufwachen aus der Narkose erwarten würde: Würde man mir sagen, ich hätte Krebs, und würde ich mein Baby noch haben? Nie in meinem ganzen Leben hatte ich mehr Angst oder war mir der Macht von Ärzten stärker bewußt. Als ich aufwachte, war meine Schwangerschaft noch intakt, und ich erhielt die wundervolle Nachricht, daß es sich um einen gutartigen Tumor gehandelt hatte, der entfernt worden war. Ich bekam jedoch nach der Operation vorzeitige Wehen, und mir stand eine lange Erholungszeit bevor. Ich haßte es, so hilflos als Patientin im Bett zu liegen und auf die Hilfe anderer angewiesen zu sein.

Nach viermonatiger Bettruhe und Langzeiteinnahme von wehenhemmenden Medikamenten wurde meine zweite Tochter geboren. Ihre Geburt war ein Wunder. Ich fühlte mich reich beschenkt und war zutiefst dankbar und demütig. Jetzt ist sie 17, ein rebellischer Teenager. Sie bekämpft die Welt und versucht ihre eigene Identität zu finden. Wie ihre Schwester sieht sie keinen Zusammenhang zwischen Lebensgewohnheiten und körperlichem Wohlergehen. Ich rede ihr gut zu, Vitamine und Kalzium zu nehmen, was sie widerwillig tut, wenn sie zu Hause ist – mir zu Gefallen. Nach der Pubertät hielt sie Gemüse für überflüssig, und Diät-Cola wurde ihr Lieblingsgetränk. Während der nächsten 6–8 Jahre wird sie ihre Ausbildung beenden. Sie wird versuchen, Rauchen, Alkohol und Drogen zu vermeiden, schlank zu bleiben, Partnerschaften eingehen, sich vor sexuell übertragbaren Krankheiten schützen und lernen, eine verantwortungsvolle Staatsbürgerin im Cyberspace zu werden. Und ich hoffe, daß sie ein besseres Gesundheitsbewußtsein entwickelt. Wie sagte sie doch zu mir: »Es ist leichter, jung zu bleiben, als jung zu sein.«

Wir zogen nach Los Angeles, als ich 35 war, eigentlich um einen zweijährigen Forschungsurlaub zu nehmen. Die versprochene akademische Position war nicht korrekt ausgeschrieben worden, und es wurden keine Mittel bereitgestellt. Ich beschloß, Räume in der Praxis eines Kollegen zu mieten und während der nächsten 2 Jahre Privatpatientinnen zu behandeln. Ich, die eine Abteilung geleitet und Medizinalpraktikanten ausgebildet hatte, hatte jetzt direkten Kontakt mit Patientinnen – von Angesicht zu Angesicht. Es machte mir großen Spaß. Zum ersten Mal hatte ich Gelegenheit, mit den Frauen zu sprechen, zu hören, wie sie leben und ihre beruflichen und privaten Probleme bewältigen. Ich baute ein vertrauensvolles Verhältnis zu meinen Patientinnen auf und erfuhr, welche Gesundheitsvorsorge sie betrieben.

In meiner Ehe begann es zu kriseln; wir lebten uns auseinander. Als wir heirateten, waren wir zu jung, um uns vorstellen zu können, zusammen alt zu werden. Nach einem Jahr intensiver Selbsterforschung mit Hilfe eines erfahrenen Psychoanalytikers beendete ich meine 15jährige Ehe. Ich war eine alleinerziehende Mutter mit zwei Kindern, einer Praxis und einer großen Hypothek – als Zeichen meiner Unabhängigkeit hatte ich ein Haus gekauft. Ich hatte die Trennung vollzogen, um meinen inneren Frieden zu finden, und begann jetzt auch, mich um meine körperliche Gesundheit zu kümmern. Ich nahm Multivitaminpräparate und trainierte 2- bis 3mal pro Woche. Zuerst joggte ich bis zu 4,8 km pro Tag. Aber nachdem ich auf der Straße gestürzt war und mir Knie und Ellenbogen ziemlich aufgeschlagen hatte, kam ich zu der Überzeugung, daß Joggen zu gefährlich sei, und versuchte es statt dessen mit Fahrradfahren und nahm Tennisunterricht. Ich stellte unsere Ernährung um und achtete darauf, daß wir täglich genügend frisches Obst und Salat zu uns nahmen. Außerdem begann ich die Haare zu färben, um die ersten grauen Strähnen abzudecken.

Mit 39 begegnete ich einem wunderbaren Mann, der in vielerlei Hinsicht genau das Gegenteil von mir war. Ich, eine Chirurgin, fand mein Glück bei einem kreativen Mann, der Filmdirektor und -produzent ist. Außerdem ist er an der Universität von Kalifornien in Los Angeles (UCLA) tätig und hilft, unsere nächste Generation von Filmemachern auszubilden. Er ist das Beste, was meiner Gesundheit passieren konnte. Liebe und guter Sex halten uns zweifelsohne jung. Mit 41 Jahren heiratete ich zum zweiten Mal.

Das Schreiben dieses Buches gab meiner persönlichen Odyssee auf der Suche nach Gesundheitsvorsorge für die Frau weitere Impulse. Die neuesten Forschungsergebnisse über Empfängnisverhütung, Unfruchtbarkeit, Menopause, Hormone und Krankheiten zu finden, war leicht; das hatte ich während der letzten 20 Jahre getan. Aber ich las auch Artikel über Ernährung, suchte nach wissenschaftlichen Daten über Vitamine, Informationen über Fitneß und sportliche Betätigung und las unzählige Artikel über das Altern. Die Ergebnisse dieser Bemühungen spiegeln sich hoffentlich in dem Buch wieder. Meine persönlichen Lebensgewohnheiten und mein Gesundheitsbewußtsein wurden auf jeden Fall davon beeinflußt. Lassen Sie mich kurz schildern, wie ich gegenwärtig Gesundheitsvorsorge betreibe.

Ich bin ernsthaft besorgt über meine erbliche Vorbelastung für Krebserkrankungen. Bei meiner Mutter wurde im Alter von 46 Jahren mittels Mammographie ein Brustkrebs diagnostiziert. Ihre Brust wurde amputiert (radikale Mastektomie), und jetzt, 25 Jahre später, geht es ihr gut. Mein Großvater hatte Magenkrebs, meine Großmutter Blasenkrebs, und ein Onkel hatte Dickdarmkrebs. Seit 7 Jahren esse ich kein rotes Fleisch mehr, um mein Krebsrisiko, vor allem für Dickdarmkrebs, zu reduzieren. Dadurch nahm ich auch 3,6 kg ab. Ich versuche, meine Fettaufnahme auf weniger als 20 % Fett zu beschränken. Das bedeutet: keine gebratenen Speisen, Sahnesaucen oder Butter. Wenn ich etwas Süßes möchte, esse ich fettfreien, gefrorenen Joghurt. Als Dessert wähle ich frisches Obst, als Snack Trockenobst. Glücklicherweise habe ich inzwischen

Geschmack an Gemüse gefunden, das ich als Kind haßte, und esse jeden Abend gedämpftes Gemüse und Salat. Als ich erfuhr, wie wichtig Ballaststoffe sind, kaufte ich All-Bran und begann, jeden Morgen eine Tasse zu essen. Weil ich daraufhin zuviel Zeit auf der Toilette verbringen mußte, reduzierte ich die Ballaststoffaufnahme auf täglich 25 g in Form von Getreideprodukten, oder ich esse ballaststoffreiches Brot am Morgen, täglich eine Portion Bohnen und viel Obst und Gemüse.

Ich trinke keinen Wein mehr und mache mir Sorgen über einen möglichen Zusammenhang zwischen Alkoholkonsum und Brustkrebsrisiko. Als ich von der brustkrebsschützenden Wirkung von Sojabohnen erfuhr, rannte ich zum nächsten Reformhaus und kaufte alle möglichen sojahaltigen Produkte. Ich muß zugeben, daß ich nicht gerade verrückt nach Sojamilch bin und nicht immer Tofu essen möchte, aber ich koche Sojabohnen und esse sie als Snack.

Ich nehme ein Multivitaminpräparat, 600 mg Kalzium, 400 Einheiten Vitamin E und 1000 mg Vitamin C (Retard-Präparat). Ich bin mir sicher, daß ich Kalzium und Vitamin D brauche. Was die Antioxidanzien angeht, so hoffe ich, daß sie wirken bzw. zumindest nicht schaden.

Bei streßvollen Ereignissen in meinem Leben (Scheidung, Umzug, Kinderaufziehen und berufliche Veränderungen) bekam ich Herzklopfen. Das machte sich als innerer Schluckauf bemerkbar, wenn der gleichmäßige Puls, den ich immer als selbstverständlich hingenommen hatte, für einige Schläge aussetzte. Als Ärztin befürchtete ich, an einer seltenen Herzkrankheit zu leiden, aber nach einer gründlichen Untersuchung, einschließlich Ultraschall, EKG, Belastungs-EKG und 24-Stunden-EKG, erfuhr ich, daß alles in Ordnung ist und die Symptome wahrscheinlich nur streßbedingt sind. Ich reduzierte meinen Koffeinkonsum und bemerkte zweierlei: Meine Brüste fühlten sich weniger knotig an, und mein Herzschlag normalisierte sich. Seit 2 Jahren verzichte ich praktisch völlig auf Koffein. Wenn ich eine Tasse trinke, dann immer koffeinfrei und nicht mehr als eine Tasse pro Tag.

Vor 2 Jahren ließ ich meine Knochendichte bestimmen. In den Hüftknochen hatte meine Knochenmasse um 11 % abgenommen, wahrscheinlich, weil ich viele Jahre lang nur wenig Kalzium zu mir genommen hatte. Meine Mutter hat ebenfalls eine mäßige Osteoporose. Seither versuche ich, mehr Milchprodukte zu essen (fettarmen Joghurt und Hüttenkäse), und nehme täglich 600 mg Kalziumkarbonat. Außerdem mache ich eifrig Krafttraining.

Es ist wissenschaftlich belegt, daß sportliches Training und Fitneß den Alterungsprozessen entgegenwirken können. Als ich entdeckte, daß wir täglich mindestens 30 Minuten lang Sport treiben müssen, um fit zu bleiben, änderte ich mein Trainingsprogramm. Ich gehe jetzt zweimal pro Woche nach der Arbeit in einen Fitneßclub und trainiere am Laufband: Ich renne 2 Minuten, gehe dann eine Minute und erhöhe dabei die Geschwindigkeit bis auf 11 km/h. Das tue ich 20–30 Minuten lang und trainiere danach die übrigen Muskeln an verschiedenen Fitneßgeräten. An den anderen Tagen der Woche trainiere ich auf unserem Laufband zu Hause und schaue mir dabei die Abendnachrichten an. Zweimal pro Woche betreibe ich zusätzlich Krafttraining und trainiere mit verschiedenen Gewichten. Ich muß zugeben: Ich hasse das, es ist langweilig, ich schwitze nicht gern, und meine Muskeln schmerzen. Aber seither fühle ich mich besser und gesünder als je zuvor. Wenn ich eine Woche lang damit aufhöre, geht dieses Wohlgefühl verloren, ich schlafe nicht mehr so gut und fühle mich müde. Ich rede mir dann gut zu, um mein Fitneßprogramm wieder aufzunehmen – Schuldgefühle helfen ebenfalls. Ganz besonders stolz bin ich darauf, daß ich mit 50 wieder Muskeln bekommen habe, die sich im dritten Lebensjahrzehnt zurückgebildet hatten. Ich bin davon überzeugt, daß wir zunehmen, weil wir Muskelmasse verlieren und durch Fett ersetzen. Ich tue mein Bestes, um meine Muskeln nicht wieder zu verlieren. Vier bis fünf Stunden Training pro Woche scheinen kein zu großes Opfer dafür zu sein.

Diese letzten Abschnitte mögen vielleicht den Anschein erwecken, als sei ich sehr konsequent und puritanisch. Aber das stimmt nicht. Ich mogle manchmal. Die ersten Anzeichen von Schnupfen oder Halsschmerzen dienen mir als Entschuldigung, mein Trainingsprogramm nicht durchzuführen – ich könnte ja krank werden. Wenn wir ausgehen, lasse ich nur zu gerne mein Training vor dem Abendessen ausfallen, selbst wenn ich Zeit hätte – ich möchte ja nicht ins Schwitzen kommen und die Frisur verderben.

Wenn wir eingeladen sind, esse ich auch fettreiche Speisen, um nicht unhöflich zu sein, rotes Fleisch weise ich allerdings freundlich zurück. Im Restaurant versuche ich, vernünftig zu bestellen, und kann den Kellner zum Wahnsinn treiben. Außerdem leide ich am »Syndrom der langen Gabel«: Ich probiere alle »ungesunden« Speisen und Desserts vom Nachbarteller, vor allem vom Teller meines Mannes. Wahrscheinlich glaube ich, daß Kalorien und Fett, die ich von anderen Tellern esse, nicht zählen!

Zum Schluß noch ein Geständnis: Es gibt Tage, an denen ich meine Ballaststoffe einfach nicht hinunterbekomme!

Bei jedem Gespräch mit meinen Patientinnen gehe ich auch auf die Themen Ernährung, Sport und Vitamine ein. Einige fragen mich, was ich tue, und ich berichte gern darüber. Die Mogeleien erwähne ich allerdings normalerweise nicht. Am meisten interessiert meine Patientinnen jedoch die Frage, ob ich Hormone nehme.

Als ich 47 wurde, bekam ich unregelmäßige, starke und schmerzhafte Regelblutungen. Meine prämenstruellen Beschwerden (PMS) verschlimmerten sich. Zu dieser Zeit ließ ich mein Intrauterinpessar entfernen, nahm alle möglichen Mittel gegen PMS und litt weiter. Tests ergaben, daß meine Hormonspiegel normal waren, aber ich fühlte mich überhaupt nicht normal. Ich entschloß mich, niedrigdosierte orale Kontrazeptiva einzunehmen, trotz der früheren Warnungen vor Östrogen wegen meiner Thrombose. Ich habe mich niemals besser gefühlt. Meine Zyklen sind regelmäßig, ich habe keine Krämpfe mehr, und das prämenstruelle Syndrom ist praktisch verschwunden. Außerdem schütze ich durch die Pille meine Knochen, Haut und Scheide vor den Folgen eines erniedrigten Östrogenspiegels in der Perimenopause. Ich hatte früher schon einmal Angst vor Eierstockkrebs haben müssen, deshalb war es ein beruhigendes Gefühl, mein Ovarialkarzinomrisiko durch die Einnahme der Ovulationshemmer senken zu können. Ich bin zwar familiär vorbelastet für Brustkrebs, aber es gibt keine gesicherten Hinweise, daß die Einnahme der Pille im 4. und 5. Lebensjahrzehnt dieses Risiko erhöht. Ich kontrolliere meine FSH-Spiegel jeden Monat während der Pillenpause: Der Wert liegt immer noch unter 20, das heißt, ich bin noch nicht menopausal. Ich werde die Pille so lange einnehmen, bis die FSH-Werte dagegen sprechen. Meine einzigen Beschwerden sind Hitzewallungen während der pillenfreien Woche. Wenn sie ein Hinweis auf die richtigen Hitzewallungen nach Menopauseneintritt sind, dann kann ich mich auf schlimme »nasse« Zeiten gefaßt machen.

Das ist allerdings nicht der Hauptgrund für die Durchführung einer Hormonersatztherapie in der Menopause. Basierend auf den Ergebnissen wissenschaftlicher Untersuchungen und meinen Erfahrungen bei der Behandlung Tausender von Frauen nach der Menopause kann der Schluß gezogen werden, daß die Vorteile einer Hormonsubstitution die Nachteile bei weitem übertreffen. Angesichts der Gefahr von Osteoporose, Herzerkrankungen, Alzheimer-Krankheit, Scheidenatrophie und der verminderten Lebensqualität bei menopausalen Frauen habe ich beschlossen, eine Hormonersatztherapie durchzuführen, zuerst zyklisch und nach einigen Jahren kontinuierlich. Das Brustkrebsrisiko macht mir etwas Sorgen, aber ich denke (vielleicht zu unrecht), daß das Risiko nicht zu groß ist: Ich bin schlank, treibe Sport, ernähre mich fettarm, trinke und rauche nicht und habe viel von meinem Vater geerbt. Während der Hormonsubstitution werde ich regelmäßig meine Brüste untersuchen lassen.

Ich lasse alle Tests an mir durchführen, die ich meinen Patientinnen empfehle. Jährlich lasse ich ein Mammogramm anfertigen, und zwar seit meinem 40. Lebensjahr. Außerdem habe ich ein Magnetresonanztomogramm machen lassen, als Basisdarstellung meiner kleinen, festen Brüste. Ich lasse jedes Jahr meinen Stuhl auf okkultes Blut untersuchen (Hämoccult®-Test). Ich hatte eine Sigmoidoskopie, die nicht einmal so schlimm war, und werde die Untersuchung alle 3 Jahre wiederholen lassen. Meine Haut lasse ich von einem Dermatologen untersuchen. Ich lasse meinen Cholesterinspiegel testen, ein Blutbild anfertigen, meinen Urin untersuchen und meine Schilddrüsenfunktion überprüfen. Ich ließ ein EKG und ein Belastungs-EKG machen und meinen Brustkorb röntgen. Außerdem lasse ich regelmäßig einen Zervixabstrich machen und meine Myome kontrollieren. Zweimal im Jahr gehe ich zum Zahnarzt.

In dieser komprimierten Form scheint es sich um sehr viele Untersuchungen zu handeln, aber verteilt auf ein Jahr sind die Tests nicht sehr zeitraubend. Es hat mein Leben bereichert, daß ich mich »pro-aktiv« um meine Gesundheit kümmere. Es ist ein gutes Gefühl, zu wissen: Ich habe die Verantwortung übernommen. Was auch immer mein genetisches Schicksal sein mag, ich weiß, daß ich zumindest nach dem 40. Lebensjahr meine Lebensgewohnheiten geändert habe. Ich werde nicht passiv (oder stumm) durch meine zweite Lebenshälfte gehen. Die vor mir liegenden Jahre will ich voller Enthusiasmus und Abenteuerlust durchschreiten und gleichzeitig Kontrolle über mein Wohlergehen bewahren. Sie und ich und die Frauen unserer Generation sind zu jung, um alt zu werden.

# SACHWÖRTERVERZEICHNIS